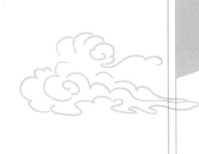

中医结证论

U0387908

主编　　李炜　李臻琰

副主编　黄素娟　王素娥　钟广伟　文玲波

编者（以姓氏笔画为序）

王素娥　文玲波　尹晓萌　李炜

李智　李臻琰　张兰　张曦

张海涛　罗艳红　周凌燕　钟广伟

唐红梅　黄素娟　彭峥嵘　颜永平

人民卫生出版社

·北京·

图书在版编目（CIP）数据

中医结证论 / 李炜，李臻琰主编． -- 北京：人民
卫生出版社，2024.9． -- ISBN 978-7-117-36980-0

Ⅰ. R25

中国国家版本馆 CIP 数据核字第 2024HM3201 号

| 人卫智网 | www.ipmph.com | 医学教育、学术、考试、健康，购书智慧智能综合服务平台 |
| 人卫官网 | www.pmph.com | 人卫官方资讯发布平台 |

中医结证论

Zhongyi Jiezhenglun

主　　编：李　炜　李臻琰
出版发行：人民卫生出版社（中继线 010-59780011）
地　　址：北京市朝阳区潘家园南里 19 号
邮　　编：100021
E - mail：pmph @ pmph.com
购书热线：010-59787592　010-59787584　010-65264830
印　　刷：北京汇林印务有限公司
经　　销：新华书店
开　　本：710×1000　1/16　　印张：31　　插页：1
字　　数：557 千字
版　　次：2024 年 9 月第 1 版
印　　次：2024 年 10 月第 1 次印刷
标准书号：ISBN 978-7-117-36980-0
定　　价：98.00 元

打击盗版举报电话：**010-59787491**　　E-mail：**WQ @ pmph.com**
质量问题联系电话：**010-59787234**　　E-mail：**zhiliang @ pmph.com**
数字融合服务电话：**4001118166**　　E-mail：**zengzhi @ pmph.com**

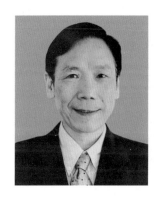

李炜，男，中南大学湘雅医院主任医师、教授，湖南省名中医。为国家自然科学基金、科技部、教育部、国家中医药管理局和湖南省科学技术厅、湖南省中医药科学技术奖等评审专家。兼任中国针灸学会理事，湖南省针灸学会副会长，湖南省中西医结合学会资深理事，湖南省中医药学会常务理事。为《中国医师杂志》等5种杂志编委。

率先提出"中医结证学说"，拓展和丰富了中医理论与临床实践经验。从医50余年，擅于治疗内、妇、儿科疑难杂症。尤长于各种结证的治疗（如胶质瘤、肺癌等多种癌症，脑梗死、心肌梗死、冠心病、椎间盘突出、肺结节、胃肠胆囊多发息肉、系统性红斑狼疮等）。

主持国家自然科学基金、国家中医药管理局、湖南省科技厅及中医药管理局课题20余项。获国家科技成果奖三等奖1项，湖南省科学技术奖二等奖2项，湖南省中医药科学技术奖4项；发表科研论文106篇，其中SCI和MEDLINE收录10篇；主编和参编医学专著11部；指导研究生和留学生20余人。

主编简介

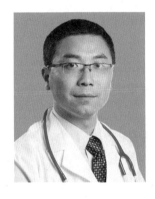

李臻琰，男，医学博士，中南大学湘雅医院神经外科副主任医师、副教授，硕士研究生导师，入选首批中南大学"531"人才工程及湖南省高层次卫生人才"225"工程。中国医师协会脑胶质瘤专业委员会青年委员，中国垂体瘤协作组成员，中国医师协会神经修复学专业委员会委员，中国抗癌协会肿瘤神经病学专业委员会委员，湖南省侨联第八届委员会委员。

从事颅内肿瘤及脑外伤的临床及实验研究工作，擅长颅内肿瘤的微创手术治疗。发表论文30余篇；获国家自然科学基金课题4项、省级课题11项、全国临床医药研究专项基金课题1项；获国家发明专利1项、实用新型专利2项；获湖南省科学技术进步奖三等奖2项、湖南省中医药科技奖二等奖2项及湖南省自然科学优秀学术论文奖、中南大学湘雅医院医疗新技术成果奖；获湖南省医学会医疗事故"优秀鉴定专家"、国家卫生健康委西部人才培养计划"优秀带教老师"、中南大学"十佳青年"、中南大学湘雅医院"青年岗位能手""最佳志愿服务工作者""十佳医师""优秀住培带教老师"等称号。

全书分为总论和各论两部分，共计十七章。第一章为概述，将结证分为狭义和广义两种，并将其分为良性与恶性两大类。第二章叙述了我国古代医家对"结"的认识，重点介绍了春秋战国时期、汉代、金元时期及明清时期各大医家对"结"的看法。第三、四章分别论述了结证的病因与病机。第五章至第十章分别论述了健康与结证的关系、结证的预防与治疗、结证的辨证论治、结证的外治疗法、结证的饮食疗法、结证的康复及其方法。各论部分为第十一章至第十七章，由头颈部结证、胸部结证、腹部结证、肌肤结证、经筋结证、疫毒结证、妇科结证7个部分构成，共收载100余个病种，200多个病例，每个病例完整记录了患者诊疗的全过程，并附有按语。

本书可供中医与中西医结合内科、外科、妇科、皮肤科、感染科及神经外科、神经内科等临床专业案例教学时作为教材使用，也可供广大中医、中西医结合临床工作者阅读参考。

　　经同窗好友推荐，有幸读到中南大学湘雅医院中医科李炜主任医师新作《中医结证论》，顿时眼前一亮。何谓"结证"？中医如何辨治？带着疑问边读边想，读后深为李炜先生勇于探索、勤于思考、善于总结的治学之道所折服。在国家自然科学基金、国家中医药管理局科研基金、湖南省科技厅及湖南省中医药管理局科研基金的资助下，他带领团队开展了"结证"的系列研究：①采用现代科学的方法，分阶段对几种主要结证进行了临床研究，制定了规范的防治方案；②深入工厂、学校、街道对相关结证进行流行病学调查，并组织结证患者进行自我按摩及气功锻炼等，获得良好效果；③在实验室从蛋白质组学、基因组学及生理生化等方面对结证进行了深入的研究，他综合古代和现代文献、结合既往研究"肝脏象学"及治疗结节、肿瘤、囊肿的经验，率先提出"中医结证学说"，丰富和发展了中医理论与临床实践经验。李先生认为：①结证是指风、寒、暑、湿、燥、火及戾毒（包括疫毒、癌毒）等外邪侵入人体后，与人体内部无形之气及有形之物（血、水、痰、食、瘀）等相互结聚的病理过程（变化的状态）；②结证分为狭义和广义两种。③结证的病因是寒热（包括风、寒、暑、湿、燥、火）变迁、戾毒（包括疫毒、癌毒）侵袭、居住环境变化、起居不慎、饮食失节、负重跌扑、忧思忿怒等原因影响体内气血运行，升降失司而致血瘀脉道，或水湿内停，进而导致痰瘀结聚，或痰瘀毒胶结，久积而形成结证。

　　更引人关注的是李先生团队在实验研究中发现：结证的发生与多种神经递质的改变及微循环障碍密切相关；与多种基因发生差异表达密切相关；与多种蛋白质发生差异表达密切相关。而用中医药治疗后可使：①异常的多种神经递质逐渐恢复并接近正常，微循环障碍获得改善；②差异表达的多种基因逐渐恢复并接近正常；③差异表达的多种蛋白质逐渐恢复并接近正常。说明中医药治疗结证是通过调节患者的机体功能而实现的；亦证明在"中医结证学说"理论指导下创制的新方剂不仅可以提高结证的治疗效果，还能增强患者的身体素质。

在"中医结证学说"理论指导下，李先生团队传承经典、勇于创新，运用创制的80多个新方剂治疗各种结证并取得良好效果，实在难能可贵！

李炜先生系湖南省名中医，出身中医科班，我校杰出校友，具有深厚的中医功底，又长期在湘雅医院工作，是一位知名的中西医结合专家。当前国家高度重视中医和中西医结合工作，出台了一系列加快中医药事业和产业发展的政策措施，中医药发展迎来了"天时地利人和"的重大机遇。衷心希望李炜先生的新著《中医结证论》的出版能带给同仁们新的启发和思考，能进一步提高中医治疗结证的疗效，是为序。

湖南中医药大学原党委书记
湖南中医药大学二级教授、博士生导师
国务院政府特殊津贴专家
秦裕辉
2024 年 3 月 23 日

前　言

　　中医药学是我国几千年灿烂科学文化的智慧结晶，蕴藏了极为丰富的哲学理念，形成了独特的理论和实践体系。中医药学为中华民族的繁衍昌盛及人类的健康事业做出了不可磨灭的贡献。在中医学的发展长河中，我国历代医家秉承中华文化之精神底蕴，心忧天下疾，敢为杏林先，治病救人，著书立说，谱写了中医的光辉历史篇章。

　　《中医结证论》编写团队长期以来传承经典，勇于实践和创新，综合古代和现代文献，结合既往研究"肝脏象学"及治疗结节、囊肿、肿瘤的经验，率先提出了"中医结证学说"。拓展和丰富了中医理论与临床实践经验，为中医药学的发展做出了贡献。

　　为了总结李炜教授团队多年来耕耘在教学、科研、医疗方面的成果，使"中医结证学说"及其临床治疗结证经验能更好地为人民服务，对中医临床工作者自学、创新思维能力有所启迪，使有志者触类旁通，为创建中国的新医药学做出贡献，我们将李教授团队50多年来的部分教学、科研、临床资料加以整理、编写成本书。

　　本书分为总论和各论。总论第一章为结证的概述。第二章介绍了我国古代医家对"结"的认识。第三、四章分别论述了结证的病因与病机。第五章至第十章分别论述了健康与结证的关系、结证的预防与治疗、结证的辨证论治、结证的外治疗法、结证的饮食疗法、结证的康复及其方法。各论记录了李教授带领团队通过查阅古代及现代文献，结合数十年临床实践经验，针对200多个具体病例进行了辨证论治。

　　全书主要特色如下：

　　1. 坚持中西医结合研究结证，为创建中国的新医药学而努力

　　中西医目的一致，都是预防和治愈疾病，护佑和延长寿命。中医要充分运用现代科学技术，包括生命科学和现代医学的新成果、新技术，只要有用，取其所长，为我所用。现代科学知识是发展中医药学的重要条件之一，不掌握现代科学知识，不了解现代医学发展的最新动态，就难以认识什么是中医的精华。但掌握现代科学知识的同时，千万不要被其西化，绝对不能自我从属于西医，要知己知彼，借鉴现代科学知识来发展中医、提高中医。

本书总论部分都是从中西医结合的角度作出的论述，各论部分对患者的发病、临床症状、资料收集、辨证分析等亦是采用中西医结合的方法进行的阐述。例如"发热待查"的患者丁某，因高热、多汗、昏迷20余天，在某三甲医院经全面检查后仍诊断不明，经过3次全院大会诊，治疗效果不佳。然后团队采用中西医结合的方法收集患者的资料，分析患者的病情，既重视西医的视、触、叩、听和现代科学技术的检测结果，又重视中医望、闻、问、切四诊的资料，然后应用中医结证学说指导辨证施治、处方用药。患者服用2剂中药后即热退、汗止、神志清醒，经服用10剂中药后即步行出院。受到患者及家属的称赞！这为以中西医结合的方法创建中国的新医药学打下了良好的基础。

2. 将实验研究与临床研究相结合，提高结证的治疗效果

团队在国家自然科学基金、国家中医药管理局科研基金、湖南省科学技术厅及湖南省中医药管理局科研基金等项目的资助下，在结证的实验研究方面做了大量的工作，取得了很好的成果。为此，团队将结证的实验研究结果与临床紧密结合创制出新的方剂，用于治疗结证并获得了良好的效果。比如"舒脑定痛饮"是经过实验研究证明确有改善脑血管舒缩功能的方剂，再经临床应用证明对治疗血管性头痛疗效很好。

3. 深入研究经方与时方，创制攻克不同结证的新方

中医经典理论与中国传统文化一样博大精深，蕴藏着科学与智慧，是人类伟大智慧的结晶。没有中医经典理论的指导，中医就不可能为中华民族的繁衍和昌盛做出不可磨灭的贡献。对于经典理论和各家学说，不仅要全面学习，掌握要义，还必须读懂、了然于心。在理论方面应上遵经典，下承历代各家流派，冶众长于一炉，不得存门户之见。临证既推崇经方，又不薄时方；既取法古人，又因人、因时、因地、因证变通。不以一方一法为限，不拘一家一派之言。治学应尚古而不泥古，遵古而有创新。团队在"中医结证学说"指导下创制了80余个新的方剂并用于临床，显著提高了诸多结证的治疗效果。例如，将人参汤加减化裁后创制出"温心解结饮"，收到了很好的临床效果。

4. 促进养生与治疗相结合，创造防治结证的新理念

医师不单是治疗疾病的小医，更应当做未病先防、健康天下、提高人民整体健康水平的大医。医师除了能治病，还要懂养生。既可以指导大众养生，又能告诉人们远离疾病。科学养生应做到：一是保持乐观情绪，遇事不急不躁，保持愉悦而良好的心情，减少不良的精神刺激和避免过度的情绪波动，就有利于脏腑气血平和，正气充足，抗邪有力。二是注意饮食调养，保持良好的生活习惯。做到饮食有节，清洁卫生，五味调和，五谷为养，不偏食；改变不良生活习惯，不吸烟、不酗酒，不过食肥甘厚腻、陈腐变质、腌烤辛辣之品等。三是保证充足的睡眠，不熬夜，倡导早睡（做到晚11点前睡觉）。睡眠可以促进大脑及身体的发育，巩固记忆，恢复体力及精力，提高机体的免疫力。团队在临床上除应用中医治疗外，还融入健康教育、健康促进，不厌其烦地对患者进行饮食、运动及情绪调节的指导，传播预防和治疗的知识和技能，让结证患者改变不良的生活习惯，缩短治疗时间，使患者早日恢复健康、提高生活质量。

5. 坚持锻炼与治疗相结合，不断提高结证的疗效

锻炼身体能提高机体防病御邪的能力，是有效防治结证的重要手段之一。团队在繁忙的临床、科研和教学工作中抽出时间为结证患者编写养生功、自我按摩手册，指导患者进行锻炼；团队在临床上除应用中医治疗外，还融入健康促进，传播锻炼的知识和技能，使患者早日恢复健康。

本书在编写出版过程中，得到了湖南省人民政府、湖南省中医药管理局、中南大学、湘雅医院、湖南中医药大学和人民卫生出版社有关领导的指导和帮助。此外，本书的出版得到北京同仁堂长沙有限责任公司多方面的支持，在此，我们表示衷心的感谢！

鉴于编委编写水平的限制，本书缺点和不足之处在所难免，期待广大读者和同仁批评指正。

编　者

2024年2月9日

目 录

◆ 上篇 总 论 ◆

中篇 各 论

◆ 下篇 经 验 方 ◆

上篇

总　论

第一章 概 述

一、结证的概念

结证是指风、寒、暑、湿、燥、火及戾毒（包括疫毒、癌毒）等外邪侵入人体后，与人体内部无形之气及有形之物（血、水、痰、食、瘀）等相互结聚的病理过程（变化的状态）。

（一）狭义的结证

指临床可见或可触到的有形之结状物。如痰结、瘀血、癥积、疣癣、瘿瘤、瘰疬、石疽、石痈、水肿等。相对应的西医病名则有各类结节、囊肿、脓肿、血肿、血管瘤、纤维瘤、淋巴结肿及肿瘤等。

（二）广义的结证

是指风、寒、暑、湿、燥、火及戾毒等外邪侵入人体后，与人体内部无形之气及有形之物（血、水、痰、食、瘀）等相互结聚形成的无形或有形的病理过程（变化的状态）；或能被现代影像学、检验学观察到的有形之病理状态。如郁证、痹证、中风、消渴、癃闭、水肿、痰结、瘀血、癥瘕、积聚、疣癣、瘿瘤、瘰疬、石疽、石痈、结石等。相对应的西医病名则有各类抑郁、焦虑、疼痛、结节、息肉、囊肿、脓肿、积液、血肿、血管瘤、纤维瘤、肌瘤、淋巴结肿、癌肿、肝胆系统和泌尿系统结石、不明原因之肿块乃至气肿、水肿、血栓、前列腺增生、肋软骨炎、乳腺增生、淋巴结炎、湿疹等皮肤病、动脉粥样硬化症、各种脏器纤维化如肝硬化、慢性阻塞性肺疾病的气道重组、糖尿病肾病的微血管并发症，以及陈旧性梗死灶等。

二、结证的分类

结证可分为两大类。

（一）良性结证

如抑郁、焦虑、各种疼痛、结节、息肉、囊肿、脓肿、积液、血肿、肌瘤、血管瘤、纤维瘤、淋巴结肿、糖尿病、高脂血症、肝胆系统和泌尿系统结石、良性肿瘤、不明原因之肿块乃至气肿、水肿、血栓、各种增生、肋软骨炎、湿疹等皮肤病、动脉粥样硬化症、各种脏器纤维化如肝硬化、慢性阻塞性肺疾病的气道重组、糖尿病肾病的微血管并发症，以及陈旧性梗死灶等。

（二）恶性结证（毒结／癌症）

指各种恶性肿瘤（包括癌症、白血病）等。

第二章 古代中医有关"结"的论述及 其发展概况

从古至今，众多医家在大量的文献和临床实践中记述积累了大量对"结证"的理论认识和治疗方法、方药，取得了辉煌的成就。

一、春秋战国时期:《黄帝内经》有关"结"的论述

（一）"结"的字义

"结"是《黄帝内经》的常用字，可作名词也可作动词，在不同篇章中含义不同。"结"为形声字，始见于战国。本义为缔也，即取两根线绳扭绞后两端各有一个结头之义；也指用线绳绾成的疙瘩；亦指用线、绳等条状物将兵器束或编织起来。结具有工具、符号、装饰的特性。据现代字典，结有系、绾、聚、合、收束、完了等义。"结"的古代医学内涵可概括为人体部位、病名、症状、脉象与病机；而其在现代多以结合、兼并之义见于证候名和病机中，认为"结"的病机有其重要且独特的内涵，为寒热等邪气与有形之物包括血、水、痰、食、瘀等相互结聚的病理过程。

（二）生理性的"结"

1. 喉"结" 《黄帝内经》中"结"有疙瘩、结节之义，用来表述人体具有结节、结块等特性的组织结构，如《灵枢·骨度》所言"结喉以下至缺盆中长四寸"之结喉即喉结，系正常解剖的体表标志。

2. 经"结" 《黄帝内经》中多处用"结"来表述经络筋脉的循行终止、集结交汇与联络之义。《灵枢·根结》曰："太阳根于至阴，结于命门。命门者，目也。阳明根于厉兑，结于颡大。颡大者，钳耳也。少阳根于窍阴，结于窗笼。窗笼者，耳中也……太阴根于隐白，结于太仓。少阴根于涌泉，结于廉泉。厥阴根于大敦，结于玉英，络于膻中。"《灵枢·经脉》曰："足厥阴之别，名曰蠡沟……其别者，经胫上睾，结于茎。"此"结"是指经络终止与经气归结之处。又如《灵枢·经别》曰："足太阴之正，上至髀，合于阳明，与别俱行，上结于咽，贯舌中，此为三合也。"此"结"则有循行联结之义。又《灵枢·寒热病》曰："三结交者，阳明、太阴也，脐下三寸关元也。"《素问·水热穴论》曰："三阴之所交，结于脚

也。"此"结"指经络循行各有其道,又彼此联系,除以首尾相连外,交叉结合也是形式之一。

3. 筋"结" 《灵枢·经筋》阐述了十二经筋循行规律,除主干外,还分出众多的支别,以结的形式联缀百骸,维络周身,其曰:"足太阳之筋,起于足小趾,上结于踝,邪上结于膝,其下循足外侧,结于踵,上循跟,结于腘;其别者,结于腨外,上腘中内廉,与腘中并上结于臀,上挟脊上项;其支者,别入结于舌本;其直者,结于枕骨,上头,下颜,结于鼻;其支者,为目上网,下结于頄;其支者,从腋后外廉,结于肩髃;其支者,入腋下,上出缺盆,上结于完骨;其支者,出缺盆,邪上出于頄。"这些筋"结"含有联结、结聚之义。又《素问·皮部论》指出:"皮有分部,脉有经纪,筋有结络,骨有度量,其所生病各异。别其分部,左右上下,阴阳所在,病之始终。"因筋会于节,所以结络最盛于四肢关节部位。

(三)"结"的病因

《黄帝内经》认为从病理角度而言,"结"是病因、病机,也是病证,并具有自身形成规律和临床证候,而且与多种疾病的发生发展密切相关。

1. 气"结" 论述了七情失调、五志过极会造成五脏损伤,扰乱气血运行,以致气血结滞,导致疾病。《素问·举痛论》指出:"百病生于气也,怒则气上,喜则气缓,悲则气消,恐则气下,寒则气收,炅则气泄,惊则气乱,劳则气耗,思则气结……思则心有所存,神有所归,正气留而不行,故气结矣。"当人们喜怒忧思悲恐惊七情失调时,便会导致气结于里,是内伤引发疾病的主要病机之一。《素问·疏五过论》亦曰:"离绝菀结,忧恐喜怒,五脏空虚,血气离守……故伤败结,留薄归阳,脓积寒炅。"当七情失调、五志过极时,必然造成五脏损伤,扰乱气血运行,以致气血结滞,郁而化热,血败成脓。

2. 外邪致"结" 论述了外感六淫入侵人体必先通过肌表。《素问·汤液醪醴论》曰:"夫病之始生也,极微极精,必先入结于皮肤。"指邪结于表,是外感疾病初起阶段的主要病机。《灵枢·岁露论》曰:"虚邪入客于骨而不发于外,至其立春,阳气大发,腠理开,因立春之日,风从西方来,万民又皆中于虚风,此两邪相搏,经气结代者矣。"又《素问·阴阳应象大论》曰:"冬伤于寒,春必温病。"这阐述了原内有伏邪,复加外感六淫,两邪相搏,聚结而成的病理机制。

3. 多因致"结" 论述了外感六淫与内伤七情、饮食不节等多因素致病的机制。《灵枢·贼风》曰:"尝有所伤于湿气,藏于血脉之中,分肉之间,久留而不去。若有所堕坠,恶血在内而不去。卒然喜怒不节,饮食不适,寒温不时,腠理闭而不通。其开而遇风寒,则血气凝结,与故邪相袭,则为寒痹。"这说明此"结"不仅是新旧邪相袭,还有内外相因,外感与内伤七情,以及饮食不节等多因素合而致病的机制。

（四）"结"的证名

1. 腑结 《灵枢·本脏》有大肠结、小肠结、胃结、胆结、膀胱结等病名记载。此"结"与"直"相对，有迂曲、结滞、不通之义。《灵枢·脉度》所言"六腑不和则留为痈"，腑气以通为顺，若腹气壅滞不通，有形糟粕失于传化，与邪相搏，便为腑结。日久郁而化热，血败肉腐，化脓成痈。又《灵枢·刺节真邪》曰："虚邪之中人也……有所结，气归之，卫气留之，不得反，津液久留，合而为肠溜，久者数岁乃成，以手按之柔。已有所结，气归之，津液留之，邪气中之，凝结日以易甚，连以聚居，为昔瘤，以手按之坚。有所结，深中骨，气因于骨，骨与气并，日以益大，则为骨疽。有所结，中于肉，宗气归之，邪留而不去，有热则化而为脓，无热则为肉疽。凡此数气者，其发无常处，而有常名也。"这阐述了邪结日盛，正不胜邪，那么邪将循经相传，由表及里，结于不同部位，致使病证丛生。因六腑内合五脏，外应于皮肉筋骨，六腑之结在相应体表都会有所反映，可为诊查腑结的方法之一。如《灵枢·本脏》所记载，"皮肉不相离者，大肠结""诸阳经脉皆多纡屈者，小肠结""胃结者，上管约不利也""爪恶色黑多纹者，胆结也""稀毫毛者，三焦、膀胱结也"。

2. 阴阳结 《素问·阴阳别论》曰："结阳者，肿四肢。结阴者，便血一升，再结二升，三结三升。阴阳结斜，多阴少阳曰石水，少腹肿。"此阴阳指部位而言。四肢为诸阳之本，故属阳。四肢经脉郁结，则成结阳证，表现为四肢肿胀。此证可与下文"脉结而结在四肢"者相参。结阴者，结在肝胆胃肠，因腹腔内脏属阴，故称结阴。结滞于里，阴络受伤则血内溢，而致便血，且结越甚便血越多。结在内脏，尚有脏腑部位高下之不同，临证还需区别对待。"阴阳结斜，多阴少阳"指邪结于阴阳之间而偏于阴，即盆腔也，既不在腹腔又不在四肢，但偏向于腹，故言"多阴少阳"。盆腔之结见于癃闭、妇科肌瘤与囊肿，临床表现为少腹肿，因质硬，故称石水。《素问·阴阳别论》又曰："二阳结，谓之消。三阳结，谓之隔。三阴结，谓之水。一阴一阳结，谓之喉痹。"此阴阳言经络，也指脏腑。因邪聚诸经，经气结滞，脏腑受损，气血不和，郁结成疾。二阳结，指阳明胃郁结化火，导致中消之病，症见多食易饥、肌肉消瘦。三阳结，指太阳小肠膀胱邪气郁结，阻隔于内，以致小便不利。三阴结，指邪结于太阴肺脾，通调运化失司，水饮内停而致水肿病。一阴一阳结者，指厥阴与少阳同病，木郁化火，上灼于喉，而成喉痹。

3. 脉结 又称络结，由于外感六淫，内伤七情，饮食不节，跌仆堕坠，致气血不行，脉络凝涩，结而不通而成。结在脉络，故称脉结。如《灵枢·禁服》曰："陷下者，脉血结于中，中有著血，血寒。"就是这个道理。行气血者，经脉也。故结之好发部位多在经络筋脉，而且与痹证关系密切。痹证以肢体疼痛为主症，经络结而不通，不通则痛为基本病机。如《灵枢·阴阳二十五人》曰："切循其经络之凝涩，结而不通者，此于身皆为痛痹。"除痹证外，经络阻滞，气血凝结，甚者脉络闭塞，失于温润濡养，还会导致相应脏腑、肢体的种种病症，甚至危及生命。如《灵枢·逆顺肥瘦》曰："夫冲脉者……伏行出跗属，下循跗，入大趾间，渗诸络而温肌肉。故别络结则跗上不动，不动则厥，厥则寒矣。"此动脉搏动消失，提示脉络结滞闭塞，气血不通，失于温煦，则肢端厥冷成寒厥证，甚则坏疽。又《灵枢·九宫八风》曰："脉闭则结不通，善暴死。"中风与真心痛正是脉闭结不通所致，只是前者是脑脉闭阻，后者是心脉闭阻。脉结是心脑血管疾病的共同病机。

4. 结络　结络是脉结之特殊类型。《黄帝内经》中有六处提到结络一词，除上述筋之结络属于生理性之外，其余五处均属病理性。《灵枢·阴阳二十五人》中"其结络者，脉结血不和"道出了结络的病理实质。结络具有几个特点：其一，行于表。《灵枢·经脉》曰："经脉者，常不可见也，其虚实也，以气口知之。脉之见者，皆络脉也……诸络脉皆不能经大节之间，必行绝道而出入，复合于皮中，其会皆见于外。"其二，有结节。如《素问·刺腰痛》曰："在郄中结络如黍米。"其三，是解结治疗的靶点。《灵枢·官针》曰："经刺者，刺大经之结络经分也。"又《灵枢·官能》曰："结络坚紧，火之所治。"

5. 其他结　《黄帝内经》认为，宦者无须的原因也在于脉伤血结不荣，如《灵枢·五音五味》提到："宦者去其宗筋，伤其冲脉，血泻不复，皮肤内结，唇口不荣，故须不生。"《素问·骨空论》曰："任脉为病，男子内结七疝，女子带下瘕聚。"此"结"指经气内结，气血凝涩，在任脉则患疝瘕之病。"结"也指结脉，脉来迟，时一止者。《灵枢·终始》所谓平人"六经之脉不结动也"与《素问·平人气象论》中"胃之大络，名曰虚里……结而横，有积矣"均做结脉解。

（五）"结"的治疗

《素问·至真要大论》曰"结者散之""坚者削之""留者攻之"，已成为结的基本治则之一，但对于具体方法《黄帝内经》少有论述。《黄帝内经》介绍解结的条文较多，如《灵枢·刺节真邪》曰："脉淖泽者，刺而平之；坚紧者，破而散之，气下乃止，此所谓以解结者也。"解结须先查找结之所在，明确结的部位，才能施以精准治疗。前述"结络如黍米"与此"上实下虚而不通"均是脉结之表现，可作为辨证依据。《灵枢·根结》"脉有所结而不通……视有余不足，有结者，皆取之"与《灵枢·经脉》"诸刺络脉者，必刺其结上"，指出了解结的基本原则。具体治法有针、刺、灸、熨等，临床根据虚实辨证施治。如《灵枢·周痹》指出："刺痹者，必先切循其下之六经，视其虚实，及大络之血结而不通，及虚而脉陷空者而调之，熨而通之。"又如《灵枢·禁服》所述："陷下者，脉血结于中，中有著血，血寒，故宜灸之。"灸法、熨法主要用于虚证与寒证，辨证依据在于脉络虚陷，搏动无力。相反，如果脉络盛张，坚紧瘀黑，则属实证，当用针刺放血法，或针灸结合。如《素问·三部九候论》曰："上实下虚，切而从之，索其结络脉，刺出其血，以见通之。"

解结、散结、攻结、削结等方法应相互配合，协同施治。解结通过中药或针灸等法直接作用于结之局部，以达到疏通脉络气血之目的。对于结在脏腑，部位较深者，可以借用现代新的技术手段来扩展解结的适用范围。散结是通过药物内治法调理脏腑，平衡阴阳，疏通气血，活络散结，适用于各类结。散结注重整体，注重辨证，注重长期疗效与预后。攻结、削结可通过中药配合现代新的技术手段来消除结。对结的治疗应注意几点：其一，结的病程较长，证候复杂，变证丛生，治疗要注重整体，多方法多途径多靶点结合。如《灵枢·四时气》曰："邪在小肠者，连睾系，属于脊，贯肝肺，络心系。气盛则厥逆，上冲肠胃，熏肝，散于肓，结于脐。故取之肓原以散之，刺太阴以予之，取厥阴以下之，取巨虚下廉以去之，按其所过之经以调之……小腹痛肿，不得小便，邪在三焦，约取之太阳大络，视其络脉与厥阴小络结而血者。"其二，结证属慢性病证，治疗难以速效，应有长期治疗的计划。正如《灵枢·刺节真邪》曰："血脉凝结，坚搏不往来者，亦未可即柔。"其三，坚定信念，乐观积极地面对。如《灵枢·九针十二原》曰："结虽久，犹可解也。"

总之，是《黄帝内经》最先提出了"结"的概念，虽内容分散，但仍可见理论架构之端倪。《黄帝内经》指出"结"是由于虚邪贼风入侵，七情失调，饮食不节，或跌仆堕坠，导致脏腑损伤，经络阻滞，气血凝结，津液留著，纠结不散而形成的。结无常处，可发生在身体任何部位，同时结又相对固定，留著不移。结为有形，可呈结斑、结节、结块或结瘤之状，初期柔软，逐渐变得坚实。由结导致的临床病证称为结。其临床表现与病因、病位、病程等因素有关。不同的结，其临床表现也有所不同。主要表现为局部的麻木、闷胀、疼痛、痿废；或可见到或触到有形之结状物，质地可柔可坚。结起病缓慢，病程较长，逐渐加重。与结相关的病证有痹证、肿瘤、中风、胸痹、心痛、消渴、便血、癃闭、水肿等。治疗采用解结、散结、攻结及削结等方法相结合，多途径多靶点地长期综合治疗。

二、汉代：《难经》《伤寒杂病论》有关"结"的论述

（一）《难经》有关"结积"的论述

《难经·五十六难》曰"留结为积""肝之积，名曰肥气""心之积，名曰伏梁""脾之积，名曰痞气""肺之积，名曰息贲""肾之积，名曰贲豚"，简单论述了久

结可导致肝、心、脾、肺、肾五脏分别罹患肥气、伏梁、痞气、息贲、贲豚之五种"结积"。总之,《难经》有关结的论述较少,仅在《难经·五十六难》可见有关肝、心、脾、肺、肾五脏分别罹患的五种"结积"的记载。

(二)汉代名医张仲景《伤寒杂病论》有关"结"的论述

1. "结"在临床的应用 张仲景在《伤寒论》中对"结"的应用广泛,不论病因、病机、症状、脉象等,凡具有搏结、互结、凝结之义者,均可概括为"结"。其中表示病证名称的有"结胸""脏结""阳结""阴结"等;表示临床症状的有"少腹急结""胸胁满,微结""必胸下结硬"等;亦有表示脉象的"脉结""脉结代""脉沉结"等;还有表示病因及病理机制的有"热结在里""水结在胸胁""冷结在膀胱关元"等。

(1)分析病机:《伤寒论》136 条:"伤寒十余日,热结在里,复往来寒热者,与大柴胡汤。但结胸,无大热者,此为水结在胸胁也,但头微汗出者,大陷胸汤主之。"此条前半段论述病邪不仅在少阳半表,而且有病邪进入阳明、里热内结成实的病理机制,后半段论述水热互结于胸胁而形成大结胸证。

144 条:"妇人中风,七八日,续得寒热,发作有时,经水适断者,此为热入血室,其血必结,故使如疟状,发作有时,小柴胡汤主之。"此证病机为热邪入血室、邪热与血相搏结。

340 条:"病者手足厥冷,言我不结胸,小腹满,按之痛者,此冷结在膀胱关元也。"前言"不结胸"是指症状,后"冷结在膀胱关元"是为寒盛内结于膀胱关元之处。

上述几条仲景均以结立论,用来说明外邪不论寒热皆能搏结于机体之不同部位,从而导致不同的病证。

(2)鉴别脉象:《伤寒论》中以结命名的脉象有三,即"脉结""脉结代""脉沉结"。"脉结"为脉缓而时一止,止有定数,脉来结滞之义。"脉结代"为脉来迟缓,时一止而复来,且止无定数,或脉来迟缓,动而中止,不能自还,良久复动,止有定数,较之"脉结"更甚一层,是为气血大虚,血脉不利之象,正如成无己所称,"结代脉,一为邪气留结,一为真气虚衰"。"脉沉结"为脉来浮取不应,沉取则缓而一止,且止无定数,是为热与血结,气血凝滞,脉道不利。结之三脉共同之处是脉搏跳动都有暂停,而病机或为邪气留结不去,或为气血亏虚,均可导致脉道运行不利,而出现"结脉"。

(3)诊断依据:106 条:"太阳病不解,热结膀胱……但少腹急结者,乃可攻之,宜桃核承气汤。"此条少腹急结成为热结膀胱蓄血证可以攻下的标志。

146 条:"伤寒六七日……心下支结,外证未去者,柴胡加桂枝汤主之。""心下支结"即支撑闷结之义,较少阳病胸胁苦满为轻,故仅用小柴胡之半合于桂枝汤治之，双解太少两经之邪。

147 条："伤寒五六日，已发汗而复下之，胸胁满，微结……柴胡桂枝干姜汤主之。"此证胸胁满仅为微结，是为邪陷少阳，水饮未化，尚未达到水热相结之结胸证的胸胁满痛的程度。仲景之"结"用于描述症状，其"结"的程度与性质的不同，有助于临床辨证与施治。

2. "结"的分型 《伤寒论》结的不同证型散见于各经证治之中，现将其归纳为以下几种证型：

（1）结胸：大结胸 35 条："伤寒六七日，结胸热实，脉沉而紧，心下痛，按之石硬者，大陷胸汤主之。"136 条："但结胸，无大热者，此为水结在胸胁也……"这里"结胸热实"点明了大结胸证属热属实的性质，不同于"脏结"之"无阳证"及"寒实结胸"之"无热证"；病因病机方面为邪热入里，水与热结在胸胁，水热两者互结，缺一便不成结胸，治疗上用大陷胸汤破结逐水。

小结胸 138 条："小结胸病，正在心下，按之则痛，脉浮滑者，小陷胸汤主之。"此证脉浮为阳热，滑则主痰，痰热互结于心下，病位仅限于心下，较之大结胸证为小，故称为小结胸证。治以小陷胸汤清热开结降痰。

寒实结胸 141 条："寒实结胸，无热证者，与三物小陷胸汤，白散亦可服。"此为水寒互结于胸胁，治宜三物白散，化水寒，破结实。

热入血室（血结胸证）143 条、144 条：有"妇人中风""经水适来"或"经水适断""如结胸状""热入血室，其血必结"之证。此证必备两个条件，一为在经期，二为热邪乘虚入血室，热与血互结"如结胸状"指该证症状与结胸证相似，故又称为"血结胸证"。热与血互结较浅，病位偏表者，治以小柴胡汤和解枢机，驱热外出；热与血结之深，病位偏里者，则刺期门穴以泻其实邪。

（2）脏结：129 条、130 条：有"无阳证""如结胸状""舌上白苔滑者，难治"之"脏结"。此证属脏气极虚，里阳衰惫，复为阴寒所乘，邪气内结于脏。其症状与结胸证相似，但病机则有阴阳寒热之别，攻邪则碍正，补正则助邪，所以属难治之证。

（3）阳结、阴结与阳微结：《伤寒论》辨脉法第一中第 2 条有"脉浮而数，能食，不大便者"之"阳结"与"脉沉而迟，不能食，大便反硬"之"阴结"。太阳病脉证并治中第 148 条有"半在里半在外""头汗出""大便硬，脉细者"之"阳微结"。阳结即腑气结滞而阳气独盛，阴不足以济阳而出现的大便不通；阴结者为脏气结而阴气独盛，阳不足以化阴，故大便反硬；阳微结是指阳气郁伏于半表半里，热结尚浅，只需以小柴胡汤和解少阳枢机郁结，大便一通，诸证均除。阳结、阴结与阳微结证，三证共同之处均为大便不通，但内结之气不仅在性质上有阳阴之分，而且还有互结程度上的深浅之别。

（4）少阳气机微结：147 条："伤寒五六日……胸胁满，微结……柴胡桂枝干姜汤主之。"此证为太阳表证汗下后，表邪内陷，传入少阳，少阳枢机不畅，气郁少阳枢机而成。其结虽微，但郁结日久仍可引起三焦气化失职，水湿留滞，水饮内停。故治以柴胡桂枝干姜汤，和解散结，宣化停饮。

（5）太阳蓄血证：106 条："太阳病不解，热结膀胱……外解已，但少腹急结者，乃可攻之，宜桃核承气汤。"此为热与血结于太阳膀胱之蓄血证，若血结较浅，血自下，邪热可随瘀血下趋而解；若血结较深，邪热与瘀血相结不解，表证先解，太阳蓄血已成，方可用桃核承气汤除热散瘀。本证一方面需与"冷结在膀胱关元（340 条）"相鉴别，另一方面又有别于阳明瘀血证（237 条）。

（6）痰阻胸膈证：55 条："邪结在胸中……当须吐之，宜瓜蒂散。"此证为痰结于膈上胸间，痰结在上焦故有上越之机，治用瓜蒂散酸苦涌泄，去痰浊调气机。通过以上分析，可见仲景论"结"，是将《黄帝内经》"结者散之"的理论加以拓展，使"结之证"成为病因、病机、治法、方药完整的辨证体系。

3. "结"的治疗

（1）治"结"求本：结有阴阳、表里、寒热、虚实之不同。仲景以阴阳为纲，六经为目，脏腑经络为基础，充分运用治病求本的法则，对各种结的病因、病机、病位、性质进行认真辨析，精心治疗。例如发热，少腹满为蓄水、蓄血的共有症状，两者之辨在于小便利与不利。其小便自利者为蓄水证，小便不利者为蓄血证。虽只一症之差，却反映了不同的病理机制，治法迥然不同。再如"阳明病……虽硬不可攻之""大便乍难乍易……宜大承气汤"，从标象看，大便硬结似可攻下，大便乍难乍易不适攻下。但究其本质，前者因反复发汗，津液被伤，肠失濡润，所谓"无水舟停"，故不宜攻；后者燥热内结，热甚旁流，故宜急下存阴。仲景在辨治时十分谨慎，告诫人们要从整体出发，不能见结治结，贻误患者。如"结胸证，其脉浮大者，不可下，下之则死""伤寒呕多，虽有阳明证不可攻之"，这些都充分体现了仲景治结的整体观。

（2）攻邪不忘扶正，散结兼护气津：通观仲景治结诸方，除四逆、小柴胡等少数方之外，大部分是攻邪散结之剂。他在应用时，始终注意兼顾正气和保护胃津。如桃核承气汤中用甘草、白虎汤中用粳米、三物白散以米汤和服等。凡服攻泻剂均告诫以利为度，中病即止。这些措施均为扶正护津而设。关于结的治疗方法，仲景发展了《黄帝内经》"结者散之""留者攻之"的法则，集汗、吐、下、和、消、清、温、补八法于一病，具体归纳如下。①攻逐拼结法：用于邪热互结的下焦蓄血证，代表方剂如桃核承气汤，以及抵当汤、丸等；②化气利水法：用于水结膀胱，气化失常的太阳蓄水证，主方五苓散；③清热散结法：用于热结阳明的里实热证，代表方剂白虎汤、白虎加人参汤；④泻热逐水法：用于水热互结的大结胸证,主方大陷胸汤;⑤温下逐饮法:用于寒食冷饮凝结胸膈的寒实结胸证,主方三物白散;⑥峻逐水饮法:用于饮停胸膈,气机壅结证,主方十枣汤;⑦涤痰开结法:用于痰热互结的小结胸证,主方小陷胸汤;⑧攻下燥结法:用于阳明燥结腑实证,主方大、小、调胃承气汤;⑨解表和里法:用于少阳枢机不利所致的阳微结证,主方小柴胡汤;⑩温阳益气散结法:用于脏气衰竭,阴寒凝结的脏结证,代表方剂如理中、四逆辈。

总之,《难经》有关结的论述较少,但对五脏结积的名称论述较为详细,如"留结为积""肝之积,名曰肥气""心之积,名曰伏梁""脾之积,名曰痞气""肺之积,名曰息贲""肾之积,名曰贲豚"等。张仲景虽未对"结"进行长篇论述,但仔细推敲其博大的辨证论治体系,就会发现其"结"的理论既清晰又完备。仲景在《金匮要略》一开篇,就提出了最为著名的论断"若五藏元真通畅,人即安和",把气机通畅与否作为判断人体生理与病理状态的最高标准。《伤寒论》的核心是六。面对不同的证候,仲景以阴阳为纲,六经为目,经辨证,六经辨证是以经络为基础,辨析落实到具体的脏腑组织,从而达到辨证以论治的目的。其准确地把握了阳气郁结在伤寒病发生、发展、传变中的重要作用。伤寒阳郁之后,最常出现化热与水停两端,并因病位与兼症的不同而呈现出各种各样的证候脏腑经络为基础,充分运用治病求本的法则,对各种结的病因、病机、病位、性质进行认真的辨析,精心治疗,以通为用。然通法远非攻下一端,调气和血,涤痰开结,上逆使之下行,中结使之旁达,虚者助之使通,寒者温之使通。如针对伤寒结证阳郁的病理特点,仲景将《黄帝内经》"结者散之"理论加以拓展,构建了一个完整的散结法体系。如汗、下、吐、和、消等有着密切的关系。

三、金元时期:刘完素有关"郁结"的论述

刘完素在《黄帝内经》理论的指导下,深刻地研究了火热病,提出了著名的"六气皆从火化"说。他以六气为纲领论述疾病的发生,强调火热是六气中最主要的致病因素,提出"阳气怫郁"是"六气化火"的一个重要环节。善用寒凉的方药有效宣通气血,解除壅滞,延缓其迅速发展为火热病。在治疗上,根据郁结所在表里病位,分别采用辛凉解表、清泄郁热及表里双解法开通郁结。对于湿热互结者,以辛苦寒药宣通气液,使湿去、结散、热退。治疗阳气怫郁时,还根据症情轻重,寒温并用,宣通郁结的阳气。

(一)"结"的病因病机

刘完素的郁结学说多从"阳气怫郁""热气怫郁""怫热郁结"等立论,他认为:"风本生于热,以热为本,以风为标,凡言风者,热也,热则风动。"又曰:

"而气机不畅,所谓热甚则腠理闭密而郁结也。"刘完素认为六气化生火热的病机关键在于气机怫郁,郁是化生火热的发病机理,指出"由寒主闭藏,而阳气不能散越,则怫郁内作故也。"可见六气(风、寒、暑、湿、燥、火)引起玄府郁闭,郁而生热是化生火热的重要原因;而火热怫郁又可导致玄府郁闭,进而引起各种临床病证。

刘完素认为:"若五志过度则劳,劳则伤五脏,凡五志所伤,皆热也。"过度的情志活动可损伤脏腑,致使机体气血、阴阳失调,造成气机郁结,日久则导致五志过极化火而表现为发热、头痛、胁胀、卒中不语等躯体疾病,或烦躁、谵妄、惊悸、健忘等神志疾病。刘完素曰:"惊,心卒动而不宁也。火主于动,故心火热甚也。虽尔止为热极于里,乃火极似水,则喜惊也。"认为火热也可导致情志异常,此即惊能致心火热甚,而心火热甚又喜惊。刘完素还说:"由于将息失宜而心火暴甚……由五志过极,皆为热甚故也。"可见七情(喜、怒、忧、思、悲、恐、惊)失调导致五志过极,是火热化生的内在因素。

(二)"郁结病"治则

刘完素认为疾病多因火热而起,"以其本热,故得寒则散",反对过用辛温,而应根据"气机怫郁"之病机,开通郁结,重视寒凉药物的使用,并应"各随其郁结甚微,而查病之轻重"处方用药以治之。临床上主要根据病邪表里之不同,采取宣、清、通法治疗。表证主要用宣法,刘完素曰:"夫辛甘热药……是故善用之者,须加寒药。"认为表证应汗解,不仅辛温药可发散解表,辛凉、辛寒之品亦可通过开发郁结使表邪得散,且仅用辛甘热药易化热入里,故应在发散药中加入甘寒辛凉之品佐之,或直接以辛凉药物。此即"如世以甘草、滑石、葱、豉寒药发散甚妙"。里证主要用清、下法,刘完素曰:"小热之气,凉以和之;大热之气,寒以取之。"清法为阳热怫郁的根本治法,可清热解毒,宜用黄连解毒汤,并指出"一切大热狂躁喘满及阳厥极甚,蓄热内深……或已利,热势甚者,并服本方"。同时,其还根据热病日久伤阴之病机,提出清热养阴退阳之创见,予白虎汤、凉膈散等养阴退阳。下法通里泄热,主攻里实热盛之证,可用诸承气汤,并自创三一承气汤,强调"三一承气汤通治大、小、调胃三承气汤证",可用治多种里热证。表里俱病宜用表里双解法,刘完素认为:"伤寒日深,表热入里,而误以辛甘热药汗之者……古人以为当死者也。"表里同病时切不可再以辛甘热药复发其表,而应宣通表里郁热。故又曰:"热病半在表,半在里……此皆大寒之利药也,反能中病,以令汗出而愈。"并指出"凡治上下中外一切怫热郁结者,法当仿此"。著名的防风通圣散为刘完素创制之表里双解剂,亦为宣、清、通三法同用之代表方,可治气血、表里、三焦实热证而不犯三阳禁忌。

（三）"郁结病"治法

1. 辛凉解表 对于佛热郁结在表、燥而无汗者，刘完素摒弃了前人倡导的辛温发散法，认为服用麻桂一类辛甘热药非但不能汗出，反会加重热势，发生发黄、惊狂等变证。率先提出辛凉解表法，以辛味药能行能散，发散表郁；寒凉药能凉能泻，清热泻火。因病的本质在热，热得寒（凉）则清，故辛凉甘寒的药物合用开通郁结，排出汗液，最终解除表热。"如世以甘草、滑石、葱、豉寒药发散甚妙，是以甘草甘能缓急，湿能润燥；滑石淡能利窍，滑能通利；葱辛甘微寒；豉咸寒润燥，皆散结、缓急、润燥、除热之物。因热服之，因热而玄府郁结得通，而佛热无由再作。"该法的创立，在纠正时弊方面发挥了重要作用，还对后世温病的研究有很大启发。

2. 清泄郁热 刘完素善用清泄郁热，急下存阴法治疗佛热郁结于内之证，如胃肠气滞，腑气不通，出现腹满时痛，或烦渴，或谵妄，大便结滞等症状。刘完素沿袭了张仲景的辨证思路，常用承气汤类方清泄郁热，急下存阴。"伤寒里热太甚，而胃中干涸烦渴者，急下之，救其胃气"，并在此基础上扩大了大、小承气汤的应用范围，刘完素认为大承气汤可治"表里俱热"，小承气汤可治"里热多，表热少……势更甚者"，兼清表里郁热。刘完素还提出用大承气汤治疗因佛热郁结，影响津液输布而致的"里热燥甚，肠胃佛郁，留饮不散，胸腹高起，痛不可忍，但呕冷液，大渴反不能饮，强饮不能止，喘急闷者"的饮证疗效好。此外，还创制了三一承气汤，大黄、芒硝、厚朴、枳实、甘草合用通里泻下，通治三承气汤证，佐证了其"留而不行为滞，必通剂以行之""有余为闭，必泻剂以逐之"的理论。

3. 表里双解 刘完素常用和解郁热之法治疗表里兼有郁热的病证，他在《宣明论方·伤寒门》中提出"当和解，不可发汗吐下"，采用表里双解的治法向外宣透，向内疏通。同时根据表里热势深浅情况，归纳了相应的方药。对于表里热不甚者，或宗仲景之法以小柴胡汤和解，或以自创凉膈散清解；表里热势俱甚者，以大柴胡汤微下之，或以大承气汤下之；表热多于里热者，天水一凉膈半散风壅，开结滞；里热多于表热者，凉膈天水一半调之，势更甚者，小承气汤下之。此外，他还创制了防风通圣散，既能散在表的风寒佛郁，又能通在里的胃肠郁结，其辛开苦泄，解除郁热，两擅其长，开通内外。后世医家评价其药味虽多，但配伍严谨，有指征可寻，有经方的骨架和精神。

4. 苦寒燥湿 在以辛药散郁治疗湿热郁结诸证时，刘完素多采用辛苦寒药，其曰："盖以辛散结，而苦燥湿，以寒除热而随其利，湿去结散，热退气和而已。"使气液宣通，湿流燥润。他将这一治法充分运用在妇人带下病的治疗上，极力反对俗医滥用辛热药物，"虽有误中，致令郁结热聚，不能宣通"。刘完素提出以辛苦寒药治疗妇人赤白带下,方用十枣汤先下之,次用苦楝丸,以大玄胡汤调下,达到热去湿除,病即自愈。治疗泄泻、痢疾也是如此,刘完素曰:"若下利热极,频并窘痛,或久不愈,诸药不能止者,须下之,以开除湿热痞闭积滞,而使气液宣行者,宜以逐之,兼宣利积热也。"

5. 寒温并用,谨守病机　刘完素在治疗怫热郁结的多种病证时,为避免寒药郁闭腠理而影响郁积的发泄,往往先以辛甘热药发散,取其强力开冲郁结之力,使郁热稍退,此时尽快改用寒药治其根本。治疗郁热在胃的泛酸轻症者,即提出以温药发散,宣通胃中郁热。而当胃酸日久不愈时,又恐温热药久用加重热势,损耗阴液,主张"不宜温之,宜以寒药下之,后以凉药调之,结散热去而气和也"。并提出瘥后调摄方法,宜多食蔬菜粗粮,使胃气通降,避免肥甘厚味壅塞阳气,郁结反复。

总之,对于湿热互结者,以辛苦寒药宣通气液,使得湿去、结散、热退;治疗阳气怫郁时,根据症情轻重,寒温并用,宣通郁结的阳气。他将寒凉药物始终贯穿火热病的治疗中,被后世称作"寒凉派",所谓"热病宗河间"。此法的建立,为温病学派的形成和发展奠定了理论基础。总之,刘完素对火热病的认识及治"郁结"的思路为后世开了先河,在今天的临床上仍有指导意义。

四、明清时期:吴有性、叶桂、吴瑭、杨璿有关"结"的论述

1. 明末医家吴有性提出戾气说,认为"夫温疫之为病,非风、非寒、非暑、非湿,乃天地间别有一种异气所感",并提出疫病病因是经口鼻而入的具有物质性、传染性、致病差异性、定位特异性等性质的戾气。认为疫邪从口鼻侵入人体,伏于"募原",然后以九种不同方式向"表"或"里"传变,反映了他独到的见解与创新精神,在疫病病因、感邪途径与传变三个方面有创新性的发展。戾气说把瘟疫、温病和伤寒明确加以区分,对疾病的传变完全摆脱了六经传变的传统说法,揭开了中医传染病学史上的新篇章;为后世"疫结"与温病学的发展以及中医防治传染病奠定了基础。

2. 清代医家杨璿,拥护吴有性的戾气学说,极力反对伏气,并把戾气病因扩大到温病范畴。他认为决气即杂气,杂气秽浊,因而悟出治疗方法除了用辛凉苦寒外,尚宜辟秽解毒,应以蝉衣、僵蚕为主。自制升降、解毒等十余方,皆以蝉衣、僵蚕为主药治疗疫戾,功效卓著。戾气学说的创立,对温病病因是破旧立新的一大发明,推翻了迷离惝恍的伏气病因学说,对温病病因学的发展做出了巨大的贡献。

3. 叶桂接受了吴有性邪从口鼻而入的观点,并在《温热论》中首次提出"温邪上受,首先犯肺",出现肺经的症状,如不及时外解,可顺传阳明或逆传

心包。其"逆传心包"之说，是对温病传变的一大创见，也是对《伤寒论》六经传变理论的一大突破。叶桂还指出"邪入心包"是热病中神昏谵语更重要的原因，并创立了卫气营血辨证纲领，提出"卫之后方言气，营之后方言血"的从浅至深的认识原则，拟定了"在卫汗之可也，到气才可清气，入营犹可透热转气……入血就恐耗血动血，直须凉血散血"的治疗大法。同时他还在《温热论》邪留三焦篇中指出了"三焦不从外解，必致里结"，又在论妇人温病篇中指出"若热邪陷入，与血相结者……即陶氏所谓血结胸也"，这是叶桂对结的论述。

4. 吴瑭继承和发扬了叶氏理论并编撰了《温病条辨》，创立了三焦辨证纲领，以三焦为纲，以病名为目，把脏腑经络辨证和卫气营血辨证都穿插在三焦病之中，如书中归纳温病清络、清营、育阴等治法，实是叶桂散存于医案中之清热养阴诸法的总结提高；而分桑菊饮为辛凉轻剂、银翘散为辛凉平剂、白虎汤为辛凉重剂，使气分病变遣方用药层次清晰，条理井然。叶桂之验方，在吴瑭手中一经化裁，便成桑菊饮、清宫汤、连梅汤等诸名方。《温病条辨》建立了完全独立于伤寒的温病学说体系，为清代温病学说标志性专著。其中一些学术见解直到现在仍为临床医家所重视。"邪在中焦，肠道热结，腑气不通"中的"肠道热结"则是《温病条辨》有关结的论述之一。

综上所述，"结"的概念由《黄帝内经》首先提出，并指出结是由于虚邪贼风入侵，七情失调，饮食不节，或跌仆堕坠等，导致脏腑损伤，经络阻滞，气血凝结，津液留著，痰湿阻滞，纠结不散而形成的。其临床表现与病因、病位、病程等因素有关。不同的结，其临床表现也有所不同。主要表现为局部的麻木、闷胀、疼痛、痿废。可看到或触到有形之结状物，质地可柔可坚。结起病缓慢，病程较长，逐渐加重。治疗采用解结与散结相结合，以及"坚者削之""留者攻之"等多方法多途径多靶点的长期综合治疗。

第三章　结证的病因

　　人体是一个有机的整体,同时人体与自然环境也有着密切的联系。人体内环境自身,以及人体与外界环境之间,维持着既对立又统一的相对动态平衡,从而保持人体正常的生命活动。当这种动态平衡因某种原因遭到破坏,而又不能立即自行调节恢复时,人体就会发生疾病。正如《素问·评热病论》所说:"邪之所凑,其气必虚。"也就是说当破坏了人体自身及其与外界环境之间的相对平衡状态时而引发结证的原因就是结证的病因。各种致病因素作用于人体,引起结证的发生、发展与变化的机理就是结证的病机。研究发现,结证不仅发病率很高,而且发病机制也很复杂。下面简要论述结证的病因。

　　导致结证发生的原因是多种多样的,诸如气候异常、疠气传染、精神刺激、饮食失宜、劳逸不当、持重努挣、跌仆金刃以及虫兽所伤等,均可导致结证的发生。此外,在疾病过程中,原因和结果是相对的,在某一病理阶段中是结果的东西,在另一阶段中则可能成为病因。例如痰饮、瘀血等,既是脏腑气血功能失调形成的病理产物,又可以成为某些病变的致病因素。结证的病因归纳起来主要有外感、内伤、其他致病因素以及可致病的病理产物四类。

一、外感导致结证

　　外感致病是指来源于自然界,多从肌表口鼻侵入人体导致结证的病因,包括六淫、疠气。

(一)六淫

　　1. 概述　六淫,即风、暑、湿、燥、寒、火六种外感病邪的统称。风、暑、湿、燥、寒、火在正常的情况下,称为"六气",是自然界六种正常的气候变化。六气一般不会使人生病。当气候变化异常,超过了一定的限度,就会使机体不能与之相适应,导致疾病的发生。这种情况下的六气,便称为"六淫"。此外,还有在气候变化基本正常时,也会有人因其正气不足,适应能力低下而得病。此时,对患病机体来说正常的六气变化也属于六淫的范畴。六淫是不正之气,所以又称其为"六邪"。

六淫致病具有下列共同的特点：

（1）外感性：六淫邪气多从肌表、口鼻，或同时从这两个途径侵犯人体而发病，故又有"外感六淫"之称。六淫所致疾病，又称为外感病。

（2）季节性：六淫致病常有明显的季节性。如春季多风病，夏季多暑病，长夏多湿病，秋季多燥病，冬季多寒病等。

（3）地区性：六淫致病常与生活地区和环境密切相关，如西北高原地区多寒病、燥病，东南沿海地区多湿病、温病；久居潮湿环境多湿邪为病，高温环境作业者又常因燥热或火邪致病等。

（4）相兼性：六淫邪气既可单独侵袭人体而致病，又可两种以上兼夹同时侵犯人体而致病，如风寒感冒、风热感冒、湿热泄泻、风寒湿痹等。

2. 六淫的性质和致病特点

（1）风邪：风是春季的主气，故风邪引起的疾病以春季为多，但其他季节也可发生。风邪多从皮肤肌腠侵袭人体，产生外风结证。它是外感发病的一种较为重要和广泛的致病因素。

风邪的性质及致病特点：

1）风为阳邪，其性开泄，易袭阳位：它具有轻扬、升发、向上、向外的特性，属于阳邪。其性开泄是指它侵犯人体易使腠理疏泄而开张。其具有轻扬、升发、向上、向外的特性，故常易侵袭人的头面、肌表、肩背等部位，临床常见头痛、身背项疼、鼻塞咽痒、汗出恶风等症状。

2）风性善行而数变："善行"是指它致病有行无定处、病位游移的特性。如风寒湿三邪共同侵袭人体关节经络而引起的"痹病"，若为游走性关节疼痛，痛无定处的，便属于风邪偏盛，故又称之为"行痹"或"风痹"。"数变"是指它致病急、变化快的特点。如风疹就有起病急骤、迅即波及他处，发无定处的特点。以风邪为先导的疾病，有发病急、传变快的特点。

3）风为百病之长：是指风邪为六淫病邪的首要致病因素，其余寒、暑、湿、燥、火诸邪多依附于风邪侵犯人体致病，如外感风寒、风热、风湿、风燥等。正如《临证指南医案》说："盖六气之中，惟风能全兼五气，如兼寒则曰风寒，兼暑则曰暑风，兼湿曰风湿，兼燥曰风燥，兼火曰风火。盖因风能鼓荡此五气而伤人，故曰百病之长。"

（2）暑邪：暑为夏季的主气。暑邪的界定却有明显的季节性，如《素问·热论》所说："先夏至日者为病温，后夏至日者为病暑。"说明温、热、火、暑是同一类型的病邪，它们的区别在于程度与季节上的不同。发生在夏至之前的是由温邪所致的温病；发生在夏至以后，立秋之前的，才是暑邪所致的结证。暑邪只有外感而没有内生，这与六淫中的其余五个邪气又有所不同。

暑邪的性质和致病特点：

1）暑为阳邪，其性炎热：暑为夏季火热之气所化，火热属阳，故暑属阳邪。由于夏季气候炎热，故暑邪比其他季节的火热之邪更为炽盛。因此，暑邪侵犯人体迅即出现壮热、面赤、目红、心烦、脉象洪数盛大等一派热势弛张上炎的症状。

2）暑性升散，易耗气伤津：暑为阳邪，阳性升散，故暑邪侵犯人体，最易导致腠理开泄、汗出津津。汗出过多，一方面耗伤津液，另一方面出汗的同时气随津泄而耗气；严重者，以致气随津脱。故暑病患者，临床上除见大汗出、口渴喜饮、小便黄赤短少等伤津表现之外，还可见到气短乏力，甚至突然昏倒、不省人事等耗气或气脱的结证。

3）暑多夹湿：暑季除气候炎热外，常多雨而潮湿，热蒸湿动，暑热湿气弥漫空间，故暑邪为病，常兼夹湿邪以侵犯人体。其临床特征是，除发热、烦渴外，常兼见四肢困重、胸闷呕吐、大便溏泄而不爽等湿阻症状。

（3）湿邪：湿为长夏主气。长夏乃夏秋之交，此时阳热下降，水气上腾，交互熏蒸弥漫，湿气充斥，为一年之中湿气最盛的季节，故长夏多湿病。此外，居处潮湿或从事水中作业等均可招致湿邪而致结证。

湿邪的性质和致病特点：

1）湿为阴邪，易阻遏气机，损伤阳气：湿性重浊而类水，为阴邪。湿邪侵犯人体，留滞于脏腑经络，最易阻遏气机，使气机升降失常，常出现胸闷脘痞、小便短涩、大便不爽等症。湿为阴邪，故湿邪入侵，容易损伤人体的阳气。脾为运化水液的主要脏器，喜燥而恶湿，故湿邪外感，留滞体内，常先困脾，使脾阳不振，运化无权，出现泄泻、尿少、水肿等症状。

2）湿性重浊：是指感受湿邪后，其临床常具有沉重或重着感的特点。如湿邪袭表，可见周身困重、四肢酸懒沉重、头重如束布帛；湿邪留滞经络关节，则见关节疼痛重着，故痹病之中的"湿痹"又称为"着痹"。"浊"，即混浊或秽浊之意。指湿邪致病，其分泌物、排泄物秽浊不清的临床症状。如面垢眵多、大便溏泄、下利黏液脓血、小便浑浊、妇女带下白浊、湿疹溃烂流水等。

3）湿性黏滞：是指湿邪致病具有黏腻停滞的特点，这一特点主要表现在两个方面。一是湿病黏滞性，如湿阻膀胱，则见小便涩滞不畅，或小便频急量少涩痛；湿浊内盛，舌苔多见黏腻。二是湿病的缠绵性，如湿痹、湿疹、湿温等病，均有反复发作，或时起时伏，病程较长，缠绵难愈的特点。

4）湿性趋下，易袭阴位：湿邪有下趋的特性。湿邪致病每易伤及人体下部。例如，湿邪所致的水肿多以下肢较为明显。此外，淋病、尿浊、带下、泄泻、痢疾等疾病，多由湿邪下注所致。

（4）燥邪：燥为秋季的主气。秋天气象肃杀收敛，风劲物燥，此时燥邪最易从口鼻皮毛而入，侵犯肺卫而产生外燥病证。燥邪外袭所致结证，由于相兼的寒热邪气不一，又有温燥、凉燥之分。初秋有夏热之余气，秋阳以曝，燥与温热相合侵犯人体，则发为温燥病证；深秋有近冬之寒气，西风肃杀，燥与寒凉相合侵犯人体，则发为凉燥病证。

燥邪的性质和致病特点：

1）燥性干涩，易伤津液：燥为干涩之病邪，且易伤阴津，故燥性属阳。燥邪为病，虽有温燥、凉燥之分，但只不过是所兼邪气属性有所不同，并不影响燥邪自身特性。燥邪性质干燥涩滞，侵犯人体，最易损伤人体津液，造成各种津液亏虚、干燥涩滞不利的症状。例如，口鼻干燥、唇干焦裂、咽干口渴、皮肤干涩甚则皲裂、毛发不荣、小便短少、大便干结等。

2）燥易伤肺：肺为娇脏，喜润而恶燥。肺外合皮毛，开窍于鼻，司呼吸而与外界大气相通。燥邪伤人，必从口鼻皮毛而入，故最易伤肺。燥邪犯肺，耗伤肺津，使宣发肃降失司，甚则伤及肺络，而出现干咳少痰，或痰黏难咯，或喘息胸痛、痰中带血的症状。

（5）寒邪：寒是冬季的主气。在气温较低的冬季，或因气温骤降，人体没注意防寒保暖，易感寒邪而形成外寒结证。此外，骤然淋雨涉水、汗出当风或贪凉露宿，亦是感受寒邪的途径。寒邪为病依其侵犯的部位深浅不同而有伤寒、中寒之别。寒邪伤于肌表，阻遏卫阳，称为"伤寒"；寒邪直中于里，伤及脏腑阳气，则为"中寒"。

寒邪的性质及致病特点：

1）寒为阴邪，易伤阳气：寒邪属于阴邪。人体的阳气本可以制约阴寒，但阴寒之邪偏盛，则人体的阳气不仅不足以驱除阴寒之邪，反被阴寒之邪所伤，故寒邪侵袭，最易损伤人体阳气。例如，寒邪伤表，卫阳被郁遏，就会出现恶寒；寒邪直中太阴，损伤脾阳，则见脘腹冷痛、呕吐、腹泻等症；寒邪直中少阴，心肾之阳受损，则可见恶寒蜷卧、手足厥冷、下利清谷、小便清长、精神萎靡、脉微细等症。

2）寒性凝滞："凝滞"即凝结，阻滞不通之意。人体气血津液之所以能运行不息、通畅无阻，全赖一身阳气的温煦推动。一旦寒邪侵犯人体，阳气受损，往往会使经脉气血凝结，阻滞不通，不通则痛，从而出现各种如疼痛等的结证。例如，寒邪袭表之太阳伤寒证，可见头项强痛、骨节疼痛；痹病中的寒痹，因感寒邪偏盛，故以关节疼痛剧烈为主要表现而又称为"痛痹"；寒邪直中，则可见脘腹冷痛，甚或绞痛症状。

3）寒性收引："收引"即收缩牵引的意思。寒性收引是指寒邪侵袭人体，具有使气机收敛，腠理、经络、筋脉收缩而挛急的致病特点。如临床上，寒邪侵袭肌表，可使腠理闭塞，卫阳被遏不得宣泄，而见无汗、恶寒发热；寒邪犯血脉，则血脉挛缩、气血凝滞，而见脉紧、头身疼痛；寒邪犯经络关节，则经脉收缩拘挛，而见肢体屈伸不利，冷厥不仁；寒入厥阴肝脉，可见少腹拘急不仁。

（6）热（火）邪：热旺于夏季。在气温较高的夏季，或其他季节由于气温骤升，人体没有注意适时调理、通风降温，每易感受热邪而形成外热结证。

温、热、火三者属于同一性质的病邪，均为阳盛所化，故常混称为温热之邪、火热之邪。但三者之间却有程度上的不同，一般认为热为温之渐，火为热之极。就致病邪气而论，有认为热邪多指外邪，属六淫之一，如风热、燥热、湿热、暑热之类病邪；而火邪则多指内生，属"内生五邪"，如心火、肝火、痰火等。

热邪的性质及致病特点：

1）热为阳邪，其性炎上：热性燔灼焚焰，升腾上炎，故属阳邪。热邪伤人，多见壮热、恶热、烦渴、汗出、脉洪数等阳热症状。其性炎上，是指热邪除有燔灼的特点之外，还有向上升腾的特性。故热邪侵犯人体，其症状亦常出现于人体上部。例如，风热上壅可见头痛、耳鸣、咽喉红肿疼痛，阳明热盛可见齿衄、牙龈红肿疼痛或唇口糜烂等症。

2）热易扰心神：热邪与暑邪一样，在五行中属火，五脏中心脏亦属火。热邪阳热躁动，与心相应，故热邪入于营血，尤易扰动心神。轻者，心神不宁而心烦躁动、惊悸失眠；重者，神失舍守而狂躁不安、神昏谵语。

3）热易耗气伤津：热邪侵袭人体，一方面迫津外泄，使津液化汗而从外丢失；另一方面消灼煎熬阴津，使之暗耗于内，故热邪最易耗伤人体阴津。因此，火热邪气致病，临床表现除热象显著外，往往伴有口渴引饮、咽干舌燥、小便短赤、大便秘结等津伤液耗的症状。同时，阳热亢盛的火热邪气，最能损耗人体的元气，加之热邪迫津外泄，往往气随津泄，使气更伤，故临床上常兼见体倦乏力、少气懒言等气虚的症状，严重者甚至出现气脱亡阳危象。

4）热易生风动血：热邪易生风、动血，是指其侵犯人体，易于引起肝风内动和血液妄行的病证。热邪侵袭人体，往往燔灼肝经，劫耗阴液，使筋脉失其滋养濡润，加之肝阳受热邪鼓动而亢奋不羁，而致肝风内动，因其由热甚引起，故又称"热极生风"。临床表现为壮热、神昏谵语、四肢抽搐、两目上视、颈项强直、角弓反张等。另外，热邪侵犯人体，可加速血行，扩张血脉，灼伤脉络，甚或迫血妄行，从而导致各种出血病证。如吐血、咳血、衄血、便血、尿血、皮肤斑疹或丹痧及妇女月经过多、崩漏等。

5）热易致肿疡：热邪侵犯人体血分，可壅迫聚集于局部，腐蚀血肉发为痈肿疮疡。故《灵枢·痈疽》说："大热不止，热胜则肉腐，肉腐则为脓……故命曰痈。"临床辨证，即以疮疡红肿热痛，溃破流脓血者，为属阳属热。

（二）疠气

1. 概述 疠气，是一类具有强烈传染性的病邪。疠气又称为"疫气""毒气""时气""杂气""异气""戾气""乖戾之气"等。疠气引起的一类疾病，总称为"疫疠""疫病""瘟病"或"瘟（温）疫病"。疠气与六淫不同。如《温疫论》指出："夫温疫之为病，非风、非寒、非暑、非湿，乃天地间别有一种异气所感。"可见疠气是有别于六淫，而具有强烈传染性的外邪。

疠气的传播途径，前人认识到其主要通过空气传染，多从口鼻侵入人体致病，如《温疫论·原病》所说："疫者，感天地之疠气……此气之来，无论老少强弱，触之者即病。邪从口鼻而入。"此外，疠气也可随饮食、接触、蚊虫叮咬及其他途径侵入而导致结证。

2. 疠气的致病特点

（1）传染性强，易于流行：疠气可通过空气、食物、接触等途径在人群中传播，故具有强烈的传染性，易于引起流行。《诸病源候论·卷十》明确指出疠气对人类的严重危害，"人感乖戾之气而生病，则病气转相染易，乃至灭门"。

（2）发病急骤，病情危重：一般来说六淫致病比内伤杂病发病急，而疠气发病则比六淫致病更为急重。如小儿疫毒痢，发病急骤，来势凶猛，病情危笃。严重者若抢救不及时，很可能于发病后一天内死亡。

（3）一气一病，症状相似：疠气致病极为专一，一种疠气只导致一种疫疠。疠气不似六淫、痰饮、瘀血等其他病邪那样一种邪气可能导致多种疾病的发生。例如，风邪除引起常见的"伤风"之外，还可因邪袭的部位不同、入侵途径的差异，而引起"风痹""风疹"等具有各自不同症状表现的多种疾病。相反，当某一种疠气流行时，其临床症状基本一致，故《素问·刺法论》说："五疫之至，皆相染易，无问大小，病状相似。"

3. 影响疫疠发生与流行的因素 疫疠的致病原因是疠气，但引起疫疠的发生与流行，除与人群正气强弱有关之外，也与下列因素密切相关。

（1）气候因素：自然气候严重或持久的反常变化，如久旱、酷热、严寒、水涝、湿雾瘴气等，均可助长疠气滋生传播而导致疫疠的流行。

（2）环境和饮食因素：环境卫生不良，如水源、空气污染易滋生疠气，食物污染、饮食不当也易引起疫疠的发生与流行。

（3）预防措施因素：预防隔离是防止疫疠发生、控制其流行蔓延的有效措施。不注意做好预防隔离工作，会导致疫病的发生与流行。

（4）社会因素：社会因素对疠气的发生与疫疠的流行也有一定的影响。

若战乱不停,社会动荡不安,国家贫穷落后,人们工作环境恶劣,生活极度贫困,抗御自然灾害能力低下,均可致疠气肆虐而疫病不断发生和流行。

(5)病毒因素:病毒属于疫疠的一种,有的病毒可致癌,即是人体感染病毒后,病毒破坏人体正常组织细胞,使其正常组织细胞发生突变而成为癌细胞,促生癌症。如:EB病毒(EBV)可促生Burkitt淋巴瘤和鼻咽癌;人乳头状瘤病毒(HPV)可促生宫颈癌;乙型肝炎病毒(HBV)可促生肝硬化及原发性肝癌;人体T细胞白血病病毒(HTLV)可促生成人T细胞白血病;人类免疫缺陷病毒(HIV)可促生恶性肿瘤等。近年来,发现的致癌性病毒越来越多,已查明病毒本身核蛋白成分,按核酸的不同而分为DNA及RNA致癌病毒两大类。

1)DNA病毒包括乳头状瘤病毒、多瘤病毒、腺病毒、疱疹病毒(EBV、Marek病毒、疱疹病毒Ⅱ型、猴淋巴疱疹病毒等)、痘类病毒、乙型肝炎病毒。DNA肿瘤病毒的正常复制常导致细胞溶解和死亡,只有当流产性感染时才使细胞转化。用DNA抑制物处理细胞,能增加对细胞的转化能力。在自然界,DNA肿瘤病毒广泛感染多种动物和人,其中一些病毒能诱发动物肿瘤,在体外能使正常细胞恶性转化。

2)RNA病毒包括各种肉瘤病毒、白血病病毒及Bittner小鼠乳癌病毒等,在动物界中广泛分布,能引起很多种肿瘤。RNA肿瘤病毒是指能引起肿瘤的一类RNA病毒,其特点是病毒颗粒中含有逆转录酶和整合酶,在分类学上属逆转录病毒。这类病毒在动物界有非常广泛的致瘤作用,诱发白血病、肉瘤、淋巴瘤和乳腺癌等。RNA肿瘤病毒分为4种不同的类型,即A、B、C、D型病毒。其中C型肿瘤病毒数目最多,成熟病毒从细胞内以芽生方式到细胞外,能诱发动物产生白血病和肉瘤。B型病毒是从动物乳腺肿瘤中分离的。

二、内伤导致结证

内伤致病是指因人的情志活动或生活作息、起居饮食有违常度,直接伤及脏腑气血而导致结证的发生。它包括七情、过劳、过逸、饮食失宜等。

(一)七情

1. 概述　七情是指人的喜、怒、忧、思、悲、恐、惊七种情志变化,是机体的精神状态。七情是人体对客观事物和现象所做出的七种不同的情志反应,在正常情况下,一般不会使人发病。只有突然、强烈或长期持久的情志刺激,超过了人体自身生理活动的调节范围与耐受能力,使人体气机紊乱,脏腑阴阳气血失调,才会导致结证的发生。

2. 七情与脏腑气血的关系　人体的情志活动与脏腑气血的功能活动具有密切的关系。《素问·阴阳应象大论》说:"人有五脏化五气,以生喜怒悲忧恐。"可见情志活动的物质基础是五脏之精气津血。进而又指出不同的情志活动与五脏有其相对应的规律，即心"在志为喜"，肝"在志为怒"，脾"在志为思"，肺"在志为忧"，肾"在志为恐"。故又把"喜怒思忧恐"，简称为"五志"而分属于五脏。不同的情志变化对各脏腑功能活动有不同的影响；反之，脏腑气血的变化，也会影响情志的变化。如《素问·调经论》说"血有余则怒，不足则恐"；《灵枢·本神》又说"肝气虚则恐，实则怒""心气虚则悲，实则笑不休"。可见七情与脏腑气血有着非常密切的关系。

3. 七情的致病特点　七情致病不同于六淫、疠气等外感致病因素。它直接影响相应的内脏，使脏腑气机逆乱，气血失调，导致种种结证的发生。概括起来，具有以下特点。

（1）直接伤及内脏：由于五脏与情志活动具有相对应的密切关系，故不同的情志刺激，可损伤相应的脏腑，如《素问·阴阳应象大论》说"怒伤肝""喜伤心""思伤脾""忧伤肺""恐伤肾"。但临床上并非绝对如此，因为人体是一个以五脏为中心的有机整体，而心脏则是人体生命活动的主宰，既主宰人的生理活动，也主宰人的心理活动，包括情志活动，所以各种情志刺激都与心脏密切关联。七情刺激均可损及心脏，然后通过影响其他脏腑而引发疾病，所以心在七情致病中起着主导作用。

同时，情志活动以脏腑气血为物质基础，而心主血藏神，为生命活动主宰；肝藏血主疏泄，调畅情志；脾为后天之本，主运化而为气血生化之源，所以临床上情志所伤的病证，以心、肝、脾三脏气血失调为多见。例如，过喜、惊吓、思虑劳神均可伤心，而致心神不宁，出现心悸、失眠、健忘，甚则精神失常等症。郁怒伤肝，肝气郁结，则见两胁胀痛、善太息，或咽中如有物梗阻等症；或气滞血瘀，而见胁痛、妇女经痛、经闭、癥瘕、积聚等病证；若肝气上逆，可见呕血、面红目赤、晕厥等症。思虑忧愁伤脾，脾失健运，则可见食欲不振、脘腹胀满、大便溏泄等症。若思虑劳神同时损伤心脾，则可导致心脾气血两虚，而同时出现上述心神不宁及脾失健运诸症。

（2）影响脏腑气机：七情对内脏的直接损伤，主要是通过影响脏腑气机，导致气血运行紊乱而致。《素问·举痛论》说："怒则气上，喜则气缓，悲则气消，恐则气下……惊则气乱……思则气结。"可见脏腑气机失调是导致各种结证发生的重要原因。

1）怒则气上：是指过度愤怒可影响肝的疏泄功能，而使肝气上逆，血随气逆，并走于上。临床上常可见头胀头痛、面红目赤，或呕血，甚则昏厥猝倒。

2）喜则气缓："气缓"包括缓和紧张情绪和使心气涣散两个方面。正常情况下，喜能缓和精神紧张，使心情舒畅，血脉通利。但暴喜过度，又可使心气涣散不收,神不守舍,出现精神不集中,甚则失神狂乱等症。

3)悲则气消:是指过度悲忧会损伤肺气,使肺气消耗,意志消沉,从而出现气短声低、倦怠乏力、精神萎靡不振等症。

4)恐则气下:是指恐惧过度可使肾气不固,气泄于下,临床出现溺频溲多,或二便失禁,甚至面白、昏厥、遗精等症。

5)惊则气乱:是指突然受惊吓,损伤心气,导致心气紊乱,心无所倚,神无所归,虑无所定,临床出现心悸、惊慌失措等症。

6)思则气结:是指思虑过度,伤神损脾,导致气机郁结,脾的运化无力而结滞,临床出现食欲减退呆滞、脘腹胀满、大便溏泄等症。

(3)影响病情变化:在许多疾病的演变过程中,若患者受七情刺激而引起较剧烈的情志波动,往往会使病情加重,或急剧恶化。如素有肝阳上亢的患者,若遇事恼怒,肝阳暴张,亢极化风,便会突然出现眩晕欲仆,甚至昏厥不省人事、半身不遂、口舌㖞斜等而发为中风病。又如胸痹心痛病患者,可因暴喜或暴怒而引起怔忡、心暴痛欲绝、大汗淋漓、四肢厥冷、面色青紫等心阳暴脱之危重结证(如心肌梗死)。

(二)饮食

饮食是人体摄取食物,使之化生为水谷精微、气血津精,以维持生命活动的最基础条件。但饮食要有一定的节制,否则饮食失宜,又常常成为导致疾病发生的原因。饮食水谷靠脾胃消化,故饮食失宜,通常主要损伤脾胃及与水谷饮食传化直接相关的六腑。此外,饮食积滞还可聚湿、生痰、化热或变生其他结证。饮食失宜包括饮食不节、饮食不洁和饮食偏嗜三个方面。

1. 饮食不节　饮食以适量和有节律为宜,每个人适度的饮食量根据其年龄、性别、体质、工作种类而不同,但每日进食的次数与时间则应相对稳定。所谓饮食不节,一方面是指饮食量明显低于或超过本人的适度饮食量,前者称过饥,后者称过饱;另一方面是指进食的餐数及时间无定准,称为食无定时。

(1)过饥:饮食水谷摄入量不足,气血生化乏源,气血得不到足够的补充,日久则气血衰少而为病,临床可见面色不华、心悸气短、神疲乏力等气血两虚的证候表现。可因正气虚弱,抵抗力降低而继发其他结证。

(2)过饱:暴饮暴食,饮食摄入过量,超过脾胃受纳运化与六腑传化的能力,可导致饮食停滞,脾胃损伤,升降失司,或腑气不通,而出现脘腹胀满、嗳腐吞酸、厌食、矢气腐臭、呕吐、泄泻或便秘等食伤脾胃、肠腑的临床症状。小儿因其脾胃功能较成人为弱,加之食量不能自控,故常易发生食伤脾胃的病证。食积日久既可郁而化热,又可聚湿生痰,久则酿成疳病,出现面黄肌瘦、脘腹胀满、手足心热、心烦易哭等症。此外,经常饮食过量,不仅可导致饮食积滞，还可影响气血流通而致筋脉瘀滞，出现痢疾或痔疮。过食肥甘厚味，易于化生内热，甚至引起痈肿疮毒等病。而在疾病初愈阶段，由于脾胃尚虚，未完全恢复，饮食过量或吃不易消化的食物，常可引起疾病复发，称为"食复"之结证。

（3）食无定时：食无定时，一方面因时饥时饱，从而导致上述饥饱失常所引起的病证；另一方面，更主要的是影响脾胃气机升降，以及六腑传化虚实更替的正常秩序，从而导致气机郁滞，或进一步发展为气滞血瘀、气滞津停、生湿酿痰的病变。例如，脾胃气滞，则见胃脘疼痛；日久脾虚肝乘，则兼见嗳气泛酸；病久入络，瘀血内蓄，则兼见疼痛加剧、消瘦、肌肤甲错、时吐血，或便血，或见（聚积）腑结等。

2. 饮食不洁　饮食不洁是指食用了不清洁、不卫生、被污染或陈腐变质或有毒的食物。饮食不洁，可引起多种胃肠疾病，例如腹痛、呕吐、泄泻、痢疾，甚至霍乱等；或引起各种寄生虫病，如蛔虫、蛲虫、绦虫（寸白虫）、姜片虫（赤虫）病等。若蛔虫窜进胆道或胃腑，还可出现上腹部剧痛，时发时止，吐蛔，四肢厥冷的蛔厥证。若进食腐败变质或有毒的食物，可致中毒，常出现剧烈腹痛，吐泻，重者可致昏迷或死亡。

3. 饮食偏嗜　饮食品种多样化才能满足人体对各种营养成分的需要。假使过分偏爱某些食物，便会造成体内某些营养成分的过剩或不足，导致阴阳失调而致结证。饮食偏嗜，分为五味偏嗜与寒热偏嗜两个方面。

（1）饮食五味偏嗜：人体的精神气血都由饮食五味所资生，且五味与五脏各有其亲和性。《素问·至真要大论》说："夫五味入胃，各归所喜，故酸先入肝，苦先入心，甘先入脾，辛先入肺，咸先入肾。"如果长期嗜好某种食物，就会造成与之相应的内脏功能偏盛，久之则可损伤其他脏腑，破坏五脏的平衡协调，导致结证的发生。如过食酸味的食物，可致肝盛乘脾，而见皮肉变厚变皱，口唇肥厚；过食苦味的食物，可致心盛乘肺，而见皮肤干燥，毫毛脱落，或火气烁土而脾胃失调；过食甘味的食物，可致脾盛乘肾，而见面色黧黑，胸闷气喘，腰膝酸痛，脱发；过食辛味的食物，可致肺盛乘肝，而见爪甲干枯不荣，筋脉拘急不利；过食咸味的食物，可致肾盛乘心，而见胸闷气短，面色无华，血脉瘀滞。虽临床所见并非绝对如此，然饮食五味应当适宜，平时饮食不要偏嗜，病时更应注意饮食宜忌，这是保健、防病、康复的重要一环。

（2）饮食的寒热偏嗜：饮食寒热偏嗜，可引起脏腑阴阳盛衰变化而导致结证的发生。如过食生冷寒凉之品，可损伤脾胃阳气，导致寒湿内生，而见脘腹冷痛喜按，泄泻清稀等症状；若偏嗜辛温燥热之品，则可导致胃肠积热，而见口渴、口臭、腹满胀痛、便秘等症状，或酿成痔疮。

（三）劳逸

正常的劳动和体育锻炼，有助于气血流通，增强体质；适当的休息，可以消除疲劳，恢复体力和脑力，均有利于维持人体正常生理活动，不仅不会使人发病，还有保健防病的作用。但是长时间的过度劳累，或过度安逸，则会成为致病因素而导致结证的发生。

1. 过劳 过劳是指过度劳累。包括劳力过度、劳神过度和房劳过度三个方面。

（1）劳力过度：是指长时期的过度体力劳动或运动。《素问·举痛论》说"劳则气耗""劳则喘息汗出，外内皆越，故气耗矣"。劳力过度主要耗伤机体元气，临床上出现少气懒言、四肢困倦、神疲乏力、形体消瘦等症状。此外，劳力过度还可损伤某些与活动直接有关的组织，如《素问·宣明五气》所说"久立伤骨，久行伤筋"。

（2）劳神过度：是指思虑太过，易伤心脾。脾在志为思，心主血藏神，思虑劳神过度，则耗伤心血，损伤脾气，而出现心神失养的心悸、健忘、失眠、多梦及脾不健运的纳呆、腹胀、便溏等症。

（3）房劳过度：是指性生活不加节制，房事太过。肾藏精，主封藏，肾精不宜过度耗泄。若房事过频无制，则可耗伤肾中精气，而出现腰膝酸软、眩晕耳鸣、精神萎靡，或遗精、早泄、阳痿，或月经不调，或不孕不育等病证。

2. 过逸 过逸是指过度安逸，即长期不参加劳动，又不进行体育锻炼。过逸导致气血运行不畅，脾胃受纳运化功能减弱，而出现食少无力、精神不振、肢体软弱，动则心悸、气喘、汗出等症；若脾失健运，痰湿内生，则发胖臃肿；日久亦可继发或变生结证。《素问·宣明五气》说"久卧伤气，久坐伤肉"，就是这个道理。

三、其他病因导致结证

其他导致结证的病因包括外伤、烧烫伤、冻伤、虫兽伤、物理因素、化学因素、癌毒因素。

（一）外伤

外伤包括枪弹伤、金刃伤、跌打损伤、持重努伤等损伤。轻则可引起皮肤肌肉瘀血肿痛、出血，或筋伤、骨折、脱臼；重则损伤内脏，或出血过多，导致昏迷、抽搐、亡阳虚脱等严重病变。此外，枪弹、金刃外伤皮肤肌肉之后，还可因治疗不当或再感邪毒，以致溃烂流脓发为"金疮"。

（二）烧烫伤

烧烫伤多由沸水、沸油、高温物品或气体、烈火等烧烫后引起，属于火毒为患。轻者损伤肌肤，受伤部位一般立即红、肿、热、痛，或起水疱；重者损伤肌肉筋骨，创面如皮革样，或蜡白、焦黄，或炭化，痛觉反而消失；更甚者，创面过大，津液大伤，火毒内攻脏腑，可出现烦躁不安、发热、口渴、尿少、尿闭等症，甚至亡阴亡阳而死亡。

（三）冻伤

冻伤是指人体在极其寒冷的环境中而引起的全身性或局部性损伤，属寒毒为患。全身性冻伤因阴寒过盛，全身阳气尽损，失去温煦和推动血行的作用，而见蜷缩寒战，遍身逆冷，面色苍白，唇舌爪甲青紫，感觉麻木，逐渐昏迷，呼吸微弱，脉细迟。如不及时救治，易致死亡。局部冻伤，多发生在手足、耳廓、鼻尖和面颊部。受冻局部可因寒性收引而致经脉挛急、营血失充，继则因寒性凝滞而气滞血瘀，发为冻疮。

（四）虫兽伤

虫兽伤包括毒虫叮螫，毒蛇、猛兽咬伤等。轻则局部损伤，出现肿痛、溃破、出血等；重则损伤内脏，或出血过多而死亡。其中，毒蛇咬伤则出现风毒（即神经毒）、火毒（即血循毒）或风火毒等全身中毒症状，如不及时救治，常导致死亡。如系疯狗咬伤，则在伤口愈合后，经一段潜伏期，可出现烦躁、惶恐不安、牙关紧闭、抽搐、恐水、恐风等症，多不治而亡。

（五）物理因素

物理因素包括γ射线、X射线、紫外线、热辐射、长期的机械和炎症刺激、埋入皮下和器官的片状异物、纤维性物质（如石棉、玻璃丝）等，均可导致结证的发生。

（六）化学因素

现已明确，具有导致结证发生的化学物质包括砷、铬和铬酸盐、镍和羰基镍、氮芥、芳香胺类染料中的2-萘胺、4-氨基联苯、4-硝基联苯、苯、煤焦油、润滑油、矿物油、切削冷却油、炭黑、二氯甲醚、氯甲基甲醚、氯乙烯、2-萘胺芥、异丙油和工业用1-萘胺中的2-萘胺杂质等。还有一些动物实验证实有致结证性，但对人体的致结证作用尚不明确的物质，如镉、铍、亚硝酸类化合物和一些芳香类染料。另外，一些有潜在致结证作用的物质也应引起注意，如铅、汞、农药等。

（七）癌毒因素

癌毒是人体在外邪侵袭、情志失调、饮食不节、正气亏虚等内外因素的作用下产生的。癌毒是恶性肿瘤发生发展的关键，是在恶性肿瘤发生发展过程中体内产生的一种特殊的毒邪。癌毒与痰、瘀、湿等病理因素胶结存在，互为因果，兼夹转化，共同为病，构成恶性肿瘤的复合病机。

1. 癌毒的病因

（1）外邪侵袭：外感六淫（风、寒、暑、湿、燥、火）及特殊的戾气（如 EB 病毒等）侵袭人体，蕴蓄不解，使得人体脏腑功能失调，气血阴阳失衡，酿生癌毒，导致肿瘤的发生。随着恶性肿瘤发病学的发展，人们逐渐认识到自然界中存在着很多化学、物理及生物致癌物质，这些致癌物质亦可归属于中医外邪的范畴。

（2）情志失调：七情分属五脏，故七情的过度变化，如长期持久或突然强烈的情志刺激，必然会影响到五脏功能及气血运行，久则酿生癌毒，导致肿瘤的发生。

（3）饮食不节：饥饱失常或饮食偏嗜，均可损伤脾胃，影响其运化功能，使水谷不化，痰湿凝聚，脾胃虚弱，正气亏虚，无力抗邪，日久亦可酿生癌毒。

（4）正气亏虚：久病不愈或长期过度劳累，机体气血阴阳耗伤，脏腑功能失调，正虚无力抗邪，易致癌毒外邪入侵，痰、瘀、湿、热等病邪在体内蓄积，日久可化生癌毒，导致肿瘤的发生。

癌毒的产生，是一个漫长的过程。在癌毒产生之前，就可能存在着脏腑功能的失调、气血阴阳的紊乱，或者有痰、瘀、湿、热等病理因素的蓄积，体内平衡状态被打破或病邪蓄积到一定程度，就有可能酿生癌毒。

2. 癌毒致病的特点

（1）起病隐匿，潜伏难察：恶性肿瘤初起没有任何明显的临床表现，患者难以察觉，每因身体感到不适时经检查才被确诊，此时大多已是中晚期。

（2）走注侵袭，病损广泛：癌毒走注侵袭是其主要致病特点之一，癌毒随气血运行而走注弥散，至虚之处留着而滋生，与相关脏腑亲和而复发转移。

（3）耗损正气，步入难途：癌毒一旦伤人，则病情呈进行性发展，虽体质强健者，也难免病情恶化，大多步入难途，正气耗损。

（4）毒邪难清，药力难疗：癌毒深潜于脏腑组织之中，根深蒂固，胶着难清，并善于广泛侵袭，流窜为患，常规辨治难以奏效。中医临床对癌毒的认定，主要借鉴现代影像与病理学资料，并结合临床表现以确定。凡经病理形态学检查确诊为恶性肿瘤者，中医癌毒的诊断随之成立。若病灶已切除，且相关肿瘤免疫指标已正常者，中医临床辨治仍可从癌毒立论，复方中加用抗癌解毒药，以防复发。

3. 癌毒的特性

（1）猛烈性：癌毒一旦伤人，则病情进展迅速，虽体质强健者，也难免病情恶化。癌毒内蕴，常导致一些危重证候，如产生剧痛、出血、神昏、鼓胀、恶病质等。

（2）顽固性：癌毒蕴于体内，难以祛除，故其为病，缠绵难愈。即使治疗后，症状缓解，肿块缩小或消失，但如不加巩固，则很快复萌，再度发展。

（3）流窜性：癌毒流窜走注，善变不居，难以局限，随血脉流窜全身，并在它处附着为患。此是恶性肿瘤转移播散的根本原因，也是其为病顽固难治的原因之一。

（4）隐匿性：癌毒虽致病猛烈，易引起危重证候，难建立起对等一致的关系，但在早期，又常隐伏不现，患者症状轻微，难以觉察，致使延误了诊断和治疗。

（5）损正性：癌毒作为猛烈伤人的病邪，极易耗损气血津液，伤及五脏六腑，导致机体气血津液亏虚，脏腑功能失调，表现出形体消瘦、疲劳乏力、不思饮食等虚损状态。晚期终致五脏皆衰，气血耗竭，甚至阴竭阳亡。

4. 癌毒致病的机制

（1）癌毒留结—肿瘤发病之根：恶性肿瘤病理过程虽复杂，但总由癌毒留著某处为先。癌毒一旦留结，阻碍经络气机运行，津液不能正常输布则留结为痰，血液不能正常运行则停留为瘀，癌毒与痰瘀搏结形成肿块，附着在某处，推之不移。瘤体一旦形成，则狂夺精微以自养，致使机体迅速衰弱，诸症迭起。正气亏虚，更无力制约癌毒，癌毒愈强，又愈益耗伤正气。如此反复，则癌毒与日俱增，机体愈益虚弱，终致毒猖正损，难以回复之恶境。

（2）癌毒走注—肿瘤转移之因：转移是恶性肿瘤的一大特点。中医认为，导致恶性肿瘤转移的根本原因是癌毒的流窜走注。当恶性肿瘤发展到一定阶段，可在他处停积，继续阻隔经络气血，酿生痰瘀，形成新的肿块。"最虚之处，便是容邪之所"，故癌毒停留之处，一般为机体虚损之处。

（3）癌毒残留—肿瘤复发之源：恶性肿瘤经治疗后，可能症状缓解，肿块缩小，甚至达到临床治愈的效果。但一段时间后，又常复发，这是影响恶性肿瘤治疗效果的非常棘手的问题。中医认为，恶性肿瘤经治疗后，癌毒之势可能大减，但很难彻底根除，仍有少量癌毒伏于体内，若不加巩固，癌毒逐渐萌生，又可致肿瘤复发。

（4）癌毒伤正—肿瘤恶化之本：恶性肿瘤形成之后，作为有形之邪，继续损伤脏腑功能，妨碍气血津液的正常运行，气血津液等精微物质不断地转化成痰瘀等病理产物，使肿瘤不断生长。如此，机体的精微物质不断耗损，机体各组织器官失于濡养，正气亏虚，无力抗邪，则病邪日盛而正气日衰，终致病邪猖獗而脏腑皆败，气血耗竭之恶病质状态。

四、可致结证的病理产物

致病因素除上述外感、内伤、其他致病因素以外，在疾病过程中形成的病理产物也能成为引起结证的致病因素。这种病理产物包括痰饮、瘀血与结石等。

（一）痰饮

痰饮是机体水液代谢障碍所形成的病理产物。一般将较稠浊的称为痰，较清稀的称为饮。痰饮源于内生水湿，当属阴邪。痰饮与内生水湿同源而异流，都是人体津液输布和排泄障碍，停留于体内而形成的病理产物。一般认为津停为湿，湿聚为水，积水成饮，饮凝成痰。因而就形质而言，稠浊者为痰，清稀者为饮，清澈澄明者为水，而湿乃水气弥散浸渍于人体组织中的状态，其形质不如痰、饮、水明显。但临床上在许多情况下又难以将痰、饮、水、湿截然分开，故常合称为"水湿""水饮""痰湿""痰饮"等。尽管痰饮与水湿在致病特点上有所类似，但毕竟有其特异之处，故从"内湿"中分离而出，成为一个独立的致病因素。

此外，痰饮作为病理产物，有的直接视之可见，如咳嗽之咯痰稠浊属痰，或咳吐涎沫清稀或状如泡沫属饮；也有的停滞在脏腑经络等组织中，虽然直接视之不可见，但可通过其所表现的症状，运用辨证求因的方法确定。习惯上把前者称为有形之痰饮，后者称为无形之痰饮。

1. 痰饮的形成　痰饮多由外感六淫，或饮食、劳逸、七情内伤等，使肺、脾、肾、三焦等脏腑气化功能失常，水液代谢障碍，以致水津停滞而成。

2. 痰饮的致病特点

（1）阻滞气机、气血：痰饮既可阻滞气机，影响脏腑气机升降；又可流注经络，阻碍气血的运行。例如，痰饮停留于肺，使肺失宣肃，而见胸闷、咳嗽、喘促等症；痰饮若流注经络，易使经络阻滞，气血运行不畅，出现肢体麻木、屈伸不利，甚至半身不遂等症，日久还可导致瘀血形成，故有"痰瘀相关"之说。

（2）致病广泛多端：痰饮形成之后，饮多留积于胸胁、胃肠及肌肤，而痰则随气升降流行，内而脏腑，外至筋骨皮肉，形成多种病证，因此有"百病多由痰作祟"之说。例如，痰饮上扰清窍，可见眩晕；痰饮阻肺，可见喘咳咯痰；痰饮阻滞心脉，可见心悸、心胸闷痛；痰迷心窍，则可见神昏、痴呆，或发生癫病、痫病；痰火扰心，则可见谵妄狂躁，或发为狂病；饮悬胸胁，则见胸胁胀满、咳唾引痛；痰饮支撑于胸膈，则胸闷、咳喘、不能平卧、其形如肿；痰停于胃，可见恶心呕吐、胃脘痞满；痰饮流注经络筋骨，则可致肢体麻木，或半身不遂，或成阴疽流注；顽痰郁结不散，则成瘰疬、瘿瘤、痰核等；饮留肠间，则肠鸣沥沥有声；痰气凝结咽喉，则可见咽喉中如有物梗阻的梅核气；饮溢肌肤，则见肌肤水肿、无汗、身体疼重。

（3）重浊黏滞缠绵：痰饮由水湿停滞积聚而成，同样具有湿邪重浊黏滞的特性。所致病证,大多具有沉重、秽浊或黏滞不爽的症状;都具有秽浊黏腻的舌苔征象,或为腐浊苔,或为黏腻苔。同时,痰饮致病均表现为病势黏滞缠绵,病程较长。临床上常见由痰饮所致的咳嗽、哮病、喘病、眩晕、胸痹心痛、癫病、痫病、中风、痰核、瘰疬、瘿瘤、流痰、疽病等,多反复发作,缠绵难愈。

(二)瘀血

瘀血是指体内有血液停滞。包括离经之血积存体内;或血液运行不畅,阻滞于血脉、经络及脏腑内的血液,均称为瘀血。

1. 瘀血的形成 瘀血的形成,主要有两方面:一是因气虚、气滞、血寒、血热等,使血液运行不畅而凝滞。气为血之帅,气行则血行,若气虚无力推动血液运行,或气滞阻碍血液运行,则血液停滞而为瘀血。若感受外寒或阳虚内寒,寒入血脉,则可使血脉挛缩拘急,血液凝滞不畅,聚而成瘀。若热入营血,或血与热邪相搏结,或热邪壅迫,血液受热邪煎熬而黏浓,均可使血行不畅,结滞而成瘀。二是由于外伤、气虚统摄失职或邪热迫血妄行,使血离经脉,积存于体内而形成瘀血。

2. 瘀血的致病特点

(1)病位不一,病证各异:瘀血所致病证极为广泛,常因瘀血阻滞的部位不同而异。例如,瘀阻心脉,可见心悸,胸闷心痛,口唇指甲青紫;瘀阻于肺,可见胸痛,咳血;瘀阻胃肠,可见呕血,大便色黑如漆;瘀阻于肝,可见胁痛痞结;瘀血攻心,可致躁妄发狂;瘀阻胞宫,可见少腹疼痛,月经不调,痛经,闭经,经色紫黯成块,或见崩漏;瘀阻肢体末端,可成脱疽病;瘀阻于肢体肌肤局部,则可见局部肿痛青紫。此外,由于形成瘀血的原因不同,瘀血致病除血瘀证外,常可有相应的兼夹证,如或兼气虚,或兼气滞,或兼血寒,或兼血热等不同的兼夹之结证。

(2)病证虽多,特点共同:瘀血病证虽然繁多,但其临床表现归纳起来则有以下六个共同特点。

1)疼痛:多表现为刺痛,痛处固定不移,拒按,多夜间疼痛加剧。

2)肿块:在体表,则局部青紫肿胀,肿块固定不移,为外伤肌肤局部所致;在体内,则多为痞块或积结,按之痞硬,位置固定不移,为瘀血内积脏腑所致。

3)出血:血色多呈紫黯色,或夹有血块。

4)肌肤爪甲失荣:面色黧黑或紫黯,肌肤甲错,口唇、爪甲青紫。

5)瘀血舌象:舌质紫黯,或有瘀点、瘀斑,舌下脉络青紫、粗张、迂曲。

6)瘀血脉象:多见细涩、沉弦或结或代。

(三)结石

凡体内湿热浊邪,蕴结不散,或久经煎熬,形成砂石样的病理产物,称为结石。常见的结石有肾结石、膀胱结石、胆结石等。古代医家所论主要是导致石淋病的肾与膀胱结石。如《中藏经》说："虚伤真气,邪热渐强,结聚而成砂。又如以水煮盐,火大水少,盐渐成石之类。"《诸病源候论·淋病诸候》亦指出："石淋者,淋而出石也。肾主水,水结则化为石,故肾客砂石。肾虚为热所乘,热则成淋。"

1. 结石的形成 结石主要是由于脏腑本虚,湿热浊邪乘虚而入,蕴郁积聚不散,或湿热煎熬日久而成。肾与膀胱结石,常因饮食肥甘厚味,影响脾胃运化,内生湿热,或长期饮用含有易形成结石之水,湿热浊邪流注下焦,稽留肾与膀胱,日久则湿热水浊瘀结而为肾与膀胱结石。胆结石则常因外感或内生之湿热内阻,交蒸于肝胆;或情志失调,气机怫郁,郁而化热,导致肝失条达,胆汁疏泄不利,湿热与胆汁互结,日久煎熬而成。

2. 结石的致病特点

(1)病位不同,病证不一:结石由于病位的不同,阻滞不同脏腑气机,所致病证亦各不相同。例如,结石阻于肾、输尿管与膀胱,可致腰痛、尿血、石淋或癃闭,甚至尿毒攻心等病症;结石阻于胆腑,则可致胁痛、黄疸等病症。

(2)易致疼痛,易惹湿热:结石为有形病理产物,停留脏腑之内,多易阻滞气机,影响气血运行,甚至阻闭不通,不通则痛。故结石所致病证,一般可见到局部胀痛、掣痛、按压痛、叩击痛等;一旦结石引起脏腑气机阻闭不通,则可发生剧烈的绞痛。如胆结石可引发右胁腹绞痛,痛引至肩;肾结石可导致腰及少腹剧烈绞痛,痛引阴器或两股内痛。绞痛时疼痛难忍,常伴冷汗淋漓,恶心呕吐。

结石因脏腑本虚,湿热浊邪蕴郁结聚,或湿热煎熬日久而成。故结石患者,每当外感湿热邪气,或内生湿热之邪,均易招惹此等湿热浊邪乘虚走注结石留滞之脏腑而发病。例如,胆石症患者,常易发生肝胆湿热,而见身热起伏或寒热往来,胁痛,脘闷不饥,恶心呕吐等。肾与膀胱结石患者,则易发生膀胱湿热,而见小便频急,小便短赤滞涩不畅,尿道灼热刺痛,或腰痛如绞,痛引少腹等。

(3)病程较长,时起时伏:结石形成后,如得不到及时与恰当的治疗,便会长期滞留于脏腑之内,缓慢地增大或增多,如结石所致病证,病程较长。由于病程长,结石停留体内日久,若邪正相持,脏腑气机尚且通畅,则病情轻微,甚至可无任何症状;若因外感、情志、饮食、劳累等因素的影响,结石扰动,阻滞气机,引发湿热,则可使病证加剧,从而表现出病情时起时伏,休作无定时的特点。

五、内生"五邪"

内生五邪，是指在疾病的发生发展过程中，由于气血津液和脏腑经络等生理功能的异常，而产生的五种内生邪气。由于它们的性质与致病特点，均与风、火、湿、燥、寒外邪相类似，因而分别称为"内风""内火""内湿""内燥""内寒"，统称为内生五邪。"五邪"属于可致病的病理产物，其致病特点与六淫中相应的外邪相类似，以下侧重阐述内生五邪的形成。

（一）内风

内风，是指在疾病发生发展过程中，体内阳气亢逆变动而形成的一种病理产物。常因阳盛或阴虚不能制阳，阳升无制，亢逆变动而成，以动摇、眩晕、抽搐等临床表现为特点。内风多与肝脏有关，故又称之为肝风。内风的形成，主要有肝阳化风、热极生风、阴虚风动、血虚生风四个方面。

1. 肝阳化风 多由于情志内伤，过度劳累，耗伤肝肾之阴，以致阴虚阳亢，水不涵木，肝之阳气升而无制，便亢而化风。临床上，轻则可见筋惕肉瞤，肢麻震颤，步履不稳，眩晕欲仆，或为口眼喝斜，或为半身不遂；重则血随气逆而猝然仆倒，不省人事，或为闭厥，或为脱厥。

2. 热极生风 因邪热炽盛，煎灼津液，伤及营血，燔灼肝经，使肝所主司之筋脉失于濡养，筋脉连结肌肉关节主司运动的功能紊乱，形成阳热亢盛化而为风。临床上，出现痉厥、抽搐、鼻翼扇动、目睛上视等风动表现；并伴有高热、神昏、谵语等阳热亢盛内扰心神的症状。

3. 阴虚风动 常因邪热耗伤阴津，或病久暗耗阴液，而导致阴液大亏，甚至枯竭，无以濡养筋脉，筋脉失养，功能紊乱，变生内风。临床上，可见筋惕肉瞤、手足蠕动等风动症状；且兼潮热、五心烦热、消瘦、盗汗、舌嫩红少苔、脉细数无力等阴虚症状。

4. 血虚生风 多由于生血不足，或失血过多，或久病耗伤营血，而致肝血不足，血不荣筋，筋脉失养，虚风内动。临床可见肢体麻木不仁、筋肉跳动，甚则手足拘挛、屈伸不利等风动症状；并见面、唇、爪甲淡白不华，眩晕，视物昏花，舌淡白，脉细弱等血虚症状。

此外，尚有血燥生风，多因久病耗血，或年老精亏血少，或长期饮食失宜，生血不足，或瘀血内结，新血化生障碍，从而导致津枯血少，肌肤失于濡养，经脉气血失于和调，于是血燥而生风。临床可见皮肤干燥或肌肤甲错，并有皮肤瘙痒，或兼落屑等。

（二）内火

内火亦称内热，是指因阳盛有余，或阴虚阳亢，或由于气血郁滞，或由于病邪郁结，而产生的病理产物。其形成主要有如下四个方面。

1. 阳盛化火　人体之阳气在正常情况下，本有温煦、推动脏腑组织生理功能正常发挥的作用，称之为"少火"。但在病理情况下，若阳气过亢，功能亢奋，代谢活动与机体反应性增强，必然导致物质的消耗增加，这种内生的火（热）则称为"壮火"，壮火的产生又可概括为"气有余便是火"。

2. 邪郁化火　邪郁化火包括两个方面的原因。一是外感风、暑、湿、燥、寒等外邪，在病理过程中，皆能郁滞从阳而化热化火，又称为"五气化火"，如寒郁化热、湿郁化火等。二是体内之食积、虫积，以及某些病理性代谢产物，如瘀血、痰饮等，均能郁而化火。

3. 五志化火　又称五志过极化火，是指七情内伤，精神情志刺激日久，影响了机体阴阳、气血和脏腑的平衡协调，致使阳气偏盛，或气机郁结、气郁日久而从阳化热，因之火热内生。

以上"阳盛化火""邪郁化火""五志化火"所形成的内热与内火，皆属于实热、实火。临床上，均可见面红目赤、烦热渴饮、尿黄便干、舌红脉数等火热实象。

4. 阴虚生热　因精亏血少，阴液大伤，阴虚不能制约阳气，虚阳偏亢，以致火热内生。其内生之火热，属于虚热、虚火。临床上常有阴虚内热与阴虚火旺之分。一般来说，阴虚内热多见全身性的虚热征象，如五心烦热、潮热盗汗、消瘦、失眠多梦、尿少便干、舌红苔少、脉细数无力等症状表现；而阴虚火旺，其临床所见的火热征象，则往往较集中于机体的某一部位，如阴虚而引起的牙痛、咽喉疼痛、目赤、耳鸣、口干唇燥、颧红等。另一方面，从程度上讲，阴虚火旺与阴虚内热相比，其火热之象更为明显。

（三）内湿

内湿，是指由于脾的运化功能，特别是化生和输布津液的功能障碍，从而引起水湿蓄积停滞。其形成，多因素体肥胖，痰湿过盛；或因恣食生冷，过食肥甘；或因忧思劳倦，内伤脾胃，致使脾失健运，不能为胃行其津液，津液的输布发生障碍所致。因此，脾的运化失职是湿浊内生的关键。此外，脾主运化有赖于肾阳的温煦和气化，内湿的形成还与肾有密切关系，当肾阳虚衰时，亦必然影响脾之运化而导致湿浊内生。

内湿与外湿一样，都具有重浊、黏滞、易阻遏气机的致病特点。故其临床表现常可因内湿阻滞部位的不同而各异。例如，内湿留滞经脉，则见头闷重如裹，肢体重着或屈伸不利；壅阻上焦，则胸闷咳痰；阻滞中焦，则脘腹胀满，食欲不振，口腻或甜，舌苔厚腻；流注下焦，则腹胀便溏，或为泄泻，小便不利；泛滥肌肤，则发为水肿。外湿与内湿在病因形成方面虽然有所区别，但单凭临床表现常不易区分，且两者亦常相互影响。例如，湿邪入侵常会影响脾的运化而导致内湿的产生；反之，脾虚运化水液无力而内生湿邪，又每每容易招致外湿的入侵。

（四）内燥

内燥，是指机体津液不足，人体各组织器官和孔窍失其濡润而干燥枯涩。内燥常因久病伤阴，耗津损液；或大汗、大吐、大下，或亡血失精导致阴亏液少；或在热性病过程中热邪损伤阴津或热邪化燥耗津等所致。临床上以各脏腑组织干燥失润为特征，尤以肺、胃及大肠为多见。表现为肌肤干燥不泽，起皮脱屑，甚则皲裂，口燥咽干唇焦，舌上无津，甚或光剥龟裂，鼻干目涩，爪甲脆折，大便燥结，小便短赤等；如以肺燥为主，还兼见干咳无痰，甚则咯血；以胃燥为主时，则胃阴枯涸而伴见舌光红无苔；若系肠燥，则以便秘为主要表现。

（五）内寒

内寒，是指机体阳气虚衰，温煦气化功能减退，虚寒内生。内寒的形成主要与脾肾阳虚不足有关。脾为后天之本，为气血生化之源，脾阳能达于肌肉四肢；肾阳为一身阳气之根本，能温煦全身脏腑组织。故脾肾阳气虚衰，则温煦失职，最易表现为虚寒之象，而尤以肾阳虚衰为关键。由于温煦失职，寒性收引，必致血脉挛缩，血行迟缓。故临床上，常见面色苍白或晦黯，畏寒肢冷，腹冷痛、喜温喜按，或筋脉拘挛，肢节痹痛，脉沉迟无力等。同时，阳气虚衰，则气化功能减退或失司，阳不化阴，从而导致阴寒性病理产物积聚或停滞，如水湿、痰饮之类。故临床多见尿频清长，涕唾痰涎稀薄清冷，或大便泄泻，或水肿等表现。

内寒与外寒，在致病机理方面既有区别亦有联系。其区别是，内寒所致虚寒证的临床特点主要是虚而有寒，以虚为主；外寒所致实寒证的临床特点则主要是以寒为主。两者之间的主要联系是，寒邪侵袭人体，必然会损伤机体阳气，最终导致阳虚；而阳气素虚之体，则又因抗御外邪能力低下，易感寒邪而致病。

第四章 结证的病机

结证的病机,是指结证发生、发展与变化的机理。病邪作用于人体,机体正气奋起抗邪,正邪相争,人体阴阳失去相对平衡,使脏腑、经络、气血的功能失常,从而产生全身或局部多种多样的病理变化。因此,尽管结证的种类繁多,临床表现错综复杂,各种结证都有其各自的病机,但从总体来说,离不开正邪相争、阴阳失调、气机失常等基本规律。

一、正邪相争

正邪相争,是指结证发生及其演变过程中,机体抗病能力与致病邪气之间的相互斗争。正邪斗争,不仅关系着结证的发生,而且直接影响着结证的发展及转归。所以,从一定意义上说,各种结证的发展过程,也就是正邪斗争及其盛衰变化的过程。

(一)正邪相争与发病

结证的发生,亦即发病,是一个复杂的病理过程,但概括起来,不外乎关系到正气和邪气两个方面。正气,是指人体的功能活动及其产生的抗病、康复能力,简称为"正"。邪气,则泛指各种致病因素,简称为"邪"。结证的发生,都是在一定条件下正邪斗争的结果。

1. 正气不足是发病的内在根据 正气旺盛,气血充盈,卫外固密,病邪难以侵入,结证无从发生,故《素问·刺法论》说:"正气存内,邪不可干。"只有当人体正气相对虚弱,卫外不固,防御能力低下时,邪气才能乘虚侵入,使人体阴阳失调,脏腑经络功能障碍,气血功能紊乱,从而发生结证,故《素问·评热病论》说:"邪之所凑,其气必虚。"

2. 邪气侵袭是发病的重要条件 强调正气在发病中的主导地位,但并不排除邪气对疾病发生的重要作用。邪气是发病的条件,在一定情况下,甚至可能起主导作用。如烧烫伤、冻伤、饮食中毒、枪弹伤、毒蛇咬伤等,即使正气强盛,也难免被伤害。又如疠气引发疫疠大流行的时候,如《温疫论》所描述的"此气之来,无论老少强弱,触之者即病",说明了多种传染病的发生与流行,邪气是重要的条件并起着主导作用。

3. 正邪相争的胜负决定发病与否

（1）正能胜邪则不发病：邪气侵袭人体时,正气即奋起抗邪。若正气旺盛,抗邪力强,则病邪难以侵入;即使侵入,正气亦能奋力驱邪外出,或扑灭于内,及时消除其病理影响,不致产生病理改变,那么结证无从发生。

（2）邪胜正负则发病：在正邪相争过程中,若正气不足,卫外不固,抗邪无力,则邪气乘虚侵入而发病;若感邪毒烈,致病作用强,正气显得相对不足,亦可导致结证的发生。

（二）正邪盛衰与病邪出入

结证发生之后,在其发展变化过程中,正气和邪气这两种力量不是固定不变的,而是正邪双方在其斗争的过程中,发生着力量对比上的消长盛衰变化。正邪之间消长盛衰变化,必然导致疾病发展趋势上出现表邪入里,或里邪出表的病理变化过程,亦即病邪出入。邪气亢盛,正气损耗,抗邪无力,那么在表之病邪可由表内传入里;反之,若正气来复而旺盛,邪气虚衰,则在内之病邪可由里出表。

1. 表邪入里　表邪入里,指外邪侵袭人体,首先停留于机体肌肤卫表引发表证,而后则内传入里,转化为里证的病理传变过程。是结证向纵深发展的反映,多由于机体正气受损,抗病能力减退,正气不能制止病邪的致病作用,病邪得以向里发展;或因邪气过盛,或因失治、误治等,致表邪不解,传变入里而成。例如,外感风温,初见发热恶寒、头痛鼻塞、咽喉肿痛、脉浮数等风温邪气在表的症状,继而发展为但发热不恶寒、口渴汗出、咳嗽胸痛、咯痰黄稠、脉滑数等邪热壅肺的表现,即属由表热证转化为里热证的表邪入里过程。

病邪由表入里的传变,一般按规律依次相传。例如,"伤寒论"的六经传变,通常是依太阳、阳明、少阳、太阴、少阴、厥阴之顺序,由表入里逐个层次传变;温病则依卫分、气分、营分、血分,或由上焦、中焦、下焦之顺序传变。病邪之依次转化入里,多由于正气渐损,正不胜邪所致。然而,当邪气过盛,暴伤正气时,袭表之邪气也可不按上述顺序"顺传"入里,在伤寒则有直中三阴,于温病则有逆传营血之入里过程。例如,寒邪袭表,卫表不固,直接深入于里,伤及脾胃,而见腹痛、泄泻等症状,称为寒邪直中太阴;温邪袭表,初有发热恶寒等邪在卫分的表现,不经过气分阶段,而直接深入营分或血分,出现身热夜甚、神昏谵语、斑疹隐现或显露、舌色红绛等症状,称为热邪逆传营血。

2. 里邪出表　里邪出表,指病邪由里透达于表的传变过程。是邪有出路,病势有好转和向愈之机的反映,多因正气渐复,邪气日衰,正气驱邪外出

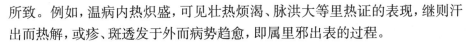

所致。例如，温病内热炽盛，可见壮热烦渴、脉洪大等里热证的表现，继则汗出而热解，或疹、斑透发于外而病势趋愈，即属里邪出表的过程。

（三）正邪盛衰与虚实变化

正邪相争的运动变化，贯穿于结证过程的始终。体内邪正力量对比上的消长盛衰变化，不仅直接影响着疾病的发生与发展趋势，而且对于虚实证候的形成及其相互之间的变化起着决定性的作用。

1. 虚实病机　《素问·通评虚实论》指出："邪气盛则实，精气夺则虚。"是说邪正双方力量对比的盛衰，决定着患病机体表现为虚或实两种不同的病理状态。

（1）实：主要指邪气亢盛，是以邪气盛为矛盾主要方面的一种病理反应。即致病邪气和机体抗病能力都比较强盛，或邪气虽盛而机体的正气未衰，尚能积极与邪气抗争，故而正邪相搏，斗争剧烈。这一实的病机，致使临床上出现一系列病理反应比较剧烈、有余的证候，称为实证。实证常见于外感六淫致病的初期和中期，或由于痰、食、水、血等滞留于体内而引起的病证。

（2）虚：主要指正气不足，是以正气虚损为矛盾主要方面的一种病理反应。即机体的精、气、血、津液亏少和脏腑经络的生理功能减退，抗病能力低下，因而机体正气对于致病邪气的斗争，难以出现较剧烈的病理反应。这一虚的病机，致使临床上出现一系列虚弱、衰退和不足的证候，称为虚证。虚证常见于外感六淫致病的后期，或内伤杂病的后期，亦可见于体质素虚或多种慢性病证的患者。

2. 虚实变化　邪正的消长盛衰，不仅可产生单纯的虚或实的病机，而且在某些长期的、复杂的疾病发展过程中，还会引起虚实病机之间的多种变化，主要有虚实错杂、虚实转化及虚实真假等。

（1）虚实错杂：是指在疾病发展过程中，由于病邪与正气相互斗争，邪盛和正衰同时并存的病理状态。如实证失治，病邪久留，损伤人体正气；或正气虚弱，无力驱邪外出；或本为虚证，又兼内生水湿、痰饮、瘀血、结石等病理产物凝结阻滞，或兼宿食积聚于内，均形成虚实错杂的病理状态而导致虚实错杂证候的出现。虚实错杂尚有虚中夹实与实中夹虚之分。

虚中夹实：指以正虚为主，又兼夹实邪结滞于内的病理状态。如脾阳不振，运化无权的水肿病证，即属此类，其临床表现既有面白不华、神疲乏力、纳呆、腹胀、便溏等脾虚见症，又见身肢浮肿等水饮内停，外泛肌肤之象。

实中夹虚：指以邪实为主，又兼有正气虚损不足的病理状态。如外感热病发展过程中，由于邪热炽盛，煎灼津液，从而形成实热伤津耗气的病变，即属此类。其临床表现既有壮热、烦躁、呼吸气粗、大汗、脉洪大等实热炽盛见症，又见口干舌燥、口渴引饮、心悸气短、乏力等气阴两伤之象。

此外，在虚实错杂的病机变化中，除邪盛正虚有多少、主次之分外，还因病邪所在部位层次不同，正气受损脏腑组织有异，又有表虚里实、表实里虚、上虚下实、上实下虚之别，在病机分析时，应予详辨。

（2）虚实转化：是指在疾病发展过程中，由于实邪久留而损伤正气，或正气不足而致实邪积聚所导致的虚实病理转化过程。主要有由实转虚和因虚致实两种病机变化。

由实转虚：是指本来以邪气盛为矛盾主要方面的实性病理变化，转化为以正气虚损为主要方面的虚性病变的过程。这一病机可导致临床上实证转化为虚证。如肝胆湿热证初见黄疸、胁痛、脘闷等，之后影响脾胃运化，逐步演变为面白神疲、纳减腹胀的脾气虚证。

因虚致实：是指本来以正气亏损为矛盾主要方面的虚性病理变化，由于脏腑功能衰弱，水湿、痰饮、瘀血等实邪留滞蓄积体内，转化为以邪实为主要方面的实性病变的过程。这一病机可导致临床上虚证转化为实证。如初见面白神疲、少气乏力、舌淡白、脉虚无力的气虚患者，日久失治，气虚推动无力以致瘀血蓄积，逐步演变为面色黧黑、肌肤甲错、脘腹有积块、舌色紫黯、脉细涩的血瘀证。

（3）虚实真假：是指在疾病发展过程中某些特别情况下，疾病的现象与本质不完全一致的时候，可出现与疾病本质不符的假象。临床上有"至虚有盛候"的真虚假实证，以及"大实有羸状"的真实假虚证。

真虚假实：是指本质为正气不足，但由于脏腑虚衰，气血不足，运化无力，而出现邪实假象的病理状态。如脾气虚证，由于虚是病机的本质，故临床可见纳食减少、疲乏无力、少气懒言、舌质胖嫩色淡白等正气不足的症状；同时因气运行无力而郁滞不通，并见腹胀满、腹痛、脉弦等类似实证的假象。患者虽然腹胀满，却有时和缓减轻，不似实证之胀满持续不减不缓；虽腹痛，却按之痛减而喜按，不似实证之痛而拒按；脉虽弦，却重按无力，不似实证之弦劲有力。可见病机的本质是虚而不是实。

真实假虚：是指本质为邪气盛实，但由于实邪结聚于内，阻滞经络，致使气血不能畅达于外，而出现正虚假象的病理状态。如热结肠胃之阳明腑实证，可见到大便秘结、腹满硬痛拒按、潮热、谵语等实热症状；同时如因阳气被郁，不能四布，则可见到面色苍白、神情默默、不愿多言、身体倦怠、脉沉细等类似虚证的假象。但仔细观察患者，面色虽白而舌色却红绛苍老；神情默默，不愿多言，却语声高亢而气粗；身体倦怠，但稍动即觉舒适；脉虽沉细，但按之有力。可见病机的本质是实而不是虚。

（四）正邪盛衰与疾病转归

正邪相争，双方力量对比不断产生消长盛衰的变化，不仅能左右疾病的发展趋势与虚实变化，而且对疾病转归起着决定性的作用。

1. 正胜邪退则病势向愈　正胜邪退，是邪正消长盛衰发展过程中，疾病向好转和痊愈方面转归的一种结局；也是在许多疾病中最常见的一种转归。这是由于患者的正气比较充盛，抗御病邪的能力较强；或能及时得到正确的治疗，邪气难以进一步发展，进而促使病邪对机体的损害作用消失或终止，机体脏腑经络等组织的病理性损害逐渐得到修复，精、气、血、津液等的耗伤也逐渐得到补充，机体阴阳两个方面在新的基础上又获得了新的相对平衡，疾病即告好转或痊愈。

2. 邪胜正衰则病势恶化　邪胜正衰，是邪正消长盛衰发展过程中，疾病向恶化甚至死亡方面转归的一种结局。这是由于机体正气虚弱，或因邪气过于亢盛，机体抗御病邪的能力日趋低下，不能制止邪气的致病作用，机体受到的病理损害日趋严重，病情因而趋向恶化、加剧。若正气衰竭，邪气独盛，气血、脏腑、经络等生理功能衰惫，阴阳离决，则机体的生命活动亦告终止而死亡。

此外，在邪正消长盛衰的过程中，若邪正双方的力量对比出现邪正相持，或正虚邪恋，或邪去而正气未复等情况，则常常是许多疾病由急性转为慢性，或慢性病持久不愈的主要机理。如果邪正交争，则病情起伏，时好时坏。

二、阴阳失调

阴阳失调，是阴阳之间失去平衡协调的概称，是指机体在疾病过程中，由于致病因素的作用，导致机体阴阳两个方面失去相对的协调与平衡，从而形成阴阳偏盛、偏衰、互损、转化、格拒或亡失的病理状态。同时，阴阳失调又是脏腑、经络、气血等相互关系失调，以及表里出入、上下升降等气机失常的概括。由于各种致病因素作用于人体，必须通过机体内部的阴阳失调才能形成疾病，所以阴阳失调又是结证发生、发展与变化的内在根据。

（一）阴阳失调与发病

在正常情况下，人体阴阳维持着相对的、动态的平衡与协调，即所谓"阴平阳秘"。当人体在某种致病因素的作用下，脏腑、经络、气血津液、精等生理活动发生异常改变，导致整体或局部的阴阳平衡失调，都会发生疾病，出现各种临床症状。

（二）阴阳盛衰与寒热变化

寒热是辨别疾病性质的标志之一，是阴阳偏盛偏衰的具体表现，正如《景岳全书·传忠录》所说："寒热者，阴阳之化也。"疾病发生之后，在其发展变化过程中，寒热证候的形成及其相互之间的转化，主要受患病机体阴阳双方消长盛衰变化的影响。

1. 寒热病机 寒热证候的形成，主要是阴阳消长盛衰的结果。其病机可以概括为"阳胜则热""阴虚则热""阴胜则寒""阳虚则寒"等几个方面。

（1）阳胜则热：是指机体在疾病过程中所出现的一种阳气偏盛，功能亢奋，代谢活动亢进，机体反应性增强，阳热过剩的病理状态。其病机特点是阳盛而阴未虚或虚亏不明显，临床上则会导致实热证的形成。

形成阳偏胜的主要原因，包括感受温热阳邪，或感受阴寒之邪从阳化热，或情志内伤、五志过极化火，或因气滞、瘀血、痰饮、食积等郁而化热。"阳胜则热"，是指阳盛即出现热象，形成实性、热性病证。临床可见壮热、烦渴、面红、目赤、尿黄赤、便干、苔黄、舌红、脉数等症状。

此外，由于阳长则阴消的机理，阳热亢盛，势必耗伤阴液，日久使人体的阴津不断损耗。故阳盛所致实热证早期，在出现热象的同时，会出现口渴、小便少、大便干燥等阴津不足症状。但其病机的主要方面仍是阳盛，故属实热证。病程日久，人体津液大伤，阴液由相对的不足，转而成为严重的虚亏，就会导致病证从实热证转化为实热兼阴虚证，或单纯的虚热证。这就是《素问·阴阳应象大论》所说"阳胜则阴病"的病机内涵。

（2）阴虚则热：是指机体在疾病过程中所出现的精、血、津液等阴液亏耗，导致阴不制阳，阳相对偏亢的病理状态。其病机特点是阴液不足，阳气相对偏亢，临床上则会导致虚热证的形成。

形成阴偏衰的主要原因，包括阳邪伤阴，或五志过极，化火伤阴，或久病耗伤阴液。阴液不足，一般以肝肾之阴为主，其中由于肾阴为诸阴之本，所以肾阴不足在阴虚的病机中占有极其重要的地位。反映于临床，则可见潮热骨蒸、五心烦热、颧红、消瘦、盗汗、咽干口燥、失眠多梦、舌红少苔、脉细数无力，或兼眩晕耳鸣、遗精、性欲亢进、腰膝痿软等症状。阴虚则热与阳胜则热的病机不同，其临床表现也有别。前者是虚而有热，后者是以热为主，虚象并不明显。

（3）阴胜则寒：是指机体在疾病过程中所出现的一种阴气偏盛，功能障碍或减退，产热不足，以及病理性代谢产物积聚的病理状态。其病机特点是阴盛而阳未虚或虚损不甚，临床上则会导致实寒证的形成。

形成阴偏胜的主要原因，包括感受寒湿阴邪，或过食生冷，寒滞中阻，遏抑阳气温煦作用，从而导致阳不制阴，阴寒内盛。"阴胜则寒"，是指阴盛即出现寒象，形成实性、寒性病证。临床可见恶寒、肢冷、腹冷痛拒按、泄泻、水肿、痰白稠、舌淡苔白、脉迟等症状。

同样，由于阴长则阳消的机理，阴寒内盛，势必损伤阳气，阳气的损伤亦会随病程的延续，有一个由轻到重的过程。阴盛而致的实寒证，若病程日久，阳气从相对不足到严重虚损，就会导致从实寒证转化为实寒兼阳虚证，或单纯的虚寒证。其病机亦即《素问·阴阳应象大论》所概括的"阴胜则阳病"。

（4）阳虚则寒：是指机体在疾病过程中出现阳气虚损，功能减退或衰弱，代谢活动减退，机体反应性低下，阳热不足的病理状态。其病机特点是阳气不足，阳不制阴，阴相对亢盛，临床上则会导致虚寒证的形成。

形成阳偏衰的主要原因，包括先天禀赋不足，或后天饮食失养，或劳倦内伤，或久病损伤阳气。阳气不足，一般以脾肾之阳为主，其中由于肾阳为诸阳之本，所以肾阳虚衰（命门之火不足）在阳虚的病机中占有极其重要的地位。临床上不仅可见到面色㿠白、畏寒肢冷、舌淡、脉迟等寒象，还有喜静蜷卧、精神萎靡、少气懒言、小便清长、下利清谷、腹隐痛喜按、脉兼虚弱无力等虚象出现。阳虚则寒与阴胜则寒，不仅在病机上有区别，而且在临床表现方面也有差异。前者是虚而有寒，后者是以寒为主，虚象不明显。

需要指出的是，阴阳消长盛衰变化不仅导致寒热证候的形成，也可导致虚实证候的产生。例如，阳或阴的偏盛，可致"邪气盛则实"的实证；阳或阴的偏衰，可致"精气夺则虚"的虚证。只不过阴阳偏盛所致的实证，是以实热证或实寒证的形式表现出来；而阴阳偏衰所致的虚证，则以虚热证或虚寒证的形式表现出来。可见阴阳的消长盛衰，还是侧重于证候寒热性质的形成。

2. 寒热变化　在疾病的发展过程中，疾病的寒热属性不是一成不变的，而是常随患病机体阴阳双方消长盛衰的变化而变化。主要有阴阳盛衰病位不同或阴阳互损所致的寒热错杂，阴阳转化所致的寒热转化，以及阴阳格拒而致的寒热真假等。

（1）寒热错杂：是指在疾病发展过程中，由于阴阳消长盛衰变化，阴与阳的盛和衰错杂并存，从而导致临床上寒象与热象共存于同一患者的病理状态。形成寒热错杂的原因主要有两个方面，一是上下或表里，阴阳盛衰不一致；二是阴阳互损，导致阴阳两虚，虚寒与虚热并存。

病位不同的寒热错杂，有上寒下热、上热下寒、表寒里热、表热里寒四个类型。

上寒下热：是指人体上部阴盛或阳虚，而同时存在下部阳盛或阴虚的病理状态。临床可见多种上寒下热证候。例如，患者胃虚寒，又病膀胱湿热，既有胃脘疼痛、喜温喜按、呕吐清涎等中焦虚冷的症状，又见小便短赤、尿频、尿急、尿痛等下焦湿热的症状。

上热下寒：是指人体上部阳盛或阴虚，而同时存在下部阳虚或阴盛的病理状态。临床可见多种上热下寒证候。例如，患者胸中有热，又兼小肠虚寒，既有胸中烦热、咽痛口干等热在上焦的症状，又见腹时痛、喜温喜按、大便稀溏、完谷不化等寒在下焦的症状。

表寒里热：是指患者既有阳盛或阴虚于内，又新感寒邪所致的病理状态。例如，患者先有胃实热证，复感风寒外邪，表现为既有胃脘灼痛、烦躁、口渴、苔黄等热炽于里之征象，又见恶寒重、微发热、鼻塞、流清涕等寒邪外束之征象。

表热里寒：是指患者素有阳虚或阴盛于内，又新感热邪所致的病理状态。例如，患者素有脾肾阳虚，又感风热之邪，表现为既有面色㿠白、肢冷、水肿、尿少、便溏等阳虚内寒之征象，又见发热、恶风、头痛、咽喉肿痛等热邪束表之征象。

阴阳互损所致阴阳两虚的寒热错杂，表现为虚热证与虚寒证的相互错杂。常因阴损及阳或阳损及阴的不同，而有偏重阴虚即虚热或偏重阳虚即虚寒的差异。

阴损及阳：是指阴虚到一定程度，累及阳气生化不足，导致阳虚，形成以阴虚为主的阴阳两虚的病理状态。可出现偏重虚热的寒热错杂证。例如肾阴虚证，表现为咽干口燥、失眠多梦、消瘦、腰酸、盗汗、舌红少苔等症状；若肾阴亏损，损及肾阳，又出现畏寒、肢冷、夜尿清长、面色白而晦黯等阳虚症状，而形成阴阳两虚证。

阳损及阴：是指阳虚到一定程度，无阳则阴无以生，影响阴的化生，形成以阳虚为主的阴阳两虚的病理状态。可出现偏重虚寒的寒热错杂证。例如脾肾阳虚证，表现为面色㿠白、倦怠乏力、小便清长、下利清谷、舌胖而淡等症状；若阳气亏损，耗伤肾阴，又出现失眠多梦、烦躁、咽干口燥、脉细数无力等阴虚症状，而形成阴阳两虚证。

（2）寒热转化：是指在疾病发展过程中，由于阴阳消长盛衰达到一定程度，各自向其相反的方向转化，从而导致疾病寒热性质向相反方向转化的过程。寒热转化的病机包括由阳转阴和由阴转阳两个方面。

由阳转阴：是指原来病证的性质属阳属热，在一定的条件下，转化为属阴属寒的病理过程。如某些温热病，在急重阶段，由于热毒极重，大量耗伤机体元阳，阳气骤虚，可由原来的壮热、面赤，突然出现面色苍白、四肢厥冷等一派阳气暴脱所致的阴寒危象。

由阴转阳：是指原来病证的性质属阴属寒，在一定的条件下，转化为属阳属热的病理过程。如病始于寒饮停肺，表现为咳嗽、痰涎清稀、苔白滑，但由于失治误治，寒饮郁久从阳化热，而见发热、咳痰黄稠、胸痛、苔黄、脉数等痰热壅肺的症状。

（3）寒热真假：是指在疾病发展过程中，尤其是病情危重阶段，由于阴阳格拒而出现寒热假象的病理现象。寒热真假,包括阴盛格阳之真寒假热和阳盛格阴的真热假寒。阴阳格拒的形成,主要是由于某些原因使阴阳中的一方偏盛至极,或阴阳中的一方极端虚弱,盛衰悬殊,将另一方格拒排斥于外,迫使阴阳之间不相维系。

阴盛格阳:又称格阳,是指阳气虚弱之极,阳不制阴,阴寒独盛于内,逼迫虚阳浮越于外,使阴阳不相顺接,相互格拒的病理状态。此病机则导致真寒假热证的出现。例如,虚寒极甚之患者,本见面色苍白、四肢厥冷、精神萎靡、畏寒蜷卧等寒象;突然兼见颧红如妆、身热、口渴、脉大等"热"象,便是典型的真寒假热证。但患者仅颧部浮红暴露而不华,不似真热之满面通红或颧红而色华;身虽热而欲盖衣被;口虽渴,却欲饮热,且不欲多饮;脉虽大,但按之无力;同时原本之寒象仍在。

阳盛格阴:又称格阴,是指邪热盛极,深伏于里,阳气被遏,郁闭于内,不能外达于四肢,而格阴于外的病理状态。此病机则导致真热假寒证的发生。例如,外感热病,火热炽盛,本见壮热、面赤、气粗、烦躁、舌红、苔黄干等热象;突然兼见四肢不温、恶寒、脉沉等"寒"象,而成真热假寒证。患者手足虽厥冷,却胸腹灼热,体温升高;虽然恶寒,却不欲盖衣被;脉虽沉,但按之有力,且原本之热象仍在。

(三)阴阳盛衰与疾病转归

阴阳消长盛衰变化不仅是疾病发生、发展与变化的内在依据,也是疾病好转、痊愈或恶化甚至死亡的根本机理。

1. 平衡恢复则疾病向愈 阴阳相对的平衡协调重新恢复,是阴阳消长盛衰发展过程中,疾病向好转和痊愈方面转归的内在机理。通常是由于患者正气比较充盛,或得到及时、正确的治疗、护理与调养,阴邪或阳邪逐步消退,机体阳气与精、血、津液等阴精不断化生充盈,阴阳两个方面又重新恢复相对的平衡协调,疾病随之消失而告痊愈。

2. 阴阳亡失则病趋恶化 阴阳的亡失,包括亡阳和亡阴。是指机体的阳气或阴液突然大量亡失,导致阳或阴的功能严重衰竭,出现生命垂危的一种病理状态,是导致疾病向恶化甚至死亡方面转归的主要原因。

(1)亡阳:是指机体的阳气突然大量脱失,全身功能突然严重衰竭,而致生命垂危的一种病理状态。一般地说,亡阳多由于邪气太盛,正不敌邪;或因劳累过度,耗气过多;或因过用汗、吐、下等治法,阴液大伤,阳随阴泄;或因大量失血,气随血脱;或因慢性疾病,阳气在严重耗散的基础上突然外越所致。此病机则导致亡阳证的发生,而见面色苍白、四肢厥冷、肌肤不温、冷汗淋漓、精神萎靡、畏寒蜷卧、呼吸气微、脉微欲绝等危重征象。

（2）亡阴：是指机体的阴液突然大量消耗或丢失，全身功能突然严重衰竭，而致生命垂危的一种病理状态。一般地说，亡阴多由于邪热炽盛，或邪热久留，大量煎灼耗伤阴液所致；亦有因长期慢性消耗等其他因素，大量耗损阴液而成。此病机则导致亡阴证的出现，而见两颧潮红、恶热、大汗味咸而黏、躁妄不安、口渴欲饮、呼吸短促、脉细数疾按之无力等危重征象。

亡阴和亡阳，在病机和临床征象等方面，虽然有所不同，但因阴阳互根，阴亡，则阳无所依附而散越；阳亡，则阴无所化生而耗竭。故亡阴可以迅速导致亡阳，亡阳也可继而出现亡阴，最终导致"阴阳离决，精气乃绝"，生命活动告终而死亡。

三、气机失常

气机失常又称气机失调，是指在疾病发生、发展过程中，由于致病因素的作用，导致机体内气的升降出入运动紊乱，从而形成气滞、气逆、气陷、气闭、气脱的病理状态。气机失常是人体各种生理功能及其相互关系出现紊乱的概括，也是疾病发生、发展、变化与转归的内在根据。

（一）气滞

气滞，是指气机郁滞而流通不畅的病理状态。主要由于情志内郁，痰饮、水湿、食积、瘀血、结石等阻滞，影响到气的流通，形成局部或全身的气机郁滞不畅，从而导致某些脏腑、经络功能障碍，或血液、津液循行输布阻滞不畅。气滞于机体某一局部，可以出现胀满、疼痛。若气滞导致血行滞涩，则可形成瘀血；若气滞引发水湿停滞，则可形成痰饮。气滞又可使某些脏腑功能失调或障碍，形成脏腑气滞，其中尤以肺气壅滞、肝气郁滞和脾胃气滞为多见。肺气壅滞，可见胸膺胀闷疼痛、咳喘；肝气郁滞，可见胁肋或少腹胀痛；脾胃气滞，可见脘腹胀痛，时作时止，得矢气、嗳气则舒。

（二）气逆

气逆，是指气机升降失常，当降不降或不降反升或升之太过，脏腑之气逆上的病理状态。多由情志内伤，或因饮食寒温不适，或因痰浊壅阻，或因外邪侵袭等所致。气逆多发生于肺、胃和肝等脏腑。在肺，则肺失肃降，肺气上逆，而见咳嗽、气喘。在胃，则胃失和降，胃气上逆，而见呕吐、嗳气、呃逆。在肝，则肝升发、疏泄太过，肝气上逆，可见头痛而胀、面红目赤、易怒等症状；甚则导致血随气逆，而为咯血、吐血，或上壅清窍而致中风、昏厥。

气逆于上，一般以实为主。但也有因虚而气上逆者。如肺虚而失肃降或肾虚而不纳气，均可导致肺气上逆；胃虚而失和降，也能导致胃气上逆。这些都是因虚而气逆的病理改变。

（三）气陷

气陷，是指在气虚病变基础上发生的，以气的上升不及、升举无力为主要特征的病理状态。常因素体虚弱，或久病耗伤，或思虑劳倦损伤所致。气陷主要发生于脾脏，故又常称"中气下陷"。脾气升清，一方面上输水谷精微于头目清窍，一方面托举维系人体内脏器官位置的相对恒定。所以，在气虚升举无力的情况下，既可导致清气不能上养头目清窍，而见头晕、眼花、耳鸣等症；又可出现脏腑器官维系乏力，而引起某些内脏的下垂，如胃下垂、子宫脱垂、脱肛等，而见脘腹或腰腹胀满重坠、便意频频等症。此外，由于气陷是在气虚基础上发展而来，又可伴见疲乏无力、气短声低、面色不华、脉弱无力等气虚征象。

（四）气闭

气闭，是指气之出入障碍，气不能外达，闭郁结聚于内，从而出现突然闭厥的病理状态。多由情志刺激，气郁之极，或痰浊、外邪、秽浊之气阻闭气机所致。例如，触冒秽浊之气所致的闭厥，外感热病过程中的热盛内厥，突然遭受巨大的精神创伤所致的气厥等。临床上，气机闭郁，壅于心胸，闭塞清窍，可见突然昏厥，不省人事；阳气内郁，不能外达，则见四肢逆冷，四肢拘挛，两拳握固，牙关紧闭；肺气闭郁，气道阻滞，则见呼吸困难，气急鼻煽，面青唇紫；气闭于内，腑气不通，则见二便不通。

（五）气脱

气脱，是指气不内守，大量向外逸脱，从而导致全身性严重气虚不足，出现功能突然衰竭的病理状态。多由于正不敌邪，正气骤伤，或正气长期持续耗损而衰弱，以致气不内守而外脱；或因大出血、大汗出、频繁吐泻等，致使气随血脱或气随津泄所致。临床上，因气的大量外散脱失，脏腑功能突然衰竭，每出现面色苍白、汗出不止、目闭口开、手撒肢冷、脉微欲绝等危重证候。

第五章 健康与结证

对健康和结证的认识

疾病既有机体功能与结构的异常,也有心理与精神的异常。一方面不良的精神与心理可以诱发结证,另一方面结证又可引起诸多的不良心理状态。所以结证的治疗也不仅是消除身体局部的结证,心理治疗同样重要。康复应该是身体与心理的整体康复,身心并重是治疗的战略措施。新的医学模式认为,健康不仅是肉体的强健,也是精神的健全。这可以说是结证防治的重要指导原则。

一、健康的概念

在这里我们引入"健康"的概念,世界卫生组织(WHO)早在1948年就提出了"健康是身体上、精神上和社会适应上的完好状态,而不仅仅是没有疾病和虚弱"。

1. 十个具体标志 近年来世界卫生组织又提出了衡量健康的一些具体标志,例如:

(1)精力充沛,能从容不迫地应付日常生活和工作。

(2)处事乐观,态度积极,乐于承担任务不挑剔。

(3)善于休息,睡眠良好。

(4)应变能力强,能适应各种环境的变化。

(5)对一般感冒和传染病有一定抵抗力。

(6)体重适当,体态匀称,头、臂、臀比例协调。

(7)眼睛明亮,反应敏锐,眼睑不发炎。

(8)牙齿清洁,无缺损,无疼痛,牙龈颜色正常,无出血。

(9)头发光洁,无头屑。

(10)肌肉、皮肤富有弹性,走路轻松。

2. 机体健康的"五快"标志 机体健康具体又可用"五快"来衡量。五快是指:

(1)吃得快:进餐时,有良好的食欲,不挑剔食物,并能很快吃完一顿饭。

(2)便得快:一旦有便意,能很快排泄完尿便,而且感觉良好。

(3)睡得快:有睡意,上床后能很快入睡,且睡得好,醒后头脑清醒,精神饱满。

(4)说得快:思维敏捷,口齿伶俐。

(5)走得快:行走自如,步履轻盈。

3. 衡量精神健康的"三良好" 精神健康可用"三良好"来衡量,"三良好"是指:

(1)良好的个性人格:情绪稳定,性格温和;意志坚强,感情丰富;胸怀坦荡,豁达乐观。

(2)良好的处世能力:观察问题客观现实,具有较好的自控能力,能适应复杂的社会环境。

(3)良好的人际关系:助人为乐,与人为善,对人际关系充满热情。

二、以新疾病观来认识结证

新疾病观和医学观是新医学模式的"培养基"和重要组成部分。新疾病观又强调生活方式病、心身疾病等新概念,认定包括诸如心脑血管疾病、代谢性疾病、免疫失调性疾病等很多都是多因素导致的复杂性疾病。考察这些疾病的病因,不能只执传统生物医学模式之一隅,仅仅着眼于生物学的异常,而应该并必须考虑诸如心理、伦理、文化、社会及环境、时间、生态等因素的综合影响。这些,是全面、科学认识结证病因的新体现。

三、认识不同的医学模式

西方近代医学的发展是从机械论的医学模式产生开始的,不久便进入生物医学模式时代。可以说,生物医学模式是18世纪到20世纪70年代特定时期的产物。

1. 生物医学模式是特定时期的产物 随着近代科学技术的发展,人类发明了许多新的研究工具。例如,显微镜的出现,促使人体解剖学、细胞学、微生物学逐渐创立与发展。又如,20世纪电子显微镜的发明,使研究进一步向微观发展,西医学对人体的认识水平从细胞深入到亚细胞结构;分子生物学技术的发展,从亚细胞水平认识进入到今天的分子水平,至近几年发现了纳米菌、纳米微生物等,结证病因与病机认识也有所类似。其实这是医学顺应时代发展的结果。生物医学在深度方面有了长足的进展，但在广度上仍缺乏足够的认识与协调。这种认识论一方面把人体与社会和环境孤立开来，另一方面又有浓厚的"小白鼠模型"情结。一切求实证的方法，使研究脱离了人体动态、多变的实际情况，对人体认识从整体到分子水平都发生了严重偏倚，观察的视野越来越狭小。当然，这是受工具的影响，因为显微镜放大倍率越高，观察的视野就越小。所以，生物医学模式是一种实证科学模式，也是一种片面的机械的认识论。

2. 中医学以"生物‐心理‐社会医学模式"为宗旨 中医理论体系的形成有记载应以《黄帝内经》为准，其实中医理论体系的基础——阴阳学说、五行学说及太极学说在上古时期就有，医学与易学、医学与道学及养生术合为一体，这些理论体系构成古代中国的"理学"，是认识宇宙及天地与人类关系的一种宏观与微观相结合的思维方法，是多维的、多视角的系统论方法。《黄帝内经》的出现，只是中医理论体系独立、完善与专业化发展的里程碑，对人体与疾病的认识是"天地人合一"的思维模式，对疾病是动态的病理生理认识。通过研读《黄帝内经》《难经》《抱朴子》《易经》等经典著作可知，在中国古代诊疗疾病过程中，医家充分考虑了流年、季节、月份、昼夜、时辰等时间因素，考虑了居住的地理、区域及环境影响等的空间因素，考虑了七情六欲、情志因素等的社会心理因素，同时还要综合考虑身体内在的先天因素及体内微生态平衡，这种诊疗模式应该是一个完善的"生态医学模式"。

3. 认识的提高与实际的偏离 在医学模式认识方面，当代的许多医学工作者都已经从"生物医学模式"转变为"生物‐心理‐社会医学模式"，认识上的提高是可喜的。但是由于专业越分越细，人们普遍具有崇拜和依赖先进设备的心态，所以我们面临着如何全面运用"生物‐心理‐社会医学模式"指导医学实践的问题。其实，在这方面，中医学一直走在前列，只是近代的中医学受时代的影响，出现了多样性变化。因此，加快对中医学模式的完善与发展是未来人类健康的需求，也是中医学发展的历史使命。

四、结证性质的初步鉴别

根据结证对人体健康危害程度的不同，可大致将结证分成良性与恶性两大类。它们各自的特点见表5-1。

表 5-1　良性结证与恶性结证的鉴别要点

区别点		良性	恶性
生长特性	生长方式	往往膨胀性或外生性生长	多为侵袭性生长
	生长速度	通常缓慢生长	生长较快,常无止境
	边界与包膜	边界清晰,常有包膜	边界不清,常无包膜
	质地与色泽	质地与色泽接近正常组织	通常与正常组织差别较大
	侵袭性	一般不侵袭,少数局部侵袭	一般有侵袭与蔓延现象
	转移性	不转移	一般多有转移
	复发性	完整切除,一般不复发	治疗不及时,常易复发
组织学特点	分化与异型性	分化良好,无明显异型性	分化不良,常有异型性
	排列与极性	排列规则,极性保持良好	排列不规则,极性紊乱
	细胞数量	稀散,较少	丰富而致密
	核膜	通常较薄	通常增厚
	染色质	细腻,较少	通常深染,增加
	核仁	不变大,不增加	粗大,数量增加
	核分裂象	不易见到	核分裂增加,或出现不典型核分裂

第六章　结证的防治

结证的防治原则：中医学历来十分重视疾病的预防，早在《素问·四气调神大论》就有"圣人不治已病，治未病；不治已乱，治未乱……夫病已成而后药之，乱已成而后治之，譬犹渴而穿井，斗而铸锥，不亦晚乎"的警言，它较为明确地反映了"治未病"的思想，也强调了"治未病"的重要性。"治未病"，包括未病先防和既病防变两个方面的内容。

第一节　未病先防

在结证未发生之前，做好预防工作，以防止结证的发生。由于结证的发生与机体的正气和邪气密切相关，因而从这两方面入手对于预防结证的发生十分必要。一方面应注重调养正气，提高机体的抗邪能力。其途径主要有调节情志，避免不良精神刺激，使气机畅达，气血和平，所谓"恬淡虚无，真气从之；精神内守，病安从来"。加强锻炼，增强体质。通过坚持进行多种卓有疗效的保健运动，如五禽戏、太极、八段锦、易筋经等，提高健康水平。注意生活起居规律，也是调养正气的重要手段，如《素问·上古天真论》所说"其知道者，法于阴阳，和于术数，饮食有节，起居有常，不妄作劳，故能形与神俱，而尽终其天年，度百岁乃去"，即强调适应自然环境的变化，对饮食起居、劳逸等有适当的节制和安排，不可"以酒为浆，以妄为常，醉以入房，以欲竭其精，以耗散其真，不知持满，不时御神，务快其心，逆于生乐，起居无节"。此外，适当进行药物的预防及人工免疫也是提高正气的重要方法。《素问·刺法论》即有"小金丹……服十粒，无疫干也"这样的药物预防。而发明于 16 世纪的人痘接种法预防天花，更是开创了人类人工免疫的先河。其他如运用苍术、雄黄、贯众、板蓝根等药物预防疾病的措施也被广泛应用。另一方面，还应注意防止邪气的侵害，如搞好卫生，防止环境、水源和食物的污染，以及避免六淫、疫疠、七情、饮食与劳逸等致病邪气的侵袭，亦是未病先防的有效措施。针对良性结证和恶性结证有不同的预防措施。

一、对良性结证的预防

1. 重视精神情绪的调摄，中医学认为人的精神情志活动与机体的生理、病理变化有着密切的关系。突然、强烈或反复持久的精神刺激或抑郁，可致脏腑气机逆乱，气血阴阳失调。因此，保持愉悦而良好的心情，减少不良精神刺激和避免过度的情绪波动，使机体的脏腑气血平和，正气充沛，抗邪有力，无论在预防结证发生或在结证治疗中均尤为重要。

2. 坚持经常性的身体锻炼，增强体质，提高机体防病御邪的能力，是有效预防结证的重要途径。

3. 注意饮食调养，生活保持一定的规律性，做到饮食有节，清洁卫生，五味调和，五谷为养，不偏食；养成良好的生活习惯，如不吸烟、不酗酒，不过食肥甘厚腻、陈腐变质、腌烤辛辣之品等。

4. 对长期炎性病症，久治不愈的疾患，除要重视及早检查，早发现外，应尽早治疗以防变异。

二、对恶性结证（癌症）的预防

恶性结证是可以预防和治疗的。在恶性结证的发生、发展、侵袭和转移的过程中，预防占据着重要的地位。随着科学技术的进步，人类对自身的认识也不断加深，许多疾病已经能被各种干预措施所防止，恶性结证的预防也是如此。中医学非常重视预防，对于指导结证的防治同样具有重要意义。

世界卫生组织肿瘤顾问委员会指出："如果能够采取正确的措施，利用足够的资源并持续开展有目的的研究工作，在现有的各种肿瘤中，三分之一是可以预防的。"肿瘤的发生是复杂和漫长的过程，可能需要10年或者更长的时间，其发生常常是各种环境因素综合作用的结果。所以，对于能够引发肿瘤的环境因素，如果能够做到早认识、早发现、早预防，完全可以预防一部分肿瘤，尤其是与职业有关的肿瘤。要达到预防肿瘤的目标，需要明确以下各项。

（一）明确肿瘤的高危人群

肿瘤的高危人群是指在流行病学范畴内极易发生肿瘤的人群。不同的肿瘤，其高危人群可能完全不同。例如，多年吸烟的老年男性是肺癌的高危人群，而乳腺癌的高危人群则是从未生育或首次妊娠时超过35岁的女性，或寡居妇女，或家族中有人（母亲或姐妹）患乳腺癌的妇女等。只有明确了肿瘤的高危人群，才有可能进行有效的预防。肿瘤的高危人群一般包括以下几种。

1. 老年人　肿瘤可发生在任何年龄段，但肿瘤的发病风险随年龄增加而升高,尤其是 50 岁以后是肿瘤发病的高峰。定期体检是早期发现该人群肿瘤的较好方法。

2. 接触致癌物质的人群 有些人在工作过程中可接触到致癌物质,如放射线、石棉等。对于这些人,要定期检查身体,加强劳动防护,必要时需调换工种或工作。

3. 有遗传因素的人群 肿瘤是内因和外因共同作用的结果。内因就是个体遗传因素,某些肿瘤具有家族聚集性和遗传易感性,即有肿瘤家族史的人群更易患该肿瘤。这一人群如果接触到致癌物质,即外因,则罹患肿瘤的概率大大增加。对该人群要积极进行肿瘤预防知识的科普宣传,落实预防措施并定期检查,如果发现与肿瘤相关的疾病要尽早治疗。

4. 癌前病变患者 这一人群可能罹患了某种良性疾病,如果不及时纠正,在致癌因素的作用下可发展为恶性肿瘤。及时掌握和防治该人群的疾病,可在一定程度上防止其恶性转变。

5. 治疗后的肿瘤患者 经过治疗的肿瘤患者,如果没有根治,有复发和转移的可能,而且其体内还可能存在新发的病灶。所以,肿瘤的治疗要力求根治,消灭亚临床病灶,防止复发和转移。这就要求肿瘤患者在治疗后要注意复查随诊。

(二)恶性结证的一级预防方法

恶性结证一级预防的方法,包括合理的饮食结构,纠正不良生活习惯,确定并消除环境中的致癌物质及危险因素,适当、合理应用预防药物等。

1. 避免吸烟 吸烟为日常生活中常见的致癌因素。烟焦油中含有多种致癌物质和促癌物质,如多环芳香烃、酚类、亚硝胺等,当烟草燃烧的烟雾被吸入时,焦油颗粒便附着在支气管黏膜上,长期慢性刺激可诱发局部组织癌变。吸烟主要引起肺、咽、喉及食管部肿瘤,还可以引起心脑血管疾病、消化系统疾病、肾脏疾病等。研究表明,被动吸烟的危害甚至超过主动吸烟,所以避免吸烟也包括避免被动吸烟。

2. 注意饮食结构 合理的膳食对大部分恶性结证都有预防作用,例如结肠癌、乳腺癌、食管癌、胃癌及肺癌等,是最有可能通过改变饮食习惯而加以预防的。植物类型的食品中存在各种各样的防癌成分,这些成分几乎对所有恶性结证的预防均有效。

3. 防止职业、环境、感染、药物等其他致癌因素 因职业和环境的原因而接触某些化学物质可导致不同部位的结证。例如,肺癌与石棉有关,膀胱癌与苯胺染料有关,白血病与苯有关等。有些感染性疾病与某些恶性结证存在密切联系,如乙型肝炎病毒与肝癌,人乳头状瘤病毒与宫颈癌等。暴露于一些离子射线和大量的紫外线，尤其是来自太阳的紫外线时，容易导致皮肤癌。常用的有致癌作用的药物包括性激素、抗激素药三苯氧胺及某些化疗药物等。绝经后妇女广泛应用的雄激素与子宫内膜癌和乳腺癌有关。

（三）恶性结证的二级预防方法

恶性结证二级预防的方法，包括监测肿瘤高危人群，广泛进行筛查；提高早期诊断能力；根治癌前病变等。肿瘤防治知识的宣传和教育也非常重要。

1. 重视恶性结证的 10 个危险信号，具体如下：

（1）体表或表浅可触及肿块，并逐渐增大。

（2）持续性消化异常，或食后上腹部饱胀感。

（3）吞咽食物时胸骨不适感乃至梗噎感。

（4）持续性咳嗽，痰中带血。

（5）耳鸣，听力减退，鼻衄，鼻咽分泌物带血。

（6）月经期外或绝经期后的不规则阴道出血，特别是接触性出血。

（7）大便潜血，便血，尿血。

（8）久治不愈的溃疡。

（9）黑痣、疣等短期内增大，色泽加深，脱毛，痒或破溃等现象。

（10）原因不明的体重减轻。

2. 对高危人群进行普遍检查。

3. 治疗癌前病变，常见的癌前病变包括食管上皮重度增生，胃黏膜的不典型增生、化生，慢性肝炎和肝硬化，结肠息肉，支气管上皮的增生和化生等。

4. 加强对易感人群的监测，有遗传易感性和肿瘤家族史的人群是易感人群，必须对其进行定期监测。

5. 恶性结证自检，对于体表可触及和看到的部位，可进行定期自检，如妇女的自我乳腺检查。进行自我检查时需要注意检查的手法，如果发现异常，应及时到医院进行专科检查和诊断。

（四）恶性结证的三级预防方法

恶性结证三级预防是临床（期）预防或康复性预防，其目标是防止病情恶化，防止残疾。

恶性结证三级预防的具体任务是：采取多学科综合诊断和治疗手段，选择合理或最佳诊疗方案，尽早消灭恶性结证，尽力恢复功能，促进康复，延年益寿，提高生活质量，甚至重返社会。三级预防的主要方法有：研究并制订合理的治疗方案，进行全面的康复和护理指导，加强功能和体能锻炼，合理安排生活起居和饮食，三阶梯镇痛等。患者的心理指导及防止肿瘤复发和转移的知识宣传也很重要，需充分重视。

第二节 既病防变

如果疾病已经发生，要早期诊断，早期治疗，防止疾病发展与传变。一方面要早期诊治，防止病邪深入而病情加重。《素问·阴阳应象大论》说："故邪风之至，疾如风雨。故善治者治皮毛，其次治肌肤，其次治筋脉，其次治六腑，其次治五脏。治五脏者，半死半生也。"即强调了早诊早治的重要性。另一方面是根据疾病的传变规律，先安未受邪之脏，做好预防。如《难经》说："上工治未病，中工治已病，何谓也？然：所谓治未病者，见肝之病，则知肝当传之与脾，故先实其脾气，无令得受肝之邪。"肝属木，脾属土，肝木能乘克脾土，故临床上治疗肝病，常配合健脾和胃的方法，这是既病防变法则的具体应用。又如温热病伤及胃阴后，病势进一步发展多耗及肾阴，故在甘寒养胃的方药中加入某些咸寒滋肾之品，也是既病防变法则的具体应用。

一、治病求本

治病求本，就是要寻找出疾病的根本原因，并针对根本原因进行治疗。它是辨证论治的基本原则，对于疾病的治疗具有重要的指导意义，因而《素问·阴阳应象大论》说："治病必求于本。"

本与标，具有多种含义，且有相对的特性。如以正邪而言，则正气是本，邪气是标；以病因和症状论，则病因为本，症状为标。其他如旧病、原发病为本，新病、继发病为标等亦同此义。临床上只有充分搜集疾病的各方面信息，并在中医学基础理论的指导下，进行综合分析，才能准确地判断疾病的标本情况，找出疾病的根本原因，并针对其"本"确立恰当的治疗方法。如症状表现为头痛，有外感、内伤的不同，而内伤头痛又可由血虚、血瘀、痰湿等多种原因所致，因而治法各不相同。只有治病求本才能获得佳效。临床应用这一治则时，应特别注意"正治与反治""治标与治本"两种情况。

（一）正治与反治

所谓正治，是逆其证候性质而治的一种治疗法则，又称逆治。适用于结证的征象与本质相一致的病证。临床上大多数情况下，结证征象与性质是一致的。如寒病即见寒象，热病即见热象，虚病即见虚象，实病即见实象等。其正治之法则为"寒者热之""热者寒之""虚者补之""实者泻之"等不同方法。所谓反治是顺从疾病的假象而施治的一种方法，又称从治。适用于疾病的征象与本质不一致，甚至相反的病证。虽是顺从病的假象而治，但其本质是治病求本。具体方法主要有"热因热用""寒因寒用""塞因塞用""通因通用"等。

热因热用，是以热治热，即用热性药物治疗具有假热症状的病证，适用于阴寒内盛，格阳于外，反见热象的真寒假热证，其虽见热象，但本质为真寒，治本之法当用温热药治之；寒因寒用，是以寒治寒，即用寒性药物治疗具有假寒症状的病证，适用于里热盛极，阳盛格阴，反见寒象的真热假寒证，虽外见寒象，但热盛是其本质，故用寒凉药治其真热，从而消除假寒之象；塞因塞用，是以补开塞，即用补益药治疗具有闭塞不通症状的病证，适用于因虚而致闭阻不通的假实证，如脾虚便秘、血枯闭经等证，其治均应以补开塞，不可妄用通泄更伤正气；通因通用，是以通治通，即用通利的药物治疗具有实性通泄症状的病证，适用于食积腹痛、泻下不畅及膀胱湿热所致的尿频、尿急、尿痛等病证，治疗可分别采用消导泻下、清热泻下、清利膀胱湿热等方法治之，而不可误用塞止之法。

（二）治标与治本

由于结证变化的复杂性，标与本在结证中的主次地位常有不同，因而在治疗上就有先后缓急的区别。临床上可见标病急重，如不及时解决则可影响结证的治疗，甚至产生严重后果，因而应"急则治其标，缓则治其本"。如因中满、大小便不利等导致病情急重时，不论其本为何，均应先治标证，待急重症状稳定后再治其本；而对于慢性病或急性病恢复期的患者，如肺痨咳或热病伤阴等证，虽见其标证，亦应针对肺肾阴虚之本加以治疗；若标本并重，则应标本兼顾，标本同治。可见，标本的治疗法则，既有原则性，又有灵活性，临床应用或先治本，或先治标，或标本兼治，均应针对疾病的主要矛盾，做到治病求本。

二、调整阴阳

结证的发生，其本质是机体阴阳相对平衡的破坏，造成偏盛偏衰的结果。对于其治疗，《素问·至真要大论》说："谨察阴阳所在而调之，以平为期。"因此，调整阴阳，补偏救弊，恢复阴阳的相对平衡，是治疗结证的根本法则之一。其一是损其偏盛，主要是对于阴阳偏盛，即阴或阳的一方过盛有余的结证，采用"损其有余"的方法治之。如以"热者寒之"之法治阳热亢盛的实热证，以"寒者热之"之法治疗阴寒内盛的实寒证等。其二是补其偏衰，主要针对阴或阳的一方甚至双方虚损不足的结证，采用"补其不足"的方法治之。如对于阴虚阳亢的虚热证，应滋阴以制阳，所谓"壮水之主，以制阳光"；对于阳虚阴盛者，则当补阳以制阴，所谓"益火之源，以消阴翳"；若阴阳两虚者，则当阴阳双补。由于阴阳双方具有互根互用的关系，因此在治疗阴阳偏衰的结证时，还应注意"阳中求阴"或"阴中求阳"。即在补阴时，适当配伍补阳药；补阳时，适当配伍补阴药，如《景岳全书·新方八阵》中说："此又阴阳相济之妙用也。故善补阳者，必于阴中求阳，则阳得阴助而生化无穷；善补阴者，必于阳中求阴，则阴得阳升而泉源不竭。"此外，由于阴阳概念的广义性，故诸如解表攻里、升清降浊、寒热温清、虚实补泻、调和营卫等治疗方法，亦属于广义调整阴阳法则的具体应用。

三、扶正祛邪

结证的演变过程，从邪正关系来说，是正气与邪气双方互相斗争的过程，邪正斗争的胜负决定着疾病的转归和预后。通过扶正祛邪，改变邪正双方的力量对比，使其有利于结证向痊愈方面转归，也是临床治疗的一个重要法则。

所谓扶正，即扶助正气，增强体质，提高机体的抗邪能力。扶助正气多用补虚之法，包括用药、针灸、气功、体育锻炼、精神调摄、饮食调养等。所谓祛邪，即是祛除病邪，减轻或消除邪气的毒害作用，使邪去正安。祛邪多用泻实之法，邪气不同，部位有异，其治法亦不同。

扶正与祛邪，虽然各异，但两者相互为用，相辅相成。扶正使正气增强，有助于机体抗御和祛除病邪；祛邪能够排除病邪的干扰和侵害，使邪去正安，则有利于正气的保存和恢复。运用扶正祛邪法则时，必须全面分析正邪双方的消长盛衰情况，根据其在疾病中的地位，决定扶正与祛邪的主次和先后。一般单纯扶正之法，适用于以正气虚为主要矛盾，而邪气也不盛的虚性病证，如气虚、阳虚、血虚、阴虚者；单纯祛邪之法，适用于以邪实为主要矛盾，而正气未衰的实性病证，如表邪亢盛、痰涎壅塞、食物中毒、食积胀满等；扶正与祛邪兼用，适用于正虚邪实病证，则扶正不留邪，祛邪不伤正，但具体应用时，亦可有所偏重；先扶正后祛邪，适用于正虚邪实，以正虚为主的患者，因正气过虚，若兼以攻邪则更伤正气而加重病情，如某些虫积患者，因正气过于虚弱，不宜驱虫，应先健脾以扶正，使正气有所恢复后，再驱虫消积。

四、三因制宜

是指因时、因地、因人制宜，即治疗疾病要根据季节、地区以及人体的体质、性别、年龄等不同，制定适宜的治疗方法。由于结证的发生、发展与转归，常受时令气候、地理环境、体质因素等多方面因素的影响，因此在治疗结证时，应充分考虑这些因素，区别不同情况，制定适宜的治疗方法。所谓"因时制宜"，指根据不同季节和气候特点，来考虑治疗用药的原则。如春夏季节气候温热，人体腠理开泄，故不宜过用辛温发散药，以免开泄太过，耗伤气阴；秋冬季节，气候寒凉，人体腠理致密，当慎用寒凉药物，以防伤阳，正如《素问·六元正纪大论》所说："用寒远寒，用凉远凉，用温远温，用热远热，食宜同法。"所谓"因地制宜"，指根据不同地区的地理特点，来考虑治疗用药的原则。如不同地区的地势、气候、生活习惯等各不相同，使机体的生理活动和病变特点也不尽一致，因而治疗用药亦须相应有所变化。例如，同属外感风寒证，西北严寒干燥地区，当用辛温解表之重剂，如麻桂之辈；东南温热地区则多发散较轻，常用荆防之类。所谓"因人制宜"，指根据患者年龄、性别、体质、生活习惯等不同特点，来考虑治疗用药的原则。如老年人生机渐减，气血亏虚，患病多虚证，或虚实夹杂，治疗偏于补益，实证攻之宜慎；小儿生机旺盛，气血未充，脏腑娇嫩，易塞易热，易虚易实，病情变化较快，故治疗忌投峻攻，少用补益，用量宜轻；妇女用药，当常虑其经、带、胎、产等情况，妊娠期者，禁用或慎用峻下、破血、滑利、走窜、有毒之品，产后则应考虑气血亏损及恶露情况；此外，肥人多痰，瘦人多火，素有慢性病或职业病等不同情况，均应于治疗时予以考虑。

五、病治异同

　　所谓病治异同，包括"同病异治"与"异病同治"。疾病变化有着复杂性，既可见到一种病包括多种不同的证，亦可见到不同的病在其发展过程中出现同一种证，因此在临床治疗时当遵循病治异同的法则。

　　所谓同病异治，指同一疾病，由于病情的发展和病机的变化，以及邪正消长的差异，机体的反应性不同，或处于不同的发展阶段，所表现的证也不相同，治疗上应根据具体情况运用不同的治法加以治疗。如同为感冒一病，可有风寒、风热、暑热、气虚等不同，治法各有不同。所谓异病同治，指不同的疾病，在其发展过程中，出现了相同的病机变化时，也可采取相同的方法进行治疗。如久泻脱肛、子宫下垂等虽是不同疾病，但如果均表现为中气下陷证，则皆应以升提中气的方法加以治疗。

　　但不论是同病异治还是异病同治，都必须遵循治病求本的原则，注意疾病的发生、发展及病机的变化，以及疾病演变的阶段性，这也是辨证观的具体体现。

第七章　结证的辨证论治

《素问·刺法论》指出"正气存内，邪不可干"，强调了正气对结证的发生和防御的重要意义。一般结证的发病缓慢，症状平和；而恶性结证发病迅猛，邪毒嚣张，症状险恶，患者多具有进行性消瘦乃至恶病质的特点，并出现阴、阳、气、血偏虚的症状。

扶正培本就是指扶助人体的正气，调整阴阳、气血的不平衡，它可以提高患者抵御结证的能力，控制结证的发展。明代李中梓《医宗必读·积聚篇》说"积之成者，正气不足，而后邪气踞之"。早在宋元时期成书的《卫生宝鉴·卷十四》云："养正积自除……令真气实，胃气强，积自消矣。"扶正补虚法的应用除了辨阴阳气血之亏损外，还要辨虚在何脏而采取相应的治法，如《难经》说："治损之法奈何？然：损其肺者，益其气；损其心者，调其荣卫；损其脾者，调其饮食，适其寒温；损其肝者，缓其中；损其肾者，益其精。此治损之法也。"

对于结证患者来说，健脾益气和调理脾胃是扶正补虚的重要内容，必须时时顾护"胃气"，因为"有胃气则生，无胃气则死"。张仲景提出"脾旺不受邪"之说；李杲在《脾胃论》中指出"脾胃是元气之本，元气是健康之本"。食欲不振，脾不健运，是结证的通病。如恶性肿瘤消耗体力，更加促进机体衰竭，只有脾胃健运，使"生化"之源不竭，才能耐受祛邪药物之攻伐。扶正补虚法的运用，必须仔细分辨体内阴、阳、气、血孰盛孰衰，决不能不分阴阳、气血的盛衰而采用面面俱到的"十全大补"，要把扶正与祛邪辩证地统一起来，扶正是为祛邪创造必要条件，要以中医辨证论治的原理与方法来权衡扶正与祛邪之间的轻重缓急。在恶性结证的临证中，以气虚及阴虚较为常见，故益气养阴法也比较常用。然而恶性结证的病情复杂，变化也较迅速，在疾病的不同时期，要分清主次，故《素问·至真要大论》着重指出"谨察阴阳所在而调之，以平为期"，强调了辨证的重要性。如恶性结证经放射治疗后，常可出现"火毒内攻"或"阴虚火旺"之证，见口鼻灼热，咽干喜饮，小便短黄，食纳减少，舌红少苔，脉象细数等症状，治宜养阴清热，或养阴润燥；有时出现口渴而不喜饮，疲倦乏力，气短纳呆，白细胞减少，脉数而无力等脾气虚或脾气虚兼有肾阴虚的证候,此时就应少用寒凉之品,宜予健脾益气,或益脾气养肾阴两者兼顾,每每强调使用血肉有情之品以饮食调养,重用参、芪之类以益气培本。总之,有是证而用是药,但由于"阳生阴长,阳杀阴藏""孤阴不生,独阳不长",故在补阳时避免耗阴,在养阴时防止碍阳。扶正补虚药依其各自不同的功效可分为下列四类:①益气健脾药:能调中补气,与补血药同用有补益气血、助正气、增强体质的功效,常用药物有黄芪、人参、白术、灵芝等;②温肾壮阳药:能温补肾阳,根据"阴阳互根"的理论,本类药常与补肾阴药配伍,常用药物有刺五加、鹿茸、附子、淫羊藿等;③滋润补血药:能滋补填精生血,常与益气健脾药配伍以增强补血功效,用于体弱血虚者,常用药物有当归、熟地、阿胶等;④养阴生津药:能滋养肺肝肾,育阴增液,用于结证呈现阴虚者,或恶性结证放射治疗及化学药物治疗中出现火热内灼、耗阴伤津时;如属气阴两伤者,则与补气药同用以益气养阴。常用药物有天门冬、人参、生地黄等。

临床资料及实验研究证明,中医扶正培本与增强或调整机体免疫功能有关。机体的免疫状态与结证的发生、发展有密切的关系,特别是细胞免疫水平的降低和巨噬细胞吞噬能力的抑制,是结证发病的重要内在因素。当机体免疫功能低下时,常导致结证发生率增加,或使已存在的结证恶变甚至迅速发展。而中国医学科学院肿瘤医院实验研究表明,扶正中药黄芪、女贞子的水提剂具有明显促进正常人和肿瘤患者淋巴细胞增殖的作用,可使患者低下的细胞水平恢复到正常。

有些扶正的中药、方剂及其活性成分,如人参、黄芪、灵芝、刺五加,补中益气汤、当归补血汤、六味地黄丸、健脾益肾冲剂,茯苓多糖、猪苓多糖、灵芝多糖等,均能促进实验动物的免疫功能,对活化的 T 细胞、网状内皮细胞及巨噬细胞的吞噬力均有不同程度的增强作用,其改善骨髓造血功能,调节内分泌和体液水平的作用也较好。

大量实验研究证明,扶正培本方药的作用包括:①增强机体免疫功能,促进淋巴细胞增殖和网状内皮系统活力,增强机体对外界恶性刺激的抵抗力;②保护和改善骨髓造血功能;③提高内分泌和体液的水平,增强垂体 - 肾上腺皮质的作用;④调整患者机体内环磷酸腺苷和环磷酸鸟苷(cAMP/cGMP)的比值,有利于抑制结证(包括肿瘤细胞)的生长;⑤减轻放化疗毒副作用,增强放化疗的效果;⑥某些扶正方药能直接抑制肿瘤细胞生长、浸润和转移,同时有可能预防肿瘤的发生和发展。

研究发现,扶正补虚药可提高结证患者的免疫功能,对细胞免疫、体液免疫均有促进作用:①可以使异常的多种神经递质逐渐恢复并接近正常,使微循环障碍获得改善;②可以使异常差异表达的多种基因逐渐恢复并接近正常;

③可以使异常差异表达的多种蛋白质逐渐恢复并接近正常,同时还具有促进垂体 - 肾上腺系统功能的作用,有的还能增加细胞中环磷酸腺苷及调节环磷酸腺苷与环磷酸鸟苷的比值,从而抑制结证的生长。

第一节 结证的气病辨证

结证的气病辨证,一般可概括为气虚致结、气陷致结、气滞致结和气逆致结四种。

一、气虚致结

1. 临床表现 面色淡白,头晕目眩,少气懒言,语声低微,疲倦乏力,自汗不适,舌淡嫩,脉虚无力;临床伴见结节、囊肿、增生、肌瘤及肿瘤等。

2. 证候分析 由于脏腑功能衰退,故见少气懒言、语声低微、疲倦乏力;卫气虚弱,不能固密肌表,故自汗不适;气虚不能上荣头面,故面色淡白、头晕目眩,劳累后上述诸症加重;气虚日久导致气血运行不畅而导致结证生成,故临床伴见结节、囊肿、增生、肌瘤及肿瘤等;舌淡嫩,为气虚之象;脉虚无力,是气虚无力鼓动脉搏所致。

3. 治疗方法 补气。方如四君子汤、补中益气汤、益胃散结汤、温心解结饮等。

二、气陷致结

1. 临床表现 面色淡白,头晕目眩,少气懒言,语声低微,疲倦乏力,自汗不适,脘腹坠胀,或有脱肛、子宫下垂、胃下垂、肾下垂等,舌淡嫩,脉虚弱无力;临床伴见结节、肌瘤、囊肿、肿瘤等。

2. 证候分析 气陷证,是由中气不足进一步发展而成。因脾气不能升清,则脘腹坠胀;气虚,则脏器失其升举之力而下垂,故有脱肛、子宫下垂、胃下垂、肾下垂等;中气不足,导致气滞血瘀而致结节、肌瘤、囊肿、肿瘤生成;舌淡嫩,为气虚之象;脉虚弱无力,为气虚无力鼓动脉搏所致。

3. 治疗方法 补气。方如补中益气汤、益胃散结汤、益肠消结饮等。

三、气滞致结

1. 临床表现 胸部闷胀,腹部胀满,两胁作胀,走窜作痛,胀重于痛,时轻时重,嗳气或矢气,舌红质老,舌苔灰腻,脉沉弦;临床伴见痞满、积聚、结节、囊肿、肌瘤、肿瘤等。

2. 证候分析 由于气滞，气行不畅，导致气郁滞于局部，故见胸部闷胀，腹部胀满，两胁作胀；气行不畅，不通则痛，所以气滞以胀痛为特征，且胀重于痛；但气具有强的活动力，欲突破局部而走窜全身，故痛处部位不定，而呈嗳气、矢气；气机暂得部分疏通，胀痛便可暂减，呈现时轻时重；当心情忧郁烦恼时，胀痛发作或加重，如遇心情舒畅，肝郁暂得疏解，胀痛便可减轻或暂时消失；气滞过久导致结证生成，则临床伴见痞满、积聚、结节、囊肿、肌瘤、肿瘤等；气机不畅，血运不佳，舌失濡养，故舌红质老，舌苔灰腻；脉沉弦是气机阻滞之征。

3. 治疗方法 行气导滞。方如柴胡疏肝散、柴桂解结饮、祛忧解郁饮等。

四、气逆致结

1. 临床表现 由于肺、胃、肝生理功能不同，发生气逆证时，症状亦各异。肺气上逆见咳嗽气喘；胃气上逆见呃逆、嗳气、恶心、呕吐、反胃；肝气上逆见头痛、眩晕、昏厥，甚或吐血；舌质红绛，舌苔白，脉沉弦；临床伴见痞满、积聚、结节、囊肿、肌瘤、肿瘤等。

2. 证候分析 肺气上逆，多因感受外邪或痰浊阻滞，使肺气不得宣发肃降，上逆而发咳喘；胃气上逆，可由寒饮、痰浊、食积等停留于胃，阻滞气机，或外邪犯胃，使胃失和降，上逆而为呃逆、嗳气、恶心、呕吐；肝气上逆，多因郁怒伤肝，肝气升发太过，气火上逆而见头痛、眩晕、昏厥，血随气逆而上涌，可致吐血；气逆过久，积滞成结，故临床伴见结节、囊肿、肌瘤、肿瘤等；舌质红绛，舌苔白，脉沉弦是气滞之征。

3. 治疗方法 降气镇逆。降肺气上逆，方如苏子降气汤、利肺消结饮；降胃气上逆，方如旋覆代赭汤、和胃散结汤；降肝气上逆，方如消瘀散核饮、天麻钩藤饮等。

第二节 结证的血病辨证

结证的血病辨证，一般可概括为血虚致结、血瘀致结和血热致结三种。

人身气血运行于脏腑经脉、四肢百骸，升降出入，流畅无阻，气血相依，气为血帅，血为气母，如气郁、气滞、气聚等皆能凝血成瘀，出现积聚肿块。明代董宿《奇效良方·积聚门（附论）》谓："气上逆，则六输不通，温气不行，凝血蕴里不散，津液凝涩渗着而不去，而成积矣。"清代王清任《医林改错》指出："今请问在肚腹能结块者是何物？若在胃结者，必食也；在肠结者，燥粪也……肠胃之外，无论何处，皆有气血……结块者，必有形之血也。血受寒则凝结成块，血受热则煎熬成块。"说明结证的形成与气滞血瘀有关。由于血行不畅，瘀血凝滞，"不通则痛"，患者每有固定性疼痛，疼痛时间较持续而顽固；因血行不畅或局部瘀血，故可见面色晦黯，指甲及皮肤粗糙无光泽，舌质瘀黯，舌面瘀点或瘀斑，舌下静脉瘀血等。属血瘀者宜用活血化瘀法治疗。临床上气滞可以导致血瘀，血瘀也常兼气滞，故本类药物常与行气药同用，以增强活血化瘀的功效；又血遇寒则凝滞，对寒凝血瘀者宜配温里药以温通血脉。活血化瘀药依其作用强弱又可分为和血、行血、破血之类，前者药性较平和，后二者较为峻猛。活血化瘀方药可以促进新陈代谢，改善血液循环，增加血管通透性，软化结缔组织，消炎止痛，可能改善结证实体部位的缺氧状态，提高对各种治疗的敏感性。

国外研究指出，由于恶性结证周围有大量纤维蛋白沉积，并形成纤维蛋白网络，使抗肿瘤药物和免疫活性细胞不易深入瘤内。因而，癌组织周围纤维蛋白的积聚，是癌细胞得以在体内停留、生长、发展，最后形成癌块或转移灶的重要因素之一。有些活血化瘀药具有增强纤维蛋白溶解性和降低纤维蛋白稳定性的作用，从而可能防止或破坏肿瘤周围及其癌灶内纤维蛋白的凝集。通过改善恶性结证组织的微循环及增加血流量，使抗肿瘤药物及免疫活性细胞到达肿瘤部位，发挥抗肿瘤作用，并能提高抗体水平，增强机体免疫力，从而有助于减轻症状，消除肿块。有人认为恶性肿瘤患者血液中的血清蛋白（主要是纤维蛋白、免疫球蛋白）、脂质、血小板的异常等可使血液循环处于"高凝状态"。

通过观察 36 例偏头痛、34 例脑梗死及 31 例肿瘤患者，我们发现其有血液流变性异常，血液黏滞度偏高者分别占比为 74.18%、76.16% 及 56.19%，临床发现部分结证患者常发生血栓或栓塞性疾病。目前对于恶性肿瘤的转移，血凝异常已作为重要因素之一而引起充分的重视。活血化瘀法通过其促进血液循环的作用，能减弱血小板凝聚性，降低结证包括恶性肿瘤患者的血液黏滞度，使癌细胞不易在血液中停留、着床、种植，减少恶性肿瘤扩散和转移的机会。如活血化瘀药术就有比较肯定的抗癌作用，且能增强机体的免疫力，增强癌细胞的免疫原性，改善微循环等，为活血化瘀法的抗癌机理研究提供了初步的佐证。在使用活血化瘀法的同时要注意机体的情况，凡正气不足者应酌情配伍补益药物以扶助正气，对出血患者、月经过多者以及孕妇等，皆须谨慎使用。

一、血虚致结

1. 临床表现 面色苍白或萎黄，唇色淡白，头晕目眩，心悸心慌，失眠健忘，手足发麻，爪甲苍白，或妇女可见月经量少，经行不畅；舌质淡，舌苔薄白，脉细弱；临床伴见结节、囊肿、肌瘤、肿瘤等。

2. 证候分析 心主血脉，舌为心之苗，其华在面，心血不足不能上荣，所以面色苍白或萎黄，唇色淡白；心藏神，心血不足不能藏神，所以失眠健忘；血不养心，则心悸心慌。肝主筋，其华在爪，藏血，肝血不足，致筋脉肌肤爪甲失养，出现手足发麻，爪甲苍白；肝开窍于目，目得血而能视，肝血虚则目眩，视物不清；血虚不得上荣清窍致头晕；肝为血海，今肝血不足，冲任二脉空虚，导致月经量少或愆期。血液运行不畅，积久成结，故临床伴见结节、囊肿、肌瘤、肿瘤等。血虚不荣于舌致舌质淡，血虚不能充盈于脉致脉细弱。

3. 治疗方法 补血。方如四物汤、归脾汤、舒脑定痛饮等。

二、血瘀致结

1. 临床表现 疼痛如刺，定着不移；或有肿块、肌瘤、肿瘤等，其疼痛以痛处固定，痛如锥刺为特点；或出血，瘀斑，唇甲紫黯；舌色紫黯或有瘀点、瘀斑，脉涩。

2. 证候分析 瘀血阻塞，不通则痛，所以疼痛是血瘀证的一个主要症状。血为有形之物，瘀血不去，所以痛处固定不移，痛如锥刺。血停积于局部，就会形成肿块、结节、囊肿、肌瘤、肿瘤。瘀血阻塞脉络，使血液不得循经脉而行，就会溢出脉外而出血，血色紫黯或夹有瘀血块，且常反复发作。血液运行不畅，故脉涩。

3. 治疗方法 活血化瘀。方如利脑通窍饮、益心散结饮、化斑散结饮、桃红四物汤等。

三、血热致结

1. 临床表现 心烦，甚或躁狂、昏迷，口干而不多饮，身热夜甚，或见各种出血证，舌红绛，脉数；临床伴见结节、囊肿、肌瘤、肿瘤等。

2. 证候分析 血热炽盛，扰乱心神致心烦，严重者可引起躁狂或昏迷；阴血被热邪耗伤而口渴，伴身热夜甚，由于热不在气分，所以虽有口渴但不多饮；血受热迫，血行增快，灼伤脉络，故妄行于脉外，引起各种出血证，如衄血、吐血、尿血、便血、崩漏以及斑疹等；血热日久导致血壅而成结，则临床伴见结节、囊肿、肌瘤、肿瘤等；脉络充盈，故舌质红绛，脉数。

3. 治疗方法 清热凉血。热扰心神致心烦躁狂或昏迷的，方如清营汤、清宫汤；血热妄行致出血的，方如犀角地黄汤、凉血醒脑饮等。

第三节 气血同病的辨证

气和血都是人体内维持生命活动的物质基础。气为阳，血为阴，两者有相互资生、相互依存的关系。由于气血之间关系甚为密切，所以在发生病变时，常相互影响而产生气血同病的诸多结证。现介绍几种常见的气血两虚致结之证。

一、气血两虚致结

1. 临床表现 具有气虚与血虚的症状，如面色淡白或萎黄，少气懒言，乏力自汗，形体瘦弱，心烦失眠，爪甲淡白，舌淡嫩，脉细弱；临床伴见结节、囊肿、肌瘤、肿瘤等。

2. 证候分析 少气懒言，乏力自汗，为脾肺气虚之象；心烦失眠，为血不养心所致；血虚不能充盈脉络，见爪甲淡白、脉细弱；气血两虚不得上荣于面、舌，则见面色淡白或萎黄，舌淡嫩；气血两虚不得外养肌肉，致形体瘦弱；气血两虚日久导致气血郁滞，从而形成结证，故临床可见结节、囊肿、肌瘤、肿瘤等。

3. 治疗方法 气血双补。方如八珍汤、益胃降糖饮等。

二、气虚失血致结

1. 临床表现 具有气虚与出血的症状，如面色苍白、少气懒言、倦怠乏力、爪甲淡白等；同时有吐血、便血、皮下瘀斑，或妇女月经过多、崩漏等出血病变；舌质淡，脉细弱；临床伴见结节、囊肿、肌瘤、肿瘤等。

2. 证候分析 脾气虚弱，不能摄血，以致血不循经而溢出脉外；溢于胃，为吐血；溢于肠、为便血；溢于肌肤，则见皮下瘀斑。脾虚统血无权，冲任不固，渐成月经过多或崩漏。气虚不能帅血充盈脉络，见爪甲淡白，舌质淡，脉细弱。气虚失血日久，可导致气滞血瘀而形成结证，故临床可见结节、囊肿、肌瘤、肿瘤等。

3. 治疗方法 补气止血。方如归脾汤、利脑通窍饮等。

三、气随血脱致结

1. 临床表现 在大量出血的同时，见面色苍白，四肢厥冷，冷汗淋漓，甚至晕厥，唇舌淡白，脉微细或芤；临床伴见结节、增生、囊肿、肌瘤、肿瘤等。

2. 证候分析 血脱则气失去依附，所以气亦随血而外脱。气脱阳亡，不能温煦固摄肌表，则冷汗淋漓；阳气不达四末，阴阳之气不相顺接，则见四肢厥冷；气血亡失，不能上荣，故唇舌淡白，脉微细或芤。一方面气血亡失则卫外不固，外邪入侵导致疫结发生；另一方面气血亡失导致气血瘀滞而形成结证，故临床可见结节、增生、囊肿、肌瘤、肿瘤等。

3. 治疗方法 根据"有形之血不能速生，无形之气所当急固"的理论和血脱先益气的原则，急宜补气固脱。方如独参汤、参附汤、益脑祛结汤、通脉益心饮等。

四、气虚血瘀致结

1. 临床表现 身倦乏力，少气自汗，疼痛拒按，或有肌肤甲错，舌色紫黯或有瘀斑，脉细涩；临床伴见结节、增生、囊肿、肌瘤、肿瘤等。

2. 证候分析 因气虚运血无力，而致血行障碍，所以既可见到疼痛拒按，舌象或有瘀点、瘀斑，脉细涩等血瘀症状；又有少气乏力、自汗等气虚症状。气虚运血无力，血行障碍而致血瘀，最终导致结证的发生，故临床可见结节、增生、囊肿、肌瘤、肿瘤等。

3. 治疗方法 补气行血。方如补阳还五汤、益心散结饮、通脉益心饮等。

五、气滞血瘀致结

1. 临床表现 胸胁胀满，走窜疼痛，性情急躁，并见痞块，刺痛拒按；妇女还可见乳房胀痛、痛经、经色紫黯并夹有血块，或闭经等；舌色紫黯或有斑点，脉弦涩；临床伴见结节、增生、肌瘤、肿瘤等。

2. 证候分析 肝藏血，主疏泄，情志不遂，肝气郁结，致肝疏泄失职，故见性情急躁、胸腹胀满、走窜疼痛等气滞症状；气为血帅，气滞则血瘀，气血瘀滞不通，故有痞块，疼痛拒按；妇女则可见乳房胀痛、痛经、经色紫黯并夹有血块等症；气血瘀滞不通，无以濡润经脉，故舌色紫黯或有瘀斑，脉弦涩；气血瘀滞易于致结，故临床可见结节、增生、肌瘤、肿瘤等。

3. 治疗方法 行气活血。方如温心解结饮、复元活血汤、舒脑定痛饮、血府逐瘀汤等。

第四节　结证的痰湿病辨证

水液停滞的形成，主要因肺、脾、肾三脏功能失调，气化不足，使津液的敷布和排泄发生障碍，导致局部或全身有过量的水液停积，溢于肌肤则为水肿，积于腹中则为鼓胀，或化为痰饮而内停。

脾为生痰之源，肺为贮痰之器。脾肺功能失调，津液不布，水湿内停，兼有邪热煎灼,遂凝结成痰。中医学中痰的概念较为广泛,并认为"顽痰生百病"。古人还有"痰之为物,随气升降,无处不到""凡人身上、中、下有块者,多是痰"的论述,故结证每与"痰滞作祟"有关。临证常见痰热在肺则咳喘吐脓血(如肺脓肿、肺癌);在食管、胃脘则嗳气反酸,呕秽痰涎,饮食难进(如胃溃疡、食管癌、胃癌);流窜皮下肌肤则成痰核、瘰疬、肿瘤、乳石痈(如甲状腺结节、甲状腺瘤、颈部淋巴结肿、甲状腺癌、淋巴肉瘤、乳腺癌等);痰饮泛滥、痰热瘀结经络则足肿、腹水或黄疸(如肝硬化、肝癌)等;并伴见脘腹满闷,痰涎难咳出,舌苔白厚或腻浊,脉滑。治宜化痰软坚、除痰散结。痰的成因很多,按其性质,又可分为湿痰、燥痰、热痰、寒痰、风痰、老痰等。《景岳全书》告诫"见痰休治痰",《临证指南医案》曰"善治者,治其所以生痰之源",均为正本清源之法。若肺热熏蒸生痰者宜清热除痰;燥邪伤肺,津液被灼,津灼成痰者宜润燥除痰;脾不健运,蕴湿成痰者宜配健脾燥湿药;肾虚水泛成痰者又宜配温肾壮阳药。又气滞易于生痰,痰郁则气机亦阻滞,故除痰散结药中亦常加入理气之品以调畅气机。研究发现本类药物善于消散结证(包括囊肿、结节及其他良性肿瘤),同时均有不同程度的抑杀癌细胞的作用,亦可能有减少或控制恶性肿瘤周围炎症分泌物的作用。

一、湿浊

湿浊是因人体津液敷布障碍而生,所以又称为内湿。内湿是与外湿相对而言的,前者多由脾虚不能运化水湿所致,后者是由外而侵入的水湿潮气所致。内湿的产生,多因素体虚弱;或因脂膏过剩,阻遏气机而生痰湿;或恣食生冷、过食肥甘厚味,均可内伤脾,脾虚则运化无力,不能为胃行其津液,导致水液不化,聚而成湿,停而成痰,留而为饮,积而为水。因此,脾的运化失职,是湿浊内生的关键,故《素问·至真要大论》说:"诸湿肿满,皆属于脾"。脾主运化,有赖于肾阳的温煦及推动、三焦的气化。因此,内停的湿浊不仅是脾气虚,水液不化而形成的病理产物,且与肾有密切的关系。肾主水,肾阳为诸阳之本,故在肾阳虚衰时,亦必然影响脾的运化功能,导致湿浊内生。湿浊致病有以下5种类型。

(一)湿浊中阻

1. 临床表现　脘闷不食,恶心呕吐,吐清水痰涎,伴神疲乏力、面色晦滞、食欲不振、肢体困重等症,头眩心悸,苔白腻,脉滑;临床见胃溃疡、慢性胃炎、食管癌、胃癌等。

2. 证候分析　脾胃气虚,运化失职,气血化生乏源,津液输布失常,水湿停留淤滞于中焦,阻碍气机升降,气不降,则食不得下,反上逆而呕吐清水痰涩；水饮上犯，清阳之气不展，故头眩心悸；湿浊中阻，久郁成痰，痰壅致结，故临床见胃溃疡、慢性胃炎、食管癌、胃癌等；苔白腻，脉滑，为饮停留中焦之征。

3. 治疗方法 温化痰饮，和胃降逆。方如益胃散结饮、益肠消结饮、四七汤等。

（二）湿阻清窍

1. 临床表现 头痛如裹，头晕目眩，鼻塞耳鸣，肢体倦重，纳呆胸闷，小便不利，大便或溏，苔薄白，脉濡；临床见慢性鼻咽炎、偏头痛、眩晕症、鼻咽癌、脑肿瘤等。

2. 证候分析 风湿侵袭，上犯巅顶，清窍为邪所阻遏，故见头痛如裹；脾司运化而主四肢，湿浊中阻，脾为湿困，故见四肢倦重，纳食呆滞；胸为清旷之区，全赖阳气以舒展，今为湿遏，阳气失展，故胸闷不适；邪湿内蕴，不能分清泌浊，故小便不利，大便或溏；湿阻清窍，久蕴成痰，阻于鼻络而成鼻炎、鼻咽癌；阻于脑络而致偏头痛、眩晕症、脑肿瘤；苔薄白，脉濡，为风湿交阻之象。

3. 治疗方法 祛风胜湿。方如除晕解结饮、定眩解结饮、健鼻通窍饮等。

（三）湿浊下注

1. 临床表现 怯寒神疲，面色灰黯，面浮，四肢厥冷，腰以下浮肿，按之凹陷不起，阴下冷湿，腰痛酸重，小便量少，大便溏而不爽，妇女带下异常等；若水湿外溢于肌肤，则发为水肿，腰以下为甚；舌体胖，舌质淡苔白，脉沉细，尺弱；临床见慢性肾炎、尿毒症、慢性肠炎、肠息肉、前列腺增生、子宫肌瘤、结肠癌、前列腺癌、膀胱癌、子宫颈癌、肾癌等。

2. 证候分析 肾虚而水气内盛，故腰酸痛酸重；肾与膀胱相表里，肾气虚弱，致膀胱气化不利，故小便量少；肾阳不足，命门火衰，不能温养肢体，故四肢厥冷，怯寒神疲，面色灰黯无华；湿浊下注，阻于肠则致慢性肠炎、肠息肉、结肠癌；阻于胞宫则致子宫肌瘤、子宫颈癌；阻于膀胱则致前列腺癌、膀胱癌；舌体胖，舌质淡而苔白，脉沉细，尺弱，均是肾虚、水湿内盛之象。

3. 治疗方法 温补肾阳，化气行水。方如真武汤、五苓散、益肾消结汤、益宫祛结汤等。

（四）湿郁成毒

1. 临床表现 面色晦黯，黎明之前脐下作痛，腹鸣即泻，泻后则安，腹部畏寒，有时作胀，下肢觉冷；妇女则可见带下如米泔，或白带清冷，量多，终日淋漓不断，或带下黄绿如脓，恶臭异常，阴中瘙痒，或夹血液，大便溏薄，小便频数清长，夜间尤甚，腰酸如折，小腹有冷感；舌淡苔白，脉沉细，尺脉沉迟；临床见慢性肠炎、肠息肉、结肠癌、子宫肌瘤、盆腔炎、宫颈癌、子宫内膜癌等。

2. 证候分析 脾肾阳虚，湿浊久郁蕴酿成毒，其为病则随湿毒内壅部位而异。阳虚内寒,带脉失约,任脉不固,精液滑脱而下,故妇女带下如米泔,白带清冷;肾阳不足,命门火衰,不能下输膀胱,则小便频数清长,夜间尤甚,小腹有冷感,大便溏薄;肾阳不足,命门火衰,不能上温脾胃,则面色晦黯,黎明之前脐下作痛,腹鸣即泻,泻后则安,腹部畏寒,有时作胀,下肢觉冷,临床见慢性肠炎、肠息肉、结肠癌;腰为肾之府,肾虚失养则腰痛如折;小腹为胞宫所居之处,胞系于肾,肾虚不能温煦胞宫,则小腹有冷感,临床常见子宫肌瘤、盆腔炎、宫颈癌、子宫内膜癌;舌质淡,舌苔白,脉沉细,亦属阳气不足之征。

3. 治疗方法 温补脾肾。方如安宫消结汤、利尿祛结汤、益肾散结汤等。

(五)湿滞肝脾(鼓胀)

1. 临床表现 腹大胀满,朝宽暮急,面色苍黄,脘闷纳呆,神疲怯寒,四肢畏冷,下肢浮肿,小便清长,舌质淡紫,脉沉细而弦;临床见肝硬化、肝癌等。

2. 证候分析 饮酒过多,或情志抑郁,皆伤肝脾。因肝气郁遏既久,势必克制脾土;或脾胃既病,肝木又趁虚乘侮,故起病虽殊,而后果则同。肝脾俱病,脾胃运化失职,清阳不升,水谷之精微不能敷布以奉养其他脏腑;浊阴不降,水湿亦不能转输以排泄于体外,于是清浊相混。同时肝气郁滞,血气凝聚,隧道因而壅塞,可以形成鼓胀,临床见肝硬化、肝癌等。病延稍久,肝脾日虚,进而累及肾脏,肾脏亦虚。一方面,肾阳不足,无以温养脾土;肾阴亏虚,肝木亦少滋荣,而使肝脾益惫,虚者愈虚。另一方面,肾与膀胱相表里,肾虚则膀胱气化不利,水浊血瘀壅结更甚,故实者愈实而使病情陷入危境。

3. 治疗方法 疏肝散结,温补脾肾。方如舒肝散结汤、中满分消丸等。

二、痰浊

外感六淫、内伤七情、饮食劳倦等因素均可造成肺、脾、肾的功能失常,三焦气化失司,从而导致津液吸收、排泄障碍而变生痰浊。故《医学从众录》说:"痰之本,水也,原于肾;痰之动,湿也,主于脾……痰之成,气也,贮于肺。"其发生病理变化的机制:其一,脾失健运:由于外受湿邪,或饮食不节,或思虑劳倦,使中焦脾胃受伤,运化无权,水湿内停,痰即随之而成。其二,肺失治节:外感邪气,侵袭肺卫,使之失于宣发及肃降,以致津液阻滞,凝聚成痰。其三,肾气亏耗:由于久病及肾,或年老体衰,或房劳过度,以致肾气亏耗。若肾阳不足,开阖不利,则水湿上泛而为痰;肾阴亏耗,则虚火内炽,煎灼津液而成痰。另外,肝郁气滞,乘侮脾土,脾失健运,则聚湿而生痰;或气郁化火,木火刑金,灼伤津液,则煎熬而成痰;或经络阻滞,气血津液运行不畅,则客聚经络而成痰。痰形成之后,由于停滞的部位不同,病理表现不一。阻滞于经脉的,可影响气血运行和经络的生理功能;停滞于脏腑的,可影响脏腑的功能和气机的升降。此外，在中医学中，痰不仅指咳嗽所咯出的可见的有形之痰液，还包括瘰疬、痰核等病变组织中及停滞在脏腑腔道中的黏稠物质。由此可见，痰的病理表现比较复杂，向有"痰无处不到"及"痰病多怪症"的说法。常见痰浊有以下几型。

（一）痰湿壅肺

1.临床表现　咳嗽气喘，咳吐黄或白稠痰，胸脘痞闷，呕吐纳呆，身困肢重，甚则鼻翼煽动，或咳吐脓血腥臭痰，舌苔厚腻，脉濡滑；临床如肺部结节、慢阻肺、肺脓肿、肺结核、肺癌等。

2.证候分析　本证多因外邪犯肺，郁而化热，炼液成痰，或素有宿痰，内蕴日久化热，痰与热结，郁阻于肺所致。痰热壅阻于肺，肺失清肃，肺气上逆，故咳嗽气喘，咳痰白或黄而稠，量多胸闷，临床如肺部结节、慢阻肺；甚者肺气郁闭，则见鼻翼煽动；若痰热阻滞肺络，气滞血壅，肉腐血败，则见咳吐脓血腥臭痰，胸痛；里热炽盛，蒸达于外，故发热，临床如肺脓肿、肺癌；热灼津伤，则便秘尿赤；舌红苔黄腻，脉滑数，为痰热内盛之征。

3.治疗方法　清热化痰。方如清肺涤痰饮、温胆汤等。

（二）痰阻瘿甲

1.临床表现　自觉咽中有异物梗阻，咽之不下，咯之不出，或咳嗽痰多，色白而黏不易咳出，胸闷，甚则气喘痰鸣，舌淡苔白腻，脉濡滑；临床如梅核气、声带小结、甲状腺结节、甲状腺瘤、喉癌、甲状腺癌等。

2.证候分析　脾胃运化不健，水谷混生，气郁结而上逆，故咽有异物梗阻感，咽之不下，咯之不出；痰凝气滞，结于咽喉，渐成肿物，结于颈前，肿大成块，则发为瘤；舌苔灰腻，脉弦滑，为肝郁气滞，痰瘀结聚之征。

3.治疗方法　利气化痰。方如祛瘿散结汤、消瘀散核饮等。

（三）痰滞肌腠筋骨

1.临床表现　头晕目眩，疲乏无力，胸胁胀痛，脘腹胀满，乳房有刺痛或胀痛，颈部异物感，声音嘶哑；或伴有胸胁闷胀，口干口苦，舌质红绛、舌苔滑腻，脉弦滑，心烦失眠，腰酸腿软，自汗盗汗，耳鸣耳闭。临床见多种结节、痰块、痰核、瘰疬，以及乳腺结节、乳腺癌、舌癌等；痰在筋骨，则可烂筋朽骨，形成剩骨、漏管、窦道，亦常见于骨癌的流痰证。

2.证候分析　本病主要涉及肝、脾，因为肝郁气滞，故胸闷不舒，情志不畅，烦躁易怒；中晚期以正气亏虚为主，兼夹邪实，正气亏虚，故头晕目眩，疲乏无力，胃纳不佳；痰凝肌腠，故有胸胁胀痛，声音嘶哑；舌质红黯，舌苔薄微黄，脉弦细是正虚邪实之征。

3.治疗方法　健脾化痰。方如消瘀散核饮、清肺涤痰饮、祛瘿散结汤等。

（四）痰滞胞宫

1. 临床表现 小便黄赤，白带量多，呈淡黄色，阴内或外阴部瘙痒，不时流出黄水，心烦少寐，坐卧不安，脘闷不适，口苦而腻，苔黄腻，脉弦而滑数；病久则神疲乏力，腰膝酸冷，小腹胀满，纳少便溏，阴道流血量多，或淋漓不尽，色淡，苔白润，脉细弱。临床见子宫肌瘤、卵巢囊肿、子宫内膜癌、子宫颈癌、卵巢癌等。

2. 证候分析 妇人体质肥胖，或恣食肥甘厚味，痰湿滞于胞宫，郁久化热，阻滞经络，致阴内或外阴瘙痒，甚或疼痛；由于湿热蕴结，热扰心神，则心烦少寐，坐卧不安；湿热流注下焦，故小便黄赤，白带量多，阴内不时流出黄水；脾胃损伤，湿热内蕴，则脘闷不安；湿热上蒸，则口苦而腻；苔黄腻，脉弦而滑数，亦属湿热内蕴之征。

3. 治疗方法 行气导滞，健脾祛湿。方如完带汤、安宫祛结汤、舒巢畅结汤等。

（五）痰阻脑海

1. 临床表现 头晕目眩，喉中痰鸣，肢体麻木、震颤，或突然仆倒，口眼㖞斜，舌强不语，偏瘫。苔腻，脉弦滑。

2. 证候分析 肝风内动，夹痰上逆，致清阳不升，浊阴不降，引起头晕目眩；痰涌气道致喉中痰鸣；风痰流窜经络，气血流通被阻，筋脉失养，轻则肢体麻木、震颤，重则口眼㖞斜，偏瘫，语謇；严重者风痰蒙蔽心窍，则突然仆倒，不省人事。苔腻，脉滑主痰盛，脉弦主肝风。

3. 治疗方法 祛风痰。方如大秦艽汤、利脑通窍饮等。

第五节 结证的邪毒辨证

结证中如肺脓肿、脓胸、肝脓肿病情险恶。晚期癌块溃破则流血渗液腥臭，溃而难收，历代医家称为"恶疮""毒物"，认为是内有邪毒留著，郁久化热所致。如宫颈癌患者的五色带下臭秽；肝癌患者烦热黄疸，邪热迫血妄行则吐血或便血；肺癌患者出现脓血痰；结肠癌患者见脓血便；白血病患者的吐衄发斑等；并伴见发热，五心烦热，口渴溺黄，便结或滞下，舌红苔黄，脉数者，均为热毒蕴积，治宜清热解毒。此法在结证临床中应用较广泛。这里所讲的热指里热证，里热证由于病情发展变化阶段的不同，以及患者体质情况的差异，临床症状可以有各种表现，因而处方用药亦有不同。如以气分实热为主者宜兼用泻火药，以血分实热为主者宜兼用凉血药，属痰热者宜配清热化痰药等。

清热解毒类药物多有较广的抗菌谱，有消炎、退热、消肿、排毒或中和毒素的作用，有的能抑制病毒。通过观察感染瘤株及未感染瘤株的生长情况和进行动物实验，发现炎症和感染是促使肿瘤扩散恶化的条件之一，由于这类药物能控制肿瘤周围炎症和其他感染，在一定程度上亦有助于控制肿瘤的发展。

本类药物性多寒凉，易伤脾胃，影响运化，损人阳气，服用时间过长和分量过多，对人体会产生不良影响。凡脾胃虚弱、胃纳不佳、肠滑易泻及阳气不足的患者宜慎用，或适当辅以健脾药。

早在《素问·五常政大论》就提出了"寒毒""湿毒""热毒""清毒""燥毒"的概念。张仲景《金匮要略》根据证候的阴阳属性，最早把毒邪分为阳毒和阴毒两大类。有提出内毒、外毒之分：外毒是指由外而来，侵袭机体并造成毒害的一类病邪。内毒是指由内而生，系因脏腑功能和气血运行失常，使机体内的生理产物或病理产物不能及时排出，蕴积体内而化生。对于结证的邪毒辨证，常用的治疗方法有以下几种。

一、温阳解毒

温阳解毒法是运用温热方药治疗寒毒之证的方法，适用于寒毒证。寒毒易损伤人体阳气，使机体失于温煦，气化无力，卫外防御功能下降。

1. 临床表现 面白形寒，四肢厥冷，神疲乏力，脘腹冷痛，小便清长，大便溏薄，伴有多种结节、痰块、痰核、瘰疬，如乳腺结节、声带小结、甲状腺结节、甲状腺瘤、甲状腺癌、肾癌等。舌淡苔白厚，脉沉迟或细弱无力。

2. 证候分析 寒毒入侵，凝滞经络，加上寒伤阳气，使人体失其温煦，故神疲乏力，脘腹冷痛，四肢厥冷；人体气血津液不得温化，凝滞成痰，所以大便溏薄；寒毒易伤阳气，水湿难祛，寒湿久蕴凝聚成痰，导致结证，故有多种结节、痰块、痰核、瘰疬，如乳腺结节、声带小结、甲状腺结节、甲状腺瘤、甲状腺癌、肾癌等；湿滞经络，故舌苔白厚；脉沉迟或细弱无力是寒毒之征。

3. 治疗方法 温阳解毒。方如真武汤、定眩解结饮、除晕解结饮等。

二、清热解毒

清热解毒法是运用寒凉方药治疗热毒之证的方法，适用于热毒证。热毒易伤津耗气，煎熬津血，灼伤脉络，动扰心神，使机体亢奋。有研究显示清热解毒药具有下述作用。

（一）清热解毒药具有抗菌抗病毒的作用

清热解毒常用的黄连、黄芩、大黄、金银花、白毛藤、半枝莲、白花蛇舌草、山豆根、败酱草、菊花、蒲公英、穿心莲、七叶一枝花、垂盆草、鱼腥草、全瓜蒌、龙葵、臭牡丹、紫草根、肿节风、冬凌草、虎杖、大青叶、青黛等都是广谱的抗菌药，其中有的还有抗病毒作用。临床应用这些药物，不但能达到抗菌消炎之目的，而且大都没有抗生素的副作用。有些肿瘤患者因感染发热，应用抗生素无效时，采用中医清热解毒治疗往往能收到较好的效果。

（二）清热解毒药具有清除肿瘤毒素的作用

肿瘤中晚期，由于肿瘤细胞恶性的增强以及全身脏器病理生理的改变，特别是毒热灼津，出现阴虚证候时，常表现为交感神经系统兴奋，代谢旺盛，体内醛固酮、酪氨酸、单胺氧化酶等含量增高。人体乳酸代谢需要通过乳酸脱氢酶（LDH）的酶促反应来完成。脾虚证患者 LDH 含量降低，乳酸代谢减慢而在体内堆积，因此常出现肌肉酸困症状。此外，肿瘤可引起胸腔积液、腹水、小便不利、腹胀、便秘；毒素刺激神经、皮肤、肌肉和关节可导致酸痛和剧痛；久病耗津伤阴，可出现口干舌燥、烦躁难眠等肝肾阴虚证候。清热解毒抗肿瘤药除有抗菌消炎作用外，还具有降火排毒、凉血止血、通便利尿、生津润燥、宁心安神等功效，临床上可针对病情，分别选择不同性能的清热解毒药，体内诸种毒素及废物可随小便排出，久积燥屎可以荡涤而下，肝火得降，睡眠改善，全身和局部症状随之减轻。

（三）清热解毒药能提高机体的免疫功能

热毒蕴结可引起阴阳失衡，削弱正气，这与西医认为过度的炎症反应会降低机体免疫功能的观点一致。清热解毒抗肿瘤药可清除体内蕴热，排除热毒，减轻机体的创伤和负担，自然就会增强其免疫功能。实验研究证明，不少清热解毒药能增强单核巨噬细胞系统的功能，降低体内毒素对机体的毒性刺激，调整体内的阴阳平衡。如白花蛇舌草除具有广谱抗菌作用外，还能使网状内皮系统显著增生，网状细胞增生肥大，胞浆丰富，吞噬活跃；同时也能增强白细胞的吞噬能力。白毛藤能增强机体非特异性免疫反应。

（四）清热解毒药能减轻手术、放疗、化疗的副作用，增强疗效

凡是毒热炽盛、阴阳偏颇显著、体内炎症反应严重的病例，若未经中药调理即行手术，术中或术后不但并发症多，而且恢复慢，效果也差。如能在手术前先行辨证施治，清其热毒、平衡阴阳后再行手术，术后针对创伤性炎症及体虚给予扶正培本，并佐以清热解毒抗癌或消导之品，能显著减轻手术并发症，促进胃肠功能的恢复，加速伤口的愈合，缩短住院时间，提高疗效。

（五）清热解毒药有抗癌作用

我国对中草药的抗癌研究已有较长的历史，但以往大都属零星的临床实践和经验总结。正规的实验研究从 1955 年开始。60 多年来，对 2 000 多种中草药、400 多个复方的大量筛选发现，160 多种药物、40 多个复方有抗癌活性，

其中大多属清热解毒之品。这些药物有的具有细胞毒作用；有的能提高机体免疫功能，从而抑制肿瘤细胞的生长；有的通过调节机体内在环境，纠正阴阳偏颇，达到抗肿瘤的作用。

1. 临床表现　发热，咽喉肿痛，痰黄而稠，痈疔疮疡，面红目赤，渴喜冷饮，高热汗出，肢体抽搐，神昏谵语，五心烦热，心悸烦乱，失眠多梦，大便秘结，小便短赤，如宫颈癌、肝癌、肺癌、结肠癌、白血病的热毒证期。舌红苔燥，脉洪数。

2. 证候分析　热邪入侵，客于肌肤，正气与邪抗争，故发热，咽喉肿痛，痈疔疮疡，面红目赤，渴喜冷饮；邪热内蕴，久郁成痰，扰乱心神，故心神不宁，轻者发热或惊悸不寐，重者痰热蒙蔽心窍，则狂乱无知；痰热上扰，致面色红赤；痰热搏结，致痰黄而稠；热煎津液，尿液减少，色呈黄赤；舌红苔黄、脉数为热，苔腻、脉滑主痰证。

3. 治疗方法　清热解毒。方如清肺涤痰饮、银英解结饮、凉营解结饮、桑野解毒饮等。

三、化痰解毒

化痰解毒法是运用祛湿化痰方药治疗痰毒之证的方法，适用于痰毒证。痰毒易阻滞气机，引起津液代谢障碍，化生痰湿，壅塞脉络，产生瘀血而致结。

1. 临证表现　咳吐痰涎，咯痰黄稠，胸闷气短，恶心呕吐，面色红赤，心中烦热，或惊悸不寐，小便短赤，临床见多种结节、痰核、瘰疬，如乳腺结节、声带小结、甲状腺结节、甲状腺瘤、甲状腺癌等，舌质红或紫黯，苔黄腻，脉滑数。

2. 证候分析　邪热袭表，久郁成痰，则咳吐痰涎，咯痰黄稠；痰壅胸膈，故胸闷气短，恶心呕吐；痰热上扰，致面色红赤；痰热搏结，致痰黄而稠；痰热扰心，故心中烦热，心神不宁，或惊悸不寐；热煎津液，则小便短赤；痰热结聚，成痰块，故临床见多种结节、痰核、瘰疬；痰热壅结，故舌苔黄腻，舌质红或紫黯是瘀热所致，脉滑数主痰热。

3. 治疗方法　清热化痰。方如清肺涤痰饮、清气化痰丸等。

四、活血解毒

活血解毒法是运用活血化瘀方药治疗瘀毒之证的方法，适用于瘀毒证。瘀毒易壅塞脉络，阻滞经隧，产生疼痛，结成包块。

1. 临证表现　疼痛如刺，定着不移，入夜更剧，或见痞块质硬，临床见脑梗死、心肌梗死、肌瘤、肿瘤等；肌肤甲错，毛发枯槁，或见咯血、吐血、衄血、便血、尿血等出血证，心神不宁，失眠多梦，或神昏谵语，舌红绛或青紫瘀斑，脉芤或细涩或沉涩。

2. 证候分析 瘀血停着,多属久病之证。气郁日久,气滞血凝,瘀血久停,故见疼痛如刺,痛处不移;血属阴,夜为阴时,故入夜痛甚;瘀结停滞,积久不散,则成痞块,临床见脑梗死、心肌梗死、肌瘤、肿瘤等;瘀血停着,阻滞经脉,故舌质紫黯;脉芤或细涩或沉涩均属瘀血内停之征。

3. 治疗方法 活血化瘀。方如血府逐瘀汤、舒脑定痛饮、化斑散结饮等。

五、扶正解毒

扶正解毒法是运用益气养阴方药治疗气阴两虚之证,适用于结证中气阴两虚证,特别是癌毒后期气阴两虚之证。

1. 临证表现 恶寒发热,烦躁失眠,盗汗,神疲乏力,面色萎黄,临床见脑梗死、心肌梗死、肌瘤、肿瘤等,或舌碎生疮,舌红少津,脉细数。

2. 证候分析 由于阴血不足,故烦躁失眠;阴虚生内热,口渴,或舌碎生疮;汗为心液,阴虚火劫,逼液外泄,故有盗汗;脾运不健,脾虚不能化生精微,饮食量少,故气血来源不足,四肢筋脉失养,故神疲乏力,面色萎黄;气阴两虚则气血运行不畅,易致气滞血瘀,日久而导致结证,如临床见脑梗死、心肌梗死、肌瘤、肿瘤等;气血为营卫之源,气血两虚,则营卫失调,舌淡苔少,脉细软弱。

3. 治疗方法 益气养阴。方如八珍汤、舒脑定痛饮、化斑散结饮等。

六、消结破积

不少结证(特别是恶性肿瘤)在体内表现为癥瘕积聚,盘根错节,留著不去,肿块与日俱增。此时邪气炽盛,治宜消结攻坚、通利破积,以荡涤积滞、推陈致新、溃散瘤块。符合《素问·至真要大论》所说“强者泻之”“坚者削之”“留者攻之”的治疗原则。本法适用于各种结证初、中期肿块明显、形体壮实、正气未虚者。伴有热毒证候者每与清热解毒药合用,可加强泄热、软坚、解毒之功效;邪实正虚者宜配补益药用;癥瘕积聚多伴有血瘀,故本法常与活血化瘀药合用,如大黄䗪虫丸、益脑祛结汤、益宫祛结汤、畅食祛结汤等。

本类药物都有一定的抑杀结证(包括肿瘤细胞)的作用,一部分药物如蟾酥、蜈蚣、甜瓜蒂等在适量时尚能增强机体免疫功能,可能起到促进结证消退的作用。由于本类药物功效峻猛,且多有毒,部分归纳于以毒攻毒法,有毒药物对人体的正气有一定的损害,给药时应严格掌握分量及疗程。当病邪已去大半,机体亏虚时应注意顾护正气,使祛邪与扶正有机地结合应用。凡孕妇及体弱者宜慎用。

第八章　结证的外治疗法

我国历代医家遵照《素问·至真要大论》所述"坚者削之，客者除之……留者攻之"的宗旨，创造了很多外治结证的方法，包括外用中草药、手术、针灸、针刀、冷热刀、按摩等治疗结证（包括恶性肿瘤）的方法。

一、手术

汉代名医华佗首创用全身麻醉法施行外科手术治疗结证，被后世尊称为"外科鼻祖"。华佗发明了世界上最早的麻醉剂——麻沸散（曼陀罗花1升，生草乌、全当归、香白芷、川芎各4钱，炒南星1钱），开创了全身麻醉手术的先例。随着社会的不断发展，医家积极应用现代科学技术为医疗服务，创造了微创手术以及机器人手术等先进的手术方法。

二、冷热刀

冷热刀是当代我国自主研发的中医外科设备，用来对患者的肿瘤中心进行冷冻、灭活以祛除癌瘤。它具有见效快、副作用小、针对性强、疗效好的优越性能，体现了中医"热者寒之，寒者热之"，以及"阳化气，阴成形"的理念。冷热刀虽然功效卓著，但目前还不能适用于每一种癌症，只有实体脏器上的肿瘤（如肺癌、肝癌等）适合用冷热刀来治疗。

三、小针刀

小针刀疗法是我国朱汉章教授发明的一种外治方法。小针刀与传统针灸针的区别在于针尖不同，传统针灸针的针尖像松叶一样呈圆钝样（像子弹头一样）；小针刀由针灸针演化而来，它的针尖是扁的，像铲子一样，可用来做切割、松解、分离粘连以及刺激穴位。小针刀的作用原理也是结合传统针灸理论，以现代针法为主，以现代解剖学为指导，对肌筋膜炎、腱鞘囊肿等经筋病有病变的肌肉进行松解，以解除局部痉挛，达到治疗结证的目的。

四、针灸

针灸是采用毫针或艾灸对患者的腧穴施术，以通过经络调整人体的气血阴阳，提高人体免疫能力等手段来治疗结证。针灸对内、外、妇、儿科 300 多种病症的治疗，有不同程度的效果。对其中 100 种左右的结证有较好或很好的疗效。自 20 世纪 60 年代以来，我国医学界采用针刺麻醉，成功地进行了多种外科手术，丰富了麻醉学的内容，引起了世界各国学者的重视，推动了针灸医学的发展。有研究证明，针灸对各系统功能有调整作用，能增强机体的抗病能力。针灸镇痛原理的研究已深入到神经细胞、电生理学和神经递质等分子化学水平。经络研究经过大量普查，不仅肯定了循经感传的客观存在，而且从循经感传现象出现的规律、客观指标及测定方法等方面进行了研究，为经络实质的探讨提供了重要线索。近年来应用针灸治疗肿瘤的案例在逐渐增多，主要用于缓解癌痛、预防肿瘤术后并发症的发生、减少放化疗的毒副作用、改善患者生存质量等方面。目前，已有用针灸治疗癌瘤而使症状缓解和病变消失的个案报道。有不少报道认为针灸或电针辅助化疗，对骨髓抑制、免疫抑制、消化道反应能起到减毒作用，可提高化疗患者的生活质量。有研究发现肿瘤患者经穴感应呈偏亢状态；在动物实验中，对小鼠艾氏腹水癌和睾丸癌施灸可以降低其移植成活率，施灸皮肤的提取物对瘤细胞的生长有明显抑制作用。大量研究证实，针灸不能直接杀伤肿瘤细胞，它是通过调动机体内因而清除肿瘤的，其抗肿瘤作用是多层次、多环节的一个复杂过程。我们在应用针灸治疗结证（如脑梗死、颈椎病、腰椎间盘突出、肌筋膜炎、类风湿关节炎、面神经麻痹）、缓解癌痛等方面获得良好效果。

五、按摩

按摩是医师通过松解、理筋及复位等多种手法，针对性地矫正关节的失稳或松解局部粘连的肌肉和韧带组织，使受刺激的神经根、血管等恢复正常功能，从而达到治疗相关结证的目的。我国早在先秦时期就已有了按摩疗法应用的记载，如商周时期的甲骨文，就有按摩诊治疾病的记录。扁鹊及其弟子运用针灸、按摩疗法，成功地抢救了尸厥患者。现代中国推拿与国外也进行了广泛的交流，中国推拿学者出国进行讲学和医疗活动，赢得了国外的好评。同时，不少国家和地区的推拿专业人员也来中国学习中医推拿，且从业人员日益增多。我国应用按摩治疗结证（如肌筋膜炎、风湿病、皮下结节、关节炎等）已获得很好的效果。近年来，应用按摩治疗癌症，如缓解癌痛、预防癌症术后并发症的发生、减少放化疗的毒副作用、改善患者生存质量等方面获得进展；有不少报道认为按摩辅助化疗，对骨髓抑制、免疫抑制、消化道反应能起到减毒作用，可提高化疗患者的生活质量。

六、中药外用

历代外科名家创立许多有效的外治膏剂和散剂，用于治疗结证。常选用金石矿物类及芳香走窜类药物；在辨明机体的寒、热、虚、实之后，药物亦配以温凉之性，通过外治敷贴，可以化散其毒而不令壅滞，消瘤溃坚。如信枣散、鸦胆子外用治疗宫颈癌，用皮癌净、猪屎豆外敷治疗皮肤癌、淋巴转移癌等，用药烟吸入法治疗肺癌、鼻咽癌，用清热解毒药或泻下逐水药外敷治疗肝癌或肝癌腹水等，每每取得效果。

第九章 结证的饮食疗法

中医学认为,结证的发病有外因和内因两个方面。外因包括六淫、毒邪;内因包括七情所伤、饮食失节或不洁及脏腑功能失调等。临床在注重外因对结证发病影响的同时,也要重视内因,比如饮食因素在结证发病和治疗过程中同样发挥着重要作用。

在发病方面,饮食不节制或不洁净,或进食习惯不良,如进食过快、过热,或嗜酒,或偏好辛辣等都可导致结证的发生。消化道结证与饮食的关系非常密切,如食管炎、胃溃疡、结肠息肉及消化道肿瘤等的发病与不良饮食习惯,特别是与多食煎炸食物,嗜饮烈酒、热酒的关系非常密切。正如《医碥》所记载:"酒客多噎膈,饮热酒者尤多,以热伤津液,咽管干涩,食不得入也。"《医学统旨》曰:"酒面炙煿,黏滑难化之物,滞于中宫,损伤肠胃,渐成痞满吞酸,甚则噎膈反胃。"在结证患者的饮食调护方面,饮食卫生和营养都是非常重要的。人一旦生病,就要承受身体和精神上的痛苦。在结证中,尤以肿瘤患者的痛苦更加明显,因此其对自身的饮食调养和康复无疑是非常重视的。患者在积极配合医生治疗的同时,常会向医生咨询饮食方面的注意事项。但是,患者往往忽视这样的一个事实,即饮食卫生的配合也相当重要。结证患者在化疗、放疗、介入治疗等过程中,往往体质和免疫功能下降,如果不注意饮食卫生,就更容易感染疾病,影响治疗的顺利进行。因此,结证患者必须树立自我保护意识,克服饮食上的暂时困难,养成良好的饮食卫生习惯,不吃腐败变质的食物,以利于早日康复。合理的饮食和调养对结证的治疗能起到一定的作用,现分述如下。

一、结证饮食治疗的必要性

结证本身及其治疗手段都会影响患者的营养状况,因此营养不良在结证(特别是肿瘤)患者中普遍存在。结证患者主要出现以下几大营养问题。

1. 厌食和体重下降 两者可见于各种结证手术、放化疗和其他药物治疗的过程中。厌食以消化道结证最为常见,尤其是在食管炎、胃溃疡、结肠炎及食管癌、胃癌和大肠癌中最为常见。

2. 代谢异常　一般认为,消化道结证患者及其他部分肿瘤患者的能量代谢比正常情况下高 10%,体重下降是该类患者的常见表现。究其原因,一方面,食欲下降导致患者摄入减少;另一方面,患者代谢异常致消耗增加。碳水化合物代谢异常主要是由于许多消化道结证患者及其他部分肿瘤患者出现葡萄糖不耐症;蛋白质代谢异常表现在蛋白质转换增加,肝脏合成蛋白增加,肌肉合成蛋白减少,血浆支链氨基酸水平下降;脂肪代谢异常表现为脂肪分解作用增强,血清脂蛋白酶活性降低,可出现高脂血症;维生素代谢异常主要表现在维生素 C、维生素 E 等抗氧化维生素水平下降;微量元素代谢异常表现为消化道结证患者及其他部分肿瘤患者血硒和血锌含量降低。

肿瘤的发展可分为三个时期:启动期、促癌期和恶变进展期。前两个时期为肿瘤生长的良性阶段,处在这两个时期的病变是可以逆转的,如果尽早进行饮食调养,有可能在一定程度上避免向第 3 个时期发展。良好的膳食营养不仅具有潜在的预防肿瘤的作用,某些营养素还有抗氧化、抑制肿瘤细胞增生、刺激人体产生干扰素等功能,因此在一定程度上起到了积极的治疗作用。对于已经恶变的肿瘤,经过手术、放疗、化疗等治疗后,合理的饮食调养对于患者的康复非常重要。因此,肿瘤患者的饮食治疗贯穿肿瘤发生、发展的各个阶段。

事实上,人的一生都是围绕着"衣、食、住、行"来进行的,其中"食"是衡量生活质量和生存质量的重要方面。目前,对于肿瘤的治疗主要是外科手术、化疗和放疗,以及中医治疗。有研究认为,肿瘤患者增加营养会助长肿瘤细胞的生长、扩散,增加转移的机会。但营养支持是肿瘤治疗的一个重要方面,是其他治疗的基础。目前,在我国普遍重视其他治疗方法、轻视营养治疗的现实情况下,应该将肿瘤患者的营养治疗与抗肿瘤治疗放在同样重要的地位。所谓的营养治疗实质上就是指饮食调养。

中医学认为,"有胃气则生,无胃气则死",说的就是患者的食欲。患者能够正常进食,得到合理的营养补充,对结证的康复是非常重要的。肿瘤细胞是一种生长迅速的细胞,需要大量的营养物质,必然与正常组织争夺营养,而且在这场争夺战中,正常细胞一般都是失败者,所以患者常常出现消瘦乏力,表现为恶病质。如果不进行营养补充,首先受损的往往是正常的细胞、组织和器官,甚至最终导致患者死亡。因此,肿瘤患者在治疗期间,配合营养调护是有益的。营养的增加使机体受益大于肿瘤受益。

适当的饮食治疗既可改善患者的营养状况,使患者的免疫力、抗结证能力增强,提高生活质量;又能提高结证患者对手术治疗的耐受性,减少或避免手术后的感染,促进术后伤口愈合;也能提高结证患者对放疗或化疗的耐受能力,减轻毒副作用等。虽然没有确切的证据证明营养物质对肿瘤细胞有直接杀伤作用,但其增强体质和免疫力的作用是肯定的,可间接达到抑制肿瘤生长的效果。

二、结证食疗的基本原则和方法

1. 结证食疗的基本原则

(1)注意饮食调理:饮食营养是正常人养生保健的基础,同时也是结证患者康复的基础。"平衡饮食"是大家相当熟悉、也经常提到的饮食调养的基本原则之一。人体是一个整体,需要多种营养素。饮食的偏嗜不仅可导致结证的发生,也会影响结证患者的康复。尤其在肿瘤康复期间,营养全面均衡,才能在补充人体正常消耗的同时,满足身体康复的营养需求。

(2)结证患者的营养标准:结证患者的营养要达到均衡,就必须注意补充营养的标准,过量和不足都是不可取的。结证患者的营养标准为:蛋白质每人每天每公斤体重 1.2～1.5g,共约 70～80g;脂肪每人每天每公斤体重 1g,共约 60g;碳水化合物每人每天每公斤体重 5g,共约 250g;同时,还要保证蔬菜的合理摄入。在遵守以上膳食原则的同时,还要注意有无其他疾病。如肾病患者要少吃蛋白质含量高的食物,以免增加肌酐和尿素氮的含量;糖尿病患者要少吃碳水化合物含量较高的食物等。这些标准均是基于患者病情稳定前提下的,如果患者有病情变化,如手术、放疗、化疗等导致能量消耗增加,或其他原因导致能量消耗减少等,则需要根据医师和营养师的意见进行适当调整。

(3)营养的选择和摄取:结证患者要尽可能食用优质蛋白含量丰富的食物。优质蛋白是容易被人体消化、吸收和利用的蛋白质,其含有丰富的人体必需氨基酸。常见的富含优质蛋白的食物有瘦肉、鱼、蛋、奶等,其中鱼类的蛋白质更易被人体消化吸收,而且不饱和脂肪酸的含量高。但是,结证患者要注意少吃带鱼和羊肉。古人认为,羊肉味甘,大热且腥膻,易使疾病复发。食用带鱼也容易诱发疾病。这一点,结证患者需要谨记。食物中的碳水化合物主要来源于米和面,结证患者每天都应进食一定量的米或面,一般以 250g 即 5 两左右为宜。有些人认为,人体的主要营养来源是蛋白质和脂肪,这种观点是不全面的。人体的主要能量来源是碳水化合物。碳水化合物在体内分解后除了产生能量外,主要的生成物是二氧化碳和水。二氧化碳可随呼吸排出体外,水则对人体进行补充,多余部分可通过汗液、呼吸、大小便等排出体外。蛋白质除了产生能量外,还合成肌酐、尿素氮等。如果这些物质生成过多则会加重肝、肾的负担,引起或加重相应疾病。脂肪虽然产生的能量较多,但是其代谢后生成的酮体是酸性物质，如果无法有效排出，可引起酮中毒。因此，结证康复期碳水化合物、蛋白质、脂肪这三大营养物质之间的比例要适当。另外，还要保证进食一定量的蔬菜。蔬菜可提供各种维生素、微量元素和膳食纤维，这三类物质对人体非常重要，不可或缺。有些患者手术后尽管吃了不少蔬菜，但仍大便干结，原来是把蔬菜榨成汁吃，实际上进食的是蔬菜汁液，而没有摄入膳食纤维，因而大便干燥。

仅饮食搭配均衡还是不够的，还要注意饮食的烹饪方法。例如，进食的碳水化合物、蛋白质、脂肪最好不是煎炸过的，蔬菜要保证新鲜且营养素没有被破坏等。这些都是需要结证患者在日常生活中时刻注意的事项。

在计算一个人每天的饮食量和营养物质比例时，可以采用以下简单的计算方法，即每天1袋牛奶＋1个鸡蛋＋50g鱼＋50g豆制品＋250g米饭或面食＋适量的蔬菜。当然，每个患者的病情不同，具体要根据医师的意见，对饮食进行适当的调整。

（4）因时、因地、因人制宜

1）因时制宜：包括两个层次的含义：一是季节和天气，二是疾病的不同阶段。

中医讲究天人相应，认为气候条件、大自然的变化对人体的生理病理活动都有影响，尤其是秋冬时分，季节交替对人体影响明显。不少结证患者在这个季节出现病情变化，不是结证本身变化，而是出现了并发症，尤其是炎症性并发症。因此，在气候转变过程中，提高结证患者的免疫功能是很关键的。如秋冬之交，结证患者的食疗要注意养肺润燥生津。秋冬之交的气候特点首先是"燥"，秋天多以燥邪为病。燥胜则干，易伤阴伤津。燥邪又可化火，伤及肺阴，久之可伤及胃津或肝肾。其次是"早寒"，中医认为寒属于阴邪，容易伤及人体阳气，这里的阳气涵盖了我们通常所讲的机体免疫功能。基于这一阶段的气候变化特点，秋冬之交的饮食调养原则是以平补养肺、润燥生津为根本，应忌食辛辣及厚腻之味。患者可以选择养肺润燥的平补食物，如苦杏仁、泥鳅、鸭肉、鱼、山药、芋艿、白木耳、银杏、葡萄、百合、牛乳、冰糖、蜂乳、胡萝卜、白萝卜、黑木耳、无花果、乌梅等；清肺润燥的食物如萝卜、菠菜、马兰头、罗汉果、甘蓝、荸荠、冬瓜子、丝瓜、梨、鸭蛋、白菜、香菇、柚子等。

处于不同病理阶段的结证患者需要由医师或营养师进行专业的饮食指导，或由医师开出处方。一般结证初期邪气较盛，患者体质亦强壮，可以清热泻火的食物为主，不能过于滋腻；结证手术治疗后病灶得到清除，患者体质虚弱，则应以补虚、富有营养的食物为主，以助身体尽快恢复抗病能力；结证晚期患者体质异常虚弱，邪气强盛，此时应扶正与祛邪并重，可根据实际情况，或以补虚扶正为主,或以祛邪为主。

2)因地制宜:就是根据地域的饮食习惯进行适当的饮食调护。如西北地区的人喜食牛羊肉,而羊肉是结证患者不宜食用的,所以要尽量纠正饮食习惯。实在无法改变的,仅可进食少量绵羊肉,切忌食用山羊肉。

3)因人制宜:就是根据每个人的具体情况采取最适合的饮食调护。其实,医师一般提供的都是主要的原则,具体到每个人身上,还需要自己去体会和寻找最佳方案。如过敏体质的人,要根据自身的情况,结合医师的指导建议来选择食物。偏寒和偏热体质的饮食治疗方案也有所不同。阳虚怕冷者应进食温热之品,如桂圆、荔枝、牛肉、狗肉等;阴虚内热者应进食滋阴清热之品,如百合、银耳、海参、鸭肉、蛇肉等。

2. 结证食疗的常用方法 在结证食疗过程中,除干鲜果品和较少的蔬菜可以直接食用外,一般都必须根据患者口味和食疗的需要制成不同的食物类型。临床食疗用品的类型繁多,常用的有米饭、粥、汤羹、菜肴、汤剂、饮料(鲜汁)、散剂、蜜膏(蜜饯)、糖果等。

(1)米饭:以粳米、糯米为主,可加入其他食物或药物,如大枣、龙眼肉、山药、党参等,经蒸煮而成。主要具有补脾益气或养血的作用,如八宝饭、参枣米饭等。

(2)粥:《随息居饮食谱》说:"粳米甘平,宜煮粥食,粥饭为世间第一补人之物。"粥以粳米、糯米、粟米等粮食为主,可以加其他食物或药物,加水煮成半流质状(稀粥)。若加入的食物或药物不宜同煮,可先煎取汁或绞取汁液,再与粮食同煮。粥可加入糖、盐、油脂或味精等调味品,如菊花粥等。

(3)汤羹:汤羹是菜肴的一种形式,以肉、蛋、奶、鱼、银耳等食物为主,或适当配入其他药物,经煎煮或熬炖而成。在制作汤羹时可根据食物的滋味、性能加入适量的糖、盐、酱油、姜或椒等佐料。在食疗中汤羹主要起补益滋养作用,如银耳龙眼莲子羹可养阴润肺,佛手阿胶羹可疏肝养血柔肝。

(4)菜肴:菜肴涉及的食物十分广泛,如蔬菜、肉类、蛋类、鱼、虾等。菜肴品种繁多,制作方法多样,如凉拌、蒸、炒、卤、炖、烧等。制作菜肴时一般都要加入适量的调味品,如姜、葱、蒜、辣椒、花椒、胡椒、芥末、盐、酱油、醋、酒、糖等。作为食疗菜肴,除一般作正餐外,还应针对不同的食疗目的合理选择与搭配食物(包括调味品)。一般肉类、鱼类、禽蛋类皆为血肉有情之品,以其为原料制作的菜肴偏于补益,蔬菜类菜肴多能清热泻火、通利二便,临床应用时可酌情增减。

(5)汤剂:将食物或药物加水一同煎煮,滤取煎液即成汤剂。煎煮时,加水要适量,除气味薄不宜长时间煎煮的食物或药物外,一般要煎煮2～3次,将分别滤取的煎液混匀,分 2～3 次饮用。如赤小豆鲤鱼汤、当归生姜羊肉汤等。

(6)饮料(鲜汁):酸甜或清香之类的食物、茶料或药物用清水煮沸或沸水浸泡后可制成饮料,供饮用或代茶饮。新鲜、多汁、可口的植物果实、茎叶或块根亦可绞汁,新鲜饮用。有时可适量加蜜、糖。鲜汁、饮料类除冷饮外,也可温服,主要有清热除烦、生津止渴、利尿等功效,如果汁、胖大海茶等。

(7)散剂:将食物晒干或烘干、炒焖后,研磨成细粉末,即散剂。制作散剂常用谷物、干果等,也可加入适宜的药物,用沸水冲调成糊状,或加糖、盐等调味食用。不适口者,以温开水或米饮(米汤)送服。散剂食用方便,如瓜蒌薤白散、橘皮内金散等。

(8)蜜膏(蜜饯):蜜膏也称为膏滋,一般选取滋养性食物,或加入具有治疗作用的药物,加水煎煮,取汁液浓缩至一定稠度,然后加入炼制过的蜂蜜、白糖或冰糖,再浓缩成半固体状,食用时用温水化服。蜜膏主要具有滋养润燥的功效,如桑椹地黄膏、羊髓蜜膏等,均可滋补肝肾。

蜜饯一般选用水果或瓜菜等,加水或药液适量煎煮,待水或药液将要煮干时,加入蜂蜜或砂糖,以小火煮透,收汁即成。蜜饯味道甜美,可直接食用,也可切片作浸泡剂饮用。蜜饯因配伍的不同,作用各异,但一般具有滋阴和胃、润燥生津的功效,如柿干桂圆蜜饯、糖渍龙眼等。

(9)糖果:以白糖、红糖、饴糖等为主要原料,加水熬炼至较厚时,再加入其他食物的汁液、浸膏或粗粉,搅拌均匀,再继续熬至挑起细丝状而不粘手为止,待冷后,将糖分割成块状即可,也可用制熟的食物与熬炼好的糖混合加工。糖果可嚼食或含化,其作用较广泛,如薄荷糖可清热润肺利咽,杏仁芝麻糖能润肠通便。常用的食疗方法还有其他多种形式,在具体运用时,应根据病情的需要,结合患者的饮食习惯,灵活掌握。

三、食疗注意事项

中医选择食疗必须"于脏腑有宜",因此需要用四气五味、升降浮沉理论及药物归经学说来分析食物的作用。如小米、高粱米、赤小豆等属于寒性或凉性的食物,具有清热泻火解毒的作用;糯米、面粉、羊肉、鸡肉、鲫鱼、黄鳝等属于热性或温性食物,具有补虚除寒的作用。

除了按照中医辨证进行食物选择之外,预防结证还要注意以下几个方面:

(1)减少或避免饮食中致癌物和致癌前体物的摄入,如黄曲霉素、油煎和油炸食物等。

(2)注意摄入膳食的结构平衡,膳食中各种营养素的种类、数量、比例应合理。

（3）增加保护性营养物质的摄入，如抗氧化营养素、膳食纤维、蛋白质和钙等；还有抗致病菌食物，如大蒜、韭菜等；提高免疫功能的食物，如真菌类等。

1997 年，中国营养学会公布的 8 条膳食指南，对我国人民食疗防病具有指导意义，现罗列如下：

（1）食物多样，谷物为主。多种食品应包括谷物与薯类、动物性食品、豆类及其制品、蔬菜水果及纯热量食品等 5 大类。

（2）多吃蔬菜、水果和薯类，维护心血管健康，增强抗病能力，预防肿瘤，预防眼疾。

（3）每天吃奶类、豆类及其制品。我国膳食中钙普遍缺乏，仅为推荐供应量的一半。奶类食品含钙量高，其与豆类食品一样，是优良的蛋白质来源。

（4）经常吃适量的鱼、禽、蛋、瘦肉，少吃肥肉与荤油。动物性蛋白的氨基酸组成全面，赖氨酸含量高；鱼类的不饱和脂肪酸有降血脂、预防血栓形成的作用。

（5）膳食与体力活动平衡，保持适当体重。早、中、晚餐的供热量分别为30%、40% 和 30% 为宜。

（6）吃清淡少盐的膳食。我国居民的平均食盐摄入量约每天 15g，是世界卫生组织建议值的 2 倍以上，故应减少食盐的摄入量。

（7）饮酒应节制。

（8）吃清洁卫生、不变质的食品，包括选购符合卫生标准的食品，尤其是绿色食品。

四、辨证施食

中医学认为，每一种食物都含有精微物质。《素问·经脉别论》有"食气入胃，散精于肝，淫气于筋。食气入胃，浊气归心，淫精于脉。脉气流经，经气归于肺，肺朝百脉，输精于皮毛，毛脉合精"等论述，说明食物是养育人体的后天之精。以中医理论为指导的中医食疗在选择食物时，必须符合辨证论治的精髓。因此，辨证施食需要掌握中医理论（如藏象、经络、辨证、治则等）和食疗养生原则（如扶正祛邪、补虚泻实、寒者热之、热者寒之等）。中医学有"药食同源"之说，饮食中很多调料或辅料都是中药，临证可以根据患者的证候进行辨证施用。古代医学家将中药的"四性""五味"理论运用到食物之中，认为每种食物同样也具有"四性""五味"，下面进行简要介绍。

食物的"四性"，又称为四气，即寒、热、温、凉。寒和凉的食物能起清热泻火解毒的作用，如在炎热的夏季可选用菊花茶、绿豆汤、西瓜汤、荷叶粥、苦丁茶等，能清热解暑，生津止渴。热和温的食物能起温中除寒的作用，如严冬季节可选用姜、葱、蒜类以及狗肉等，能除寒助阳，健脾和胃补虚。食物除"四性"外，尚有性质平和的"平性"食物，如谷物中的米、麦及豆类等。

食物的"五味"，即辛、甘、酸、苦、咸。食物的性味不同，对人体的作用也明显有区别。辛味食物可祛风散寒，舒筋活血，行气止痛。如生姜可发汗解表，健胃消食；胡椒可温肠胃，除寒湿；韭菜可行瘀散滞，温中利气；大葱可发表散寒等。甘味食物可补养身体，缓和痉挛，调和性味。如白糖可健脾润肺生津；红糖可活血化瘀；冰糖可化痰止咳；蜂蜜可和脾养胃，清热解毒抗癌；大枣可补脾益阴等。酸味食物可收敛固涩，增进食欲，健脾开胃。如米醋可消积解毒；乌梅可生津止渴，敛肺止咳；山楂可健胃消食；木瓜可平肝和胃等。苦味食物可燥湿清热泻实。如苦瓜可清热解毒明目；苦杏仁可止咳平喘，润肠通便；枇杷叶可清肺和胃，降气解暑等。咸味食物可软坚散结，滋润潜降。如海参可补肾益精，养血润燥；海带可软坚化痰，利水泄热；海蜇可清热润肠等。

每种食物都有不同的"性味"，只有把"性"和"味"结合起来，才能准确分析食物的功效。如有些食物同为甘味，却有甘寒、甘凉、甘温之分，如姜、葱、蒜，因此不能将食物的性与味孤立起来。如莲子味甘微苦，有健脾养心安神的作用；苦瓜性寒味苦，可清心火，是热性病患者的理想食品。中医理论认为，辛入肺，甘入脾，酸入肝，苦入心，咸入肾。肝病忌辛味，肺病忌苦味，心肾病忌咸味，脾胃病忌甘酸味。只有对"五味"有了全面的认识，才能在饮食方面吃得更合理，更科学，取得药食兼用的效果。

有些中药可配合食物一起食用，其中人参与灵芝的抗癌功效较显著。人参具有大补元气、健脾益肺、生津止渴、安神除烦的功效。现代研究证明，人参能提高机体对外部环境的适应能力，调节人体新陈代谢及内分泌功能等，有抗癌防癌作用。灵芝味甘性平，具有安神、滋补强壮、延缓衰老、保肝解毒、补心气、益肺气等功效。现代研究证明，灵芝可增强机体应激能力，调节免疫功能，保护骨功能，能镇咳祛痰平喘，强心和抗心肌缺血，抑制血小板聚集及抗肿瘤等。人参和灵芝均可配合食物食用，但一定要注意辨证。

下面举例介绍部分食物的功效，以便辨证施食时参考选用。

1. 软坚散结类食品

（1）海蜇：海蜇头和海蜇皮，可消一切痞块。

（2）淡菜：淡菜可消癥瘕，补五脏，并具有止血作用，特别对咯血者适用。

（3）鲍鱼、乌贼、章鱼：三者都具有软坚散结作用。鲍鱼可补益身体，用于治疗妇科结证有出血者。

（4）芋艿：芋艿可消散包块，是中医治疗结证的重要食品。

2. 活血化瘀类食品

（1）蟹：蟹具有散血即活血化瘀的作用。在结证的治疗上，蟹的全身都很有价值。如民间用蟹壳或蟹脚烧灰吞服来治疗乳腺结节、乳腺癌；蟹肉、蟹黄鲜美，可增强食欲；蟹脚和蟹钳能活血化瘀，消散结块。海蟹与河蟹的作用相似，但海蟹宜鲜活食用。蟹性寒，阳虚者不宜食用。蟹黄滋腻，不易消化，故不宜多食。消化能力差者不宜吃蟹黄，但可吃蟹肉。需要注意的是，如果河蟹是用添加激素的饲料喂养的，要慎食或不食。

（2）山楂：山楂活血而不伤正气，还可助消化。康复期的患者可经常吃山楂，对身体有好处。亦可自制山楂浆，每日服用2～3匙，对慢性胃炎、胃肠癌术后、胆囊术后患者有益。

（3）芹菜：芹菜分旱芹和水芹。旱芹也称药芹，有特殊的香味，具有活血平肝的作用，可用于肝功能异常者。

（4）菠菜：菠菜具有活血、开胸膈的作用，可用于高脂血症、女性月经量少，以及手术前后的贲门癌、食管癌患者。

3. 清热解毒类食品 本类食品适用于发热或有内热者。

（1）丝瓜：丝瓜具有清热作用。丝瓜络，即丝瓜的筋络，可用于部分伴有皮肤瘙痒的结证患者，既能止痒，又不伤皮肤，且可发挥清热通络作用。

（2）米苋：米苋可分为红米苋和绿米苋，食用价值相似，可清肠道之热，用于结肠炎、结肠息肉、肠癌手术后的康复期患者。

（3）茄子：茄子可清热活血，用于治疗乳痈、便血。

（4）冬瓜：冬瓜肉可通利小便，冬瓜皮可清热利水，冬瓜子可清热化痰。腹水或下肢肿时，可服冬瓜汤。

从食物性味分析，结证患者可以选用的食品非常丰富。根据中医理论辨证施食，可以对疾病起到辅助治疗作用，对结证患者的康复有很大帮助。

附：

（1）瘦猪肉150g，灵芝10g，黄芪6g。用于气血虚弱者，或化疗、放疗后白细胞下降，属气血不足者。

（2）赤豆、红枣各50g，龙眼肉15g。用于血虚、夜寐不安者。由于可使阴虚阳亢者的血压升高，因此高血压者要慎用。

（3）生晒参5g，水发海参250g。用于神疲乏力，体质虚弱者。

（4）当归12g，生姜100g，羊肉500g。用于术后血虚者，但下午3～5点面容潮红、手心发热、盗汗、口干等阴虚患者不宜食用。

（5）青鱼肉250g，鲜山药片250g。用于脾虚食少，大便稀薄者。

（6）猴头菇150g，嫩鸡肉250g，黄芪10g。用于脾虚食少，气短乏力，气血两亏者。

五、结证饮食宜忌

许多结证患者在用药治疗的同时，都采用食疗作为促进康复的重要手段，在此过程中尤其要注意饮食宜忌。总的来讲，结证患者应忌食对疾病有不良影响的食物。如热性病患者应忌食辛辣、油腻、煎炸食物；寒性病患者应忌食生冷食物、清凉饮料等；肝炎患者应忌食肥肉、脂肪、动物内脏，以及忌烟酒等；肝阳上亢、头晕目眩、烦躁易怒者应忌食胡椒、辣椒、大蒜、白酒、咸菜、膏粱厚味等辛热助阳之品；黄疸胁痛者应忌食动物脂肪及辛辣刺激之品，忌烟酒等；脾胃虚弱者应忌食油炸黏腻、寒冷生硬、不易消化的食物；痰湿患者应忌食酸敛之品。在向结证患者推荐有益康复的食物时，应该明确哪些食物是不能食用的，哪些是可以少量食用的，哪些是可以食用的。

所有结证患者不能食用的食物包括：腐败变质的动物性食品，霉变的豆制品，腐败变质的蔬菜，霉变的粮食及其制品等。尽量少吃的食物包括：肥畜肉和肥禽肉；腌制的肉、鱼；烟熏制品，如香肠、红肠等；干豆类；新腌制的咸菜和不新鲜的蔬菜；水果罐头或果味饮料。

结证患者适宜的食物包括：瘦猪肉、牛肉、羊肉和鸡、鸭、鸽肉及禽蛋等动物性食品；黄鱼、海蜇、海参等海鲜类食品；海带、紫菜等海藻类食品；豆浆、豆腐等豆制品；新鲜的深绿色、黄色、橙色蔬菜；新鲜水果，红枣、桂圆、核桃等干果及坚果类；各种粮食制品等。

六、药食配伍禁忌

药物与食物的配伍禁忌多来自古人的经验总结，其中有些禁忌虽有待科学证明，但在没有得出可靠的结论之前，还应参照传统说法，以慎用为宜。如果因服用人参不当，导致胸闷气短等不良反应时，可以用萝卜来消除不良反应。其他禁忌如甘草、黄连、桔梗、乌梅忌猪肉；丹参、茯苓、茯神忌醋；薄荷忌肉；羊肉反半夏、菖蒲，忌铜、丹砂；狗肉反商陆，忌苦杏仁；鲫鱼反厚朴，忌麦冬；猪血忌地黄、何首乌，猪心忌吴茱萸；鲤鱼忌朱砂；雀肉忌白术、李子；葱忌常山、地黄、何首乌、蜜；蒜、萝卜忌地黄、何首乌；土茯苓、威灵仙忌茶；柿忌蟹等。饮食调养时也应注意。

第十章　结证患者的康复

一、结证康复治疗的重要性

康复是指健康的恢复。按照世界卫生组织的定义，所谓健康不仅是疾病或虚弱的消除，而且是身体、精神和社会生活的和谐完美状态。康复是达到健康目标的过程，是指通过综合、协调地应用各种措施，消除或减轻病、伤、残者的身心和社会功能障碍，使其达到和保持生理、感官、智力、精神和（或）社会功能上的最佳水平；或借助某种手段改变病、伤、残者的生活，增强他们的自立能力，使其能重返社会，提高他们的生活质量。

结证患者的康复，严格来讲应是结证的根治，心理、生理和体能完全恢复，并能胜任正常工作。这是结证康复的最终目标，然而由于部分结证特别是肿瘤的特殊性，要完全达到具有一定的难度。因此，从实际出发，结证特别是肿瘤的康复主要是针对结证所导致的原发性或继发性残疾，通过医学、社会、心理、体能、教育、职业等综合性手段，使患者病情尽可能得到改善，或使患者恢复健康，以提高生活和生存质量。

二、结证导致的患者功能障碍

1. 结证本身所导致的功能障碍　结证本身可导致器官功能发生改变，甚至出现功能障碍。如脑梗死可导致偏瘫；慢阻肺、肺癌可引起呼吸障碍；食管狭窄及食管癌可导致吞咽障碍；结证侵袭可引起严重疼痛和脏器功能障碍，还可导致躯体活动功能减退，进一步引起骨关节活动限制、肌肉萎缩和心肺功能减退等；有的还可导致食欲减退，如果结证快速生长对营养的消耗猛增，可进一步导致全身营养障碍以及皮肤损害等。

2. 结证治疗所导致的功能障碍　结证治疗也可能造成患者的功能障碍。有些结证特别是肿瘤的手术治疗是有创的，如糖尿病足合并严重感染而行截肢治疗，导致肢体缺损；或接受根治术的肿瘤患者脏器或肢体缺损；胆结石行胆囊切除术后，以及胆囊癌手术后可见消化功能障碍；乳腺癌行乳房切除术后体形不对称；直肠癌手术后的人工肛门引起生活不便；喉癌手术后可见失语等。放疗和化疗也是治疗恶性结证的常用方法。患者经放疗后，可发生局部组织损害和全身放射性损害。化疗可影响造血系统和消化系统功能，引起食欲下降，导致营养不良，抵抗力下降。

3. 心理压力导致结证患者功能障碍 结证的种类很多，可发生于多个系统和各个年龄段。随着社会的发展，环境的改变，人们所面临的社会、心理压力逐渐增大，结证的发病率逐渐升高，而大多数人并没有意识到这一点，仍然沿袭着原有的不良习惯，这就造成结证的发病年龄有所降低。在中青年时罹患结证，患者多承受着一定的心理压力。许多患者在患病时惧怕良性结证转变成为恶性结证，由于缺乏医学常识，且根本没有心理准备，常存在不同程度的心理障碍。结证患者一方面是恐惧、忧虑，一方面是希冀，如果无法有效调节，可造成食欲减退甚至脏器功能障碍，还会引起日常生活能力和工作能力的降低或丧失。这又给患者的精神和身体带来不同程度的痛苦，形成更大的压力。结证患者在忍受病痛折磨的同时，还要直接面对恐惧甚至死亡，因而容易造成全身性的功能障碍。

结证不仅可引起患者的功能障碍，而且可以导致心理变化，甚至终生承受经济、心理压力和病痛的打击。因此，对国家、社会和家庭来说，结证患者的康复非常重要。结证患者的康复不是等待其临床治疗结束之后才进行，而是越早越好，特别是肿瘤患者的心理康复。

三、康复的可能性和条件

1. 结证患者康复的可能性 结证特别是肿瘤的高发病率、高致残率和高病死率是造成患者对康复失去信心的重要因素。随着科学技术的发展，诊疗技术的进步，人类对结证特别是肿瘤的认识不断深入，使肿瘤患者的存活率有所提高。目前，大约1/3的肿瘤患者可以痊愈，约1/3的患者存活期可超过5年，因此，部分肿瘤患者经过有效治疗后是可以康复的。结证特别是肿瘤患者进行康复治疗的目的是恢复某些根治术后遗留的功能障碍，消除放疗、化疗的毒副作用，预防复发转移及治疗癌前病变等。肿瘤患者经过有效治疗和康复，达到这个目标是可能的。一般结证的康复率很高；恶性结证（肿瘤）的早、中期康复率一般较晚期高；晚期肿瘤患者经过有效治疗和康复，达到这种目标也是有可能的。

2. 促进结证患者康复的条件

（1）积极配合治疗和康复：合理有效的治疗是康复的基础，在此基础上的有效康复措施和过程则是结证患者康复的保障。肿瘤患者的治疗包括手术、放疗、化疗、免疫治疗、内分泌治疗、热源治疗、中医中药治疗等。根据疾病种类、分期和患者的一般状况，选择最适宜的治疗方案，对于患者的治疗后康复非常重要，这需要患者的积极配合。中医药适合肿瘤患者的整个病程，尤其在防止复发、转移方面，中医药的作用已受到极大关注。因此，在治疗过程中，应积极配合中医药治疗。肿瘤患者的康复治疗是患者回归社会的有力保障，在患者的积极配合下，将会起到很好的作用。

（2）良好的心理状态：结证特别是肿瘤患者从患病、诊断，一直到治疗前后，都可伴随剧烈的心理变化和心理反应，表现为震惊、否认、恐惧、悲伤、绝望、焦虑、抑郁等。之所以出现这些异常心理状态，多由于患者对结证特别是肿瘤及其治疗不了解，不能正确对待，有的患者甚至因绝望而拒绝治疗。这些心理状态的出现是可以理解的，但是如果长期存在，可能影响患者的饮食，进而影响机体状态和免疫力，必将对结证特别是肿瘤的治疗和患者的康复产生不良影响。消极情绪可以从以下几方面导致病情恶化。

1）患者不积极采取必要的治疗措施，延迟或耽误结证有效的治疗，或失去确诊后的早、中期治疗时机，导致肿瘤的迅速扩散。

2）患者不主动配合医护人员的治疗，医师难以采取有效的治疗措施，勉强的治疗手段不能有效地发挥作用；消极情绪还可能使患者"胃气"损伤，饮食减少，因营养不良而导致疾病加重。

3）有患者错误地认为，肿瘤是不治之症，因此听天由命，无所作为。基于此，患者常不愿采取中药、气功、太极拳等有效的康复治疗措施，不注意生活的合理安排，甚至因此失去宝贵的综合治疗机会，加速病情的发展。

4）结证患者的消极情绪可以使其体内早已存在的神经内分泌失调进一步加重，亦可直接影响下丘脑对机体的神经内分泌调节，促使结证快速转变、发展为肿瘤。

5）由于患者的不良心理状态和紧张情绪可以通过中枢神经系统使机体的免疫功能降低，表现为巨噬细胞吞噬能力下降，胸腺功能失调，抗体产生受到抑制，自身稳定和免疫监视功能障碍进一步加重，从而导致机体的抗肿瘤能力降低，使肿瘤迅速发展。

因此，结证患者应加强对结证特别是肿瘤治疗过程和康复知识的了解和掌握，尽快消除异常心理，正确认识结证，保持良好的心理状态和乐观向上的情绪，这样才能更快地康复。

（3）保持良好的睡眠：良好的身体状态不仅取决于疾病的有效治疗及合理的饮食调护，患者的睡眠也非常重要。睡眠的作用不仅仅在于能恢复患者的体力和脑力，消除疲劳，完成自身修复，更重要的还在于它能增强免疫力，使人体能抵御疾病的侵扰。结证特别是肿瘤本身或放、化疗可引起患者的免疫力下降，如睡眠不佳，则免疫力将受到更大的损害，康复治疗就更加困难。因此，良好的睡眠对于结证特别是肿瘤患者的康复显得尤其重要。中医认为，睡眠与机体的气血和脏腑功能有关。"心主神明"，故睡眠主要与五脏中的心有关，与脾、肾、肝、胃等脏腑的关系也很密切。机体的气血和脏腑功能失调可导致心神不安、夜寐不安，甚至不眠。因此，必须对患者进行整体调理，使其身心平和，保持优质睡眠。

四、结证患者的康复措施

结证经治疗后进入恢复期，所需要的康复措施包括：

1. 严格遵照医嘱，定期复查，坚持治疗，巩固疗效。

2. 治疗后有功能障碍的患者须进行功能评定和康复治疗，使功能障碍与残疾尽可能得到改善，甚至完全恢复。

3. 进行短时间、小强度、多次重复的耐力运动和健身操、太极拳等锻炼，注意活动强度和时间要循序渐进。康复治疗期间应注意营养均衡，改善全身情况和增强体质。

4. 结证患者经治疗后痊愈，全身情况良好，处于就业年龄的，应鼓励其回归社会，恢复原来工作或酌情更换，这也是患者康复治疗的一部分。

5. 结证患者的康复锻炼方法包括多种形式，如散步、慢跑、体操、太极拳、太极剑、气功等，均有助于放松精神，增强体质，保持肌肉张力。

下面举例介绍两种肿瘤的康复措施。

（1）乳腺癌根治术：术后可出现术侧上肢淋巴性水肿，有的患者会在乳房切除后出现幻乳觉。有助于消除淋巴性水肿的方法有：术后抬高术侧上肢，早期进行活动和向心性按摩；出现水肿后可进行肢体气式压力疗法或穿压力套，每天2～12小时；避免对患肢进行测血压、输液、静脉采血等操作，避免下垂或重负荷的活动；注意保护患肢，防止外伤，一旦破损应及时治疗，防止感染。当患者出现幻乳觉时，可轻柔按摩局部，或进行经皮电神经刺激。乳房切除后的形体缺陷可通过穿衣掩饰，或使用乳房假体，必要时可进行乳房重建。

（2）肺癌根治术：肺癌根治术切除段或叶后，可导致呼吸受限、肺功能减退。呼吸训练有助于肺功能恢复。术后早期，因胸部切口疼痛，可先进行腹式呼吸，待疼痛减轻后改为自然的胸式呼吸；切口拆线后进行胸式深呼吸，以后逐渐过渡到吹瓶子等有阻力的呼吸运动，可使肺叶充分扩张，防止肺不张。术后卧床期间，应多做下肢活动，以防止下肢静脉血栓形成；尽早下地活动，适当加大肺通气量；术后因双侧肺容量不等而出现脊柱侧弯变形时，要进行呼吸练习和矫正体操。

五、结证患者康复的精神环境

患者康复过程中，营造良好的精神心理环境非常重要，这需要患者本人及其家属、同事和医护人员的共同努力。

1. 在确诊后，医护人员要充分了解患者的思想、情绪状况，针对心理障碍的类型，介绍结证防治和康复知识，纠正错误认识，引导患者正确对待，坚定治疗的决心，同时动员患者家属、亲友和单位了解患者心理障碍的关键所在，采取积极措施，如解决其在经济、工作等方面的实际困难等。

2. 治疗前后，应使患者充分了解和认识治疗的目的、方法、治疗后可能出现的各种情况（例如功能障碍、残疾、副作用等）及处理措施，使患者有信心，并主动克服困难积极配合治疗。对于治疗后可能出现严重功能障碍、残疾、毁形或毁容的患者，治疗前应促使其对治疗有足够的理解和思想准备，一旦治疗后出现心理障碍（如震惊、悲观、暴躁、回避交往、轻生等）时，应尽快给予支持和指导，使患者尽快稳定情绪，逐步适应，避免发生意外。此外，在疾病发展和治疗过程中，一旦患者的病情发生变化，其心理状态也会随之改变，需随时注意。

3. 在结证的终末期，营造良好的心境更加重要。有些晚期患者要为自己未完成的事业做最后的努力，应该给予鼓励，在可能的情况下帮助其完成最后的心愿。有的患者可能出现悲观、绝望等情绪，应进行心理支持，安慰疏导，稳定患者的情绪。此外，晚期肿瘤患者可能对剧烈疼痛无法耐受，极其痛苦，甚至产生轻生的念头，应在谨慎使用镇痛药的同时给予精神安慰和支持，多关怀，多体贴，尽量减轻患者的痛苦。

六、保持健康的心理状态

结证是一种身心疾病。心理因素与结证特别是肿瘤的发生有一定的关系。《黄帝内经》就指出了心理因素与身体疾病的相关性，如"喜怒不节则伤脏，脏伤则病起于阴也"。一些医家在此基础上加以发展，提出了七情致病学说，指出过度的喜、怒、忧、思、悲、恐、惊等心理反应可引起各种疾病，结证也不例外。长期的紧张、焦虑、愤怒、怨恨、灰心失望等可引起机体内分泌失调和免疫系统功能降低，从而助长肿瘤细胞的滋长蔓延。因此，掌握一些解除心理不良反应的方法，帮人们保持健康的心理，对预防结证特别是肿瘤的发生很有益处。

七、保持乐观的情绪

结证特别是肿瘤患者的心理状态对患者的康复治疗可产生重要的影响，好的心态是结证康复的重要条件。了解结证康复治疗的知识，有助于增强患者的求生意愿，使其保持良好的心理状态，乐观地对待生活；有助于患者改变不良生活习惯和行为，进而树立战胜结证的信心，积极地配合康复治疗。因此，往往可获得良好的治疗效果，达到促进患者康复，改善临床症状，提高生存质量，延长患者生存期的目的。

良好的心理状态有助于患者的康复，主要表现为以下几方面：

1. 患者可主动配合医护人员采取各种必要的治疗措施，并能耐受某些治疗的毒副作用，完成所需的疗程，从而提高治疗效果。

2. 良好的心态使患者从思想上正确对待，相信疾病是可以战胜的。这样，患者的情志条达、稳定，对生活充满希望，生活安排得合理有序，像正常人那样生活和工作，为国家和社会做出贡献。不仅提高了自身的生存质量，而且增加了长期控制，甚至临床治愈的可能性。

3. 患者良好的心理状态使其情绪积极，具有与疾病拼搏斗争的奋发精神。这样患者往往能主动采取气功、太极拳等有效的康复治疗措施，并长期坚持。具有奋发拼搏精神的患者，即使遇到病情的波动也多能泰然处之，在与疾病斗争中感受人生和生活的乐趣，体现人生的价值。这些患者往往能取得良好的治疗效果。

4. 心理因素可通过下丘脑对结证发挥作用。结证患者的积极情绪可以有效地调节机体神经内分泌系统的功能，抑制或延缓结证的发展，有利于各种综合性的康复治疗措施更好地发挥作用。

5. 有关研究证实，情绪可以影响免疫功能。结证患者的良好心理状态还可以通过中枢神经系统的调节而增强机体的免疫功能，纠正机体的免疫缺陷，减轻或阻止放疗、化疗所引起的免疫抑制，提高机体抗结证的免疫能力，促进结证患者的康复。

八、建立规律的生活

规律的生活对于防病和治病都非常重要。有研究对预防结证提出了 12 条忠告，可供人们在日常生活中参考。

1. 饮食应注意口味和营养兼顾。

2. 克服挑食、偏食的习惯，不长期服用同一种药物。

3. 美味佳肴不过量，适可而止。

4. 不饮用烈性酒,同时避免过量饮酒。

5. 不吸烟或戒烟。

6. 适量摄入维生素 A、维生素 C、维生素 E 和食物纤维。

7. 少吃过咸或过热的食品。

8. 不吃烧焦的食物,尤其是烧焦的鱼、肉。

9. 不吃霉变的食物。

10. 避免过度日光曝晒。

11. 节制性生活,避免过度劳累。

12. 保持居室空气流通,注意身体清洁。

此外,良好的生活习惯包括良好的睡眠习惯。睡眠是自身修复和调整的过程,充足的睡眠有助于体力和脑力的恢复,有助于消除疲劳,增强免疫力,有助于人体抵御疾病的侵扰。

九、结证患者辅助康复方法

1. 气功治疗 气功是通过各种意念或动作开通气机,调理气血,平衡阴阳,疏通经络,恢复脏腑功能,从而起到有病祛病、无病强身的作用。华佗曰:"动摇则谷气得消,血脉流通,病不得生……引挽腰体,动诸关节,以求难老。"气功对结证患者康复也是有积极作用的。但是,结证患者一定要在医师指导下,选择有利于疾病康复的功法。目前被证明对结证患者有健身作用的功法包括健身操、松静功、站桩功、导引养生功等。这些功法需要根据不同疾病、不同阶段来进行选择。

气功的要领有以下几点:

(1)树立信心、决心和恒心,以求早日达到预期疗效。

(2)安排好日常生活,如穿衣要轻软、宽松,卧室内要空气清新,练功场所最好环境幽静,练功期间不抽烟、不喝酒,练功时要避免情绪刺激和波动,一言一行均要有利于健康,行动上行善积德,不损害他人。

(3)练功时要做到圆、软、远。

1)圆:在练功时,躯干和肢体的活动都要保持圆形(包括半圆形),不要硬直。

2)软:颈部、躯干和肢体的肌腱及大小关节都要松软,不要僵硬死板,同时要做到松而不懈。

3)远:轻轻闭眼,平视前方(天边),意念在身体外面(有相当功力时,可放在丹田)。

在练功过程中,要时时用圆、软、远来要求自己。只有做到圆、软、远,才能更多地产生内气,更好地调动内气,取得疗效。违背了圆、软、远,就会影响内气产生,影响疗效,甚至出现偏差。

(4)重视意、气、形。意是意念活动,包括思想、感情、意识、思维等活动。气是内气。形是形体动作,即姿势。练功就要练出内气,以疏通经络,调整阴阳,补气血之不足,增强免疫力,达到治病的目的。要想更多地产生内气,就要正确使用各种导引法,过好三关,即松静关、意守关、调息关。练功中各种功法是相辅相成、缺一不可的,其中意念活动起着关键作用。

正确使用意念,能使大脑皮层在半抑制状态中得到休息。练功只有正确利用"选题",使意念集中于一点或一物,才能开动机体,产生更多的内气。因为内气是通过意念导引产生的,所以叫做"以意引气"。练功时,除了意念活动外,还要有正确的姿势配合。正确的姿势可以帮助产生内气,又可以使已产生的内气沿着正确的轨道运行。初练功者姿势不熟,需要一段时间熟悉姿势。姿势动作一旦熟了,就不要再过多地想它,这时练出的内气会使姿势更快更好,叫做"以气引形"。

如果结证患者选择健身操进行康复锻炼,一定要在专业人士的指导下进行。

我们分别采用"松静功""站桩功""导引法""健身功",分批组织辅导冠心病、偏头疼、脑梗死、鼻咽癌患者进行气功治疗,均收到良好的效果。实验检测发现气功还能改善冠心病、偏头疼、脑梗死、鼻咽癌患者交感 - 肾上腺髓质功能;能增加细胞中环磷酸腺苷及调节环磷酸腺苷与环磷酸鸟苷的比值;使患者差异表达的多种基因及多种蛋白质逐渐恢复并接近正常。

2. 太极拳疗法　太极拳是中国武术宝库中的一颗明珠。它融拳术、导引、吐纳为一体,是一种练意、练气、练身三者相结合的运动。它要求心静体松,以调和气血、疏通经络、平衡阴阳为主。它的动作缓慢、柔和而自然,运动量适中且符合生理保健要求,因此是延年益寿的最佳运动方式之一,是防治结证的重要手段。所有动作技法均含有攻防含义,具有防身的作用。太极拳套路的演练优美古朴,推手独特而文明,因此富有观赏价值。

太极拳独到的锻炼方法,归纳起来不外乎是"练意、练气、练身"三者密切结合,始而意动,随而内动,继而外动。实为内外兼修的锻炼方法。我们知道,人之根本在于精、气、神,气血平衡即无病,气血失调即生病。太极拳就是根据人体的结构,顺乎自然进行锻炼,它对脑的功能起着积极的调节和训练作用。太极拳要求精神专一,全神贯注,意动身随,内外三合(内三合指心与意合、意与气合、气与力合,外三合指手与足合、肘与膝合、肩与胯合),连绵不断;并且强调"以静制动,虽动犹静",这有益于大脑皮层兴奋、抑制的调整,对神经衰弱、失眠、头晕、高血压等有显著疗效。太极拳的气分两部分,即先天的元气和后天的呼吸之气与水谷精微之气。练气是在大脑皮层统摄神经系统下,使全身处于松静状态,用深呼吸促使内脏器官和外部肌肉有节律地舒张、收缩,腰脊、四肢螺旋缠绕,将丹田之气运送到全身,产生"气感"。气的运行有助于推动血液循环,减轻了心脏的负担,对心脏病的防治很有利。肢体的顺逆缠绕运动,锻炼了肌肉的弹性,也提高了血液循环的速度,因而可防治因血行受阻而产生的心、脑血管病。例如,北京大学运动医学研究所的功能试验,测试经常打太极拳组与对照组一般老人各 32 人。测试方法为 1 分钟内上、下 40 厘米高的板凳 15 次。实验结果显示,太极拳组老人只有 1 人不能完成规定的定量负荷,其余的都能完成定量负荷,而且脉搏、血压反应正常;对照组老人,年龄越大,完成定量负荷的人越少,出现不正常反应(如梯形上升型和无力反应型反应)的人越多。心电图异常的,太极组占 28.2%,对照组占 41.3%。经常打太极拳,能提高中枢神经系统的功能,改善身体各器官组织间活动的协调性,提高迷走神经的紧张度,使各器官组织的供血、供养充分,物质代谢加强。因此,经常打太极拳的人中发生高血压和动脉硬化病的人较少。打太极拳对脑梗死、冠心病等结证的康复有良好的作用。打太极拳时需要进行腹式呼吸,通过膈肌上下鼓动,牵动胸腹运动,对五脏六腑产生"按摩作用",这对肠胃消化不良、糖尿病、"二便"失常等疾病会有良好疗效。深呼吸又能吸入较多的氧气,提高肺部的换气能力,同时增强了肺组织的弹性,对肺部疾病有一定疗效。太极拳的提肛吊裆,加强了肛门括约肌的运动,对痔瘘病、脱肛、子宫脱垂和其他慢性生殖系统疾病均有一定的防治作用。练身就是练躯体、腰、腿、眼神、关节韧带、骨骼、肌肉等。如躯体要求中正,上下一条线,这不但使气血上下疏通,而且避免未老先衰,对颈肩腰腿痛、风湿性关节炎等结证有很好的治疗作用,也使身形端庄健美。

3. 太极剑疗法 太极剑,是一项对身心十分有益的健身活动。太极剑的健身作用主要取决于它独特的技术要求和特有的运动形式。太极剑在练习过程中,注重的是"内"与"外"的整体修炼。它既要遵循太极拳运动中"心静体松、身法中正、连贯圆活、刚柔相济、呼吸自然"等要求,又要按照剑术自身的规律进行演练。长期坚持正确的方法练习,必能以气运身,以意运剑,意先身后,身随剑起,达到一种身与剑合、剑与意合的境界。因此,通过太极剑的练习,对外能利关节、强筋骨、壮体魄,对内能理脏腑、通经脉、调精神,使身体得到全面的锻炼,使结证得到康复。

太极剑的主要健身作用简要概括起来有以下几点:

(1)意在剑身,强心健脑:这是太极剑运动对大脑神经的作用。我们已经知道太极拳术重视用意,其健身机理就在于用意导动,使大脑兴奋与抑制作用有序加强,从而健脑益智。修炼太极拳,入静是关键,但许多练拳者常感难以入静。太极剑运动由于多了一把剑在手中,无形中很容易将意识集中到剑上,以剑念代万念,比较容易排除外界干扰,消除杂念,使大脑神经系统自我控制力加强,提高了大脑兴奋与抑制平衡的稳定性,消除大脑皮层病理兴奋灶,增强中枢神经系统功能,从而取得良好的健脑效果。

(2)以腰带剑,血畅肾壮:这是太极剑运动对血液循环、内脏的作用。太极剑运动要求辗转攻防,皆以腰腿为主,意气为辅。剑如手臂的延续,剑动则臂动,劲由腰发,贯穿以达剑尖。这在一定程度上使腰部的运动加强。在腰两侧有肾脏,肾被称为先天之本,对此部位的练习能有效地促进肾脏运动,增精延年。对腹部的运动,有人称内动,通过两肾抽提,丹田鼓荡,肌肉有节律地舒张,使下腔静脉回心血流加速,促进血液循环,对肝脏、胃肠运动起促进作用,提高了胃肠的蠕动、消化和吸收能力,改善体内代谢循环,增进食欲,提高健康水平。

(3)气贯剑身,通气理肺:这是太极剑运动对人体呼吸系统的作用。太极剑走势运剑,都要求透三关,力达剑尖,即传统说法的"气贯剑身""以姿势助呼吸"。太极剑运动的基本特点就在于,贵慢柔而养气,慢柔形于外,养气蕴于内。太极剑的呼吸方式是以腹式呼吸为主,用横膈肌的升降来带动呼吸。这一方面是为了不致因胸廓起伏太大而使血气上涌,也不致使重心过于上升而有失下盘的稳定;另一方面,通过横膈肌的升降活动,促使肺部和腹部有规律地收缩和舒张,逐渐形成内气鼓荡,从而对心肺产生良好的保健作用。正像祖国医学中提到的用心意集中于丹田,先吸后呼,一吸百脉皆合,一呼百脉皆开,呼吸往来,百脉皆通,气血畅通,百病皆除。

(4)剑走旋翻,通经活络:这是太极剑运动对经络气血系统的作用。

太极剑具有极其丰富的剑法变化,特别是绞剑、挽(剪撩腕花)剑、云剑、穿剑等剑法,都需要全身协调配合,手臂内外旋转,加上剑走弧形,讲究运圈,这样加强了旋腰转脊、旋踝转腕、旋胯转膝的运动,使肌纤维、韧带关节处于反复的旋转运动中,促进了经络气血的运行,使气血流转贯注于四肢,达到了固本荣枝的目的。太极剑运动健身祛病的原理,可以说是通过外动与内动,使丹田之气受鼓荡,推动奇经八脉中的任、督、冲、带四脉,进而调节人体十二正经的气血,增蓄人体内部精气,疏通经络,扶正祛邪,最终达到"阴平阳秘,精神乃治""祛除结证,延年益寿"的功效。

(5)剑走美式,陶情养性:这是太极剑运动对精神、性情、修养方面的作用。剑为百兵之君。自古就有"文人佩剑,武人佩刀""刀如猛虎,剑似飞凤"

之说。许多文人墨客对剑都情有独钟，李白"十五好剑术……三十成文章"；王维"读书复骑射，带剑游淮阴"；杜甫平生以剑为侣，"酒阑插剑肝胆露""拔剑或与蛟龙争"。他们不仅为一代文豪诗圣，而且也是"起舞拂长剑，四座皆扬眉"的剑术高手。这证明了剑术不仅在技法方面有独到之处，而且在陶冶性情、修身养性方面也有特殊的感染力。太极剑运动要求心静体松、圆活连贯、呼吸自然、剑法清晰，在柔和缓慢中人剑合一，尽显典雅潇洒之美。长期练习太极剑可以深刻体悟其中内涵，对修身养性产生积极影响，养成胸怀宽广、大度谦让、坚忍不拔、自强不息、厚德载物等良好品格，促使形成健康的心态。

4. 音乐疗法 音乐能通过大脑调节躯体运动神经、自主神经和大脑皮质功能，提高或降低中枢神经系统的活动水平。合理地运用音乐可对人体产生有益的影响。音乐是一种声音，是声波的振动，是一种物理能量。一定的声波振动可作用于人体的各个系统，引起和谐的共振，产生一种类似细胞按摩的作用，使其兴奋或抑制，从而达到治疗的目的。音乐疗法能提高人的生活质量，促进人的身心健康，近年来在康复医学中发挥的作用越来越大。尤其是爱好或擅长音乐的患者，由于对音乐的理解较深，更容易产生共鸣。音乐是保持情绪平衡、稳定的有效方法之一，可增进结证患者与外界的交流；音乐还是现实和非现实、意识和非意识之间的桥梁，可通过想象平衡和满足患者的情感，达到治疗结证的目的。

音乐的选择要根据治疗和康复的目的来进行，一般古典音乐和一些民族音乐对患者有益，而节奏快、兴奋性强的音乐不适合焦虑的结证患者，伤感的音乐则不适合抑郁、悲伤状态的患者。采用音乐疗法时要注意全身心投入地聆听音乐，从音乐中体悟和感受其意境，寻求健康向上的感觉，以使身心放松，心情愉快。每次聆听音乐以 30～60 分钟为佳，音量宜适中，曲目可适当更换，以便增加注意力和兴趣。

中篇

各　论

第十一章 头颈部结证

一、脑瘤（2 例）

1. 益气养血，化痰祛瘀，解毒消癌治疗气血两虚，痰瘀胶阻，癌毒结聚型胶质瘤。

刘某某，46 岁，男，已婚，湖南省桃源县某小学教师。门诊病例。

主诉：头晕、头痛 2 月余，左侧肢体不能活动 4 天。

患者 1991 年 1 月上旬开始感头晕、头痛，视力下降，左侧肢体麻木，曾在当地医院治疗，效果不佳。3 月 8 日出现左侧肢体不能活动，在长沙某三甲医院经 CT 检查诊断为"脑干胶质瘤（大小约 2.43cm×2.4cm）"。因惧怕手术而来我院求中医诊治。

西医诊断：脑干胶质瘤。

初诊（1991 年 3 月 12 日）：患者面色苍晦，头部胀痛或刺痛，右侧肢体麻木偏瘫，气短言微，疲乏无力，夜寐不安，视物模糊有重影，食纳呆滞，伴有恶心，大便干结，小便黄短，舌质紫黯，舌边有齿印及瘀斑，舌苔薄白，脉沉弦涩。

辨证：气血两虚，痰瘀胶阻，癌毒结聚。

治法：益气养血，化痰祛瘀，解毒消癌。

主方：益脑祛结汤加减。

处方：黄芪 30g，太子参 20g，白术 15g，当归 15g，赤芍 10g，天冬 15g，浙贝母 15g，红花 10g，桃仁 9g，三七 9g，莪术 15g，白花蛇舌草 20g，全蝎 6g，僵蚕 10g，延胡索 10g，路路通 9g。10 剂，水煎服，每日 1 剂，分 2 次服。

二诊（1991 年 3 月 23 日）：患者头痛明显改善，食纳好转，左侧下肢稍能活动，左侧上肢不能活动。有效守方，原方继服 20 剂。

三诊（1991 年 4 月 15 日）：患者头痛进一步改善，左侧下肢活动明显进步，左侧上肢稍能活动，食纳好，二便自调。处方：黄芪 30g，太子参 20g，白术 15g，当归 15g，赤芍 10g，天冬 15g，浙贝母 15g，山慈菇 10g，红花 10g，三七 6g，莪术 15g，全蝎 6g，僵蚕 10g，延胡索 10g，路路通 9g。30 剂，煎服法同前。

四诊（1991 年 5 月 15 日）：患者稍感头痛，左侧上下肢活动明显进步，食纳好，夜寐安，二便自调，舌质稍黯，舌边齿印及瘀斑均有减少，舌苔薄白，脉沉弦稍涩。处方：黄芪 30g，太子参 30g，白术 15g，当归 15g，赤芍 10g，麦冬 15g，浙贝母 15g，山慈菇 10g，红花 10g，桃仁 6g，三七 6g，莪术 15g，地龙 10g，僵蚕 10g，延胡索 10g，路路通 9g。30 剂，煎服法同前。

五诊（1991 年 6 月 18 日）：患者头痛基本消失，左侧下肢活动基本正常，左侧上肢活动明显进步，食纳好，夜寐安，二便自调，舌质稍红，舌边齿印及瘀斑均有明显减少，舌苔薄白，脉沉弦稍细。CT 复查（增强扫描所见）：相当于脑桥与中脑交界右后侧不规则斑片状强化影，边界欠清，大小约 2.1cm×1.32cm，脑干形态未见明显改变，周围脑池存在，第四脑室大小及形态尚好，幕上脑室无明显异常。处方：黄芪 30g，党参 15g，白术 15g，当归 10g，赤芍 10g，麦冬 15g，浙贝母 15g，半边莲 15g，山楂 10g，桃仁 6g，三七 6g，莪术 15g，地龙 10g，僵蚕 10g，路路通 7g。30 剂，煎服法同前。

六诊（1991 年 7 月 20 日）：患者精神大有好转，舌质稍红，舌边齿印及瘀斑均有进一步减少，舌苔薄白，右脉缓而有力，左沉细。体重增加 4.5kg。此后，以上方随证加减服用 2 年余，患者除面色略苍白外，余如常人。CT 复查：脑干肿瘤已消失。随访 9 年无恙。

按：脑胶质瘤为西医病名，其可归属于中医的"脑瘤""脑岩"等疾病范畴。该病临床上极易复发，属难治疾患。《医宗必读》云："积之成者，正气不足，而后邪气踞之。"在正虚基础上，邪气凑而发病，这里的邪气不仅指六淫（包括癌毒）、七情、饮食劳倦，更包括脏腑功能失调之后产生的瘀血、痰饮、热毒等病理产物。而瘤体压迫局部脑组织又可影响脏腑气血功能，使正气更虚。患者在正气不足的基础上，或因脾虚失运而生痰湿，或因肾虚髓海失养，脑络空虚，或因久病气虚、血运不畅而生瘀血，导致痰浊、瘀血互结脑络而发病；部分患者正虚震慑无力，而致肝阳上亢化风，夹痰瘀壅滞于脑，更可加重病情。

治疗胶质瘤应以"健脾补肾，活血化瘀，祛痰平肝"为治疗大法，并在治疗时根据不同患者正虚邪实的不同特点随证选方用药，以达到扶正祛邪、软坚消结之功。脾为后天之本，主中气，主运化，四肢百骸皆赖其养；肾为先天之本，主元气，为精血之化源，主骨而生脑髓；脾土赖肾火之温煦得以运化，肾火赖脾土之温润得以生发，两者相辅相成，共同维持人体正气旺盛。所以扶正当以健脾、补肾为要则。

在扶正基础上，根据气滞、痰凝、血瘀、癌毒等标实的不同，或兼加行气、化痰、活血、解毒之品，才能达到标本兼顾、扶正祛邪的目的。临床辨证用药时，首先当辨正虚所属何因，若以脾气亏虚为主，宜以四君子汤为基础，益气健脾，化痰助运，选用党参、炒白术、茯苓、陈皮、清半夏等药物；若以肾阴不足为主，宜六味地黄丸化裁补肾填精，选用熟地黄、生地黄、山茱萸、龟板等药物；久病致气虚血瘀之象明显者，可取补阳还五汤之义，重用黄芪以补气生血。在扶正补虚基础上，针对痰瘀互结之"标实"特点，加用化痰活血、软坚散结药物，但应注意选取药力平和之品，如玄参、浙贝母、石菖蒲、远志、鸡内金、生牡蛎、海藻、桃仁、红花等。若确有久病入络、瘀结较重者，可稍加三棱、莪术、全蝎、蜈蚣、僵蚕等搜剔入络、破血散结，但须少量用之，以免更伤正气。部分患者由于肝肾阴虚致肝阳化风，夹痰瘀上攻脑络而见剧烈头晕头痛、恶心呕吐等症，可加夏枯草、石决明、生磁石、天麻、钩藤等以图平肝潜阳息风之功。此外，还可根据现代药理研究，使用山慈菇、白花蛇舌草等被证实具有抗肿瘤、调免疫作用的药物。

本例患者头晕、头痛，左侧肢体不能活动，经 CT 检查诊断为"脑干胶质瘤"。患者面色苍晦，头部胀痛或刺痛，右侧肢体麻木偏瘫，气短言微，疲乏无力，夜寐不安，视物模糊有重影，食纳呆滞，伴有恶心，大便干结，小便黄短，舌质紫黯，舌边有齿印及瘀斑，舌苔薄白，脉沉弦涩。证属气血两虚，痰瘀胶阻，癌毒结聚。治疗当益气养血，化痰祛瘀，解毒消癌。方用益脑祛结汤加减，方中黄芪、太子参、白术补气生津，健脾温中；当归、红花、赤芍活血养血，行血祛瘀；桃仁、莪术破血祛瘀，软坚散结；全蝎、僵蚕、浙贝母通络化痰，软坚散结；白花蛇舌草清热解毒，消痈散结；路路通祛风活络，消痈止痛；天冬养阴生津、润肠通便；延胡索理气散结，活络止痛。诸药配伍而建奇功。

2. 补脾益肾，祛痰消瘀，解毒抗癌治疗脾肾两虚，痰瘀胶聚，癌毒互结型脑室管膜瘤。

程某某，46岁，女，已婚，娄底市某公司干部。会诊病例。

主诉：头部疼痛19天。

患者于2011年3月1日出现头部剧烈疼痛，眼有复视、重影，伴呕吐等。于3月4日在长沙某三甲医院经 CT 检查诊断为"脑三室管膜瘤（恶性）"，随即住院手术并放疗。术后右侧肢体完全偏瘫，便秘，小腹胀。经针灸、服用中药治疗后，勉强能站立行走几步。前天又行 CT 检查，诊断：第三脑室前部管膜瘤（多细胞型）。患者惧怕再次手术而求中医诊治。

西医诊断：第三脑室管膜瘤。

初诊（2011年3月20日）：患者头发脱落，面色蜡黄，头痛不适，右脚麻木，走路不稳，右手不能举过胸和摄物，疲乏无力，夜寐不安，食欲低下，脐周胀满，大便坚硬难解，舌质晦黯带紫，舌边有瘀斑，舌苔灰腻，脉沉弦细涩。

辨证：脾肾两虚，痰瘀胶聚，癌毒互结。

治法：补脾益肾，祛痰消瘀，解毒抗癌。

主方：益脑祛结汤合六味地黄汤加减。

处方：清半夏15g，陈皮9g，茯苓15g，甘草5g，浙贝母15g，泽泻9g，延胡索12g，熟地黄15g，黄芪30g，太子参30g，桃仁6g，当归10g，赤芍12g，山茱萸12g，全蝎6g，炒僵蚕10g，怀山药20g。7剂，水煎服，每日1剂，分2次服。

二诊（2011年3月27日）：服上药后头痛减轻，大便通畅，表达能力差，声音低微，食纳呆滞，月经已4个月未潮，但白带甚多，舌苔灰腻，脉沉细涩。辨证为脾肾两虚，痰瘀胶阻，运化失常。宜补脾益肾，祛痰消瘀，解毒抗癌同施。处方：黄芪30g，太子参30g，赤芍12g，红花10g，川芎9g，防风7g，当归尾6g，白术15g，茯苓15g，路路通7g，泽泻9g，山楂10g，灵芝6g。15剂，煎服法同前。

三诊（2011年4月13日）：近来稍有头痛，食欲增加，月经未通，白带未减，能行走，步态较稳，右手已能摄物。舌脉如前。仍以补脾益肾，祛痰消瘀，解毒抗癌为法。处方：黄芪30g，太子参30g，白芍10g，当归10g，赤芍12g，桃仁6g，红花8g，白术15g，茯苓15g，山楂12g，天麻8g，延胡索10g，丹参15g，白花蛇舌草15g，半枝莲20g，路路通7g。30剂，煎服法同前。

四诊（2011年5月15日）：患者头痛消失，食欲增加，月经已通，白带减少，行走较前自如，步态较稳，右手已能摄物，舌苔薄白，脉沉细稍弦。处方：黄芪30g，太子参30g，白芍10g，当归10g，赤芍12g，桃仁6g，红花8g，白术15g，茯苓15g，山楂12g，天麻8g，延胡索10g，丹参12g，白花蛇舌草15g，半枝莲20g，山慈菇10g。30剂，煎服法同前。

五诊（2011年6月20日）：患者头痛消失，四肢功能基本恢复，月经已正常，食欲增加，精神好转，头发已复生，右手运用自如。CT检查显示第三脑室管膜瘤已缩小。以上方随证加减，再服100余剂，患者情况良好。CT检查无异常，遂停药。随访至今无恙。

按：中医认为脑为元神之府，头为诸阳之会，五脏精华之血、六腑清阳之气及十二经脉之精气皆会于此，说明脑具有统率全身各系统、各脏腑的作用，是人体极为重要的器官。在正常情况下，人体阴阳平衡，脏腑气血调和，十二经脉畅通，才能维持脑的正常生理功能。在人体正气不足的基础上，或因脾虚失运而生痰湿，或因肾虚髓海失养，脑络空虚。此时，外邪易于入侵，或生痰动风，或气滞血瘀，痰瘀互结，或痰凝毒聚，蕴郁脑部，久则形成肿块。

本例患者因头部剧烈疼痛入院，CT检查诊为恶性脑室管膜瘤，经手术并放疗后复发，就诊时，患者头发脱落，面色蜡黄，头痛不适，右脚麻木，走路不稳，右手不能举过胸和摄物，疲乏无力，夜寐不安，食欲低下，脐周胀满，大便干结，舌质晦黯带紫，舌边有瘀斑，舌苔灰腻，脉沉弦细涩。证属脾肾两虚，痰瘀胶聚，癌毒互结。治疗当补脾益肾，祛痰消瘀，解毒抗癌。方用益脑祛结汤合六味地黄汤加减，方中黄芪、太子参、茯苓健脾补气；熟地黄、山茱萸、怀山药滋阴补肾；桃仁、当归、赤芍活血祛瘀；清半夏、浙贝母、陈皮、泽泻、茯苓祛湿化痰；全蝎、炒僵蚕、浙贝母化痰散结；延胡索、陈皮理气散结；甘草调和诸药。诸药配伍而建奇功。

二、脑梗死（2例）

1. 活血化痰，祛瘀散结治疗阴虚阳亢，痰瘀胶结型脑梗死。

王某某，58岁，男，已婚，长沙市某厂工人。住院病例。

主诉：手麻1天，左侧肢体不能活动，言语不清1小时。

家属代诉：1天前患者突感左手发麻，未予重视。今晨7点突然出现言语不清，头晕不适，继则左侧肢体不能活动，而于今日上午8点由家属陪送来医院。病程中食纳无味，大便干燥，小便正常。

既往史：患高血压26年，血压控制较差，发现高脂血症5年；否认肝炎、结核等传染病史；吸烟30余年，每日20支左右。

查体：T 36.8℃，P 82次/min，BP 168/96mmHg，R 20次/min。

慢性病容，形体稍胖，神清合作；面色较黄，巩膜皮肤无黄染；头颅无畸形，双眼结膜充血，对光反射存在，嘴唇黯红，咽红，双侧扁桃体Ⅱ°肥大，颈软，无抵抗感，气管居中，甲状腺不大，浅表淋巴结无肿大；胸廓对称，呼吸20次/min，双肺呼吸音稍粗，未闻及干湿啰音；心界向左下扩大，心率82次/min，心律整齐，无杂音；腹平软，无明显压痛，肝脾无肿大，双肾区无叩痛；左上肢肌力Ⅱ级，左下肢肌力Ⅲ级，左侧病理征阳性；肛门及外生殖器未查。

辅助检查：①CT：右基底节区可见卵圆形低密度灶，边界清，大小约1.5cm×2.0cm×3.0cm，灶周组织未见明显受压，中线未见移位。②MRI：右基底节区见等T_1、等T_2楔形改变，大小约1.5cm×2.0cm×3.0cm，增强未见明显强化，其余脑组织形态正常，中线结构正常。③胸片：两肺纹理增粗，主动脉舒展，心脏向左下扩大。

西医诊断：脑梗死。

西医治疗：经改善循环、营养神经、控制脑水肿等对症治疗，效果欠佳而转来我科。

初诊（1996年11月21日）：患者左侧半身不遂，言语不清，心烦易怒，口干口苦，喜进冷饮，食纳无味，大便干燥，小便正常。形体稍胖，面色较黄，嘴唇黯红，舌质红绛，舌边有瘀斑及瘀点，舌苔灰黄而腻，脉弦细而滑。

辨证：阴虚阳亢，痰瘀胶结。

治法：活血化痰，祛瘀散结。

主方：利脑通窍饮加减。

处方：当归 15g，鸡血藤 15g，川芎 10g，赤芍 10g，黄芪 20g，僵蚕 10g，血竭 2g，香附 10g，生山楂 10g，甘草 5g。5 剂，水煎服，每日 1 剂，分 2 次服。

针刺：头针加外关、曲池、肩髃、血海、太冲、阳陵泉、昆仑、丰隆、足三里等穴。

二诊（1996 年 11 月 27 日）：治疗后患者症状减轻，言语较前清楚，左下肢已能屈伸，但左上肢仍不能活动。痰湿始祛，瘀血渐消，经络渐通。有效守方，原方 5 剂，煎服法同前。针刺：穴位同前。

三诊（1996 年 12 月 2 日）：患者经治疗后病情明显好转，言语较前更清楚，搀扶即可慢步自行，左上肢已能上下活动，可上抬至胸，但不能上举，手指屈伸欠灵活，不能持物。食纳正常，舌质红绛，舌边有瘀斑及瘀点，舌苔薄黄，脉弦细稍滑。痰湿渐祛，瘀血渐消，经络渐通。处方：当归 15g，僵蚕 10g，鸡血藤 15g，川芎 10g，赤芍 10g，黄芪 20g，白芥子 10g，桃仁 3g，水蛭 4g，生山楂 15g，香附 10g，甘草 5g。5 剂，煎服法同前。针刺：穴位同前。

四诊（1996 年 12 月 8 日）：治疗后诸症均进一步减轻，稍搀扶即可自行，左上肢已能上举及头，手指屈伸灵活，但力度较差，舌质红绛，舌边瘀斑及瘀点减少，舌苔薄白，脉弦细。痰湿渐祛，瘀血渐消，经络较通。处方：当归 15g，南沙参 15g，鸡血藤 15g，川芎 10g，赤芍 10g，黄芪 20g，白芥子 10g，桃仁 3g，地龙 10g，生山楂 15g，陈皮 10g，甘草 5g。15 剂，煎服法同前。带药回家调养。按摩：穴位同前。

五诊（1996 年 12 月 26 日）：患者稍搀扶即可自行，左上肢已能上举及头，手指屈伸灵活，但力度稍差，舌质红绛，舌边瘀斑及瘀点减少，舌苔薄白，脉弦细。痰湿已祛，瘀血渐消，经络较通。处方：当归 15g，南沙参 15g，鸡血藤 15g，川芎 10g，枸杞子 15g，黄芪 20g，白芥子 10g，桃仁 3g，水蛭 3g，生山楂 10g，香附 10g，甘草 5g。20 剂，煎服法同前。

患者以上方加减配合按摩治疗 2 个月后，左下肢活动较自如，但左上肢稍差。3 个月后左侧肢体活动基本恢复并回归工作。随访 3 年无恙。

按：脑梗死是指局部脑组织包括神经细胞、胶质细胞和血管由于血液供应缺乏而发生的坏死所致的脑软化。临床最常见的类型有脑血栓形成和脑栓塞。本病属中医"中风"范畴。

　　本例患者因手麻1天,左侧肢体不能活动,言语不清1小时入院。此乃阴虚阳亢,痰瘀胶结所致。因肝阳亢盛,故临床见症有心烦易怒、口干口苦、喜进冷饮、大便干燥、舌质红、舌苔黄、脉弦滑等症。由于肝肾阴虚,致阴血匮乏,脉络空虚,血运不畅而造成血瘀,故临床有嘴唇黯红、舌质红绛、边有瘀斑及瘀点、脉弦细等症。又因肝阳亢盛,久郁煎熬成痰,故有头晕、言语不清、舌苔腻、脉弦滑等症。加之瘀血与痰湿结聚阻滞经络,造成经脉不通,故突发左侧半身不遂,脉弦细。治宜活血化痰,祛瘀散结。方用利脑通窍饮加减。方中川芎、赤芍、桃仁化瘀消积;当归、鸡血藤、血竭养血活血;黄芪补气;生山楂消积滞;僵蚕化顽痰;香附疏肝理气;水蛭祛瘀通络;甘草调和诸药。配合针刺和按摩增加疗效。诸法配合,以活血化痰,祛瘀散结而建功。

2. 清热化痰,解结通络治疗痰热互结,邪蒙清窍型脑梗死。

盛某某,68岁,女,已婚,长沙市某单位退休职工。住院病例。

主诉:右侧肢体活动不利半天。

家属代述:半天前患者在晨练时突发右侧肢体活动不利,不能站立,跌倒在地,家属送当地医院处理后症状加重,而于1994年12月11日11时由家属抬送入我院。病程中未进饮食,小便不自知,大便未解。

既往史:患高血压30余年,间断服药,血压控制差,有高脂血症6年;否认肝炎、结核等传染病史;不嗜烟酒。

查体:T 38.3℃,P 84次/min,BP 150/92mmHg,R 20次/min。

慢性病容,形体消瘦,神志欠清,检查合作;面色稍黄,巩膜皮肤无黄染;头颅无畸形,闭目不语,双眼结膜充血,对光反射存在,嘴唇黯红,颈软,无抵抗感,气管居中,甲状腺不大,浅表淋巴结无肿大;胸廓对称,呼吸20次/min,双肺呼吸音粗糙,未闻及干湿啰音;心界向左下扩大,心率84次/min,律齐,无杂音;腹平软,无明显压痛,肝脾未扪及,双肾区无叩痛;右上肢肌力Ⅱ级,右下肢肌力Ⅲ级,右侧病理征阳性;肛门及外生殖器未查。

辅助检查:①CT:左基底节区可见卵圆形低密度灶,边界清,大小约1.6cm×2.1cm×2.8cm,灶周组织未见明显受压,中线未见移位。②MRI:左基底节区见等T_1、等T_2楔形改变,大小约1.6cm×2.1cm×2.8cm,增强未见明显强化,其余脑组织形态正常,中线结构正常。③胸片:两肺纹理增粗紊乱,主动脉舒展,心脏呈靴形,向左下扩大。④血常规:血红蛋白96g/L,红细胞$4.10×10^{12}$/L,白细胞$5.64×10^9$/L,中性粒细胞64%,淋巴细胞28%,大单核细胞7%,嗜酸性粒细胞3%。

西医诊断:脑梗死。

西医治疗：经控制脑水肿、降低颅内压、对症支持等处理后病情平稳而转入本科。

初诊（1994年12月26日）：患者头晕目眩，坐卧皆晕，视物旋转，目不敢睁，呃逆不畅，饮食减少，饭后腹满，口干口苦，喜喝冷饮，时有汗出，右侧半身不遂，语言不清，喉间痰鸣，大便干燥。形体消瘦，面色稍黄，嘴唇黯红，舌质红绛，舌边有瘀点，舌苔黄厚而腻，脉弦滑而数。

辨证：痰热互结，邪蒙清窍。

治法：清热化痰，解结通络。

主方：利脑通窍饮加减。

处方：生牡蛎（先煎）30g，当归15g，鸡血藤15g，石决明（先煎）20g，赤芍10g，黄芪20g，僵蚕10g，桃仁6g，血竭2g，生山楂10g，香附10g，甘草5g。5剂，水煎服，每日1剂，分2次服。针刺：大椎、人中、百会、外关、曲池、肩髃、血海、阳陵泉、昆仑、足三里、太冲等穴。

二诊（1995年1月2日）：治疗后患者症状减轻，神志转清，口干口苦好转，大便已通。有效守方，原方5剂，煎服法同前。针刺：穴位同前。

三诊（1995年1月7日）：患者病情明显好转，言语较前清楚，余症均减轻，食纳正常，右下肢已能屈伸，右上肢活动欠佳。舌质红绛，舌边瘀点有减少，舌苔黄稍腻，脉弦细而数。邪热始祛，痰饮渐消，清窍渐通。处方：生牡蛎（先煎）30g，当归15g，鸡血藤15g，赤芍10g，黄芪20g，僵蚕10g，血竭2g，生山楂10g，香附10g，甘草5g。5剂，煎服法同前。

四诊（1995年1月13日）：治疗后右下肢已能活动，搀扶即可慢步自行，舌质红绛，舌边瘀点进一步减少，舌苔薄黄，脉弦细。邪热渐祛，痰饮渐消，清窍较通。处方：黄芪20g，丹参15g，川芎10g，桃仁9g，白芍12g，水蛭3g，当归尾10g，白芥子10g，生山楂15g，香附6g，甘草5g。5剂，煎服法同前。

五诊（1995年1月18日）：治疗后稍搀扶即可自行，右上肢已能上举及头，手指屈伸较灵活，但力度较差，舌质红绛，舌边瘀点进一步减少，舌苔薄黄，脉弦细。邪热渐祛，痰饮渐消，清窍较通。处方：出院带药：黄芪20g，川芎10g，桃仁6g，枸杞子15g，当归10g，白芥子10g，生山楂10g，香附6g，鸡血藤20g，甘草5g。15剂，煎服法同前。改针刺为按摩，穴位同前。

出院后以上方加减配合按摩治疗3月余，右下肢活动较自如，右上肢亦能活动。5个多月后右侧肢体活动基本恢复。随访3年无恙。

按：脑梗死属中医"中风"范畴。中风一证，在医籍中有中经、中络、中腑、中脏之别。究其原因，不外肾元不固，虚风内动；或五志过极，心火暴盛；或肾阴不足，水不涵木；或气血衰微，风邪乘虚入经络；或脾失健运，聚湿生痰，痰郁化热；或肝火夹痰上逆等。

本例患者已年近古稀，头晕30余年。此乃肝肾阴虚，痰热阻滞经络所致。由于肝肾阴虚，肝阳亢盛，引动风痰，上扰清窍，故临床见症头晕目眩，坐卧皆晕，视物旋转，目不敢睁，脉弦数。又肝郁化火生痰，故有呃逆不畅，食后堵闷，喉间痰鸣，苔黄厚而腻，脉弦滑。由于阴虚，故口干，大便干燥，脉数。又因阴血匮乏，脉络空虚，血运不畅而造成血瘀，故嘴唇黯红，舌质红绛，舌边有瘀点。治疗当清热化痰，解结通络。方用利脑通窍饮加减。方中石决明清肝潜阳；赤芍、桃仁、血竭化瘀消积；当归、鸡血藤养血活血；黄芪补气；生山楂消积滞；僵蚕化顽痰；香附疏肝理气；生牡蛎、血竭软坚散结；甘草调和诸药。配合针刺及按摩促进右侧肢体功能的恢复，从而获得良好效果。

三、脑出血（2例）

1. 滋阴潜阳，清热化痰，开窍通络治疗阴虚阳亢，痰热上扰，邪蒙清窍型脑出血。

戚某某，76岁，女，已婚，长沙市某单位退休职工。住院病例。

主诉：右侧肢体活动不利2小时。

家属代述：2小时前患者因受凉突感右侧肢体活动不利，跌倒在地，伴小便失禁，家属送当地医院处理后症状加重，而于1996年1月16日9时由家属抬送入我院。病程中小便不知，大便未解。

既往史：患高血压16余年，血压控制差，有高脂血症10年；否认肝炎、结核等传染病史；不嗜烟酒。

查体：T 37.8℃，P 88次/min，BP 156/90mmHg，R 22次/min。

慢性病容，神志欠清，检查不合作；面色稍黄，巩膜皮肤无黄染；头颅无畸形，闭目不语，双眼结膜充血，对光反射存在，嘴唇黯红，咽红，双侧扁桃体Ⅱ度肥大，颈软，无抵抗感，气管居中，甲状腺不大，浅表淋巴结无肿大；胸廓对称，呼吸22次/min，双肺呼吸音粗糙，未闻及干湿啰音；心界向左下扩大，心率88次/min，律齐，无杂音；腹平软，无明显压痛，肝脾未扪及，双肾区无叩痛；右上肢肌力Ⅲ级，右下肢肌力Ⅲ级，右侧病理征阳性；肛门及外生殖器未查。

辅助检查：①CT：左基底节区可见2.0cm×2.0cm×3.0cm大小椭圆形高密度影，CT值65HU，病灶周可见低密度改变，提示水肿；右侧脑室稍受压，中线轻度移位。②胸片：两肺纹理增粗紊乱，主动脉舒展，心脏呈靴形，向左下扩大。③尿常规：黄色清亮，蛋白（-），糖（-），白细胞（-）/HP，红细胞（-）/HP。④血常规：血红蛋白96g/L，红细胞$4.10×10^{12}$/L，白细胞$5.64×10^9$/L，中性粒细胞 64%，淋巴细胞 28%，大单核细胞 7%，嗜酸性粒细胞 3%。⑤大便常规：原虫（−），潜血试验（−）。

西医诊断：脑出血。

西医治疗：经控制脑水肿、降低颅内压、对症治疗。请中医会诊。

初诊（1996 年 1 月 16 日）：患者右侧半身不遂，言语不清，喉间痰鸣，伴小便失禁，口干口苦，喜喝冷饮，时有汗出，大便干燥，舌质红绛，舌边有瘀点，舌苔黄厚而腻，脉弦滑而数。

辨证：阴虚阳亢，痰热上扰，邪蒙清窍。

治法：滋阴潜阳，清热化痰，开窍通络。

主方：凉血醒脑饮加减。

处方：水牛角（先煎）30g，仙鹤草 20g，浙贝母 10g，地榆炭 15g，石决明 30g，生地黄 20g，钩藤 10g，白芍 10g，菊花 10g，小蓟 20g，茯神 10g，甘草 5g。3 剂，水煎服，每日 1 剂，分 2 次服。

二诊（1996 年 1 月 19 日）：治疗后患者症状减轻，神志转清，口干口苦好转，大便已通。有效守方，原方 3 剂，煎服法同前。

三诊（1996 年 1 月 22 日）：患者病情明显好转，言语较前清楚，余症均减轻，食纳正常，右下肢已能屈伸，右上肢活动欠佳，舌质红绛，舌边瘀点有减少，舌苔黄稍腻，脉弦细而数。邪热始祛，痰饮渐消，清窍渐通。处方：水牛角（先煎）30g，浙贝母 10g，地榆炭 15g，生地黄 15g，石决明 30g，仙鹤草 20g，钩藤 10g，小蓟 20g，地龙 10g，生山楂 15g，甘草 5g。5 剂，煎服法同前。

四诊（1996 年 1 月 28 日）：治疗后右下肢已能活动，搀扶即可慢步自行，舌质红绛，舌边瘀点进一步减少，舌苔薄黄，脉弦细。邪热渐祛，痰饮渐消，清窍较通。处方：生地黄 15g，丹参 15g，地榆炭 15g，小蓟 20g，白芍 12g，仙鹤草 20g，当归尾 10g，白芥子 10g，地龙 10g，生山楂 15g，香附 9g，甘草 5g。5 剂，煎服法同前。

五诊（1996 年 2 月 3 日）：治疗后稍搀扶即可自行，右上肢已能上举及头，手指屈伸较灵活，但力度较差，舌质红绛，舌边瘀点进一步减少，舌苔薄黄，脉弦细。邪热渐祛，痰饮渐消，清窍较通。处方：出院带药：黄芪 20g，川芎 10g，桃仁 10g，枸杞子 15g，地榆炭 15g，当归 10g，白芥子 10g，地龙 10g，生山楂 15g，香附 9g，鸡血藤 20g，甘草 5g。15 剂，煎服法同前。

出院后以上方加减配合按摩治疗 3 月余，右下肢活动较自如，右上肢亦能活动。5 个多月后右侧肢体活动基本恢复。随访 3 年无恙。

按：脑实质出血称为脑出血。它可来源于脑内动脉、静脉或毛细血管的坏死、破裂，但以动脉出血最为多见而且重要。本病属中医"中风"范畴。究其原因,不外肾元不固,虚风内动;或五志过极,心火暴盛;或肾阴不足,水不涵木;或气血衰微,风邪乘虚入经络;或脾失健运,聚湿生痰,痰郁化热;或肝火夹痰上逆等。

本例患者已年逾古稀,患高血压 16 余年,血压控制差,受凉后突感右侧肢体活动不利,跌倒在地,继则右侧半身不遂,言语不清,喉间痰鸣,伴小便失禁,口干口苦,喜喝冷饮,时有汗出,大便干燥。舌质红绛,舌边有瘀点,舌苔黄厚而腻,脉弦滑而数。此乃阴虚阳亢,痰热上扰,邪蒙清窍所致。由于肝肾阴虚,肝阳亢盛,引动风痰,上扰清窍,故临床见症半身不遂,言语不清,喉间痰鸣。由于阴虚,故口干,大便干燥。又因阴血匮乏,脉络空虚,血运不畅而造成血瘀,故舌边有瘀点,舌质红绛,脉弦数。治疗当滋阴潜阳,清热化痰,开窍通络。方用凉血醒脑饮加减。方中水牛角清热凉血,散瘀解毒;白芍、石决明养血柔肝,平肝潜阳;仙鹤草、小蓟、地榆炭凉血清热,收敛止血;钩藤泄热定惊,舒筋活络;浙贝母清热化痰,软坚散结;菊花清热解毒,疏风止惊;生地黄、白芍清热养阴,养血柔肝;茯神健脾祛湿,安神定志;甘草温中补气,调和诸药。诸药配伍而建功。稳定后改用补阳还五汤加减,配合按摩促进右侧肢体功能的恢复,从而获得良好效果。

2. 滋养肝肾,化痰消瘀,开窍通络治疗肝肾阴虚,痰瘀互结,邪蒙清窍型脑出血。

李某某,男,70 岁,已婚,湖南省长沙县人。住院病例。

主诉:左侧肢体无力 5 小时。

家属代述:5 小时前患者突感左侧肢体无力,不能站立,伴小便失禁,于 1998 年 1 月 16 日 11 时由家属抬送入院。病程中未进饮食,小便不自知,大便未解。

既往史:患高血压 18 年,间断服药,血压控制差;吸烟,每日 20 支左右,不嗜酒。

查体:T 36.7℃,P 79 次 /min,BP 142/82mmHg,R 21 次 /min。

急性病容,形体消瘦,神志欠清,检查欠合作;面色稍黄,嘴唇黯红,闭目不语,双眼结膜充血,对光反射存在,颈软,无抵抗感,气管居中,甲状腺不大,浅表淋巴结无肿大;胸廓对称,双肺呼吸音粗糙,未闻及干湿啰音;心界向左下扩大,心率 79 次 /min,律齐,无杂音;腹平软,无明显压痛,肝脾未扪及,双肾区无叩痛;左上肢肌力 Ⅱ 级,左下肢肌力 Ⅲ 级,左侧病理征阳性;肛门及外生殖器未查。

辅助检查:① CT:右基底节区可见 1.6cm×1.8cm×2.6cm 大小椭圆形高

密度影,CT 值 63HU,病灶周可见低密度改变,提示水肿;左侧脑室稍受压,中线轻度移位。②胸片:两肺纹理稍增粗紊乱,主动脉舒展,心脏呈靴形,向左下扩大。③尿常规:黄色清亮,蛋白(−),糖(−),白细胞(−)/HP,红细胞(−)/HP。④血常规:血红蛋白 132g/L,红细胞 4.22×10^{12}/L,白细胞 5.26×10^9/L,中性粒细胞 63%,淋巴细胞 29%,大单核细胞 6%,嗜酸性粒细胞 4%。⑤大便常规:原虫(−),潜血试验(−)。

西医诊断:脑出血。

西医治疗:经控制脑水肿、降低颅内压、对症支持等处理。请中医会诊。

初诊(1998 年 2 月 3 日):患者感头晕不适,左侧半身不遂,言语欠清,喉间痰鸣,饮食无味,食后腹满,时有汗出,小便清长,大便正常。形体消瘦,嘴唇黯红,舌光少津,舌质红绛,舌边有瘀点瘀斑,脉弦细而数。

辨证:肝肾阴虚,痰瘀互结,邪蒙清窍。

治法:滋养肝肾,化痰消瘀,开窍通络。

主方:凉血醒脑饮加减。

处方:生龟板(先煎)15g,生地黄 20g,山茱萸 15g,小蓟 20g,生白芍 20g,仙鹤草 20g,阿胶(烊化)10g,地榆炭 15g,茯神 15g,石决明 30g,苦杏仁 10g,甘草 5g。5 剂,水煎服,每日 1 剂,分 2 次服。

二诊(1998 年 2 月 8 日):治疗后患者症状减轻,头晕减轻,食纳好转,痰鸣减少。有效守方,原方 5 剂,煎服法同前。

三诊(1998 年 2 月 13 日):患者病情明显好转,言语较前清楚,余症均减轻,食纳正常,左下肢已能屈伸,左上肢活动欠佳,舌质红绛,舌边瘀点瘀斑有减少,脉弦细而数。肝肾阴虚好转,瘀血始祛,痰饮渐消,清窍渐通。有效守方,原方 5 剂,煎服法同前。

四诊(1998 年 2 月 18 日):治疗后左下肢已能活动,搀扶即可慢步自行,舌质红绛,舌边瘀点进一步减少,舌苔薄白,脉弦细。瘀血渐祛,痰饮渐消,清窍较通。处方:黄芪 20g,当归 10g,生地黄 15g,山茱萸 15g,枳壳 10g,茯神 15g,赤芍 10g,怀牛膝 10g,柴胡 9g,白芥子 10g,生山楂 15g,地龙 10g,甘草 5g。上方 7 剂,煎服法同前。

五诊(1998 年 2 月 25 日):治疗后稍搀扶即可自行,左上肢已能上举及头,手指屈伸较灵活,但力度较差,舌质红绛,舌边瘀点进一步减少,舌苔薄白,脉弦细。肝肾阴虚进一步好转,瘀血渐祛,痰饮渐消,清窍较通。处方:出院带药:黄芪 20g,川芎 10g,丹参 15g,枸杞子 15g,地龙 10g,当归 10g,白芥子 10g,全蝎 6g,生山楂 15g,香附 9g,鸡血藤 20g,甘草 5g。15 剂,煎服法同前。按摩。

出院后以上方加减配合按摩治疗3月余,左下肢活动较自如,左上肢亦能活动。5个多月后左侧肢体活动基本恢复。随访3年无恙。

按: 本例患者已年逾古稀,头晕不适,言语欠清,喉间痰鸣,左侧半身不遂。此乃肝肾阴虚,痰瘀互结,邪蒙清窍所致。由于肝肾阴虚,肝阳亢盛,引动风痰,上扰清窍,故临床见症头晕,脉弦数。又肝郁化火生痰,故有食后腹满,喉间痰鸣。由于阴虚,故舌光少津,舌质红绛,脉弦细。加之阴血匮乏,脉络空虚,血运不畅而造成血瘀,故嘴唇黯红,舌质红绛,舌边有瘀点瘀斑,脉细而数。治疗当滋养肝肾,化痰消瘀,开窍通络。方用凉血醒脑饮加减。方中以生龟板滋阴潜阳;阿胶滋阴补血;山茱萸补益肝肾;石决明、生地黄清肝潜阳;仙鹤草收敛止血;小蓟、地榆炭凉血止血;苦杏仁止咳化痰;白芍疏肝理气、养血柔肝;茯神养血安神;甘草调和诸药。配合按摩增加疗效。两法配合,以滋养肝肾,化痰消瘀,开窍通络而建功。病情稳定后改以补阳还五汤加减,配合按摩,促进左侧肢体功能的恢复,从而获得良好效果。

四、变应性鼻炎(1例)

温补脾肺,祛湿化痰,通络开窍治疗脾肺两虚,寒湿凝滞,邪蒙清窍型变应性鼻炎。

朱某,男,38岁,已婚,湖南省浏阳市人。住院病例。

主诉:反复鼻痒、鼻塞、打喷嚏18年。

患者自述18年前一次感冒后,鼻痒、鼻塞、流清涕、打喷嚏。以后每年季节交替时常发作,在当地医院就医,查鼻:黏膜苍白水肿,下鼻甲肥大堵塞鼻道,清涕附着。多次用西药治疗效果不显。此次发作5天,遂来寻求中医治疗。

西医诊断:变应性鼻炎。

初诊(1998年3月5日):患者感鼻痒、鼻塞,打喷嚏,流清涕,涕量多,鼻塞不通,长期张口呼吸,嗅觉较差,畏寒怕冷,喜热饮,寐差,头晕,饮食无味,小便清长,大便溏软。形体消瘦,舌质淡红,舌苔薄白,脉细而弱。

辨证:脾肺两虚,寒湿凝滞,邪蒙清窍。

治法:温补脾肺,祛湿化痰,通络开窍。

主方:健鼻通窍饮加减。

处方:生黄芪15g,党参15g,白术15g,茯苓15g,桂枝10g,鹅不食草10g,蝉蜕6g,当归10g,乌梅9g,辛夷6g,荜茇6g,甘草3g。7剂,水煎服,每日1剂,分2次服。

二诊(1998年3月13日):患者服药后涕量减少,喷嚏偶作,鼻塞较前减轻,夜寐好转,仍有畏寒,喜热饮,舌苔薄白,脉细。有效守方,原方20剂,煎服法同前。

三诊(1998年4月5日):诸症尽去。随访6月未再发作。

按:变态反应性鼻炎,简称变应性鼻炎,是耳鼻喉科的常见病,属中医"鼻鼽"范畴,是机体对某些变应原敏感性增高而发生在鼻腔黏膜的变态反应。近年来,变应性鼻炎的发病率明显增高,呈大幅度上升和低龄化的趋势,尤其在工业发达国家中比较突出。空气污染是重要的因素,但也有地区性差异,与空气中的花粉、真菌、螨等致敏变应原的飘散情况有关。因此,本病也就成了中西医工作人员,特别是中医工作人员的研究重点。目前,变应性鼻炎以药物治疗为主,主要是缓解临床症状,但治疗效果因人而异,很多患者常反复发作,迁延不愈,严重影响生活质量。《外台秘要》载:"肺脏为风冷所乘,则鼻气不和,津液壅塞。"

该患者肺脾虚寒,卫外不固,久之,有子病及母之势。故投以健鼻通窍饮。方中黄芪、党参补益脾肺,益气固表;白术、茯苓健脾益气,利水祛湿;桂枝、荜茇温阳散寒,调和营卫;鹅不食草、蝉蜕祛风通窍,清热解痉;当归补血活血,助黄芪及桂枝温阳益气;乌梅味酸、涩,性平,归肺、脾、肝、大肠经,《本草求真》曰:"乌梅酸涩而温……入肺则收。"起敛肺止涕之功,寓敛于散,防止肺气宣散太过;辛夷为鼻病要药,引诸药上行;甘草益气补中,调和药性。诸药合用共奏温阳益气通窍之效。

五、鼻咽癌(2例)

1. 益气养阴,化痰祛瘀,解毒消癌治疗气血虚衰,痰瘀互结,癌毒胶聚型鼻咽癌。

栗某某,男,47岁,已婚,湖南省浏阳市人。门诊病例。

主诉:鼻咽癌放疗后半年。

患者半年前因鼻塞在某三甲医院诊断为"鼻咽癌",行局部放射治疗,放疗后出现明显毒副作用,感无法承受。遂求中医诊治。

西医诊断:鼻咽癌。

初诊(2012年1月8日):患者精神萎靡,面色晦黯,自觉右侧耳鸣,左侧耳有闷胀感,听力下降,心悸气短,痰涕均多,口干,牙龈肿痛,张口受限,开口度一指半,食欲较差,失眠多梦,大便稍干,小便短赤,舌质红赤,舌苔黄腻,脉沉细数。

辨证:气血虚衰,痰瘀互结,癌毒胶聚。

治法:益气养阴,化痰祛瘀,解毒消癌。

主方：利鼻祛结汤加减。

处方：党参 20g，沙参 10g，白术 15g，茯神 15g，法半夏 10g，黄精 15g，百合 20g，牡蛎 20g，浙贝母 15g，僵蚕 10g，黄芪 20g，白芍 12g，郁金 10g，路路通 10g，藤梨根 20g，半枝莲 10g，瓜蒌 15g，甘草 6g。10 剂，水煎服，每日 1剂，分 2 次服。

二诊（2012 年 1 月 19 日）：患者病情好转，张口受限略有好转，痰略减少，耳鸣仍有，耳部闷胀感好转，仍觉易疲劳，睡眠可，舌淡黯，舌苔薄黄，脉沉细。处方：黄芪 20g，西洋参 8g，白术 15g，茯神 15g，天花粉 15g，天冬 15g，黄精 15g，百合 20g，藤梨根 20g，浙贝母 15g，赤芍 15g，麦冬 15g，三七 6g，白花蛇舌草 20g，山楂 10g，甘草 6g。15 剂，煎服法同前。

三诊（2012 年 2 月 5 日）：患者病情明显好转，张口受限好转，痰明显减少，耳鸣轻微，耳部闷胀感进一步好转，仍觉易疲劳，睡眠可。上方去天花粉、麦冬，加牡丹皮 10g，泽兰 10g。20 剂，煎服法同前。

四诊（2012 年 2 月 25 日）：患者口干等症状明显减轻，张口受限渐恢复，能较正常进食，痰少黏稠，舌淡，苔少，脉沉细。处方：黄芪 20g，太子参 20g，白术 15g，茯神 15g，天冬 15g，黄精 15g，百合 20g，藤梨根 20g，浙贝母 15g，赤芍 15g，麦冬 15g，三七 6g，白花蛇舌草 20g，山楂 10g，仙鹤草 10g，甘草 6g。30 剂，煎服法同前。

五诊（2012 年 3 月 26 日）：患者张口受限明显恢复，耳鸣稍有，耳部闷胀感好转，痰少不易咯出，仍乏力，时有胃胀，不思饮食，舌淡红，舌根部苔白腻，脉沉细。上方去赤芍、藤梨根，加苏梗 10g，陈皮 10g。30 剂，煎服法同前。

六诊（2012 年 4 月 28 日）：患者病情较稳定，张口基本正常，偶有耳闭，耳鸣缓解，舌胖色黯，苔少，脉沉。上方随证加减服 100 余剂。随访诸症消失。再复查脑部 CT：未见异常改变。遂停药。随访至今无恙。

按：鼻咽癌的发生与饮食、病毒及遗传等多种因素有关，现在认为多食腌制肉类食物、EB 病毒感染、久居潮湿之地以及家族中有鼻咽癌患者是其发病的高危因素。由于鼻咽解剖部位的隐蔽性及鼻咽癌临床症状的多样性，就诊时大部分患者已处于中晚期。中医学中无鼻咽癌病名，但类似中晚期鼻咽癌症状的描述，散见于"鼻衄""头痛""鼻渊""瘰疬""上石疽""失荣""鼻疽""控脑砂"等病证中。鼻咽癌的主要表现为鼻塞、涕血、头痛、耳鸣等。祖国医学认为鼻咽癌的形成与先天禀赋不足、外界邪毒侵袭及七情所伤有密切关系，由于肺气不宣，毒邪乘袭为患，毒热蕴结成积，结于鼻咽；或情志抑郁，致脏腑失调，气滞血瘀，痰湿凝聚，日积月累，久成肿块。

鼻咽癌由脾运不健，肺失清宣，痰凝气滞，热毒蕴结而成。大多数患者早期无明显症状，而患者发现症状未及时就医和被医生疏忽是延误鼻咽癌诊断的主要原因。回缩性血涕是鼻咽癌早期症状之一，出现这个症状时应引起重视。早期诊断、早期治疗是提高鼻咽癌疗效的最有效的方法之一。热毒瘀结对鼻咽癌发生发展起重要作用，人体正气不足（主要是肺脾肾不足），痰瘀毒积聚是主要病理机制。因此，补益肺脾之气，滋养肝肾之阴，灵活运用活血化瘀、清热解毒、通络散结的治疗方法，在临床治疗鼻咽癌上取得了较好的疗效。

本例患者确诊鼻咽癌，放射治疗后毒副作用大，损伤正气，精神萎靡，面色晦黯，耳鸣，耳胀，听力下降，心悸气短，痰涕均多，口干，牙龈肿痛，张口受限，食欲较差，失眠多梦，大便稍干，小便短赤，舌质红赤，舌苔黄腻，脉沉细数，属气血虚衰，痰瘀互结，癌毒胶聚之证。故治以益气养阴，化痰祛瘀，解毒消癌。方用利鼻祛结汤加减。方中黄芪、党参、白术补气益肺，健脾祛湿；芍药、沙参、黄精滋阴养肺，补益脾肾；藤梨根、瓜蒌、半枝莲清热解毒，散结消癌；浙贝母、牡蛎软坚散结，化痰消癌；郁金疏肝解郁，活血祛瘀；半夏、僵蚕化痰祛湿，散结消癌；路路通祛风通络，软坚散结；百合、茯神补肺健脾，养心安神；甘草清热解毒，调和诸药。诸药配合，益气养阴，化痰祛瘀，解毒消癌而建奇功。

2. 益气养阴，化痰祛瘀，解毒消癌治疗气阴两虚，痰瘀互聚，癌毒胶结型鼻咽癌。

罗某某，男，55岁，已婚，湖南省长沙市人。门诊病例。

主诉：鼻咽癌综合治疗后口干口苦、头痛半月。

患者2011年3月因"鼻塞、右颈肿块1月"至湖南省肿瘤医院就诊，鼻咽、颈部 MRI 示：鼻咽右侧壁肿物，斜裂及蝶骨骨质破坏，右颈淋巴结多发肿大等改变。经活检诊断为"鼻咽低分化鳞癌"。随即予诱导化疗及放疗，鼻塞症状消失，右颈肿块明显缩小。因治疗中出现明显毒副作用而来求中医诊治。

西医诊断：鼻咽癌。

初诊（2011年4月8日）：患者口干口苦，耳中蝉鸣，右耳更甚，神疲乏力，牙龈疼痛，张口及吞咽困难，纳食无味，鼻塞，涕血，头痛，呕吐，夜寐不安，大便干结，小便赤黄，舌质红绛，舌边齿痕及瘀斑，舌苔黄腻，脉沉细弦。

辨证：气阴两虚，痰瘀互聚，癌毒胶结。

治法：益气养阴，化痰祛瘀，解毒消癌。

主方：利鼻祛结汤合桃红四物汤加减。

处方：白花蛇舌草15g，浙贝母15g，山慈菇12g，郁金10g，桃仁9g，藤梨根20g，法半夏10g，苦杏仁10g，生牡蛎（先煎）30g，天花粉15g，黄芪20g，赤芍 15g，冬瓜子 15g，党参 15g，北沙参 15g，麦冬 15g，黄芩 10g，牛膝 15g，甘草 5g。15 剂，水煎服，每日 1 剂，分 2 次服。

二诊（2011 年 4 月 23 日）：患者口干喜饮稍减轻，仍张口欠展，吞咽涩滞，余症好转。舌质红绛，舌边齿痕及瘀斑有减少，舌苔黄厚，脉沉细弦。有效守方，原方 20 剂，煎服法同前。

三诊（2011 年 5 月 15 日）：患者症状明显减轻，仅觉口干但饮量少，味觉不敏，舌质较红，舌边齿痕及瘀斑有明显减少，舌苔薄黄，脉沉细稍弦。复查鼻咽及颈部 MRI 示：鼻咽肿块及右颈淋巴结明显缩小，骨质破坏情况同前。热毒已减，根据辨病与辨证相结合原则，从"虚、毒、痰、瘀"调治。处方：以浙贝母 15g，白花蛇舌草 15g，半枝莲 15g，黄芪 20g，茯苓 15g，桃仁 9g，天花粉 15g，生牡蛎（先煎）30g，天冬 15g，重楼 15g，清半夏 15g，麦冬 15g，五味子 6g，太子参 30g，北沙参 15g 为基本方加减。每月 20 剂，煎服法同前。

四诊（2011 年 10 月 18 日）：几次 MRI 复查，未见异常改变。遂停药。随访至今无恙。

按：鼻咽癌是原发于鼻咽黏膜被覆上皮的恶性肿瘤。放疗易伤阴耗气，治疗应以养阴益气、清热解毒、凉补气血为主；化疗易损伤气血，治疗应以补气养血、健脾和胃、滋补肝肾为主。缓则以顾护肺气、补益脾肾先行治本，急则抗癌解毒为主治其标。

本例患者为鼻咽癌综合治疗后 1 月余，主症为口干口苦，耳中蝉鸣，右耳更甚，牙龈疼痛，张口及吞咽困难。属气阴两虚，痰瘀互聚，癌毒胶结之证。鼻为肺之外窍，咽为胃之门户，又放射线体外灼伤，肺胃津伤，故口干喜饮，牙痛；肺阴亏虚，由肺及肾，金水失济，肾阴渐耗，耳失濡养，故耳鸣；痰瘀未散，经络阻滞，气血运行失畅，肿块仍存，右耳鸣甚。故治以益气养阴，化痰祛瘀，解毒消癌为主，标本同治。方用利鼻祛结汤合桃红四物汤加减。方中白花蛇舌草、藤梨根、冬瓜子、黄芩清热解毒；浙贝母、山慈菇、生牡蛎化痰消癌；郁金、桃仁活血祛瘀；法半夏、苦杏仁、天花粉化痰散结；黄芪、党参、甘草补气健脾；赤芍、北沙参、麦冬、牛膝滋阴益肾。诸药配合，益气养阴，化痰祛瘀，解毒消癌而建奇功。

六、癫痫（3 例）

1. 健脾益气，化痰祛湿治疗脾气虚损，痰涎壅盛型癫痫。

李某某，男，14 岁，未婚，湖南省长沙县某乡人。门诊病例。

主诉：间发抽搐，口吐白涎沫 1 年。

患者于 1 年前突发抽搐，口吐白色涎沫。在某大医院诊断为"癫痫"，经服用卡马西平治疗后仍每2～3天发作1次,发作时颜面及四肢抽搐,神志不清,两目上翻,口吐涎沫,常咬破唇舌,20分钟左右方苏醒,醒后觉头晕、疲乏无力。

查体:慢性病容,神清合作;头颅无畸形;呼吸20次/min,双肺呼吸音清晰;心界不大,心率76次/min,律齐,无杂音;腹平软,无压痛,肝脾未扪及;病理反射未引出。

辅助检查:①脑电图:基本正常。②头颅 MRI:左额叶及双侧颞叶可见多处软化灶。

西医诊断:癫痫。

西医治疗:卡马西平口服治疗。

初诊(2006年9月12日):询及患者,发作前自觉有气自胸中向头部涌,随即晕倒,颜面及四肢抽搐,神志不清,两目上翻,口吐涎沫,常咬破唇舌,20分钟左右方苏醒。形体消瘦,自觉头晕、疲乏无力,腰膝酸软,食纳较差,大便溏薄,小便正常,舌质淡红,舌苔白腻,唇舌均可见咬破之伤痕,脉弦滑。

辨证:脾气虚损,痰涎壅盛。

治法:健脾益气,化痰祛湿。

主方:金术熄痫饮加减。

处方:郁金10g,炒白术20g,胆南星10g,法半夏10g,陈皮9g,怀山药15g,茯苓10g,石菖蒲5g,僵蚕10g,琥珀(冲兑)3g。10剂,水煎服,每日1剂,分2次服。

二诊(2006年9月22日):患者服药后症状明显好转,发作次数减少,发作时颜面及四肢抽搐减轻,食纳增进,舌质红,苔白稍腻,脉弦滑。有效守方,原方20剂,煎服法同前。

三诊(2006年10月12日):患者服药后症状进一步好转,发作次数明显减少,精神好转,头晕明显减轻,食纳正常,舌质红,舌苔薄白,脉弦稍滑。痰涎渐祛,脾气较虚。处方:郁金10g,炒白术20g,浙贝母10g,胆南星10g,法半夏9g,陈皮8g,怀山药20g,茯苓10g,石菖蒲5g,僵蚕8g,补骨脂15g,琥珀(冲兑)3g。30剂,煎服法同前。

四诊(2006年11月15日):患者服药后症状改善,近30天未发作,精神好,头不晕,食纳正常,舌质淡红,舌苔薄白,脉弦稍弱。痰湿渐祛,脾气较虚。处方:郁金10g,炒白术20g,浙贝母10g,法半夏9g,陈皮8g,怀山药15g,茯苓10g,僵蚕8g,黄芪20g,天麻10g,党参15g,琥珀(冲兑)3g。做丸剂口服。

五诊(2007年2月8日):患者已4个多月未复发,精力充沛,食纳正常。服用丸药1年而愈。随访6年无恙。

按:癫痫,是由脑部某些神经元突然过度地病态放电引起的脑功能短暂紊乱，以反复发作为特征，是由各种病因所致的一种慢性脑疾患。本病属中医"痫证"。《黄帝内经》称"癫疾"，亦称"巅疾"，其中包括精神异常的"癫狂"。至隋唐以后，癫、狂、痫逐渐明确为三个不同的病证。《杂病广要》曰："痫字从病，从间，以病间断而发，不若别证相连而病也。"

本例患者发作前自觉有气自胸中向头部涌，随即晕倒，颜面及四肢抽搐，神志不清，口吐涎沫，20分钟左右方苏醒。此乃脾气虚损，痰涎壅盛所致。患者年少，形体消瘦，自觉头晕、疲乏无力，是后天不足的表现；脾气虚则食纳差，大便溏，脉滑，舌苔白腻。治当健脾益气，化痰祛湿。方用金术熄痫饮加减。方中白术、怀山药、茯苓健脾补中，祛湿化痰；胆南星、法半夏宽中下气，燥湿化痰；僵蚕化痰散结，息风止痉；郁金、陈皮疏肝解郁，健脾化痰；石菖蒲、琥珀平肝息风，和中辟浊。

2. 疏肝理气，健脾豁痰治疗肝郁脾虚，痰湿阻络型癫痫。

邹某某，男，19岁，未婚，湖南省长沙市人。门诊病例。

主诉：间发颜面及四肢抽搐半年。

患者于半年前与别人吵架后突然倒地，颜面及四肢抽搐，口吐涎沫，意识不清，十多分钟后自然苏醒。此后，每天发作1~2次，发作前无任何感觉，发作中有时咬破唇舌，醒后觉头晕、疲乏无力。在某大医院经检查后诊断为"癫痫"，经服用卡马西平治疗后仍反复发作。

查体：慢性病容，神清合作；头颅无畸形；呼吸23次/min，双肺呼吸音清晰；心界不大，心率72次/min，律齐，无杂音；病理反射未引出。

辅助检查：①脑电图：轻一中度异常脑电图。②头颅MRI：右额叶及双侧颞叶可见多处软化灶。

西医诊断：癫痫。

西医治疗：卡马西平口服治疗。

初诊（1994年4月16日）：患者自觉头晕，疲乏无力，烦躁易怒，口干口苦，食纳尚可，大便稍干，小便较黄，舌质红，舌苔黄腻，脉弦滑。

辨证：肝郁脾虚，痰湿阻络。

治法：疏肝理气，健脾豁痰。

主方：金术熄痫饮加减。

处方：郁金10g，白术15g，黄芩10g，胆南星10g，法半夏10g，陈皮8g，茯苓15g，白芍15g，石决明20g，琥珀（冲兑）3g，甘草6g。10剂，水煎服，每日1剂，分2次服。

二诊（1994年4月27日）：患者服药后症状好转，发作次数减少，发作时颜面及四肢抽搐减轻,食纳增进。有效守方,原方15剂,煎服法同前。

三诊(1994年5月12日):患者服药后症状明显好转,发作次数减少,精神好转,头晕明显减轻,食纳正常,舌质淡红,苔薄黄,脉弦濡。肝气渐舒,痰湿始消。处方:柴胡10g,郁金10g,胆南星10g,白术15g,法半夏10g,陈皮8g,天麻10g,钩藤20g,石决明15g,山药15g,琥珀(冲兑)3g,甘草6g。30剂,煎服法同前。

四诊(1994年6月15日):患者服药后症状进一步好转,近20天未发作,精神好,头不晕,食纳正常,舌质淡红,苔薄白,脉弦稍弱。肝气较舒,痰湿渐消。处方:柴胡10g,郁金10g,胆南星10g,白术15g,法半夏9g,陈皮8g,天麻10g,钩藤15g,石决明15g,山药15g,琥珀(冲兑)3g,甘草6g。30剂,煎服法同前。

五诊(1994年7月20日):患者近1个多月来未发作,食纳正常,舌质淡红,舌苔薄白,脉弦缓。肝气舒畅,痰湿渐消。处方:郁金10g,胆南星10g,白术15g,法半夏10g,陈皮8g,天麻10g,何首乌15g,石决明15g,山药15g,琥珀(冲兑)3g,甘草6g。30剂,煎服法同前。

此后,患者以上方随证加减做丸药服用。

六诊(1995年5月22日):患者已数月未发作,精力充沛,食纳正常,舌质淡红,舌苔薄白,脉弦缓。肝气舒畅,痰湿已消。又服用3个月丸药后检查各项指标均正常而停药。随访5年无恙。

按:本例患者因与人吵架后,情志失调,肝郁气滞,肝木克脾土,导致脾虚,脾失健运,水湿停留而成痰。又肝气夹带风痰上犯清窍,风动痰涌,窍络闭塞,神明失去主宰,导致神志不清,晕厥倒地,气逆风动则抽搐,痰涎上逆而出于口,致口吐涎沫。发作之后风息火退,抽搐渐止,正气复而苏醒。每因余邪未尽,又可以反复发作。治当疏肝理气,健脾豁痰。方用金术熄痫饮加减。方中陈皮、郁金疏肝理气;白术、茯苓健脾补气化湿;胆南星、法半夏、陈皮祛痰开窍;黄芩清肝泻火;白芍养肝,配茯苓宁神定志;石决明、琥珀平肝息风;甘草健脾和中。诸药相配,疏肝理气,健脾豁痰而建功。

3. 健脾益肾,宁神化痰治疗脾肾气虚,兼夹痰涎型癫痫。

廖某某,男,29岁,已婚,湖南省长沙县某乡人。门诊病例。

主诉:间发颜面及四肢抽搐7年。

患者于7年前起突发抽搐,在某大医院诊断为"癫痫",经服用卡马西平治疗后仍反复发作,每2~3天发作1次。1天前感觉头晕,随即晕倒,颜面及四肢抽搐,神志不清,两目上翻,发作时常咬破唇舌,约15分钟方苏醒。醒后觉头晕、疲乏无力，腰膝酸软。

查体：慢性病容，呼吸 20 次 /min，双肺呼吸音清晰；心界不大，心率 76 次 /min，律齐，无杂音；腹平软，无压痛；四肢未见畸形；病理反射未引出。

辅助检查：①脑电图：轻一中度异常脑电图。②头颅 MRI：左额叶及双侧颞叶可见软化灶。

西医诊断：癫痫。

西医治疗：丙戊酸钠口服治疗。

初诊（2006 年 9 月 12 日）：患者自觉头晕，疲乏无力，食纳较差，形体消瘦，夜寐不安，多梦易惊，腰膝酸软，小便清长，大便溏薄，舌质淡红，舌苔白腻，唇舌均见咬破之伤痕。脉弦细稍滑。

辨证：脾肾气虚，兼夹痰涎。

治法：健脾益肾，宁神化痰。

主方：金术熄痫饮加减。

处方：西洋参 6g，怀山药 20g，炒白术 10g，法半夏 10g，陈皮 8g，茯神 15g，补骨脂 15g，山茱萸 10g，琥珀（冲兑）3g，天麻 10g。10 剂，水煎服，每日 1 剂，分 2 次服。

二诊（2006 年 9 月 22 日）：患者服药后症状明显好转，发作次数减少，四肢抽搐及头晕均减轻，食纳增进。有效守方，原方 10 剂，煎服法同前。

三诊（2006 年 10 月 3 日）：患者服药后症状进一步好转，头晕明显减轻，食纳正常，大便正常，舌质淡红，舌苔白稍厚，脉弦细稍濡。痰涎渐祛，脾肾之气渐复。处方：西洋参 6g，怀山药 20g，炒白术 10g，法半夏 10g，陈皮 8g，茯神 15g，补骨脂 15g，山茱萸 10g，何首乌 15g，天麻 10g，琥珀（冲兑）3g。30 剂，煎服法同前。

四诊（2006 年 11 月 14 日）：患者近 30 天未发作，精神好，头不晕，食纳正常，舌质淡红，舌苔薄白，脉弦稍滑。痰涎渐祛，脾肾较虚。处方：党参 15g，浙贝母 10g，法半夏 10g，陈皮 8g，怀山药 15g，茯苓 10g，僵蚕 8g，白术 10g，黄芪 10g，天麻 10g，琥珀（冲兑）3g。30 剂，煎服法同前。

五诊（2007 年 1 月 14 日）：患者已 3 个月未发作，精力充沛，食纳正常，舌质淡红，舌苔薄白，脉弦缓。痰湿渐祛，脾肾稍虚。处方：党参 15g，浙贝母 10g，法半夏 10g，陈皮 8g，怀山药 15g，茯苓 10g，僵蚕 8g，白术 10g，天麻 10g，琥珀（冲兑）3g。做丸药口服治疗 9 个月而愈。随访 6 年无恙。

按：本例患者素有脾气虚损，故形体消瘦，食纳较差，小便清长，大便溏薄。脾虚则运化失司，水谷精微不能濡养双肾，导致肾虚。今脾肾两虚，运化失司，水湿内停，形成痰饮。痰涎上犯清窍，闭阻脉络，神明失去主宰，导致神志不清，晕厥倒地，气逆风动则抽搐，痰涎被迫而上逆致口吐涎沫。发作之后风息痰消，抽搐渐止，正气回复而苏醒。因余邪未尽，方可反复发作。治疗当健脾益肾，宁神化痰。方用金术熄痫饮加减。方中西洋参大补元气；怀山药、白术健脾补中化湿；法半夏、陈皮、茯苓健脾化痰；补骨脂、山茱萸补肾益气，敛精祛痰；天麻息风止痉，活络通痹；琥珀镇惊安神，活血祛瘀，利湿化痰。诸药合用，以奏健脾益肾，宁神化痰之效。

七、头痛（2例）

1. 活血化瘀，行气止痛治疗气滞血瘀，阻滞经络型头痛。

主诉：间发右侧头痛20年。

余某某，48岁，女，已婚，湖南省长沙县某机关干部。门诊病例。

患者于20年前起突然发作右侧头痛，呈胀痛和（或）针刺样痛，每次持续0.5～2小时，可自行缓解。以后每因受凉或劳累而复发，服用去痛片可缓解。近年来头痛发作较频繁，服去痛片效果欠佳。此次于1天前因受凉后又复发，右侧头部剧烈疼痛，伴畏寒，恶心欲呕，不能进食。

查体：P 72次/min，BP 130/82mmHg。

慢性病容，神志清楚；头颅无畸形，脑神经无局限体征；颈软，无抵抗感；心率72次/min，律齐，无杂音。

辅助检查：脑血流图：右侧颈动脉及双侧椎基底动脉弹性减退，血流速度加快。

西医诊断：神经血管性头痛。

西医治疗：经用扩血管及对症治疗2月余，效果欠佳。遂来中医门诊。

初诊（1984年9月2日）：患者右侧头痛，呈胀痛和（或）针刺样痛，每次持续0.5～2小时，痛有定处，烦躁不安，口干喜饮，食纳一般，小便短赤，大便稍结，舌质红绛，舌边有瘀点及瘀斑，舌苔薄黄，脉弦细而涩。

辨证：气滞血瘀，阻滞经络。

治法：活血化瘀，行气止痛。

主方：舒脑定痛饮加减。

处方：当归10g，川芎10g，柴胡8g，白芍12g，白芷9g，茯苓15g，蔓荆子10g，黄芪15g，僵蚕10g，甘草5g。7剂，水煎服，每日1剂，分2次服。

二诊（1984年9月10日）：服药后患者头痛减轻。肝气始和，瘀血渐消，经络渐通。有效守方，原方10剂，煎服法同前。

三诊（1984年9月22日）：头痛已基本缓解，舌质红绛，舌边瘀点瘀斑有减少，舌苔薄白，脉弦细。肝气渐和，瘀血渐消，经络较通。处方：当归10g，川芎 10g，柴胡 8g，白芍 12g，白芷 9g，茯苓 15g，蔓荆子 10g，黄芪 15g，僵蚕 10g，甘草 5g，刺蒺藜 10g。10 剂，煎服法同前。

四诊（1984 年 10 月 5 日）：头痛已消除，舌质红绛，舌边稍有瘀点及瘀斑，舌苔薄白，脉弦细。肝气已和，瘀血渐消，经络较通。已获临床痊愈，嘱继续按摩。随访 5 年未复发。

按：头痛为临床常见病，中医将头痛分为外感头痛与内伤头痛。明代王肯堂对头痛的病因病机有过精辟的论述："头象天，三阳六腑清阳之气，皆会于此；三阴五脏精华之血，亦皆注于此。于是天气所发六淫之邪，人气所变五贼之逆，皆能相害。或蔽覆其清明，或瘀塞其经络，因与其气相薄，郁而成热则脉满，满则痛。"头痛病因不外乎两类：一为外邪六淫所侵，二为五脏六腑之不足。外感头痛多为起居不慎，风邪所致，以祛风为主；内伤头痛多为精血不足，脑窍空虚所致，以补益精血为主。

本例患者反复发作头痛已 20 余年，乃气滞血瘀，阻滞经络所致。由于气滞，经络不通，故患者有右侧头部胀痛，脉弦。又气郁化火，所以临床见症烦躁易怒，口干喜饮，小便短赤，大便稍结，舌苔黄，舌质红。因为血瘀，故患者感右侧头部时有刺痛感，痛有定处，舌质红绛，边有瘀点及瘀斑，脉弦而涩。治以活血化瘀，行气止痛。方用舒脑定痛饮加减。方中当归、川芎活血化瘀，行气止痛；蔓荆子、白芷疏风通络，解痉止痛；黄芪、茯苓、甘草补中益气，养心安神；白芍柔肝补血，养血止痛；僵蚕祛风解惊，通络散结；柴胡理气解郁，疏风止痛。诸药合用，以奏活血化瘀，行气止痛之效，头痛自消也。

2. 温中散寒，降逆通窍治疗寒湿阻络，上犯清窍型头痛。

黄某某，女，31 岁，已婚，长沙市某工厂会计。门诊病例。

主诉：间发右侧头痛 7 年。

患者于 7 年前突发头痛，呈胀痛感，以头顶为甚，伴有恶心，呕吐涎沫，以晨起及午后为重。曾在某大医院检查脑电图示：边界性脑电图；心电图示：窦性心律不齐；颈椎 X 线检查示：颈椎生理曲度变直，轻度骨质增生，椎间隙及附件未见异常。诊断为"神经性头痛"，先后服用去痛片、麦角胺咖啡因、维生素 B_1、谷维素、卡马西平等曾一度好转，以后间常发作。此次发作 1 天，呈剧烈胀痛，恶心呕吐，吐出清水或涎痰，不思饮食而来门诊。

查体：慢性病容，神志清楚；头颅无畸形，脑神经无局限体征；颈软，无抵抗感；心率 72 次/min，律齐，无杂音。

辅助检查：脑血流图：双侧颈动脉及双侧椎基底动脉弹性减退，血流速度加快。

西医诊断：神经血管性头痛。

初诊（1981 年 10 月 8 日）：患者头部剧烈胀痛，以头顶为甚，伴恶心呕吐，吐出清水或涎痰，胃脘闷胀，不思饮食，手足欠温，疲乏无力，头晕目眩，失眠多梦，小便稍黄，大便稀溏，舌质淡红，舌苔白腻，脉沉弦而滑。

辨证：寒湿阻络，上犯清窍。

治法：温中散寒，降逆通窍。

主方：畅脑祛痛饮加减。

处方：吴茱萸 5g，白参（另煎）8g，大枣 10g，生姜 15g，柴胡 10g，白术 10g，茯神 15g，白芍 15g。5 剂，水煎服，每日 1 剂，分 2 次服。嘱按摩：百会、风池、悬颅、太冲、行间、丰隆、阳陵泉等穴。

二诊（1981 年 10 月 13 日）：患者服药后症状明显改善，头痛基本消失，呕吐停止，手足转温，但仍觉疲乏，食纳较差，舌质淡红，舌苔薄白，脉沉弦稍细。寒湿渐祛，清窍渐通。处方：吴茱萸 3g，白参（另煎）6g，大枣 10g，生姜 6g，白术 10g，茯神 15g，薏苡仁 15g，砂仁 8g。10 剂，煎服法同前。

三诊（1981 年 10 月 23 日）：服药后诸症消除，神清气爽，舌质淡红，舌苔薄白，脉沉缓。寒湿已祛，清窍较通。处方：白参（另煎）6g，黄芪 15g，大枣 10g，山药 15g，白术 10g，茯神 15g，薏苡仁 15g，砂仁 8g，莲肉 15g，陈皮 6g。10 剂善后而愈。随访 5 年未复发。

按：《伤寒杂病论》曰："食谷欲呕，属阳明也，吴茱萸汤主之。"本例患者头痛已 7 年，以头顶为主。此乃寒湿阻络，肝胃不和所致。由于寒湿阻滞经络，中焦气机不畅，肝气横逆犯胃，故临床见症恶心呕吐，吐出清水或涎痰，胃脘闷胀，不思饮食，大便稀溏，舌苔白腻，脉弦而滑。肝气上逆，侵犯头窍，故有头部剧烈胀痛，以头顶为甚，头晕目眩，失眠多梦。由于肝强脾弱，故临床见症手足欠温，疲乏无力。治当温中散寒，降逆通窍。方用畅脑祛痛饮加减。方中吴茱萸入通于肝，使肝木条达，气机通畅；白参、大枣补虚益胃，助胃气回复；生姜温中散寒，降逆止呕；白术、茯神温中健脾，祛湿利尿，使痰涎得以消散；柴胡疏肝，配白芍柔肝，两者配合使肝气更加平和通达。再加按摩，使肝胃平和，中焦气机通达，故头痛自然消失。

八、眩晕（2 例）

1. 疏风清肝，除湿化痰治疗肝风夹痰，上扰清窍型眩晕。

主诉：间发眩晕 3 年，再发加重 5 天。

马某某，女，34 岁，已婚，湖南省常德市某单位干部。会诊病例。

患者自述 3 年前起经常突然发作眩晕，发作时感周围物体旋转，人欲跌倒。曾在当地医院诊治，诊断为"梅尼埃病"，经西药治疗好转出院。以后反复发作。此次发作于5天前早上起床时突感眩晕，伴有恶心呕吐、耳鸣和听力减退，只能闭目卧床。

查体：T 36.6℃，BP 126/76mmHg。

精神差，双眼球水平震颤，听力正常，心肺无异常，病理反射未引出，甘油试验阳性。辅助检查：颈部X光摄片及头颅CT检查均未见异常。

西医诊断：梅尼埃病。

西医治疗：经使用消旋山莨菪碱等药物治疗无明显效果，遂请中医会诊。

初诊（1997年3月9日）：患者头晕目眩，耳鸣耳闭，记忆力下降，恶心欲呕，晨起咽喉有痰咯出，呈黄色，稍黏稠，口苦舌燥，烦躁易怒，小便黄，大便先干后溏，舌质淡红，舌苔黄腻，脉右沉滑，左弦细。

辨证：肝风夹痰，上扰清窍。

治法：疏风清肝，除湿化痰。

主方：定眩解结饮加减。

处方：旋覆花（布包）10g，竹茹10g，枳实10g，石菖蒲10g，党参15g，大枣10g，法半夏9g，茯苓15g，陈皮10g，白芍15g，珍珠母15g，甘草5g。5剂，水煎服，每日1剂，分2次服。

二诊（1997年3月15日）：患者服药5剂后症状明显好转，眩晕基本消失，食纳增进，舌质淡红，舌苔微黄，脉弦稍细。痰湿始祛，肝气渐和，清窍渐宁。有效守方，原方7剂，煎服法同前。

三诊（1997年3月23日）：服药后眩晕消失，食纳正常，舌质稍红，舌苔薄白，脉沉稍细。痰湿渐祛，肝气平和，清窍较宁。处方：旋覆花（布包）10g，枳实6g，石菖蒲6g，大枣10g，法半夏9g，茯苓15g，陈皮10g，白芍15g，党参15g，石斛10g，甘草5g。以上方做丸药服用2个月而愈。随访5年无复发。

按：梅尼埃病为膜迷路积水膨胀，压迫内耳终器所致，以发作性眩晕、波动性耳聋和耳鸣为主要症状的疾病。多发于青壮年，男女发病率无显著差异。病因可能是由于自主神经功能失调，引起迷路动脉痉挛，从而使内淋巴液产生过多或吸收障碍。本病属中医"眩晕"范畴。

本例间歇性发作眩晕3年，加重5天。此乃肝风夹痰，上扰清窍所致。由于肝风上扰，故患者头晕目眩，记忆力下降，脉沉弦。因为痰湿，故恶心欲呕，咽喉有痰咯出，呈黄色，稍黏稠，耳鸣耳闭，大便先干后溏，舌苔黄腻，脉滑。风痰郁久化热，故烦躁易怒，口苦舌燥，大便先干后溏，小便黄。记忆力下降是痰湿阻滞经络的表现。治以疏风清肝，除湿化痰。方用定眩解结饮加减。方中枳实、陈皮疏肝解郁，祛风定眩；旋覆花、法半夏降气化痰，宽中止呃；竹茹清热宽胸，降逆化痰；党参、大枣补中益气，温中升阳；茯苓、石菖蒲健脾和中，开窍化痰；白芍柔肝养阴，宁心定志；珍珠母平肝潜阳，清热息风；甘草温中补气，调和诸药。诸药配伍，共奏疏风清肝，除湿化痰之效。

2. 健脾和胃，燥湿化痰治疗痰湿中阻，清阳不升型眩晕。

易某某，女，46岁，已婚，湖南省长沙市某单位干部。会诊病例。

主诉：间发眩晕8个月，加重3天。

患者于8个月前早晨起床时突然感到头晕目眩，自觉如坐舟车，房屋旋转，不能睁眼视物，伴有耳鸣、恶心呕吐，动则头晕呕吐更甚，在长沙市某医院诊断为"梅尼埃病"，以西药治疗后好转出院。以后反复发作。3天前早上起床时眩晕又发，伴有恶心呕吐、耳鸣，入住长沙市某医院。

查体：T 36.8℃，BP 120/72mmHg。

精神稍差，双眼球水平震颤，听力正常，心肺无异常，病理反射未引出，甘油试验阳性。

辅助检查：颈部X光摄片、头颅CT检查均未见异常。

西医诊断：梅尼埃病。

西医治疗：经使用消旋山莨菪碱等药物治疗效果不佳，遂请中医会诊。

初诊（1999年5月7日）：患者头晕目眩，耳鸣耳闭，恶心欲呕，吐白泡沫痰，胸部闷胀，脸色苍白，双目紧闭，不能转动头部，口干不欲饮，四肢乏力，食纳较差，大便稍溏，小便正常，舌质较淡，舌苔白腻，脉弦而滑。

辨证：痰湿中阻，清阳不升。

治法：健脾和胃，燥湿化痰。

主方：除晕解结饮加减。

处方：法半夏10g，天麻10g，钩藤10g，炒白术10g，白芍15g，黄芪15g，茯苓15g，代赭石15g，陈皮10g，甘草6g。5剂，水煎服，每日1剂，分2次服。

二诊（1999年5月13日）：患者服药后症状明显好转，眩晕减轻，食纳好转，舌质较淡，舌苔白厚，脉弦稍滑。痰湿渐祛，清阳始升。有效守方，原方7剂，煎服法同前。

三诊（1999年5月21日）：服药后症状进一步减轻，眩晕基本消失，食纳正常，舌质淡红，舌苔薄白，脉沉稍细。痰湿渐祛，清阳渐升。处方：法半夏9g，天麻10g，钩藤10g，鸡血藤15g，炒白术10g，白芍15g，黄芪20g，茯苓15g，麦冬15g，陈皮10g，甘草6g。10剂，煎服法同前。

四诊（1999年6月2日）：患者症状消失，纳食正常，舌质淡红，舌苔薄白，脉沉缓。痰湿已祛，中焦气机畅通。以上方做丸药服用2个月而愈。随访3

年无复发。

按：《素问·至真要大论》曰"诸风掉眩，皆属于肝"；朱震亨认为"无痰不作眩"，并提出"治痰为先"的方法；张介宾强调"无虚不作眩"，并指出"当以治虚为主"。说明眩晕一证病机复杂。

本例患者间发眩晕 8 个月，加重 3 天，乃痰湿中阻，清阳不升所致。因为痰湿阻于上，故头晕目眩，耳鸣耳闭，脸色苍白；痰湿阻于中，则恶心欲呕，吐白泡沫痰，胸部闷胀，食纳较差；痰湿阻于下，则大便溏；四肢乏力，舌苔白腻，脉弦而滑，亦是痰湿中阻的表现。治以健脾和胃，燥湿化痰。方用除晕解结饮加减。方中天麻、钩藤清热平肝，镇痉息风；白术、茯苓健脾燥湿，补气和中；陈皮、半夏燥湿化痰，理气降逆；白芍养血柔肝，疏风定眩；黄芪、白术、甘草补中益气，健脾安神；代赭石平肝降逆，增强祛痰化瘀之力。诸药合用，标本兼治，共奏补虚泻实，健脾和胃，燥湿化痰之效。

九、抑郁症（3 例）

1. 散寒祛湿，调畅气机，解郁散结治疗寒湿凝滞，气机不畅，痰浊互结型抑郁症。

易某某，男，36 岁，已婚，湖南省长沙市某单位干部。门诊病例。

主诉：头疼头晕 3 个月，失眠 2 月。

患者自述平素工作压力较大，3 个月前渐起头疼头晕，左颞侧隐痛，时有耳鸣，疲乏无力。2 个月前开始难以入眠。在当地精神卫生中心诊断为"抑郁症"，服用盐酸帕罗西汀片、阿普唑仑片、盐酸多塞平片治疗，效果不佳。遂寻求中医治疗而来医院。

西医诊断：抑郁症。

初诊（2015 年 3 月 12 日）：患者 3 个月前渐起头疼头晕，左颞侧隐痛，时有耳鸣，疲乏无力，胸口不适，烦躁易怒，颈项拘紧，腰膝酸软，食纳呆滞，难以入眠，大便溏软，小便清长，舌质较淡，舌边有齿印，舌苔灰腻，脉沉弦而滑。

辨证：寒湿凝滞，气机不畅，痰浊互结。

治法：散寒祛湿，调畅气机，解郁散结。

主方：柴桂解结饮加减。

处方：柴胡 10g，桂枝 6g，茯神 20g，党参 10g，大枣 9g，陈皮 10g，法半夏 10g，白芍 20g，酸枣仁 15g，石菖蒲 10g，远志 6g，黄芩 10g，甘草 6g。7 剂，水煎服，每日 1 剂，分 2 次服。同时就病情给患者做疏导、解释及鼓励工作，使患者增强了战胜疾病的信心。

二诊（2015 年 3 月 19 日）：患者情绪好转，头疼头晕、疲乏无力、胸口不适、烦躁易怒均减轻，食纳好转，夜间可睡 4～5 小时，大便较软，小便清长，舌质较淡，舌边有齿印，舌苔灰厚，脉弦而滑。处方：原方加升麻 6g。10 剂，煎服法同前。继续给患者做疏导、鼓励工作，使患者进一步增强战胜疾病的信心。

三诊（2015 年 3 月 30 日）：患者情绪明显改善，头疼头晕、疲乏无力、烦躁易怒均明显好转，食纳较好，夜间可睡 6～7 小时，大便正常，小便清长，舌质较淡，舌边齿印减少，舌苔灰薄，脉沉弦而弱。处方：桂枝 10g，生姜 10g，茯神 20g，党参 10g，白扁豆 15g，大枣 9g，陈皮 10g，法半夏 10g，白芍 20g，柴胡 6g，酸枣仁 15g，石菖蒲 10g，远志 6g，甘草 6g。20 剂，煎服法同前。继续给患者做疏导、鼓励工作。

四诊（2015 年 4 月 22 日）：患者精力充沛，头疼头晕、疲乏无力等症状消失，食纳较好，夜间可睡 7～8 小时，大便正常，小便清长，舌苔薄白，舌边齿印明显减少，脉沉缓。处方：桂枝 6g，生姜 10g，茯神 20g，党参 10g，白扁豆 15g，大枣 9g，陈皮 6g，法半夏 6g，白芍 15g，柴胡 6g，酸枣仁 15g，石菖蒲 6g，远志 5g，甘草 6g。以上方做丸药善后。随访 3 年无恙。

按： 抑郁症是一种包括多种精神和躯体症状的复杂的情感性精神障碍，其属中医学的情志疾病。抑郁症虽临床表现不一，但都有共同的病因病机，即情志不遂，气机失调，脏腑功能紊乱。如《素问·五脏别论》曰："观其志意，与其病也。"《黄帝内经》用"志"表示情绪、情感的涵义，后世医家沿用，并概括为五志、七情，合称为情志。《素问·生气通天论》曰："阳气者，精则养神，柔则养筋。"人体精神活动需要阳气温养，而情志疾病与心、肝、胆的阳气不足，脑神失于温养有关。当人体阳气不足，疏泄不畅时，就会导致气机郁结，情志不爽，浊阴凝聚，痰浊内生。该例患者于 3 个月前渐起头疼头晕，时有耳鸣，疲乏无力，胸口不适，颈项拘紧，腰膝酸软，食纳呆滞，难以入眠，大便溏软，小便清长。是心、肝、胆的阳气不足，导致寒湿凝滞，气机不畅，痰浊互结；且痰浊乘虚上扰清窍，而致神窍迷蒙。治疗当散寒祛湿，调畅气机，解郁散结。方用柴桂解结饮加减。方中柴胡、陈皮疏肝解郁，行气化痰；党参、大枣健脾补气，温中祛湿；桂枝温阳散寒，祛湿通络；茯神、酸枣仁、白芍养血安神，宁心定志；石菖蒲、远志祛湿开窍，宁心醒脑；黄芩、法半夏清热降气，化痰醒脑；甘草和中补气，调和诸药。并配合疏导、鼓励工作。两法配合，共建散寒祛湿，调畅气机，解郁散结之功。

2. 平肝潜阳，清热化湿，活血散结治疗肝阳亢盛，湿热内蕴，痰瘀胶结型抑郁症。

薛某某，女，49 岁，已婚，湖南省茶陵县某单位干部。门诊病例。

主诉：头晕失眠，胸胁胀痛 2 年。

患者自述 2 年前因工作不遂心,情绪郁闷,出现头晕失眠,胸胁胀痛,在当地医院诊断为"抑郁症",久服西药效果不好,又改服行气破血之中药后,胸胁胀痛加剧。经人介绍来我院求治。

西医诊断:抑郁症。

初诊(2014 年 8 月 14 日):患者感情绪不宁,夜寐不安,有时彻夜不眠,多做噩梦,烦躁易怒,口干口苦,月经量少,经期腹胀腹痛,食纳正常,大便干结,小便稍黄,舌质黯红,舌边紫黯有瘀斑,舌苔黄燥,脉沉弦而涩。

辨证:肝阳亢盛,湿热内蕴,痰瘀胶结。

治法:平肝潜阳,清热化湿,活血散结。

主方:祛忧解郁饮加减。

处方:柴胡 10g,黄栀子 10g,香附 10g,当归 10g,龙骨 20g,白芍 10g,茯神 20g,合欢皮 15g,牡丹皮 9g,酸枣仁 15g,石菖蒲 10g,甘草 6g。7 剂,水煎服,每日 1 剂,分 2 次服。就病情给患者做疏导、解释及鼓励工作,使患者增强了战胜疾病的信心。

二诊(2014 年 8 月 22 日):患者服药后症状已明显好转,舌质稍红,舌边瘀斑减少,舌苔较黄,脉沉弦稍涩。有效守方,原方 10 剂,煎服法同前。继续给患者做疏导、鼓励工作,使患者进一步增强战胜疾病的信心。

三诊(2014 年 9 月 5 日):患者服药后症状进一步减轻。处方:柴胡 10g,当归 10g,龙骨 20g,白芍 10g,茯神 20g,黄栀子 6g,香附 10g,合欢皮 15g,酸枣仁 15g,石菖蒲 6g,甘草 6g。30 剂,煎服法同前。继续给患者做疏导、鼓励工作。

四诊(2014 年 10 月 9 日):患者服药后症状已基本消失,舌质淡红,舌边瘀斑变薄,舌苔薄白,脉沉弦稍虚。处方:柴胡 10g,当归 10g,龙骨 20g,白芍 10g,茯神 20g,黄栀子 6g,香附 10g,合欢皮 15g,酸枣仁 15g,百合 20g,甘草 6g。30 剂,煎服法同前。

五诊(2014 年 11 月 11 日):患者服药后症状已消失,舌质淡红,舌苔薄白,脉沉缓。以上方做丸药服半年而获痊愈。随访 2 年无恙。

按:本例患者于 2 年前因工作问题导致情绪不宁,使肝胆疏泄失调,致阳气郁结,上扰神明,故临床见症有心境恶劣,夜寐不安,有时彻夜不眠,多做噩梦;由于肝胆阳气郁结,疏泄不畅,郁久化火,故有烦躁易怒,口干口苦,大便干结,小便稍黄,舌质较红,舌苔黄燥等症;更因心主血,肝藏血,当心肝气郁时,管理、收藏及推动血液运行的功能发生异常,所以临床见症有月经量少,经期腹胀腹痛,舌边紫黯有瘀斑,脉弦而涩。治疗当平肝潜阳,清热化湿,活血散结。方用祛忧解郁饮加减。方中柴胡、香附疏肝解郁,理气升阳;白芍、当归养血柔肝，益心宁神；茯神、酸枣仁健脾利湿，养心宁神；栀子、石菖蒲清热利湿，开窍辟浊；合欢皮、牡丹皮清热凉血，活血散瘀；龙骨、茯神镇惊安神，宁心定志；甘草补中益气，调和诸药。配合做疏导、鼓励工作，使患者增强战胜疾病的信心。两法合用，以平肝潜阳，清热化湿，活血散结而建奇功。

3. 温中补气，升清降浊，化痰解结治疗脾胃气虚，升降失司，寒湿互结型抑郁症。

彭某某，女，40岁，已婚，湖南省宁乡市某单位职工。门诊病例。

主诉：头昏失眠6个月。

患者于6个月前因工作问题致情绪不宁，时有心境恶劣，夜寐不安，在当地医院诊断为"抑郁症"，服用西药治疗，效果欠佳。遂寻求中医治疗而来医院。

西医诊断：抑郁症。

初诊（2012年9月16日）：患者感胸中痞满，咽部堵闷不适，面色苍白，气短懒言，头晕失眠，四肢冰凉，不思饮食，大便溏泄，小便清长，舌质较淡，舌边有齿印，舌苔薄白，脉沉细而虚。

辨证：脾胃气虚，升降失司，寒湿互结。

治法：温中补气，升清降浊，化痰解结。

主方：健脾畅志饮加减。

处方：白参（另煎）10g，白芍15g，炒白术15g，法半夏10g，茯神20g，莲肉15g，白梅花6g，柴胡6g，肉豆蔻10g，酸枣仁15g，石菖蒲10g，甘草6g。7剂，水煎服，每日1剂，分2次服。就病情给患者做疏导、解释及鼓励工作，使患者增强了战胜疾病的信心。

二诊（2012年9月23日）：患者情绪及睡眠均好转，食纳增加，大便稍溏。有效守方，原方20剂，煎服法同前。继续给患者做疏导、鼓励工作，使患者进一步增强战胜疾病的信心。

三诊（2012年10月25日）：患者症状均明显减轻，食纳正常，大便稍软，舌质淡红，齿印减少，舌苔薄白，脉沉稍细。处方：党参20g，白芍15g，炒白术10g，法半夏9g，茯神20g，莲肉15g，白梅花6g，柴胡6g，肉豆蔻10g，酸枣仁15g，甘草6g。30剂，煎服法同前。继续给患者做疏导、鼓励工作。

四诊（2012年11月28日）：患者精力充沛，睡眠正常，舌质淡红，舌苔薄白，脉沉缓。处方：党参20g，白芍15g，炒白术10g，茯神20g，莲肉15g，白梅花6g，柴胡6g，肉豆蔻10g，酸枣仁15g，甘草6g。上方做丸药服用，3个月后一切正常而停药，并已恢复工作。随访5年无恙。

按：本例患者因工作问题致情绪不宁，时有心境恶劣，夜寐不安，胸中痞满，咽部堵闷不适，面色苍白，气短懒言，头晕失眠，四肢冰凉，不思饮食，大便溏泄，小便清长。乃脾胃虚弱，中焦气结，升降失司而致。由于中焦气结，故有胸中痞满，咽部堵闷不适，气短懒言，四肢冰凉，脉沉。因为脾阳虚弱，故有不思饮食，面色苍白，大便溏泄，小便清长，舌质较淡，舌边有齿印，舌苔薄白，脉细而虚。治疗当温中补气，升清降浊，化痰解结。方用健脾畅志饮加减。方中白参温中补气，宁心定志；茯神、白术健脾利湿，宁心安神；莲肉、肉豆蔻醒脾利湿，宁心益志；白梅花、柴胡理气解郁，宁心安神；法半夏、石菖蒲祛湿化痰，和中宁心；白芍、酸枣仁养血柔肝，宁心安神；甘草补中益气，调和诸药。配合做疏导、鼓励工作，使患者增强战胜疾病的信心。诸法配合，共建温中补气，升清降浊，化痰解结之功。

十、口腔白斑（2 例）

1. 温中补气，升清降浊，化痰解结治疗脾胃气虚，升降失司，寒湿互结型口腔白斑。

赵某某，男，34 岁，已婚，湖南省郴州市某单位职工。门诊病例。

主诉：发现口腔灰白色斑块 3 月余。

患者于 1998 年底，发现口腔左侧咬合线处有一花生大小灰白色斑块，触之不痛，有麻木感，曾于多家医院就诊，诊断为"口腔白斑"，服用中西药效果欠佳。患者有强烈的恐癌心理，素嗜烟酒，有慢性胃炎病史 10 余年。为寻求中医治疗而来医院。

初诊（1999 年 3 月 16 日）：患者诉发现口腔灰白色斑块已 3 月余，触之不痛，有麻木感，胸腹痞满，咽部堵闷不适，面色苍白，气短懒言，头晕失眠，四肢冰凉，不思饮食，大便溏薄，小便清长，舌质较淡，舌边有齿印，舌苔白滑，脉沉细而虚。

辨证：脾胃气虚，升降失司，寒湿互结。

治法：温中补气，升清降浊，化痰解结。

主方：祛斑化结饮加减。

处方：白参（另煎）10g，黄芪 20g，白芍 15g，炒白术 20g，法半夏 10g，茯神 20g，莲肉 15g，白鲜皮 15g，柴胡 6g，肉豆蔻 10g，补骨脂 15g，甘草 6g。7 剂，水煎服，每日 1 剂，分 2 次服。给患者阐明口腔白斑的病理机制，做好疏导解释，使患者增强战胜疾病的信心。

二诊（1999 年 3 月 24 日）：患者口腔麻木感明显减轻，胸腹痞满、咽部堵闷不适好转。有效守方，原方 10 剂，煎服法同前。

三诊（1999 年 4 月 5 日）：患者诸症明显减轻，口腔白斑变淡并缩小，大便正常，舌质淡红，舌边齿印减少，舌苔薄白，脉沉细而缓。处方：党参 20g，黄芪 20g，白芍 15g，炒白术 15g，白扁豆 15g，茯神 20g，莲肉 15g，白鲜皮 15g，柴胡 6g，肉豆蔻 10g，补骨脂 10g，甘草 6g。20 剂，煎服法同前。

四诊（1999 年 4 月 25 日）：患者诸症消失，口腔白斑进一步缩小，舌质淡红，舌边齿印明显减少，舌苔薄白，脉沉细而缓。处方：党参 20g，黄芪 20g，白芍 15g，炒白术 15g，白扁豆 15g，茯神 20g，白鲜皮 15g，柴胡 6g，补骨脂 10g，陈皮 6g，甘草 3g。30 剂，煎服法同前。

五诊（1999 年 5 月 26 日）：患者口腔白斑消失，舌质淡红，舌苔薄白，脉沉缓。以服参苓白术丸善后而愈。随访 10 年无恙。

按： 口腔黏膜白斑病因目前尚不清楚，现代医学无特殊的治疗方法。中医认为本病病位在口，病机在脾。《灵枢·经脉》云："脾足太阴之脉……上膈，挟咽，连舌本，散舌下。"又脾开窍于口，胃脉挟口环唇。因此本病的发生多与脾胃关系密切。本例患者发现口腔灰白色斑块已 3 月余，触之不痛，有麻木感，伴胸腹痞满，咽部堵闷不适，面色苍白，气短懒言，头晕失眠，四肢冰凉，不思饮食，大便溏薄，小便清长。舌质较淡，舌边有齿印，舌苔白滑，脉沉细而虚，是脾胃气虚，升降失司，寒湿互结所致。治疗当温中补气，升清降浊，化痰解结。方用祛斑化结饮加减。方中白参、黄芪补中益气，健脾祛湿，配柴胡健脾升阳；炒白术、茯神、法半夏健脾利水，化湿降浊；莲肉、肉豆蔻、补骨脂健脾温肾，化湿祛浊；白芍、白鲜皮养肝疏风，祛风除湿；甘草补中益气，调和诸药。再加疏导解释工作，使患者增强战胜疾病的信心。两法并举而建奇功。

2. 健脾养胃，清热化湿，消瘀祛结治疗脾胃虚损，湿热内蕴，痰瘀互结型口腔白斑。

朱某，女，51 岁，已婚，湖南省怀化市某单位干部。门诊病例。

主诉：发现口腔乳白色斑块 1 年余。

患者于 2010 年 2 月因检查牙病发现舌背中偏左侧有一扁豆大小的白色斑块，无不适感，未引起重视。后斑块逐渐增多并发展至右侧口腔黏膜，见 3 块分别约 1.5cm×0.8cm、0.5cm×0.3cm、0.4cm×0.9cm 大小的乳白色斑块，周边有紫色红晕，触之不痛，有麻木感，曾在当地医院做病理切片，为上皮细胞过度角化，诊断为"口腔白斑"。服用中西药效果不佳。有高血压 10 余年。为寻求中医治疗而来医院。

初诊（2011 年 9 月 19 日）：患者自述发现口腔乳白色斑块已 1 年余，感口腔不适，时有刺痛，患者形体肥胖，伴有头晕，时有胃脘痛。查舌背及右侧口腔黏膜上有 3 块大小不等的白色斑块,擦之不去,触之局部稍硬、无痛感,舌体胖,舌质较红,舌边有齿印及瘀斑,舌苔灰腻,脉沉弦而细。

辨证:脾胃虚损,湿热内蕴,痰瘀互结。

治法:健脾养胃,清热化湿,消瘀祛结。

主方:消斑祛结饮加减。

处方:紫草 15g,金银花 15g,当归 10g,西洋参(另煎)8g,茯苓 15g,白果 10g,牡丹皮 10g,白鲜皮 15g,地肤子 10g,柴胡 10g,甘草 5g。7 剂,水煎服,每日 1 剂,分 2 次服。

二诊(2011 年 9 月 26 日):服药后患者症状明显减轻。有效守方,原方 10 剂,煎服法同前。

三诊(2011 年 10 月 7 日):服药后患者症状进一步改善,舌质淡红,舌边齿印及瘀斑减少,舌苔薄白,脉沉弦稍细。处方:紫草 15g,金银花 10g,当归 10g,太子参 20g,茯苓 15g,白果 10g,牡丹皮 10g,白鲜皮 15g,地肤子 10g,柴胡 6g,甘草 5g。15 剂,煎服法同前。

四诊(2011 年 10 月 22 日):患者症状基本消失,斑块均明显缩小且变薄。处方:紫草 15g,金银花 10g,当归 10g,太子参 20g,茯苓 15g,地骨皮 20g,牡丹皮 10g,白扁豆 15g,地肤子 10g,陈皮 9g,甘草 5g。20 剂,煎服法同前。

五诊(2011 年 11 月 15 日):患者口腔白斑基本消失,舌质淡红,舌边齿印及瘀斑明显减少,舌苔薄白,脉沉缓。以上方加减做丸药服半年而愈。随访 5 年无恙。

按:口腔白斑是口腔科的常见病,又称为口腔黏膜白斑。其病因目前尚不清楚,可能与吸烟、白念珠菌感染及微量元素缺乏、微循环改变、遗传因素等全身因素有关。少数白斑可发生癌变,因此,积极防治口腔白斑具有重要意义。

中医学认为口腔黏膜白斑是一种全身性疾病的局部表现,外来的风邪、毒邪,或七情抑郁、动火伤血均可引起气郁血滞,气失通畅,则血行不顺,气血失和,蕴积不散而致白斑。此外,正气虚弱或者外邪疫毒乘虚而入亦可发病。该患者发现口腔乳白色斑块已 1 年余,感口腔不适,时有刺痛,伴有头晕,时有胃脘痛。舌背及右侧口腔黏膜上有 3 块大小不等的白色斑块。舌体胖,舌质较红,舌边有齿印及瘀斑,舌苔灰腻,脉沉弦而细。此乃脾胃虚损,湿热内蕴,痰瘀互结所致。治疗当健脾养胃,清热化湿,消瘀祛结。方用消斑祛结饮加减。方中紫草、金银花清热解毒,凉血消斑;西洋参、茯苓、白果健脾补中,祛湿化痰;当归、牡丹皮凉血养血,活血消结;白鲜皮、地肤子清热解毒,利湿祛斑;柴胡疏肝清热,解郁升阳;甘草和中解毒,调和诸药。共建健脾养胃,清热化湿,消瘀祛结之功。

十一、失眠（4例）

1. 疏肝解郁，平肝潜阳，凉血安神治疗肝郁气滞，木火结聚，神明受扰型失眠。

郝某某，女，57岁，已婚，湖南省长沙市某单位干部。门诊病例。

主诉：10年前开始夜间难入睡，入睡后易惊醒，醒后很难再入睡。

初诊（2006年11月30日）：患者自述症状日趋严重，性格急躁，胸闷不适，口干喜饮，多梦易惊。曾多次在长沙市某医院就诊，服用地西泮及中药效果不佳。近2月来每晚只能入睡2～3小时，有时彻夜难眠，烦躁易怒，口干喜饮，舌边较红，舌苔薄黄，脉沉弦。

辨证：肝郁气滞，木火结聚，神明受扰。

治法：疏肝解郁，平肝潜阳，凉血安神。

主方：祛忧解郁饮加减。

处方：牡丹皮10g，栀子10g，柴胡10g，茯神15g，当归10g，白芍15g，白术10g，酸枣仁15g，柏子仁15g，生龙骨（布包）20g，夜交藤15g，甘草6g。5剂，水煎服，每日1剂，分2次服。

二诊（2006年12月6日）：患者服药后症状减轻，睡眠好转，每晚能入睡4～5小时，其他症状也有不同程度的减轻。肝气始平，木火渐消。有效守方，原方7剂，煎服法同前。

三诊（2006年12月13日）：患者睡眠进一步好转，每晚能入睡6～7小时，但感口干。舌尖稍红，舌苔薄白，脉沉细。肝气渐平，木火渐消。处方：牡丹皮10g，柴胡10g，茯神15g，当归10g，白芍15g，白术10g，酸枣仁15g，柏子仁15g，夜交藤15g，合欢花8g，甘草6g。7剂，煎服法同前。

四诊（2006年12月25日）：患者睡眠较好，每晚能入睡7～8小时，但易惊醒。舌质淡红，舌苔薄白，脉沉细缓。肝气已平，木火渐平。处方：龙眼肉15g，石斛12g，柴胡10g，茯神15g，当归10g，白芍15g，白术10g，酸枣仁15g，合欢花8g，柏子仁15g，夜交藤15g，甘草6g。15剂，煎服法同前。

五诊（2007年1月12日）：患者睡眠好，每晚能入睡8小时左右，食纳正常，舌质淡红，舌苔薄白，脉沉缓。已获临床痊愈。随访5年无恙。

按：失眠是临床最常见的疾病，表现为入睡困难，时常觉醒，晨醒过早。常因为生理功能紊乱，或长期的睡眠不良，或某些疾病导致睡眠障碍。本证属中医"不寐""不得卧""不得眠"等范畴。失眠的原因很多，如思虑劳倦，内伤心脾；阳不交阴，心肾不交；阴虚火旺，肝阳扰动；心胆气虚；以及胃中不和等均可影响心神而导致失眠。

本例患者失眠已10余年，加重2个月，是肝郁气滞，木火扰心所致。由于肝郁气滞，郁久化热，故患者性格急躁，烦躁易怒，口干喜饮，舌边红，舌苔黄，脉沉弦。因肝火上炎，扰乱神明，神不守舍，故很难入睡，有时彻夜难眠，多梦易惊，醒后则更难再入睡。治疗当疏肝解郁，平肝潜阳，凉血安神。方用祛忧解郁饮加减。方中柴胡疏肝解郁；当归、白芍养血柔肝；白术、甘草培补脾土；栀子、牡丹皮清肝凉血；酸枣仁、柏子仁、夜交藤配茯神宁心安神；龙骨潜阳安神。诸药配伍，共建疏肝解郁，平肝潜阳，凉血安神之功。

2. 清热疏肝，通利三焦，宁心安神治疗湿热互结，三焦失司，扰乱神明型失眠。

余某某，男，56岁，已婚，湖南省湘潭市某单位职工。门诊病例。

主诉：失眠1年。

初诊（2011年7月4日）：患者自述1年前开始出现夜间难入睡，多梦易醒，小便频数，曾在当地医院就诊，服中药数十剂效果不佳。近3个月来疲乏无力，很难入睡，每晚只能入睡1～2小时，醒后再也不能入睡，精神差、乏力，心烦口渴，喜进冷饮，口舌起疱，食纳尚可，小便频数，大便溏薄，舌质较红，舌苔黄腻，脉弦滑而数。

辨证：湿热互结，三焦失司，扰乱神明。

治法：清热疏肝，通利三焦，宁心安神。

主方：三仁汤加减。

处方：苦杏仁10g，滑石（布包）15g，夜交藤15g，通草5g，竹叶6g，厚朴6g，西洋参6g，酸枣仁15g，薏苡仁20g，法半夏9g，白豆蔻6g，甘草6g。5剂，水煎服，每日1剂，分2次服。

二诊（2011年7月9日）：患者服药后睡眠好转，其他症状也有不同程度的减轻，舌质淡红，舌苔稍黄，脉弦滑稍数。湿热渐祛，三焦始通。处方：苦杏仁10g，滑石（布包）10g，夜交藤15g，通草5g，竹叶6g，厚朴6g，西洋参6g，酸枣仁15g，薏苡仁20g，黄芪20g，白豆蔻6g，甘草6g。7剂，煎服法同前。

三诊（2011年7月17日）：患者睡眠大有好转，每晚能入睡6～7小时，小便次数明显减少，舌质淡红，舌苔薄白，脉弦稍数。湿热已祛，三焦渐通。处方：苦杏仁10g，茯神15g，夜交藤15g，通草5g，竹叶6g，西洋参6g，酸枣仁15g，薏苡仁20g，黄芪20g，白豆蔻6g，甘草6g。7剂，煎服法同前。

四诊（2011年7月25日）：患者睡眠好，每晚能入睡7～8小时，小便已正常，舌质淡红，舌苔薄白，脉沉细缓。余热已尽，三焦已通。有效守方，原方10剂，煎服法同前。

五诊（2011年8月7日）：患者睡眠正常，舌质淡红，舌苔薄白，脉沉缓。已获临床痊愈。随访2年睡眠正常。

按：本例患者难以入睡、小便频数1年余，是湿热蕴阻，三焦气机不畅所致。由于湿热蕴阻，上扰神明，致神不守舍，故患者难以入睡，多梦易醒，醒后不能入睡。湿热交蒸，故心烦口渴，口舌起疱，喜进冷饮，舌苔黄腻，脉滑而数。湿热蕴阻，脾失健运，则疲乏无力；三焦气机不畅，则小便频数，大便溏薄。治疗当清热疏肝，通利三焦，宁心安神。方用三仁汤加减。方中苦杏仁苦温，善开上焦，宣通肺气；白豆蔻芳香苦辛，能宣中焦，和畅脾胃；薏苡仁甘淡，益脾胜湿，疏导下焦；配以法半夏、厚朴苦温除湿；通草、滑石、竹叶清利湿热；西洋参、甘草养胃生津降火；夜交藤、酸枣仁宁心安神定志。诸药配伍，共建清热疏肝，通利三焦，宁心安神之功。

3. 清泻肝胆，潜阳宁神治疗肝胆郁热，上扰神明型失眠。

吴某某，女，57岁，已婚，湖南省株洲市某单位职工。门诊病例。

主诉：失眠12年。

初诊（2009年8月17日）：患者自述12年前开始夜间很难入睡，入睡后易醒，日趋严重。曾在当地医院就医，服中药30余剂，睡眠有所好转。此后反复发作，近半年来每晚只能入睡2～3小时，心烦口干，疲乏无力，烦躁易怒，头昏脑胀，经期乳房及小腹胀痛，小便短赤，大便较干，舌质红绛，舌苔黄燥，脉沉弦而数。

辨证：肝胆郁热，上扰神明。

治法：清泻肝胆，潜阳宁神。

主方：祛忧解郁饮加减。

处方：龙胆草6g，柴胡6g，夜交藤10g，北沙参15g，栀子10g，白芍20g，车前子10g，当归10g，生地黄10g，龙骨（先煎）15g，甘草5g。5剂，水煎服，每日1剂，分2次服。

二诊（2009年8月22日）：患者服药后睡眠好转，其他症状也有不同程度的减轻。肝胆郁热始祛，神志不宁。有效守方，原方7剂，煎服法同前。

三诊（2009年8月29日）：患者服药后睡眠进一步好转，能入睡4～5小时，但多梦，舌质稍红，舌苔薄黄，脉沉弦稍数。肝胆郁热渐祛，神志始宁。处方：龙胆草6g，柴胡6g，夜交藤10g，北沙参15g，合欢花8g，白芍20g，车前子10g，当归10g，生地黄10g，龙骨（先煎）15g，甘草5g。7剂，煎服法同前。

四诊（2009年9月5日）：患者睡眠大有好转，能入睡6～7小时，但多梦，舌质稍红，舌苔薄黄，脉沉弦稍数。肝胆郁热已祛，神志渐宁。处方：柴胡

6g, 夜交藤 10g, 北沙参 15g, 合欢花 6g, 白芍 20g, 酸枣仁 12g, 当归 10g, 生地黄 10g, 龙骨(先煎)15g, 甘草 5g。10 剂, 煎服法同前。

五诊(2009 年 9 月 15 日): 患者睡眠好, 余症已消除, 舌质淡红, 舌苔薄黄, 脉沉缓。肝胆郁热已祛, 神志安宁。已获临床痊愈。随访 3 年睡眠正常。

按: 本例患者难以入睡, 烦躁口干 12 年, 是肝胆郁热, 上扰神明所致。由于肝胆郁热上扰神明, 神不守舍, 故患者难以入睡, 睡后易醒, 心烦口干, 烦躁易怒, 头昏脑涨。因肝胆郁热, 故小便短赤, 大便较干, 舌质红绛, 舌苔黄燥, 脉弦而数。又肝气郁结, 故经期乳房及小腹胀痛, 脉象弦。治疗当清泻肝胆, 潜阳宁神。方用祛忧解郁饮加减。方中龙胆草大苦大寒, 泻肝胆实火, 除下焦郁热; 栀子苦寒泻火; 当归、生地黄滋阴养血, 使邪祛正不伤; 柴胡畅达肝气, 龙骨平肝潜阳, 镇静安神。诸药配伍, 共建清泻肝胆, 潜阳宁神之功。

4. 消积导滞, 通畅中焦, 安眠宁神治疗食滞中焦, 升降失司, 神明受扰型失眠。

邵某某, 女, 47 岁, 已婚, 湖南省衡阳市某单位职工。门诊病例。

主诉: 失眠 20 年。

初诊(2009 年 7 月 16 日): 患者自述 20 年前起, 出现夜间很难入睡, 睡后易醒, 多梦不适。曾在某医院就诊, 诊断为"神经衰弱", 予服用"阿普唑仑片""谷维素"等药而好转。以后反复发作。近 3 个月来感头晕不适, 每晚只能入睡 2～3 小时, 时有脘腹胀满, 胸胁不适, 嗳气频作, 食纳呆滞, 小便正常, 大便不爽, 舌质稍红, 舌苔灰腻, 脉弦滑而数。

辨证: 食滞中焦, 升降失司, 神明受扰。

治法: 消积导滞, 通畅中焦, 安眠宁神。

主方: 保和丸加减。

处方: 香附 10g, 白术 10g, 山楂 10g, 连翘 10g, 陈皮 10g, 法半夏 10g, 茯神 15g, 神曲 12g, 莱菔子 15g, 远志 6g, 合欢花 10g。5 剂, 水煎服, 每日 1 剂, 分 2 次服。

二诊(2009 年 7 月 24 日): 患者服药后睡眠好转, 其他症状均有不同程度的减轻。有效守方, 原方 7 剂, 煎服法同前。

三诊(2009 年 8 月 2 日): 患者睡眠进一步好转, 夜间能入睡 6～7 小时, 但多梦, 舌质稍红, 舌苔薄黄, 脉弦滑稍数。脾胃渐和, 神志始宁。处方: 白术 10g, 山药 15g, 山楂 10g, 连翘 10g, 陈皮 10g, 法半夏 10g, 茯神 15g, 神曲 12g, 莱菔子 15g, 远志 6g, 合欢花 10g, 甘草 5g。7 剂, 煎服法同前。

四诊(2009 年 8 月 10 日): 患者睡眠好, 夜间能入睡 7～8 小时, 中间不醒，舌质淡红，舌苔薄黄，脉弦稍数。脾胃已和，神志安宁。处方：党参 20g，山药 15g，白术 10g，北沙参 15g，陈皮 10g，砂仁 10g，茯神 15g，建曲 12g，夜交藤 10g，白芍 20g，合欢花 10g，甘草 5g。10 剂，煎服法同前。

五诊（2009 年 8 月 21 日）：患者睡眠好，余症已消除，舌质淡红，舌苔薄白，脉沉缓。已获临床痊愈。随访 3 年睡眠正常。

按：《素问·逆调论》曰："胃不和则卧不安。"本例患者难以入睡、脘腹不适 20 余年，是脾胃不和，扰乱神明所致。由于食湿积滞，致脾胃不和，神明受扰，神不守舍，故患者难以入睡，睡后易醒，多梦不适。胃主受纳，今脾胃不和，受纳无权，故食纳呆滞，脘腹胀满，胸胁不适，嗳气频作。又脾主运化，今运化失司，水谷精微不能上输，故头晕不适；传化失司，则大便不爽。舌苔灰腻、脉弦滑均为脾胃不和的表现。治疗当消积导滞，通畅中焦，安眠宁神。方用保和丸加减。方中山楂酸温，消肉食最佳；神曲辛温，除陈腐之积；莱菔子善消面积，宽畅胸膈；茯神、白术健脾和胃；配陈皮、法半夏和胃利湿；连翘芳香，散结清热；远志、合欢花宁心安神；香附理气疏肝。诸药配伍，共建消积导滞，安中宁神之功。

失眠是由脏腑气血阴阳失调所致，治疗应从根本着手，安神定志是基本治法，在补虚泻实，调整脏腑气血阴阳的基础上应用补益心脾，滋阴降火，交通心肾，疏肝养血，和胃化滞，配合养血安神，育阴益气安神，和中清火安神等法，使气血和调，阴阳平衡，脏腑功能得以恢复，神明自然安宁。此外，消除导致失眠的各种因素，如消除心理紧张，改善睡眠环境，保持睡眠 - 觉醒规律亦是重要环节。另外，临床上因精神刺激，情绪波动引起的失眠也十分常见，故做好思想疏导，解除精神包袱亦是十分重要的手段之一。

十二、扁桃体炎（1 例）

清热解毒，化痰散结治疗风邪袭表，痰热结聚型扁桃体炎。

谢某某，男，46 岁，已婚，湖南省长沙市某单位干部。门诊病例。

主诉：发热 5 天。

自述：于 5 天前因受凉后感恶寒发热，体温 39.1℃，伴有头痛，鼻塞，流清鼻涕。第 2 天起感咽喉疼痛，吞咽困难，声音嘶哑。曾在长沙市某医院就诊。

查体：T 39.9℃，P 92 次 /min，BP 122/70mmHg，R 24 次 /min。

急性热性病容，咽红，双侧扁桃体Ⅱ度肥大，周围充血，隐窝口有黄白色脓点；呼吸 24 次 /min，双肺呼吸音粗糙，未闻及干湿啰音；心率 92 次 /min，律齐，无杂音。

西医诊断：化脓性扁桃体炎。

西医治疗：经用头孢唑林及更昔洛韦静脉滴注治疗3天，体温不降而来我院门诊。

初诊（2007年10月23日）：患者高热，伴有头痛，鼻塞流涕，咽喉疼痛，吞咽困难，声音嘶哑，烦躁不适，口干口苦，颜面潮红，全身酸痛，食纳无味，小便短赤，大便尚可。咽部较红，双侧扁桃体肥大，周围充血，隐窝口有黄白色脓点，舌质较红，舌苔黄腻，脉弦滑而数。

辨证：风邪袭表，痰热结聚。

治法：清热解毒，化痰散结。

主方：桑野解表饮加减。

处方：野菊花10g，石膏（布包）20g，薄荷6g，连翘8g，金银花15g，芦根15g，黄芩10g，甘草5g，牛蒡子10g，桔梗10g。2剂，水煎服，每日1剂，分2次服。

二诊（2007年10月25日）：患者服药后症状明显减轻，体温已降至37.6℃，咽喉疼痛明显减轻，食欲好转，咽部稍红，隐窝口黄白色脓点减少，舌尖稍红，舌苔薄黄，脉弦细而数。风邪始祛，痰热渐消。有效守方，原方3剂，煎服法同前。

三诊（2007年10月28日）：患者症状进一步减轻，体温已正常，咽喉疼痛消失，食欲好转，隐窝口黄白色脓点已消失，扁桃体稍有缩小，自觉口干，疲乏无力，舌质淡红，舌苔薄白，脉细而数。风邪渐祛，痰热渐消。处方：牡丹皮10g，麦冬15g，天冬15g，黄芪15g，天花粉12g，茯苓15g，浙贝母10g，何首乌15g，西洋参（泡水服）6g，怀山药15g，苦杏仁10g，甘草6g。5剂，煎服法同前。

四诊（2007年11月3日）：患者诸症消除，食欲正常，双侧扁桃体进一步缩小，舌质淡红，舌苔薄白，脉沉缓。已获临床痊愈。随访2年未复发。

按：急性化脓性扁桃体炎为腭扁桃体的急性非特异性炎症，往往伴有程度不等与范围不一的急性炎症，是一种很常见的咽部疾病。本病属中医"乳蛾""烂乳蛾""喉蛾风"等范畴。

本例患者恶寒发热5天，咽喉疼痛4天，是风邪袭表，痰热结聚所致。因为风邪袭表，肺失宣泄，故患者有恶寒发热，头痛不适，鼻塞流涕，吞咽困难，声音嘶哑，全身酸痛，食纳无味。由于痰热阻络，故临床见证发热，口干口苦，颜面潮红，咽红，扁桃体肥大，有黄白色脓点，小便短赤，舌尖较红，舌苔黄腻，脉滑数。治疗当清热解毒，化痰散结。方用桑野解表饮加减。方中野菊花、连翘、金银花清热解毒；薄荷、牛蒡子清热疏风；黄芩、石膏清热泻火；芦根养阴生津；桔梗、甘草宣肺化痰。诸药配伍，以奏清热解毒，化痰散结之效。

十三、口腔溃疡（2例）

1. 益胃滋阴，补土伏火治疗胃阴不足，虚火上炎型口腔溃疡。

黄某某，男，76岁，已婚，湖南省长沙市某单位职工。门诊病例。

主诉：口腔黏膜溃烂7年。

初诊（2009年7月13日）：患者7年前起反复出现口腔溃烂，溃烂面平复后则现舌痛，头、面、牙、耳均有阵发性疼痛，有时咽部亦有溃烂，在当地医院就诊，经服中西药物后好转。以后反复发作。近几天上述症状加重，而来我院门诊。接诊时，患者口舌溃烂，伴有头部发热，头晕耳鸣，疲乏无力，腰腿酸软，口干不喜饮，时有胃脘疼痛，食纳一般，小便色黄，大便正常，舌红无苔，脉沉细而数。

辨证：胃阴不足，虚火上炎。

治法：益胃滋阴，补土伏火。

主方：玉女煎加减。

处方：石膏（布包）15g，生地黄15g，知母10g，麦冬15g，当归10g，牛膝15g，虎杖15g，牡丹皮10g，黄芪20g，石斛10g，五味子5g，甘草6g。5剂，水煎服，每日1剂，分2次服。

二诊（2009年7月19日）：患者服药后症状已明显减轻，舌边及口腔溃烂面已缩小，舌质较红，舌苔薄白，脉沉细而数。虚火始祛，胃阴不足。有效守方，原方5剂，煎服法同前。

三诊（2009年7月24日）：患者服药后症状进一步减轻，舌边及口腔溃烂已消失，舌质较红，舌苔薄白，脉沉细稍数。虚火渐祛，胃阴渐足。处方：石膏（布包）10g，生地黄15g，知母10g，麦冬15g，当归10g，牛膝15g，虎杖10g，牡丹皮10g，黄芪20g，石斛10g，五味子5g，甘草6g。7剂，煎服法同前。

四诊（2009年8月2日）：患者服药后症状已基本消失，舌质淡红，舌苔薄白，脉沉细。虚火已祛，胃阴较足。处方：沙参10g，生地黄15g，知母10g，麦冬15g，当归10g，牛膝15g，山药15g，牡丹皮10g，黄芪20g，石斛10g，五味子5g，甘草6g。7剂，煎服法同前。

五诊（2009年8月9日）：服药后症状已消失，舌质淡红，舌苔薄白，脉沉缓。已获临床痊愈。随访3年未见复发。

按：慢性复发性口腔溃疡是一种常见病、多发病，其病程长，反复发作，对患者身心危害较大。临床表现为口腔黏膜反复出现孤立的、圆形或椭圆形的浅表性溃疡，局部灼热疼痛。口腔溃疡属中医"口疮""口糜"范畴。

本例患者反复口腔溃烂已7年，此乃胃阴不足，虚火上炎所致。因为阴虚，故有头部发热，头晕耳鸣，疲乏无力，腰腿酸软，口干不喜饮。由于虚火上炎，故患者反复口腔溃烂，舌及头、面、牙、耳均有疼痛，咽部溃烂，伴有头部发热，小便色黄，舌红，脉数。治疗当益胃滋阴，补土伏火。方用玉女煎加减。方中石膏、虎杖、知母清阳明有余之火；生地黄、石斛滋不足之胃阴；麦冬养阴清肺；牛膝导热下行；当归、牡丹皮凉血养血；黄芪、甘草补气和中；五味子生津敛阴。诸药配伍，共建益胃滋阴，补土伏火之功。

2. 健脾利湿，清热散结治疗脾失健运，湿热互结型口腔溃疡。

佘某某，女，48 岁，已婚，湖南省湘潭市某单位职工。门诊病例。

主诉：反复口腔黏膜溃烂 7 年。

初诊（2008 年 8 月 10 日）：患者 7 年前起反复出现口腔溃烂，经服西药后好转。以后反复发作。近来口腔溃烂加剧，在当地医院服用中西药物效果不佳而来我院。就诊时，患者口腔溃烂，咽喉疼痛，食纳不佳，四肢乏力，语言低微，睡眠一般，小便微黄，大便正常，舌苔白腻，舌边齿印，脉沉而细。

辨证：脾失健运，湿热互结。

治法：健脾利湿，清热散结。

主方：参苓白术散加减。

处方：西洋参（另煎）6g，茯苓 10g，石斛 12g，砂仁 5g，黄连 5g，虎杖 15g，白扁豆 10g，莲肉 10g，薏苡仁 15g，桔梗 6g，甘草 6g。5 剂，水煎服，每日 1 剂，分 2 次服。

二诊（2008 年 8 月 15 日）：患者服药后症状已明显减轻，口腔溃烂面缩小，舌苔稍腻，舌边齿印，脉沉而细。有效守方，原方 5 剂，煎服法同前。

三诊（2008 年 8 月 20 日）：患者服药后症状已进一步减轻，口腔溃烂已消，舌苔薄白，舌边齿印，脉沉稍细。湿热渐祛，脾气渐复。处方：西洋参（另煎）6g，茯苓 10g，石斛 12g，砂仁 5g，白扁豆 10g，莲肉 10g，黄连 3g，薏苡仁 15g，麦冬 15g，甘草 6g。5 剂，煎服法同前。

四诊（2008 年 8 月 25 日）：患者服药后症状已消失，舌质淡红，舌苔薄白，脉沉缓。已获临床痊愈。随访 3 年未见复发。

按：《素问·至真要大论》说："诸痛痒疮，皆属于心。"口疮之火，不独责之于心。忧思恼怒，嗜好烟酒咖啡，过食肥甘厚味，均可致心脾积热、肺胃郁热、肝胆蕴热，发为口疮者多为实证；肾阴不足，虚火上炎，发为口疮者多为虚证；年老体弱，劳倦内伤，损伤脾胃，可致中焦枢纽失司，上下气机不通，上焦之阳不能下降，下焦之阴不能上行，心火独盛，循经上炎，也可发为口疮，此多为虚证。

本例患者反复口腔溃烂已7年，此为脾失健运，湿热互结所致。由于脾气虚损，故患者食纳不佳，四肢乏力，语言低微，舌边齿印，脉细。因为湿阻中焦，郁而化热，故口腔溃烂，咽喉疼痛，小便微黄，舌苔白腻，脉沉。治当健脾利湿，清热散结。方用参苓白术散加减。方中西洋参扶脾养胃，补中益气；茯苓、甘草健脾利湿；白扁豆、莲肉健脾和中；砂仁和胃理气；石斛滋阴养胃；黄连、虎杖清热祛火；桔梗宣肺化痰。诸药配伍，共建健脾利湿，清热散结之功。

十四、梅核气（咽异感症）（3例）

1. 疏肝解郁，清热泻火，化痰消结治疗肝郁气滞，木火上炎，湿热互结型咽异感症。

申某某，男，46岁，已婚，湖南省长沙市某单位职工。门诊病例。

主诉：咽中异物感5月余。

患者5个月前因家事纠纷，恼怒后遂感咽部不适，胸胁胀满，咽中如异物梗阻，在长沙市某医院诊断为"慢性咽喉炎"，服西药治疗后曾一度好转。近来上述症状加剧，服西药效果不佳而来我院门诊。

西医诊断：慢性咽喉炎。

初诊（1988年8月5日）：患者面红目赤，形体较胖，胸胁胀闷，心烦易怒，口苦口干，喜喝冷饮，偶有咽痛，咽中如异物梗阻，时吐黄痰，痰黏不爽，食纳尚可，小便短赤，大便较干，舌质较红，舌苔黄腻，脉弦而滑。

辨证：肝郁气滞，木火上炎，湿热互结。

治法：疏肝解郁，清热泻火，化痰消结。

主方：消瘀散核饮加减。

处方：生牡蛎（先煎）20g，牡丹皮10g，黄连6g，郁金10g，郁李仁10g，茯苓15g，当归10g，白芍15g，法半夏9g，浙贝母10g，瓜蒌10g，甘草3g。5剂，水煎服，每日1剂，分2次服。

二诊（1988年8月10日）：患者服药后症状已明显减轻，胸胁胀满及咽中异物感均已减轻，舌质稍红，舌苔黄，脉弦而滑。木火渐消，肝气初平。有效守方，原方5剂，煎服法同前。

三诊（1988年8月15日）：患者服药后症状进一步减轻，舌质稍红，舌苔薄黄，脉弦稍滑。木火渐消，肝气渐平。处方：牡丹皮10g，栀子10g，郁金10g，茯苓15g，当归10g，白芍15g，白术10g，法半夏9g，浙贝母10g，瓜蒌10g，甘草6g。5剂，煎服法同前。

四诊（1988年8月20日）：患者服药后症状已基本消失，舌质淡红，舌苔薄白，脉沉细。木火已消，肝气畅达。处方：柴胡10g，茯苓15g，当归10g，白芍 15g, 白术 10g, 苦杏仁 10g, 南沙参 15g, 浙贝母 10g, 瓜蒌 10g, 陈皮 8g, 甘草 6g。5 剂, 煎服法同前。

五诊(1988 年 8 月 27 日): 服药后症状已消失, 舌质淡红, 舌苔薄白, 脉沉缓。已获临床痊愈。随访 3 年未见复发。

按: 咽异感症又称癔球症或癔病球, 是一种自主神经和内脏功能障碍性疾病。临床上患者诉诸多不适, 尤以咽中似有异物梗塞, 吐之不出, 咽之不下, 在空咽唾液时更为明显, 饮食无碍。但各种检查往往未见异常, 患者大多具有精神创伤史或遇事过分敏感等特点。该病多发生于中青年女性患者。本病中医称之为"梅核气"或"郁症"。

本例患者胸胁胀满, 咽中异物感已 5 月余, 是肝郁气滞, 木火上炎, 湿热互结所致。因为恼怒后, 肝失条达, 导致肝气郁滞, 故患者感咽部不适, 胸胁胀满, 咽中如异物梗阻, 脉弦。又肝郁化火, 故面红目赤, 口苦口干, 喜喝冷饮, 心烦易怒, 时吐黄痰, 小便短赤, 大便较干, 舌质红, 舌苔黄, 脉弦滑。治疗当疏肝解郁, 清热泻火, 化痰消结。方用消瘀散核饮加减。方中郁金、郁李仁疏肝解郁, 下气利咽; 当归、白芍、牡丹皮凉血清热, 养阴活血; 茯苓、甘草健脾补气, 利湿和中; 黄连、瓜蒌清热除烦, 宽中祛湿; 法半夏、浙贝母下气化痰, 软坚散结; 生牡蛎能清能降, 平肝降逆, 消坚散结。诸药配伍, 共建疏肝解郁, 清热泻火, 化痰消结之功。

2. 调和脾胃, 解郁和中, 畅达气机治疗寒热错杂, 中焦气结, 升降失司型咽异感症。

顾某某, 女, 29 岁, 已婚, 湖南省湘潭市某单位干部。门诊病例。

主诉: 咽中异物感 1 月。

患者自述 1 月前因家庭琐事心中郁闷, 而出现咽中异物感。曾在当地某医院诊断为"咽炎", 服用清热解毒利咽的中药及消炎的西药数十天效果不佳, 故来我院门诊。

西医诊断: 慢性咽炎。

初诊(2008 年 10 月 6 日): 患者食纳呆滞, 时吐清涎, 口干不思饮, 心烦不寐, 咽中如有异物梗阻, 吐之不出, 咽之不下, 肠鸣腹胀, 大便溏薄, 日行 1～3 次, 舌质稍红, 舌苔灰滑, 脉沉滑而弱。

辨证: 寒热错杂, 中焦气结, 升降失司。

治法: 调和脾胃, 解郁和中, 畅达气机。

主方: 消瘀散核饮加减。

处方: 煅牡蛎 20g, 黄连 6g, 郁金 10g, 党参 15g, 红枣 10g, 干姜 6g, 茯苓

15g,当归 10g,白芍 15g,法半夏 9g,瓜蒌 10g,甘草 6g。5 剂,水煎服,每日 1 剂,分 2 次服。

二诊(2008 年 10 月 11 日):患者服药后症状已明显好转,咽喉异物感已减轻,舌质淡红,舌苔灰白,脉弦滑稍弱。邪热始祛,寒气渐消,脾胃功能渐和。有效守方,原方 5 剂,煎服法同前。

三诊(2008 年 10 月 16 日):患者服药后症状进一步减轻,舌质淡红,舌苔灰白,脉沉弦稍弱。邪热渐祛,寒气渐消,脾胃功能较和。处方:法半夏 9g,党参 15g,红枣 10g,干姜 3g,黄连 3g,炙甘草 6g,枳壳 10g,石斛 12g,郁金 10g。5 剂,煎服法同前。

四诊(2008 年 10 月 21 日):患者服药后症状已基本消失,舌质淡红,舌苔薄白,脉沉稍弱。邪热已祛,寒气已消,脾胃功能已和。处方:法半夏 9g,党参 15g,黄芪 20g,红枣 10g,砂仁 10g,南沙参 15g,炙甘草 6g,陈皮 6g,石斛 12g,山药 15g。5 剂,煎服法同前。

五诊(2008 年 10 月 26 日):患者服药后症状已消失,舌质淡红,舌苔薄白,脉沉缓。已获临床痊愈。随访 2 年无恙。

按: 本例患者情志不畅,咽中异物感已 1 月,是中焦寒热错杂,气机不畅,升降失司所致。因为肝郁气滞,化火犯胃,又服用清热解毒利咽(寒凉)之药伤及脾胃,导致中焦寒热错杂,气机不畅。由于寒热中阻,故患者时吐清涎,心烦不寐,肠鸣腹胀,大便溏薄,舌质红,舌苔灰滑,脉沉滑。又中焦气机不畅,故食纳呆滞,咽中如有异物梗阻,吐之不出,咽之不下,脉弱。治当调和脾胃,解郁和中,畅达气机。方用消瘰散核饮加减。方中黄连苦降泄热以和阳;法半夏、干姜辛开散痞以和阴;党参、茯苓、红枣、甘草补脾和胃祛湿;煅牡蛎、法半夏化痰降气散结;当归、白芍养血柔肝,畅达气机;郁金、瓜蒌疏肝宽中解郁。诸药配伍,共建调和脾胃,解郁和中,畅达气机之功。

3. 补气养阴,疏肝解郁,宁心安神治疗气阴两虚,湿滞血凝,痰瘀互结型咽异感症。

俞某某,女,26 岁,已婚,湖南省湘潭市某单位职工。门诊病例。

主诉:咽部有异物感 3 年。

患者于 3 年前开始感咽部常有异物感,吞之不下,吐之不出,伴有咽部干燥,微痛。曾在当地多家医院就诊,查体:咽部慢性充血,咽后壁淋巴无滤泡增生增厚,两侧扁桃体不大,表面无脓性分泌物。诊断为"慢性咽炎",久治不愈。遂来我院求治。

西医诊断:慢性咽炎。

初诊(1998年3月13日)：患者常觉咽部异物感,吞之不下,吐之不出,伴有咽部干燥,微痛,心情烦闷,食纳较差,夜寐不安,小便清长,大便较干,舌质较红,舌苔薄黄,脉沉细数。

辨证：气阴两虚,湿滞血凝,痰瘀互结。

治法：补气养阴,疏肝解郁,宁心安神。

主方：消瘀散核饮加减。

处方：代赭石15g,生牡蛎(先煎)20g,茯苓15g,白芍15g,当归10g,黄芪15g,郁金10g,法半夏10g,浙贝母15g,瓜蒌10g,黄连6g,郁李仁10g。5剂,水煎服,每日1剂,分2次服。

二诊(1998年3月18日)：患者自觉症状明显好转,现唯觉咽部异物感,其余症状均已消失。处方：黄芪15g,白芍15g,当归10g,郁金10g,法半夏10g,浙贝母15g,瓜蒌10g,莪术15g,生牡蛎(先煎)20g,黄连6g,郁李仁10g。10剂,煎服法同前。

三诊(1998年3月28日)：患者服药后,病已痊愈,嘱巩固治疗1个疗程以防复发。后随访1年未复发。

按：梅核气的主症是患者自觉异物梗于咽部,吐之不出,吞之不下。症状每因精神因素时轻时重,患者常有精神抑郁,胸胁胀满等不适。女性常有月经不调或更年期综合征。梅核气的病因多为忧思恼怒,七情所伤,导致肝气郁结,失其条达而气滞痰凝,结于咽部,状如梅核。在治疗上当以化痰利气,疏肝解郁为主。气机通畅,水液代谢正常,则痰自消而去。并配以宁心安神之药,使患者精神愉快,忧思郁闷不生,则气机始终调畅,病自无不愈之理。

本例患者方用消瘀散核饮加减。方中代赭石、生牡蛎能清能降,具平肝止逆、清热凉血之功,能降肺胃逆气；黄连清热解毒,清心除烦,用以调畅气机,消除积聚痰湿；法半夏燥湿祛痰,降逆止呕,消痞散结；郁金行气解郁,辛开苦降,能行滞气、散肝郁、降逆气、泄宿滞；瓜蒌清热散结,消痰祛滞,用于气机阻滞；茯苓渗湿化痰,宁心安神；郁李仁化湿祛痰,解郁散结；当归、白芍养血柔肝,疏肝解郁；黄芪补气健脾,祛湿消痰。诸药合用,共奏补气养阴,疏肝解郁,宁心安神之效。

十五、甲状腺结节(2例)

1. 疏肝健脾,活血化痰,软坚散结治疗肝郁气滞,脾虚湿停,痰瘀结聚型甲状腺结节。

金某某,女,31岁,已婚,湖南省湘潭市某单位职工。门诊病例。

主诉：发现左侧甲状腺结节1周。

患者于1周前单位体检发现左侧甲状腺结节。在当地医院行甲状腺彩超示：左侧甲状腺一低回声结节，大小约2.0cm×2.5cm，类圆形，边界清，质地中等，与周围组织分界清楚，实质回声欠均匀。彩色多普勒血流显像示：实质未见明显异常血量信号。双侧颈部扫描未见明显异常肿大淋巴结回声，左侧甲状腺结节TI-RADS 3类。近日患者自觉偶感吞咽费力，遂来院诊治。

查体：一般情况可，既往身体良好，未患过严重的急慢性疾病。患者左侧颈部可轻微触及一类圆形肿块，质地柔软，表面光滑，边界清楚，无触痛，可随吞咽上下移动。

辅助检查：甲状腺功能及其余实验室检查无异常。

西医诊断：甲状腺结节。

初诊（2015年5月18日）：患者自述平素喜食辛辣，因工作原因情绪波动大，头部胀痛，口干口苦，咽部有痰，偶感吞咽费力，疲乏无力，腰酸腿软，不喜冷食，食纳不佳，大便溏软，小便清长，舌质淡红，舌边有齿印和瘀点，舌苔灰腻，脉沉弦而细。

辨证：肝郁气滞，脾虚湿停，痰瘀结聚。

治法：疏肝健脾，活血化痰，软坚散结。

主方：祛瘿散结饮加减。

处方：黄芪15g，赤芍12g，当归12g，茯苓15g，白术15g，浙贝母12g，郁金10g，香附10g，牡蛎20g，鳖甲15g，夏枯草10g，甘草6g。7剂，水煎服，每日1剂，分2次服。

二诊（2015年5月25日）：患者服用中药后，心情较前舒畅，症状明显减轻，舌淡红，苔灰白，脉沉弦有力。予上方加南沙参15g。20剂，煎服法同前。

三诊（2015年6月16日）：患者情绪进一步改善，但偶感乏力倦怠，饮食睡眠可，二便正常，舌苔薄白，脉沉缓有力。予上方去郁金，加黄芪至20g，嘱患者继续服药30剂，煎服法同前。

四诊（2015年7月20日）：复查甲状腺彩超示：双侧甲状腺未见异常。患者未感觉有任何不适，舌淡，苔薄白，纳可，二便正常。处方：柴胡10g，黄芪15g，党参15g，川芎10g，白芍12g，南沙参15g，茯苓15g，白术15g，浙贝母12g，怀山药15g，甘草6g。做丸剂口服，以巩固疗效。嘱患者定期复查，调节情绪，合理起居，饮食清淡，忌食肥甘厚味之品。半年后复查甲状腺彩超示：双侧甲状腺未见异常。

按：甲状腺结节是指各种原因导致甲状腺内出现一个或多个组织结构异常的团块。甲状腺结节十分常见，其在一般人群中发病率为4%~6%，而高清晰超声检查发现甲状腺结节的患病率达20%~70%。甲状腺结节多为良性，恶性结节仅占甲状腺结节的 5% 左右。所以，对于良性甲状腺结节的治疗是目前临床的热点问题之一。

本例患者自觉头部胀痛，口干口苦，咽部有痰，偶感吞咽费力，疲乏无力，腰酸腿软，不喜冷食，食纳不佳，大便溏软，小便清长，舌质淡红，舌边有齿印和瘀点，舌苔灰腻，脉沉弦而细，是肝郁气滞，脾虚湿停，痰瘀结聚所致。治疗当疏肝健脾，活血化瘀，软坚散结。方用祛瘿散结饮加减。方中黄芪可补诸虚、益元气，为补气的要药；白术益气补虚，健脾燥湿；当归补血养肝，活血化瘀；上述三种药物合用益气养血扶正，是化瘀祛痰的前提条件和原始动力。香附疏肝理气，赤芍活血柔肝，以复行血之根；茯苓健脾利湿，以断生痰之源。赤芍活血行气，擅治血瘀气滞诸症；郁金行气活血，为治疗积聚诸症之要药；夏枯草清热燥湿，化痰消结；牡蛎、浙贝母化痰祛湿，软坚散结；鳖甲养阴潜阳，散结消癥；甘草补中益气，调和诸药。诸药合用，共奏疏肝健脾，活血化痰，软坚散结之效。

2. 益气养阴，活血化痰，消瘀散结治疗气阴两虚，湿滞血凝，痰瘀互结型甲状腺结节。

贾某，女，59 岁，已婚，湖南省长沙市某单位职工。门诊病例。

主诉：发现甲状腺结节 11 天。

患者于 1996 年 6 月 5 日体检，甲状腺彩超示：甲状腺左叶大小为 6.0cm×2.5cm，内可见一大小约 3.4cm×2.1cm 的囊实性结节；甲状腺右叶大小为 6.5cm×2.0cm，内可见多个结节，最大者大小约 1.9cm×1.1cm。甲状腺峡部厚 0.45cm，甲状腺内血流丰富。血液化验示：甲状腺功能：促甲状腺激素（TSH）0.156μIU/ml，游离三碘甲状腺原氨酸（FT_3）4.54pmol/L，游离四碘甲状腺原氨酸（FT_4）6.52pmol/L。

既往史：有子宫肌瘤 10 年。

T 37℃，R 20/min，HR 75/min，BP 140/82mmHg。

西医诊断：甲状腺结节；亚临床甲状腺功能亢进。

初诊（1996 年 6 月 16 日）：患者面白少华，自觉口干，咽部有痰，皮肤干燥，头晕不适，心悸气短，疲乏无力，腰酸腿软，活动后加重，平素惧怕冷食，大便溏软，小便清长，舌质较红，舌边有齿印和瘀斑，舌苔薄黄，脉沉细而涩。

辨证：气阴两虚，湿滞血凝，痰瘀互结。

治法：益气养阴，活血化痰，消瘀散结。

主方：祛瘿散结饮加减。

处方：西洋参（另煎）6g，浙贝母 12g，黄芪 30g，玄参 15g，郁金 10g，夏枯草 15g，高良姜 5g，生牡蛎（先煎）30g，法半夏 10g，陈皮 10g，莪术 12g，茯苓 15g。7 剂，水煎服，每日 1 剂，分 2 次服。

二诊（1996 年 6 月 23 日）：患者不适症状稍有缓解，自觉稍口干，皮肤较干，余症减轻，舌红，苔薄黄，舌边齿印和瘀斑均减少，脉沉细稍涩。在原方基础上加天花粉 10g。20 剂，煎服法同前。

三诊（1996 年 7 月 14 日）：患者心悸、头晕症状消失，怕冷症状进一步减轻，大便正常，舌淡，苔薄白，脉沉弱。处方：西洋参（另煎）6g，浙贝母 12g，黄芪 20g，玄参 15g，柴胡 10g，夏枯草 15g，生牡蛎（先煎）30g，法半夏 10g，陈皮 10g，炒白术 15g，茯苓 15g。30 剂，煎服法同前。

四诊（1996 年 8 月 25 日）：复查甲状腺彩超示：甲状腺左叶大小为 3.6cm×1.9cm，其内有大小约 2.0cm×1.4cm 囊实性结节；右叶大小为 3.1cm×2.2cm，有多个结节，最大者大小约 0.2cm×0.3cm，峡部厚 0.25cm。血液化验示：甲状腺功能：TSH 0.412μIU/ml，FT$_3$ 3.24pmol/L，FT$_4$ 10.88pmol/L。以上方做丸剂口服，以巩固疗效。半年后复查甲状腺彩超示：双侧甲状腺结节均进一步缩小。血液化验示：甲状腺功能正常。

按：甲状腺疾病相当于中医的"瘿病"范畴，是以颈前喉结两旁结块肿大为主要临床特征的一类疾病。战国时期的《庄子·德充符》即有"瘿"的病名。瘿病包含甚广，陈无择《三因极一病证方论·瘿瘤证治》中记载有："坚硬不可移者，名曰石瘿；皮色不变，即名肉瘿；筋脉露结者，名筋瘿；赤脉交络者，名血瘿；随忧愁消长者，名气瘿。"瘿病是由于情志内伤、饮食及水土失宜、体质因素等，造成气滞、痰凝、血瘀壅结颈前所致。

本例患者面白少华，头晕不适，疲乏无力为气虚推动无力，清阳不升所致；心气不足，鼓动乏力，故心悸；宗气亏虚则气短；元气亏虚，形神失养，则神疲乏力；动辄耗气，故活动后加重；气虚失于温煦，则怕冷；气虚无力推动血行，故脉弱。故治疗以黄芪、西洋参补一身之气，配以玄参以养阴解毒；茯苓、半夏燥湿化痰；陈皮、郁金疏肝解郁；浙贝母、夏枯草散结消肿；合用牡蛎、莪术软坚散结；佐以少许高良姜温中，防止药物寒凉。诸药合用，补气不化火，滋阴不伤阳，寒温并用，共奏益气养阴，活血化痰，消瘀散结之效，大大改善患者的临床症状，且使甲状腺结节不同程度地缩小或消失，甲状腺功能恢复正常。

十六、甲状腺癌（2 例）

1. 疏肝理气，健脾利湿，化痰散结治疗肝郁气滞，脾虚湿停，痰湿互结型甲状腺癌。

何某某，女，74 岁，已婚，湖南省株洲市某单位职工。门诊病例。

主诉：发现左侧甲状腺肿大3月余。

患者于2010年底体检时发现左侧甲状腺肿大，2011年1月在某三甲医院行左侧甲状腺及峡部切除术。肿块大小约1.4cm×0.6cm。术后病理检查示：左侧甲状腺乳头状癌。术后2个月又发现左侧颈部肿块，当地医院检查后诊断为甲状腺癌术后，左颈部及锁骨上淋巴结转移。颈部B超检查示：左颈部淋巴结大者约为1.5cm×0.6cm。患者经碘-131治疗1次，病情未见明显好转，遂来院寻求中医治疗。患者长期夫妻感情不和，经常因家事争吵。

初诊（2011年3月28日）：患者神疲乏力，急躁易怒，口干口苦，咽痒不适，时有黄痰，夜寐不安，食纳欠佳，小便清长，大便溏稀，舌质黯红，舌边有瘀点，舌苔黄腻，脉沉弦而细。

辨证：肝郁气滞，脾虚湿停，痰湿互结。

治法：疏肝理气，健脾利湿，化痰散结。

主方：祛瘿散结饮加减。

处方：郁金10g，八月札9g，香附10g，栀子9g，黄芪30g，麦冬12g，法半夏10g，鸡内金10g，牡蛎24g，鳖甲15g，莪术15g，猫爪草10g，石菖蒲9g，金荞麦15g，白术15g，赤芍12g。7剂，水煎服，每日1剂，分2次服。

二诊（2011年4月6日）：患者神疲乏力明显好转，食纳转佳，仍口干，咽中有异物感，左侧颈部淋巴结隐约能触及，舌苔薄白，脉沉弦细滑。上方去鸡内金，加厚朴9g。10剂，煎服法同前。

三诊（2011年4月16日）：患者无明显不适，左侧颈部淋巴结未能触及。继续服用上方20剂，煎服法同前。

四诊（2011年5月7日）：患者无明显不适，食纳正常，舌苔薄白，脉沉细缓。处方：柴胡9g，八月札9g，枳壳10g，黄芪20g，麦冬10g，法半夏10g，浙贝母12g，牡蛎20g，猫爪草10g，石菖蒲9g，灵芝6g，白术15g，白芍12g，太子参20g，甘草5g。上方做丸药巩固治疗。随访1年，患者病情稳定。

按：中医认为甲状腺癌归属"石瘿"范畴。宋代《圣济总录》曰"石瘿、泥瘿、劳瘿、忧瘿、气瘿，是为五瘿。石与泥则因山水饮食而得之""石瘿难愈，气瘿易治"。古人已认识到石瘿的发病原因与环境饮食相关，较难治愈。"石瘿"为气机郁滞，久而入络，血运不畅成瘀，痰浊与瘀血相搏结，结于颈前而成。《圣济总录》："瘿病咽喉噎塞者，由忧恚之气，在于胸膈，不能消散……致经络痞涩，气不宣通，结聚成瘿。"肝主疏泄，可调节精神情志，促进精微吸收，维持气血津液正常运行输布。肝疏泄不利，气机不畅，津液输布不利，血行不畅，日久结于颈前而成石瘿。此外，肝失肾水之养，水不涵木，冲任失调，影响肝经循行，邪毒结于喉颈前成石瘿。癌毒损伤"后天之本"，脾虚运化不健，聚湿加重痰瘀，与局部痰瘀之实形成虚实相杂之格局。故甲状腺疾病与肝、脾、肾有关。

本例患者的病因是长期夫妻感情不和，经常因家事争吵，导致情志不畅，肝郁气滞，痰湿瘀阻，壅结颈前。治疗当疏肝理气，健脾利湿，化痰散结。方用祛瘿散结饮加减。方中郁金、八月札、香附疏肝理气，调畅气机；莪术、赤芍活血消瘀散结；法半夏、鸡内金、牡蛎、鳖甲、猫爪草化痰软坚，破瘀散结；金荞麦、石菖蒲清热利咽，解毒消肿；鳖甲、栀子、石菖蒲除湿化痰；黄芪、白术健脾利湿；麦冬养阴润燥。本例患者处方用药，既着重针对患者肝郁气滞的发病原因，又兼顾瘿瘤痰瘀的病机特点，并结合患者的痰湿体质，谨慎周密，虽药味较多，但井然有序，各司其职，故收效显著。

2. 疏肝养血，化痰散瘀，解毒消癌治疗肝郁血虚，痰瘀互凝，癌毒结聚型甲状腺癌。

阳某某，女，45岁，已婚，湖南省长沙市某单位职工。门诊病例。

主诉：发现右侧甲状腺肿块1年余。

患者于2010年10月体检时发现右侧颈部肿块，遂接受"左甲状腺切除术和右甲状腺大部切除术"，术后病理诊断为"甲状腺乳头状癌"。患者发病后一直精神紧张、焦虑，胃纳差，夜寐不安，1年后又罹患乳腺癌。患者惧怕再次手术，故来医院寻求中医治疗。

初诊（2011年12月30日）：患者忧思多虑，神疲乏力，口干口苦，烦躁易怒，夜寐不安，腰酸腿软，胃纳一般，大便干结，小便较频，舌质红绛，舌边有齿印和瘀斑，舌苔灰腻，脉沉细而滑。

辨证：肝郁血虚，痰瘀互凝，癌毒结聚。

治法：疏肝养血，化痰散瘀，解毒消癌。

主方：祛瘿散结饮加减。

处方：郁金10g，香附9g，八月札12g，浙贝母12g，牡蛎20g，白花蛇舌草15g，山慈菇10g，鳖甲15g，法半夏10g，当归10g，赤芍15g，黄芪30g，桑椹子12g，夜交藤30g，合欢皮18g。7剂，水煎服，每日1剂，分2次服。

二诊（2012年1月8日）：患者神疲，夜寐较前有改善，时觉口干，咽痒，大便偏干，舌淡，苔薄白，脉沉细。有效守方，原方10剂，煎服法同前。

三诊（2012年1月19日）：患者神疲等症较前有明显改善，口干、咽痒消失，大便正常，舌淡，苔薄白，脉沉稍细。处方：郁金9g，香附9g，八月札12g，浙贝母12g，王不留行12g，灵芝6g，山慈菇10g，陈皮6g，法半夏9g，当归10g，川芎10g，黄芪30g，桑椹子15g，太子参30g，黄精18g。20剂，煎服法同前。

四诊(2012年2月10日):患者神疲乏力、口干等症状均消失。此后,以上方随证加减,患者坚持服中药,半年后复查,甲状腺癌及乳腺癌均未进展,各项生化、肿瘤指标均未见异常。

按: 甲状腺癌属于中医瘿病之石瘿范畴,而中医则多以痰气论述石瘿。病者多因长期忧思恼怒,肝气不舒,肝脾不和,气机升降运行不利,水谷津液运化失职,聚而成饮,饮随肝气上逆,再受肝火凝炼成痰。痰凝气滞日久,帅血失职而成瘀。至此气、痰、瘀交结于颈,正如《外科正宗》所云,"夫人生瘿瘤之症,非阴阳正气结肿,乃五脏瘀血、浊气、痰滞而成"。治疗此类疾病必须以疏肝理气、化痰散结、活血化瘀、解毒抗癌为法,兼以补益气血、调和阴阳。本例患者以祛瘿散结饮加减。方中郁金、香附、八月札疏肝理气,解郁散结;牡蛎、鳖甲、法半夏、浙贝母化痰软坚散结;郁金、赤芍、当归活血祛瘀;白花蛇舌草、山慈菇清热解毒抗癌;当归、黄芪、桑椹子补益气血,调和阴阳;夜交藤、合欢皮调和阴阳,宁心安神。诸药合用,疏肝养血,化痰散瘀,解毒消癌而建功。

第十二章　胸 部 结 证

一、心肌梗死后心绞痛（2例）

1. 健脾养心，行气活血，通络散结治疗心脾两虚，气血不畅，脉络痹阻型心肌梗死后心绞痛。

章某某，女，30岁，已婚，湖南省长沙市某单位职工。会诊病例。

主诉：胸部闷痛2月余，腹胀1月余。

患者自述因"胸痛2月余，腹胀1月余"入住医院。

查体：T 36.8℃，P 87次/min，BP 82/60mmHg，R 23次/min。

神清合作，口唇无发绀；头颅无畸形；颈软，无抵抗感，颈静脉无充盈；胸廓对称，呼吸23次/min，双肺呼吸音清晰，左下肺可闻及湿啰音，右下肺可闻及明显干湿啰音；腹平软，剑突下轻压痛，肠鸣音正常，肝脾未扪及；双肾区无叩痛，双下肢无水肿；四肢未见畸形，病理反射未引出。专科情况：心前区无异常隆起，心尖搏动位于左侧第5肋间锁骨中线内0.5cm处，范围2cm，无异常心前区搏动，心界不大，心率87次/min，$A_2 \geqslant P_2$，心律齐，无杂音。周围血管征阴性。

辅助检查

（1）上消化道钡餐：慢性胃炎。

（2）心电图：偶发室性早搏，陈旧性前壁心肌梗死，ST-T改变提示心肌供血不足。

（3）冠状动脉造影

1）冠状动脉分布：均衡优势型。

左冠状动脉：①左主干：未见狭窄；②左前降支：中至远段弥漫性狭窄50%～85%，远段血管细小；第一对角支开口狭窄75%，近段瘤样扩张，弥漫性狭窄50%～75%，其余各段及主要分支未见狭窄；③左回旋支：全程弥漫性狭窄50%～75%，远段完全闭塞，局部瘤样扩张；高位钝缘支近段弥漫性狭窄95%～99%，远段血管细小；中段狭窄100%，钝缘支开口及近段狭窄95%，远段狭窄 90%。

右冠状动脉:中段弥漫性狭窄 50%~75%,远段狭窄 95%;局部扩张,溃疡形成;4PL(左室后支)末端完全闭塞,4PD(后降支)末端完全闭塞。结论:冠状动脉多支多处严重狭窄病变。

西医诊断:冠状动脉粥样硬化性心脏病(心肌梗死型);亚急性下壁心肌梗死;慢性胃炎。

西医治疗:用溶栓药物静脉治疗后病情平稳,但胸痛、腹胀未能缓解。因末端小血管完全闭塞无法置支架,遂请中医会诊。

初诊(2017 年 7 月 3 日):患者情绪极度低落(欲轻生),感胸部闷痛,心悸气短,头晕目眩,失眠健忘,多梦易惊,疲乏无力,不思饮食,四肢不温,大便溏软,小便清长,舌体胖,舌质黯红,舌边有齿印,舌苔灰腻,脉沉细而弱。

辨证:心脾两虚,气血不畅,脉络痹阻。

治法:健脾养心,行气活血,通络散结。

主方:益心散结饮加减。

处方:白参(另煎)10g,当归 10g,茯神 15g,生姜 20g,法半夏 15g,炒白术 25g,血竭(冲服)2.5g,川芎 10g,枳壳 10g,薤白 10g,玫瑰花 9g,炙甘草 6g。3 剂,水煎服,每日 1 剂,分 2 次服。就病情给患者做了疏导、解释及鼓励工作,使患者增强了战胜疾病的信心。

二诊(2017 年 7 月 7 日):患者服药后情绪明显好转,胸部闷痛、心悸气短、头目眩晕均减轻,食纳增进,舌质淡红,舌苔薄白,脉沉细弱。寒湿始祛,心脾气血渐复。有效守方,原方 5 剂,煎服法同前。继续给患者做疏导、鼓励工作,使患者进一步增强战胜疾病的信心。

三诊(2017 年 7 月 13 日):患者精神好转,诸症明显减轻,食纳正常,舌质淡红,舌苔薄白,脉沉弱。寒湿渐祛,心脾气血渐复。处方:白参(另煎)8g,当归 10g,茯神 15g,血竭(冲服)2g,薤白 15g,炒白术 20g,川芎 10g,法半夏 10g,枳壳 10g,山药 15g,姜黄 10g,焦山楂 10g,玫瑰花 6g,炙甘草 6g。7 剂,煎服法同前。继续给患者做心理疏导、鼓励工作。

四诊(2017 年 7 月 20 日):患者诸症消除,食纳正常,舌质淡红,舌苔薄白,脉沉弱。寒湿渐祛,心脾气血较充。处方:党参 20g,炙黄芪 20g,茯神 15g,僵蚕 10g,炒白术 20g,川芎 10g,法半夏 10g,枳壳 10g,山药 15g,姜黄 10g,焦山楂 10g,炙甘草 6g。20 剂,煎服法同前。继续给患者做疏导、鼓励工作。

五诊(2017 年 8 月 13 日):患者精力充沛,食纳正常。处方:党参 20g,炙黄芪 20g,茯神 15g,僵蚕 10g,炒白术 20g,川芎 10g,法半夏 10g,枳壳 10g,山药 15g,姜黄 10g,玫瑰花 6g,炙甘草 6g。上方做丸药服。随访至今无恙。

按：心肌梗死是指冠状动脉持续缺氧缺血所引起的心肌坏死，临床常表现为胸骨后压榨性疼痛。心肌梗死后心绞痛是指心肌梗死的症状有所好转后1个月内又出现心绞痛，其属于不稳定型心绞痛的范畴。常由过度劳累及情绪激动等引起，是心肌梗死的延展及再度发生心肌梗死的前驱症状，具有较高的病死率。目前，临床上常以西药如硝酸甘油等对症治疗，可起到缓解疼痛的作用，但硝酸甘油药效不持久，且长期服用，患者会产生一定的耐药性。

本例患者频发胸痛2月余，腹胀1月余。冠状动脉造影提示冠状动脉多支多处严重狭窄病变（有的冠状动脉段完全闭塞），是严重的心脾两虚，气血运行不畅，脉络痹阻所致。由于脾气虚损，运化失司，故临床见症不思饮食，四肢不温，脉细而弱。又脾气虚损，运化失司，不能为心提供血液濡养，导致心之阳气极度虚损，临床出现胸部闷痛，心悸气短，头晕目眩，失眠健忘，脉细等症。且患者脾气虚损，运化失司，致水湿内停，形成寒湿阻络，则见胸闷心悸，大便溏软，舌苔灰腻。患者有二结（心结和痹结），是严重的心脾气虚，气血不畅，痹阻脉络及情绪极度低落而致气滞所为。应一方面给患者做心理疏导、鼓励工作，使患者增强战胜疾病的信心，解除心结；另一方面以健脾养心，行气活血，通络散结为法消除痹结。方用益心散结饮加减。方中白参大补元气，温阳益中；白术温中补虚，健脾利湿；生姜、薤白、法半夏温阳化湿，祛痰清心；当归补血活血，通络祛瘀；玫瑰花、枳壳理气宽胸，化瘀止痛；茯神健脾养心，宁心安神；血竭、川芎活血化瘀，通络散结；甘草补中益气，调和诸药。根据患者的症状，初诊时用大量的白参、茯神、白术大补元气，健脾益气；当归补血活血，以固护正气，祛除病邪；随着病情的好转，又以党参代白参，直到病情缓解，结证消除。这真是诸药配伍，解除气血不畅；疏导鼓励，消除患者心结。两法合用而建奇功。

2. 补脾温肾，散寒化湿，消瘀解结治疗脾肾阳虚，寒湿阻络，痰瘀胶结型心肌梗死后心绞痛。

郝某某，男，83岁，已婚，湖南省长沙市某单位退休干部。住院病例。

主诉：间发胸闷17年，加重伴喘息咳唾5天。

患者自述17年前起突感胸闷、心悸、头晕不适，在当地医院诊断为"冠心病"，经用西药治疗后好转出院。以后每因情绪变化、受凉或劳累后复发。此次发作于5天前，半夜突感胸闷背痛，呈压榨感，喘息咳唾，吐白稠痰，肢冷汗出，头晕不适，气短无力，有濒死感，随即晕厥。家属即给予硝酸甘油1片含服，并呼救护车急送长沙某三甲医院。

既往史：患者既往身体一般，易感冒，有高血压。偶吸烟，不嗜酒。

查体：P 98 次/min，BP 72/42mmHg，R 23 次/min。

急性病容，呼吸 23 次/min，双肺呼吸音稍粗糙；腹平软，剑突下轻压痛，肠鸣音正常，肝脾未扪及；双肾区无叩痛，双下肢无水肿；四肢未见畸形，病理反射未引出。专科情况：心前区无异常隆起，心尖搏动位于左侧第 5 肋间锁骨中线外下 0.5cm 处，范围 2cm，无异常心前区搏动，心界稍大，心率 98 次/min，$A_2 > P_2$，心律偶有不齐，时有早搏，2～4 次/min，无杂音，周围血管征阴性。

辅助检查

（1）心电图：偶发室性早搏，Ⅰ、Ⅱ导联及 V_3-V_6 导联 S-T 段抬高≥0.1mV，Ⅱ、Ⅲ、avF 导联 S-T 段抬高伴有 Q 波出现。

（2）胸片：两肺纹理增粗紊乱，双下肺可见云雾状小片状阴影。

（3）冠状动脉造影

1）冠状动脉分布：右冠优势型。

2）左冠状动脉：①左主干：开口狭窄 40%，远段狭窄 85%，伴不稳定斑块及血栓影；②左前降支：开口及近段弥漫性狭窄 85%，中段弥漫性狭窄 85%，远段狭窄 95%；③左回旋支：开口及近段弥漫性狭窄 95%，中段狭窄 100%，钝缘支开口及近段狭窄 95%，远段狭窄 90%。

3）右冠状动脉：开口狭窄 40%，中段狭窄 80%，远段狭窄 95%。结论：冠状动脉多支多处严重狭窄病变。

西医诊断：冠状动脉粥样硬化性心脏病；急性心肌梗死；心功能不全。

西医治疗：病情危重，经用西药急救治疗后，患者神志转清，但胸闷胸痛发作频繁（每日 20 余次），汗出不止，头晕不适。遂急请中医会诊。

初诊（2011 年 12 月 19 日）：患者频发胸闷背痛（每日发作 20 余次），喘息咳唾，吐白稠痰，四肢冰冷，汗出不止（每日换衣 10 余次），头晕乏力，气短懒言，双下肢浮肿，夜寐不安，食纳无味，夜尿频作，大便稀溏，舌体稍胖，舌质红绛，舌边有齿印及瘀斑，舌底静脉紫黯，舌苔白滑，脉左沉紧而涩，右弦细而滑。

辨证：脾肾阳虚，寒湿阻络，痰瘀胶结。

治法：补脾温肾，散寒化湿，消瘀解结。

主方：温心解结饮加减。

处方：红参（另煎）20g，附片（先煎）20g，桂枝 10g，黄芪 30g，炒白术 20g，茯神 15g，枳壳 10g，水蛭 4g，薤白 10g，川芎 10g，红花 10g，甘草 6g。3 剂，水煎服，每日 1 剂，分 2 次服。就病情给患者做了疏导、解释及鼓励工作，使患者增强了战胜疾病的信心。

二诊（2012 年 12 月 22 日）：服药后患者精神好转，胸闷胸痛明显减轻，发作次数明显减少（从每日 20 余次减少至 2～3 次）、肢冷汗出、头晕乏力、气短懒言、夜寐不安均明显好转，大便转干。痰湿始祛，瘀血渐散，脾肾阳气渐复。有效守方，原方 5 剂，煎服法同前。继续给患者做疏导、鼓励工作，使患者进一步增强战胜疾病的信心。

　　三诊（2012 年 12 月 28 日）：患者症状进一步好转，胸痛基本消失，双下肢浮肿消退，舌体稍大，舌质绛，舌边有齿印，舌边瘀斑瘀点减少，舌苔灰白，脉沉细稍涩。痰湿渐祛，瘀血渐消，脾肾阳气渐复。处方：红参（另煎）15g，附片（先煎）15g，桂枝 10g，黄芪 30g，炒白术 20g，茯神 15g，枳壳 10g，水蛭 4g，薤白 10g，川芎 10g，红花 10g，山茱萸 20g，甘草 6g。7 剂，煎服法同前。继续给患者做疏导、鼓励工作。

　　四诊（2013 年 1 月 6 日）：患者复查心电图，早搏已明显减少。症状大部分消除，舌质绛，舌边瘀斑瘀点进一步减少，舌苔薄白，脉沉细。痰湿渐祛，瘀血渐消，脾肾阳气较充。处方：红参（另煎）8g，黄芪 20g，炒白术 15g，茯神 15g，枳壳 10g，红花 10g，山茱萸 15g，姜黄 10g，僵蚕 10g，川芎 10g，白芍 15g，甘草 6g。10 剂，煎服法同前。继续给患者做疏导、鼓励工作。

　　五诊（2013 年 1 月 18 日）：复查心电图：室性早搏已消除，S-T 段及 T 波有明显改善。胸片：两肺纹理稍增粗，双下肺阴影已消除。患者诸症消除，食纳正常，舌质稍绛，舌边稍有瘀斑瘀点，舌苔薄白，脉沉细缓。痰湿已祛，瘀血渐消，脾肾阳气较充。处方：1. 白参 3g，生山楂 6g，三七 3g。泡水代茶饮。2. 党参 10g，黄芪 20g，炒白术 15g，茯神 15g，枳壳 10g，红花 10g，山茱萸 15g，姜黄 6g，当归 10g，僵蚕 10g，川芎 10g，白芍 15g，甘草 6g。上方做丸药服。随访 7 年无恙。

　　按：本例患者年逾八旬，反复发作胸闷、气短 17 年，加重伴频发胸闷背痛（每日发作 20 余次）、喘息咳唾 5 天，是脾肾阳虚，寒湿阻络，痰瘀胶结所致。肾为先天之本，脾为后天之本，今脾肾阳虚，水谷及水液代谢失司，不能濡养五脏六腑、四肢百骸，故临床见证有胸闷胸胀、胸痛彻背，肢冷汗出，头晕不适，气短无力，小便淋漓，尤夜晚尿频，舌体胖大，舌苔白滑。又脾主运化，肾主水，脾肾两虚，水湿运化失司，故有食纳较差，咳嗽气促，小便淋漓，夜晚尿频，大便溏薄，双下肢浮肿，舌苔白滑，脉弦涩而滑等症。又气为血之帅，今脾肾气虚，不能推动血液运行，从而导致血瘀，故临床症见胸闷胀，胸痛彻背，背痛彻胸，肢冷汗出，头晕不适，舌质绛，舌边有瘀斑瘀点，脉沉紧而涩。结合现代影像学和检验学的检查结果分析，该患者病情危重，此乃脾肾阳虚，阴阳离决，痰瘀胶结，脉络痹阻至极。治疗当补脾温肾，行瘀化痰，标本同治。方用温心解结饮加减。方中大剂量红参、黄芪大补元气；大剂量附片、桂枝温经壮阳通脉，使脾肾阳气回复；再配合白术健脾利水，导水下行；附片配白术助阳化湿之功能益著；水蛭、川芎、红花活血化瘀止痛；枳壳、薤白理气宽胸；茯神养心安神；甘草配白芍和营止痛。诸药配合补脾温肾，散寒化湿，消瘀解结而建奇功。

二、冠心病（4例）

1. 补益心脾，活血化痰治疗心脾气虚，痰瘀结聚型冠心病。

王某某，男，56岁，已婚，湖南省长沙市某厂工人。住院病例。

主诉：反复发作心前区疼痛1年，再发伴心悸气促4小时。

患者于1年前突发心前区疼痛，伴心慌心悸，汗出气短。在长沙市某医院诊断为"冠状动脉粥样硬化性心脏病；前壁心肌梗死"。经住院治疗后病情平稳出院。但心前区疼痛仍反复发作，含服硝酸甘油片可以缓解。今日4小时前晨起突感胸闷痛，活动后心悸、气促而急送入院。

既往史：身体健康，否认肝炎、结核等传染病史。吸烟，每日20支左右；偶尔饮酒，量不多。

查体：T 36.8℃，P 96次/min，BP 132/80mmHg，R 22次/min。

急性病容，神清合作，巩膜皮肤无黄染，浅表淋巴结无肿大；头颅无畸形，颈软，无抵抗感，气管居中，甲状腺不大；胸廓对称，呼吸22次/min，双肺呼吸音清；腹平软，无压痛，肝脾未扪及；双肾区无叩痛，双下肢无水肿；四肢未见畸形，病理反射未引出。专科情况：心前区无异常隆起，心尖搏动位于左侧第5肋间锁骨中线外下0.5cm处，范围2cm，无异常心前区搏动，心率96次/min，$A_2 \geqslant P_2$，心律齐，无杂音。周围血管征阴性。

辅助检查：①心电图：窦性心律，ST-T改变提示心肌供血不足，陈旧性前壁心肌梗死。②尿常规：黄色清亮，蛋白（-），糖（-），红细胞（-）/HP，白细胞0～1/HP。③血常规：血红蛋白106g/L，红细胞4.2×10^{12}/L，白细胞11.7×10^9/L，中性粒细胞89%，淋巴细胞11%。

西医诊断：冠状动脉粥样硬化性心脏病；陈旧性前壁心肌梗死。

西医治疗：三磷酸腺苷、辅酶A静脉滴注；长效硝酸甘油、维生素B_1口服。

初诊（2003年3月29日）：患者胸闷痛，活动后心悸、气促，头晕，四肢无力，食纳较差，大便干结，小便正常，舌质红绛，舌边有齿印及瘀斑瘀点，舌底静脉紫黯，舌苔灰腻，脉弦滑而数。

辨证：心脾气虚，痰瘀结聚。

治法：补益心脾，活血化痰。

主方：通脉益心饮加减。

处方：党参 20g，白术 15g，瓜蒌 10g，法半夏 10g，血竭 2.5g，枳壳 10g，桃仁 10g，当归 10g，赤芍 15g，甘草 6g。3 剂，水煎服，每日 1 剂，分 2 次服。

二诊（2003 年 4 月 2 日）：患者服药后症状明显好转，胸痛气促、心悸头晕均减轻，食纳增进，舌质红绛，舌苔灰稍腻，脉弦滑稍数。有效守方，原方 5 剂，煎服法同前。

三诊（2003 年 4 月 7 日）：患者精神好转，胸痛气促明显减轻，食纳正常，舌质红绛，舌苔白腻，脉弦稍数。痰瘀初祛，心脾之气渐复。处方：党参 20g，白术 15g，茯苓 15g，法半夏 10g，枳壳 10g，当归 10g，瓜蒌 10g，赤芍 15g，甘草 6g。5 剂，煎服法同前。

四诊（2003 年 4 月 13 日）：患者偶有胸痛，余症均消除，食纳正常，舌质红绛，舌苔薄白，脉弦稍细。痰湿已祛，瘀血渐消，心脾之气渐充。处方：党参 20g，白术 15g，茯苓 15g，陈皮 10g，桃仁 6g，当归 10g，淫羊藿 10g，炙甘草 6g。10 剂，煎服法同前。带药回家调养。

五诊（2003 年 4 月 24 日）：患者胸痛消除，精力充沛，食纳正常。已恢复工作。处方：白参 3g，山楂 6g，三七 3g，姜黄 6g。每日泡水代茶饮。随访 5 年无恙。

按：冠状动脉粥样硬化性心脏病，指冠状动脉粥样硬化使血管腔阻塞导致心肌缺血缺氧而引起的心脏病，它和冠状动脉功能性改变（痉挛）一起，统称冠状动脉性心脏病，简称冠心病。本病多发生在 40 岁以后，男性多于女性，脑力劳动者较多。本病属中医"胸痹""真心痛"范畴。该病的发生，究其原因，或为胸阳不振，阴寒上乘；或为瘀血交阻，痰饮内停；或为神伤心虚，邪犯心包；又或肝血不足，肝气上逆等所致。

本案频发心前区疼痛、活动后心悸气促，是心脾气虚，胸阳不振，阴寒上乘，痰瘀结聚，阻络而致。由于心脾气虚，故活动后心悸气促，头晕无力，食纳较差，脉数。因为脾气虚，运化失司，痰湿停留体内，阻滞经络，故临床见症心前区疼痛，舌苔灰腻，脉滑。又心脾气虚，不能推动血液运行，导致血瘀，故有舌质红绛，脉弦。治当补益心脾，活血通络，消瘀化痰。方用通脉益心饮加减。方中党参、白术补中益气，健脾化湿；当归养血补血，活血化瘀；赤芍、血竭、桃仁活血化瘀，通络止痛；法半夏、枳壳、瓜蒌宽中理气，燥湿祛痰；甘草补中益气，解毒宁心。诸药配伍，以补益心脾，活血消瘀，化痰通络而建功。

2. 温补心肾，祛寒活血治疗心肾阳虚，寒瘀互结型冠心病。

刘某某，男，55 岁，已婚，湖南省益阳市某单位干部。门诊病例。

主诉：反复发作心前区疼痛 2 月，再发伴头晕不适 2 天。

患者 2 个月前起突感胸痛、心前区呈压迫感，伴有气短，头晕不适，疲乏无力，四肢不温。在当地医院就诊，检查后诊断为"冠心病"，经用护心、扩冠等治疗好转而出院。以后每因劳累或受凉后复发。此次发作于 2 天前因受凉而诱发胸痛、心前区呈压迫紧缩感，头晕不适，疲乏无力，而来长沙市某医院住院。

既往史：既往身体较好。吸烟 21 年，每日 20 支左右；饮酒 13 年，每日饮白酒 3 两左右。查体：P 66 次/min，BP 112/76mmHg，R 20 次/min。心界不大，心率 66 次/min，律齐，无杂音。

辅助检查：①心电图：窦性心律，ST-T 改变提示心肌供血不足。②血常规：血红蛋白 105g/L，红细胞 4.7×10^{12}/L，白细胞 5.26×10^9/L，中性粒细胞 64%，淋巴细胞 33%，嗜酸性粒细胞 3%。③生化：甘油三酯 2.58mmol/L，胆固醇 5.66mmol/L，高密度脂蛋白 1.86mmol/L，低密度脂蛋白 4.24mmol/L，血糖 6.34mmol/L。

西医诊断：冠状动脉粥样硬化性心脏病（心绞痛型）；高脂血症。

经用西药后胸痛曾一度好转，但稍受凉或吹风后即发作。故来我科门诊。

初诊（2011 年 5 月 21 日）：患者频发胸痛、胸闷，伴有气短，头晕不适，疲乏无力，四肢冰凉，腰膝冷痛，食纳较差，小便清长，大便溏薄，舌质淡红，舌边有瘀斑，舌底静脉色黑，舌苔白滑，脉左沉弦而细，右沉细而弱。

辨证：心肾阳虚，寒瘀互结。

治法：温补心肾，祛寒活血。

主方：温脉益心饮加减。

处方：麻黄 5g，附子（另包先煎）10g，桂枝 10g，细辛 5g，白芍 15g，红参（另煎）10g，川芎 10g，当归 10g，黄芪 20g，红花 8g，白芥子 10g，甘草 6g。3 剂，水煎服，每日 1 剂，分 2 次服。

二诊（2011 年 5 月 24 日）：患者经治疗后症状明显改善，胸痛、四肢不温、腰膝冷痛等症均明显减轻。有效守方，原方 3 剂，煎服法同前。

三诊（2011 年 5 月 28 日）：患者症状进一步改善，舌质淡红，舌边瘀斑有减少，舌苔薄白，脉沉弦而细。寒邪初祛，瘀血渐消，心肾阳气渐复。处方：附子（另包先煎）6g，肉桂（冲兑）2g，细辛 3g，白芍 15g，红参（另煎）6g，川芎 10g，当归 10g，黄芪 20g，红花 8g，白芥子 10g，甘草 6g。5 剂，煎服法同前。

四诊（2011 年 6 月 3 日）：患者诸症已消除，舌质淡红，舌边瘀斑变薄，舌苔薄白，脉沉弦。寒邪已祛，瘀血渐消，心肾阳气渐复。处方：附子（另包先煎）6g，肉桂（冲兑）2g，白芍 15g，红参（另煎）6g，川芎 10g，当归 10g，黄芪 20g，红花 8g，生山楂 15g，甘草 6g，淫羊藿 10g。5 剂，煎服法同前。

五诊（2011年6月9日）：患者食纳正常，舌质淡红，舌边瘀斑较前减少，舌苔薄白，脉沉弦。寒邪已祛，瘀血渐消，心肾阳气较充。以上方加减做丸药服，随访至今未再复发。

按：本例患者胸痛2月，四肢不温，腰膝冷痛，是心肾阳虚，寒瘀阻络所致。因心肾阳虚，不能温煦脏腑及四肢百骸，故有气短，头晕不适，疲乏无力，四肢冰凉，食纳差，小便清长，大便溏薄，舌苔白滑，脉细而弱等症状。又阳虚不能推动血液运行，导致寒凝气滞，而形成血瘀，寒瘀互结，瘀阻脉络，不通则痛，故患者频发胸痛、胸闷，腰膝冷痛，舌边有瘀斑，脉沉弦。治疗当温补心肾，祛寒活血。方用温脉益心饮加减。方中红参、黄芪大补元气，温心益肾；附子、桂枝温阳补气，助心肾阳复；麻黄、细辛疏风温阳，通经止痛；白芍、当归养血补血，养阴柔肝；川芎、红花活血化瘀，通络止痛；白芥子宽胸理气，化痰通络；甘草补中益气，解毒宁心。诸法配合，以建温补心肾，祛寒活血之功。

3. 平肝潜阳，活血化痰，健脾养心治疗肝阳亢盛，痰瘀阻络，心脾两虚型冠心病。

李某某，男，52岁，已婚，湖南省长沙市某单位干部。住院病例。

主诉：反复发作胸痛2年余，伴心悸气促1天。

患者于2年前起反复突发胸痛。在某大医院诊断为"冠状动脉粥样硬化性心脏病""高血压病"。经住院治疗后病情稳定。但胸痛仍反复发作，含服硝酸甘油可以缓解。此次1天前因暴怒后感胸闷、心悸心慌、气促乏力而来医院。

既往史：患高血压病13年，否认肝炎、结核等传染病史。

查体：T 37.1℃，P 92次/min，BP 152/90mmHg，R 23次/min。

慢性病容，神清合作，巩膜皮肤无黄染，浅表淋巴结无肿大；头颅无畸形，颜面稍红，双眼结膜充血，颈软，无抵抗感，气管居中，甲状腺不大；胸廓对称，呼吸23次/min，双肺呼吸音清晰；心界向左下扩大，心率92次/min，律齐，无杂音；腹平软，无压痛，肝脾未扪及；双肾区无叩痛，双下肢无水肿；四肢未见畸形，病理反射未引出；肛门及外生殖器未查。

辅助检查：①心电图：ST-T改变提示心肌供血不足。②尿常规：黄色清亮，蛋白（-），糖（-），红细胞（-）/HP，白细胞（-）/HP。③血常规：血红蛋白90g/L，红细胞$4.2×10^{12}$/L，白细胞$8.2×10^9$/L，中性粒细胞87%，淋巴细胞13%。

西医诊断：冠状动脉粥样硬化性心脏病；高血压病。

初诊（1983年4月15日）：患者胸闷气促，心悸心慌，烦躁易怒，头部胀痛，四肢无力，口干口苦，呃逆干呕，渴欲冷饮，食纳无味，大便稍干，小便短赤，舌质红绛，舌边有瘀斑，舌苔黄腻，脉弦滑而数。

辨证：肝阳亢盛，痰瘀阻络，兼心脾两虚。

治法：平肝潜阳，活血化痰，健脾养心。

主方：通脉益心饮加减。

处方：西洋参（含服）6g，当归10g，桃仁10g，血竭2g，茯苓15g，赤芍15g，决明子15g，瓜蒌10g，枳壳10g，栀子10g，甘草6g。3剂，水煎服，每日1剂，分2次服。

二诊（1983年4月18日）：患者服药后症状明显好转，胸闷气促、心悸心慌均减轻，食纳增进，舌质红绛，舌边有瘀斑，舌苔黄腻，脉弦滑而数。有效守方，原方5剂，煎服法同前。

三诊（1983年4月23日）：患者精神好转，胸闷气促、心悸心慌、头部胀痛、口干口苦均明显减轻，食纳正常，舌质红绛，舌边稍有瘀斑，舌苔稍黄，脉弦而数。肝阳始平，痰瘀渐祛，心脾之气始复。处方：西洋参（含服）6g，当归10g，桃仁10g，血竭2g，茯苓15g，赤芍15g，生山楂10g，瓜蒌10g，枳壳10g，栀子10g，甘草6g。5剂，煎服法同前。

四诊（1983年4月28日）：患者胸痛消除，食纳正常，脉弦细，舌质红绛，舌边稍有瘀斑，舌苔薄黄，脉弦而数。肝气渐和，痰湿渐祛，瘀血渐消，心脾之气渐复。处方：西洋参（含服）6g，当归10g，生地黄15g，血竭2g，茯苓15g，赤芍15g，瓜蒌10g，枳壳10g，栀子6g，甘草6g。20剂，煎服法同前。带药回家调养。

五诊（1983年5月19日）：复查心电图：S-T段已回复，T波较前有明显改善。患者精力充沛，食纳正常。已恢复工作。处方：参须3g，山楂6g，三七3g，枸杞子6g。每日泡水代茶饮。随访5年无恙。

按：冠状动脉粥样硬化性心脏病是严重危害人类健康的常见病。本例患者罹患高血压13年，胸痛心悸2年，此次因暴怒后发作胸闷，心悸气促。患者素有肝肾阴虚，肝阳偏亢，肝强则脾弱，形成肝郁脾虚。肝郁则疏泄不畅，脾虚则不能推动血液运行，导致气滞血瘀；又脾虚水液运化失司，造成痰饮；今暴怒致肝阳亢盛，气有余便是火，肝火与痰饮、瘀血结聚，阻于脉络而成本病。治疗当平肝潜阳，活血化痰，健脾养心。方用通脉益心饮加减。方中栀子、决明子清泻肝火；瓜蒌、枳壳疏肝宽中，行气化痰；桃仁、当归、赤芍、血竭养血活血；西洋参、甘草补气和中；茯苓健脾化饮。诸药合用，以成平肝潜阳，活血化痰，健脾养心之功。

4. 温通心阳，祛痰活血治疗心阳不振，痰瘀阻络型冠心病。

汤某某，女，52岁，已婚。湖南省长沙县某单位职工。门诊病例。

主诉：间发胸闷心悸5年，加重2小时。

患者5年前起突感胸闷、心悸，伴有头晕，疲乏无力，在长沙市某医院经检查诊断为"冠心病"，采用护心、扩冠等治疗好转而出院。以后每因劳累或受凉后复发。此次于2小时前因劳累而诱发胸痛，呈紧缩感，时有左上臂疼痛，遂在长沙市某医院就诊。

查体：BP 110/72mmHg，心率86次/min，律齐，无杂音。

辅助检查：①心电图：窦性心律，ST-T改变提示心肌供血不足。②血常规：血红蛋白126g/L，红细胞4.6×10^{12}/L，白细胞6.27×10^{9}/L，中性粒细胞67%，淋巴细胞31%，嗜酸性粒细胞2%。③生化：甘油三酯2.98mmol/L，胆固醇5.87mmol/L，高密度脂蛋白0.86mmol/L，低密度脂蛋白4.74mmol/L，血糖6.49mmol/L。

西医诊断：冠状动脉粥样硬化性心脏病（心绞痛型）；高脂血症。

拟收住院治疗。因天气炎热，患者拒绝住院而来我科门诊。

初诊（2011年6月29日）：患者觉胸闷、心悸，伴有头晕，疲乏无力，气短懒言，时有左上臂胀痛，食纳较差，小便频数，大便正常，舌质淡红，舌边有瘀点，舌苔薄白，脉沉弦而细。

辨证：心阳不振，痰瘀阻络。

治法：温通心阳，祛痰活血。

主方：祛痹益心饮加减。

处方：瓜蒌15g，薤白10g，法半夏9g，三七5g，西洋参（另煎）6g，丹参15g，黄芪15g，白芥子10g，葛根15g，白术15g，茯苓15g，大枣10g。3剂，水煎服，每日1剂，分2次服。

二诊（2011年7月2日）：患者经治疗后症状已明显好转，胸闷心悸及头晕乏力均减轻。痰瘀初祛，心阳渐复。有效守方，原方5剂，煎服法同前。

三诊（2011年7月8日）：患者症状已进一步好转，舌质淡红，舌边瘀点有消退，舌苔薄白，脉沉弦稍细。痰瘀渐祛，心阳渐复。处方：西洋参（另煎）6g，麦冬15g，瓜蒌仁10g，薤白12g，丹参15g，山楂10g，白芥子10g，黄芪20g，茯神15g，当归10g，莲肉15g，甘草6g。5剂，煎服法同前。

四诊（2011年7月13日）：患者症状已基本消除，舌质淡红，舌边瘀点已渐消退，舌苔薄白，脉沉稍细。痰瘀渐祛，脉络较通，心阳渐复。处方：西洋参（另煎）6g，麦冬15g，瓜蒌仁10g，薤白12g，丹参15g，山楂10g，白芥子10g，黄芪20g，茯神15g，当归10g，白术10g，甘草6g。10剂，煎服法同前。

五诊（2011年7月25日）：患者症状已消除，舌质淡红，舌边稍有瘀点，舌苔薄白，脉沉缓稍细。痰瘀渐消，脉络较通，心阳已复。处方：西洋参3g，生山楂 5g, 田三七 3g。研细粉末冲服, 每日 1 剂。随访 3 年无恙。

按: 本例患者反复发作胸闷、心悸已 5 年, 加重 2 小时, 是心阳不振, 痰瘀阻络所致。由于心阳不振, 心气不足, 气血运行不畅, 机体失于濡养, 故有胸闷、心悸, 头晕乏力, 气短懒言, 食纳较差, 舌质淡红, 舌苔薄白, 脉细等临床症状。又气为血之帅, 今心阳不振, 心气不足, 不能推动血液运行, 导致脉络瘀阻, 故有胸闷, 心悸, 左上臂胀痛, 舌边有瘀点, 脉沉弦而细。治疗当温通心阳, 祛痰活血。方用祛痹益心饮加减。方中西洋参、黄芪大补元气, 强心补肾; 白术、茯苓健脾利水, 益心通络; 大枣、莲肉健脾补中, 益心宁神; 全瓜蒌、薤白温阳宽中, 益心通络; 三七、葛根、丹参活血化瘀, 通络止痛; 白芥子化湿祛痰, 通络消瘀。诸药配伍, 合而建功。

此外, 冠心病是慢性病, 除服药治疗外, 采用如下方法亦有好的效果。

1. 按摩 神门、内关、劳宫、太溪、足三里、极泉、心俞、脾俞、肾俞等穴。

2. 茶饮

(1) 西洋参 3g、生山楂 6g、三七 3g, 泡水代茶饮。

(2) 菊楂决明饮: 菊花 3g、生山楂 6g、决明子 15g, 泡水代茶饮。

3. 饮食疗法

(1) 双耳汤: 白、黑木耳各 10g, 泡发洗净, 加冰糖适量, 隔水蒸 1 小时后食用。

(2) 何首乌粥: 制何首乌 30g, 用砂锅煎浓汁, 与粳米 100g、大枣 3 枚同煮粥, 加冰糖少量, 早晚服食。

三、病毒性心肌炎 (2 例)

1. 疏风解结, 清热凉营治疗风热侵袭, 邪入心营型心肌炎。

丁某某, 女, 17 岁, 未婚, 湖南省长沙市某中学学生。住院病例。

主诉: 发热、心悸 8 天。

患者于 4 月 10 日因上学途中淋雨而受凉, 当晚即感恶寒发热, 伴鼻塞流清涕, 继则胸闷心悸, 疲乏无力, 神志模糊, 急往长沙市某医院就诊, 经心电图检查, 疑为"病毒性心肌炎"而收入院。

查体: T 39.6℃, P 98 次/min, BP 108/64mmHg, R 24 次/min。

急性热性病容, 神志模糊, 浅表淋巴结无肿大; 头颅无畸形, 颈软, 无抵抗感, 气管居中, 甲状腺不大; 胸廓对称, 呼吸 24 次/min, 双肺呼吸音清晰, 未闻及干湿啰音; 心率 98 次/min, 律齐, 无杂音; 腹平软, 无压痛, 肝脾未扪及; 双肾区无叩痛, 双下肢无水肿; 四肢未见畸形, 病理反射未引出; 肛门及外生殖器未查。

辅助检查：①心电图：ST-T 改变提示心肌病变。②尿常规：黄色清亮，蛋白（−），糖（−），红细胞（−）/HP，白细胞（−）/HP。③血常规：血红蛋白 126g/L，红细胞 4.42×10^{12}/L，白细胞 6.72×10^{9}/L，中性粒细胞 68%，淋巴细胞 14%，嗜酸性粒细胞 18%。

西医诊断：病毒性心肌炎。

西医治疗：三磷酸腺苷、辅酶 A 静脉滴注，维生素口服。请中医会诊。

初诊（2005 年 4 月 18 日）：患者发热，体温 39.7℃，偶有咳嗽，吐白色泡沫痰，神志模糊，言语欠清，食纳较差，大便较干，小便稍黄，舌质红，舌苔黄厚，脉弦滑而数。

辨证：风热侵袭，邪入心营。

治法：疏风解结，清热凉营。

主方：清心益营饮加减。

处方：水牛角（先煎）30g，生地黄 15g，金银花 15g，连翘 10g，玄参 10g，淡竹叶 3g，麦冬 15g，黄连 5g，丹参 15g，郁金 10g，藿香 10g，甘草 6g。2 剂，水煎服，每日 1 剂，分 2 次服。

二诊（2005 年 4 月 21 日）：患者服药后症状明显好转，体温降至正常，食纳增进，舌质较红，舌苔薄白，脉弦而数。风热始祛，营血渐清。处方：水牛角（先煎）30g，生地黄 15g，金银花 10g，连翘 10g，玄参 10g，淡竹叶 3g，麦冬 15g，黄连 5g，丹参 10g，南沙参 15g，茯苓 10g，大枣 10g，郁金 10g，藿香 10g，甘草 6g。3 剂，煎服法同前。

三诊（2005 年 4 月 25 日）：患者精神好转，胸闷心悸进一步减轻，舌质稍红，舌苔薄白，脉弦而细。风热渐祛，营血渐和。处方：生地黄 15g，白术 15g，太子参 20g，薏苡仁 15g，黄芪 20g，麦冬 12g，丹参 10g，北沙参 15g，茯苓 10g，砂仁 6g，甘草 6g。5 剂，煎服法同前。

四诊（2005 年 5 月 2 日）：患者诸症消除，食纳正常，舌质淡红，舌苔薄白，脉弦而缓。风热已祛，营血渐和。前方加减 7 剂善后而愈。随访 10 年无恙。

按：病毒性心肌炎多为柯萨奇、埃可、脊髓灰质炎等病毒感染所致。近年来该病发病率显著升高，为常见的心肌炎。病变可呈局灶性或弥漫性，临床表现轻重悬殊。此病属中医"心悸""胸闷""怔忡"等范畴。本例患者恶寒发热，鼻塞流清涕，偶有咳嗽，吐白色泡沫痰，为风热袭表，客于肺卫，阻滞经络所致。继则患者又感胸闷心悸，疲乏无力，是邪热经肺卫，逆传心包所致。治当疏风解结，清热凉营。方用清心益营饮加减。方中金银花、连翘清热解毒，疏风安神；淡竹叶、黄连清热泻火，宁心安神；水牛角、玄参清热凉血，宁心定志；生地黄、麦冬养阴凉营，宁心安神；丹参凉血化瘀，活血通络；郁金行气解郁,凉血破瘀;藿香清热化湿,芳香辟浊;甘草清热解毒,调和诸药。诸药配伍,合而建功。

2. 温通心脾,散寒解结治疗心脾阳虚,寒凝气结型心肌炎。

章某某,男,42 岁,已婚,湖南省长沙市某单位干部。住院病例。

主诉:恶寒、心悸 6 天。

患者于 4 月 14 日因受凉后感恶寒,不发热,伴鼻塞流涕,心悸胸闷,继则晕倒在办公室而抬送入院。

既往史:体健,无高血压及冠心病史,否认肝炎、结核等传染病史。

查体:T 36.6℃,P 46 次 /min,BP 112/74mmHg,R 20 次 /min。

神清合作,精神软弱,巩膜皮肤无黄染,浅表淋巴结无肿大;头颅无畸形,颈软,无抵抗感,气管居中,甲状腺不大;胸廓对称,呼吸 20 次 /min,双肺呼吸音清晰,未闻及干湿啰音,心率 46 次 /min,心律偶有不齐,有早搏,无杂音;腹平软,无压痛,肝脾未扪及;双肾区无叩痛,双下肢无水肿;四肢未见畸形,病理反射未引出;肛门及外生殖器未查。

辅助检查:①胸片:未见异常。心电图:ST-T 改变提示心肌病变或心肌缺血。②尿常规:黄色清亮,蛋白(-),糖(-),红细胞(-)/HP,白细胞(-)/HP。③血常规:血红蛋白 136g/L,红细胞 4.68×10^{12}/L,白细胞 6.71×10^9/L,中性粒细胞 66%,淋巴细胞 26%,嗜酸性粒细胞 8%。

西医诊断:病毒性心肌炎。

西医治疗:三磷酸腺苷、辅酶 A 静脉滴注。患者拒绝装置起搏器,急请中医会诊。

初诊(2005 年 4 月 20 日):患者鼻塞流涕,头晕头痛,胸闷心悸,偶有恶寒,四肢欠温,疲乏无力,食纳较差,大便溏薄,小便正常,舌质淡红,舌苔薄白,脉迟缓偶有结代。

辨证:心脾阳虚,寒凝气结。

治法:温通心脾,散寒解结。

主方:益心散结饮加减。

处方:党参 20g,当归 10g,茯神 15g,生姜 10g,法半夏 10g,炒白术 15g,细辛 3g,枳壳 10g,桂枝 10g,大枣 10g,荆芥 10g,炙甘草 6g。3 剂,水煎服,每日 1 剂,分 2 次服。

二诊(2005 年 4 月 23 日):患者服药后症状明显好转,食纳增进,头晕乏力及心悸胸闷均减轻,大便转干,舌质淡红,舌苔薄白,脉弦缓。有效守方,原方 3 剂,煎服法同前。

三诊（2005 年 4 月 27 日）：患者精神好转，胸闷心悸进一步减轻，舌质淡红，舌苔薄白，脉弦缓。寒邪渐祛，心脾阳气渐复。处方：党参 20g，当归 10g，茯神 15g，生姜 10g，法半夏 10g，炒白术 15g，枳壳 10g，桂枝 6g，大枣 10g，炙甘草 6g。3 剂，煎服法同前。

四诊（2005 年 5 月 2 日）：患者症状消失，食纳正常，舌苔薄白，脉沉缓。寒邪已祛，心脾阳气已复。患者要求出院。处方：红参 3g，三七 3g，山楂 5g。泡水代茶饮，每日 1 剂。随访至今无恙。

按：本例患者乃素体心脾阳气不足，又新感外邪所致。因为阳气不足，则气血运行不畅，故四肢欠温，疲乏无力，食纳较差，大便溏薄，舌苔薄白，脉迟缓。又阳气虚弱，不能推动血液正常运行，久则导致气滞，故症见舌苔薄白，舌质淡红，脉迟缓偶有结代。又新感寒邪，客于肺卫，因肺气虚弱，逆传心包，导致寒气互结，阻滞脉络而发为本病。治疗当温通心脾，散寒解结。方以益心散结饮加减。方中党参、茯神、炒白术补气健脾；细辛、桂枝温通心脾阳气；荆芥、生姜疏风散寒；法半夏、枳壳宽胸降逆化痰；当归养血活血；大枣，甘草温中补气。诸药配伍，以建温通心脾，散寒解结之功。

此外，病毒性心肌炎除药物治疗外，采用食疗亦有较好效果。下面介绍几种食疗方法。

（1）参枣桂姜粥：党参 10g，大枣 5 枚，桂枝、干姜各 10g，大米 100g，牛奶及红糖适量，将诸药水煎取汁，同大米煮为稀粥，待熟时调入牛奶、红糖即成。此方温阳利水，养胃增气，适用于心肌炎心悸自汗、形寒肢冷、水肿尿少、气促胸闷等。

（2）猪血参芪附枣粥：猪血 100g，党参、黄芪各 15g，附子 5g，大枣 5 枚，大米 50g，调料适量。将诸药水煎取汁，加大米煮为稀粥，待熟时调入猪血及调味品，再煮 1～2 沸，服食。每日 2 次，7 天为 1 疗程。可健脾温肾，益气养心，适用于心肌炎阳虚水泛，肢体水肿，四肢不温，纳差食少，疲乏无力，甚则喘促胸闷，或伴胸、腹水等。

四、咳嗽（4 例）

1. 疏风散寒，化痰散结治疗风寒袭表，痰湿结聚型咳嗽。

朱某某，女，56 岁，已婚，湖南省湘潭市某单位职工。门诊病例。

主诉：咳嗽。

患者自述 1 周前因外出淋雨，当晚即感恶寒，发热，体温 39.2℃，咽痒咳嗽。在当地医院就诊。

查体：患者呼吸较促，双侧扁桃体Ⅱ度肥大，双肺呼吸音粗糙，双下肺可闻及细湿性啰音。

辅助检查: ①血常规: 血红蛋白94g/L, 红细胞 $4.38×10^{12}$/L, 白细胞 $14.23×10^9$/L, 中性粒细胞 78%, 淋巴细胞 13%, 嗜酸性粒细胞 2%, 单核细胞 7%。②胸片: 两肺纹理增多紊乱, 左下肺有小片状模糊阴影。

西医诊断: 急性支气管炎并肺部感染。拟住院治疗。患者拒绝住院而来我院门诊。

初诊(1996 年 6 月 22 日): 患者恶寒, 发热, 咽痒咳嗽, 吐白色泡沫痰, 鼻塞流涕, 头痛无汗, 打喷嚏, 食纳无味, 小便清长, 大便溏薄, 舌质淡红, 舌苔白腻, 脉浮而滑。

辨证: 风寒袭表, 痰湿结聚。

治法: 疏风散寒, 化痰散结。

主方: 解暑散湿饮加减。

处方: 金沸草(布包)10g, 苦杏仁 10g, 前胡 10g, 荆芥 10g, 细辛 3g, 法半夏9g, 茯苓 5g, 生姜 10g, 大枣 10g, 甘草 6g。3 剂, 水煎服, 每日 1 剂, 分2 次服。

二诊(1996 年 6 月 25 日): 患者服药后症状明显改善, 体温降至正常, 余症明显减轻, 精神稍差, 舌质淡红, 舌苔薄滑, 脉弦稍滑。寒邪已祛, 痰湿渐消。处方: 金沸草 10g, 苦杏仁 10g, 黄芪 20g, 白术 10g, 法半夏9g, 党参 15g, 橘红 8g, 茯苓 5g, 百合 15g, 大枣 10g, 甘草 6g。3 剂, 煎服法同前。

三诊(1996 年 6 月 28 日): 服药后症状进一步改善, 余症大部消失, 精神较差, 食纳增加, 舌质淡红, 舌苔薄白, 脉沉而弱。寒邪已祛, 痰湿渐消, 正气尚虚。处方: 南沙参 15g, 黄芪 20g, 白术 10g, 党参 15g, 橘红 8g, 茯苓 5g, 百合 15g, 大枣 10g, 甘草 6g。3 剂, 煎服法同前。嘱患者加强体育锻炼。

四诊(1996 年 7 月 2 日): 复查胸片示: 两肺纹理稍多, 左下肺阴影消失。血常规: 正常。患者症状已消除, 食纳正常, 舌质淡红, 舌苔薄白, 脉沉缓。已获临床痊愈。嘱患者加强体育锻炼, 随访 5 年无恙。

按: 急性支气管炎是感染、物理、化学刺激或过敏引起的气管 - 支气管黏膜的急性炎症, 临床的主要症状有咳嗽和咳痰。常见于寒冷季节或气候突变季节, 也可由急性上呼吸道感染迁延而来。本病属中医"咳嗽""喘促"范畴。

本例患者咳嗽、恶寒已 1 周余, 是风寒袭表, 痰湿结聚阻肺所致。由于风寒袭表, 故患者感恶寒, 咽痒咳嗽, 鼻塞流涕, 头痛无汗, 打喷嚏, 小便清长, 大便溏薄, 舌苔白腻, 脉浮。因为痰湿阻肺, 故吐白色泡沫痰, 食纳无味, 舌苔白腻, 脉滑。治疗当疏风散寒, 化痰散结。方用解暑散湿饮加减。方中金沸草顺气止咳; 前胡、荆芥疏散风寒; 苦杏仁、细辛、法半夏宣肺化痰散结; 茯苓、生姜利湿健脾;大枣、甘草健脾和中。诸药配伍,共奏疏风散寒,化痰散结之效。

2. 宣肺清热,化痰解结治疗寒湿内袭,痰热互结型咳嗽。

许某某,男,68岁,已婚,湖南省郴州市某单位职工。门诊病例。

主诉:发热10天。

患者自述10天前因受凉,当晚即感恶寒、发热,体温38.6℃,头痛头晕,鼻塞流涕,打喷嚏,在家服银翘解毒丸效果不佳。5天前出现咽痒咳嗽,吐白色泡沫痰,在当地医院就诊。

查体:呼吸较促,双侧扁桃体Ⅱ度肥大,双肺呼吸音粗糙,双下肺可闻及湿性啰音。

辅助检查:①血常规:血红蛋白108g/L,红细胞$5.68×10^{12}$/L,白细胞$12.25×10^{9}$/L,中性粒细胞75%,淋巴细胞16%,嗜酸性粒细胞5%,单核细胞4%。②胸片:两肺纹理增多紊乱,右下肺有小片状模糊阴影。

西医诊断:急性支气管炎。

西医治疗:给予阿莫西林及阿昔洛韦等抗感染,并配合盐酸氨溴索片化痰治疗4天,效果不明显。遂来我院门诊。

初诊(1999年9月12日):患者感发热,咽痒咳嗽,吐白色泡沫痰,夹有黄痰,头痛头晕,胸闷不适,恶心欲呕,食纳无味,小便多,大便偏干,舌质淡红,舌苔灰腻,脉滑而数。

辨证:寒湿内袭,痰热互结。

治法:宣肺清热,化痰解结。

主方:解暑散湿饮加减。

处方:法半夏9g,茯苓15g,苦杏仁10g,浙贝母10g,陈皮3g,竹茹10g,枳实9g,枇杷叶6g,大枣10g,薏苡仁15g,甘草4g。3剂,水煎服,每日1剂,分2次服。

二诊(1999年9月15日):患者服药后症状明显好转,咳嗽减轻,痰量减少,食纳好转,大便正常,舌质淡红,舌苔灰白,脉滑稍数。痰湿渐消,肺气始宣。处方:玉竹10g,茯苓15g,苦杏仁10g,浙贝母10g,陈皮3g,麦冬15g,紫菀9g,枇杷叶6g,大枣10g,莱菔子10g,甘草4g。3剂,煎服法同前。

三诊(1999年9月18日):服药后症状大部分消失,精神好转,食纳增加,舌质淡红,舌苔薄白,脉沉稍数。痰湿渐消,肺气渐复。处方:麦冬15g,黄芪15g,玉竹10g,茯苓15g,苦杏仁10g,浙贝母10g,陈皮6g,麦冬15g,紫菀9g,薏苡仁10g,莱菔子10g,甘草4g。3剂,煎服法同前。

四诊（1999 年 9 月 22 日）：复查胸片示：两肺纹理稍多，右下肺阴影消失。血常规：无异常。患者症状消除，食纳正常，舌质淡红，舌苔薄白，脉和缓。痰湿已消，肺气已复。已获临床痊愈。

按：本例患者恶寒、发热 10 天，加剧伴咳嗽、咳痰 5 天，是寒湿内袭，痰热互结所致。因为痰湿阻于胸中，肺气不宣，故患者咽痒咳嗽，吐白色泡沫痰，胸闷不适，恶心欲呕；气不能上奉于巅，清窍失养，故头痛头晕；由于痰郁化热，故发热，咳嗽夹有黄痰，大便偏干，脉滑而数；食纳无味，舌苔灰腻亦是痰湿造成的。治疗当宣肺清热，化痰解结。方用解暑散湿饮加减。方中法半夏燥湿化痰，配竹茹和中止呕；枳实、陈皮降气化痰；茯苓、大枣、甘草、薏苡仁健脾利湿；苦杏仁、浙贝母、枇杷叶宣肺化痰。诸药配伍，共建宣肺清热，化痰解结之功。

3. 益肺养阴，清热化痰治疗痰热互结，气阴两虚型咳嗽。

郭某某，男，67 岁，已婚，湖南省怀化市某单位职工。门诊病例。

主诉：反复咳嗽、咳痰 20 年。

患者自述 20 年前因受凉后感咽痒，咳嗽，吐白泡沫痰，自行服用感冒药后症状缓解。但以后每因感冒或天气变化即发咳嗽。此次于 5 天前因受凉又开始咳嗽，吐白泡沫痰，在当地医院住院。

查体：T 39.1℃。患者端坐呼吸，呼吸急促，时有喘息，胸廓呈桶状，双肺呼吸音粗糙，两肺可闻及干湿啰音。

辅助检查：①胸片：两肺透明度升高，纹理增多且紊乱，左中、下肺有小片状模糊阴影。②血常规：血红蛋白 104g/L，红细胞 4.96×10^{12}/L，白细胞 17.34×10^9/L，中性粒细胞 76%，淋巴细胞 23%，嗜酸性粒细胞 1%。

西医诊断：慢性支气管炎急性发作。

西医治疗：给阿莫西林及阿昔洛韦等抗感染并配合化痰、止咳等治疗 5 天，效果不明显。遂来我院门诊。

初诊（1998 年 6 月 12 日）：患者发热，体温 39.2℃，喘促不止，动即气急，咳嗽咽痛，吐黄色脓痰，有时痰中带血，疲乏无力，形体消瘦，食纳较差，小便较黄，大便干结，舌质红，舌边有齿印，舌苔黄腻，脉弦滑而细数。

辨证：痰热互结，气阴两虚。

治法：益肺养阴，清热化痰。

主方：桑野解表饮加减。

处方：桑叶 10g，野菊花 10g，桔梗 10g，苦杏仁 10g，连翘 10g，浙贝母 15g，芦根 15g，葛根 15g，西洋参（含服）6g，金银花 15g，南沙参 15g，麦冬 15g，甘草6g。3剂，水煎服，每日1剂，分2次服。

二诊（1998年6月15日）：患者服药后症状明显改善，体温降至正常，余症明显减轻，精神较差，舌质偏红，舌苔较黄，脉弦细而数。邪热渐祛，痰湿渐消，气阴两虚。处方：桑白皮15g，地龙10g，桔梗10g，苦杏仁10g，白花蛇舌草15g，浙贝母15g，西洋参（含服）6g，橘红8g，玉竹15g，金银花15g，南沙参15g，麦冬15g，甘草6g。3剂，煎服法同前。

三诊（1998年6月18日）：患者服药后症状进一步改善，余症大部分消失，精神好转，食纳增加，舌质稍红，舌苔薄黄，脉沉细稍数。邪热已祛，痰湿渐消，气阴不足。处方：麦冬15g，黄芪15g，茯苓15g，苦杏仁10g，白花蛇舌草15g，浙贝母15g，西洋参（含服）6g，橘红6g，玉竹15g，白术10g，南沙参15g，甘草6g。3剂，煎服法同前。

四诊（1998年6月21日）：复查胸片示：两肺纹理增多，左下肺阴影消失。血常规：未见异常。患者服药后症状消除，食纳正常，舌质淡红，舌苔薄白，脉沉细缓。邪热已祛，痰湿渐消，气阴较足。已获临床痊愈。

按：慢性支气管炎是指气管、支气管黏膜及其周围组织的慢性非特异性炎症。临床上以咳嗽、咳痰或伴有喘息及反复发作的慢性过程为特征。它常并发阻塞性肺气肿，甚至肺动脉高压、肺源性心脏病。它是一种严重危害人体健康的常见病。

本例患者反复咳嗽20余年，加剧伴气促5天，是痰热互结，肺气阴两虚所致。因为痰热互结，肺失宣降，故患者发热，咳嗽咽痒，吐白泡沫夹黄色黏液痰，小便黄，大便干结，舌苔黄腻，脉弦滑。由于肺气虚，故有疲乏无力，食纳较差，喘息气促，舌边有齿印，脉细等。又因肺阴不足，故形体消瘦，痰中带血，脉细数。治疗当益肺养阴，清热化痰。方用桑野解表饮加减。方中桑叶、野菊花疏风解表，宣散风热；桔梗、苦杏仁、浙贝母清咽利膈，止咳化痰；连翘、金银花清热解毒；芦根、葛根清热生津；麦冬、南沙参滋养肺阴；西洋参、甘草补益肺气。诸药配伍，共建益肺养阴，清热化痰之功。

4. 祛湿化痰，补脾益肺治疗脾肺气虚，痰湿互结型咳嗽。

胡某某，女，64岁，已婚，湖南省益阳市某单位干部。门诊病例。

主诉：反复咳嗽、咳痰10年。

患者自述10年前因受凉后感咽痒，咳嗽，吐白泡沫痰，自行服用感冒药后症状缓解。但以后每因感冒即发作。此次于8天前因受凉后又开始咳嗽，吐白泡沫痰，在当地医院就诊。

查体：T 38.6℃，胸廓呈桶状，呼吸急促，呼吸32次/min，喘息不止，双肺呼吸音粗糙，两下肺可闻及湿性啰音。

辅助检查：①胸片：两肺透明度增高，纹理增多紊乱，右下肺有小片状模糊阴影。②血常规：血红蛋白 109g/L，红细胞 6.85×10^{12}/L，白细胞 12.36×10^9/L，中性粒细胞 72%，淋巴细胞 23%，嗜酸性粒细胞 5%。

西医诊断：慢性支气管炎急性发作。

西医治疗：给予阿莫西林及阿昔洛韦等抗感染并配合化痰治疗 4 天，效果不明显。遂来我院门诊。

初诊（1997 年 5 月 12 日）：患者发热咳嗽，喘息气短，难以接续，不能平卧，吐白泡沫夹黏液痰，头晕耳鸣，疲乏无力，形体消瘦，食纳不佳，小便正常，大便稀溏，舌质淡红，舌边有齿印，舌苔白腻，脉弦滑，重按无力。

辨证：脾肺气虚，痰湿互结。

治法：祛湿化痰，补脾益肺。

主方：二陈汤合参脉饮加减。

处方：黄芪 15g，白参（含服）6g，白术 4g，茯苓 15g，法半夏 10g，白果 10g，蝉蜕 6g，南沙参 15g，五味子 6g，陈皮 9g，大枣 10g，甘草 3g。3 剂，水煎服，每日 1 剂，分 2 次服。

二诊（1997 年 5 月 15 日）：患者症状已明显好转，咳嗽减轻，吐痰减少，舌苔白腻，脉稍弦滑，重按无力。痰湿始消，脾肺之气渐复。有效守方，原方 5 剂，煎服法同前。

三诊（1997 年 5 月 21 日）：服药后余症大部分已消失，精神好转，食纳增加，大便正常，舌边有齿印，舌苔薄白，脉沉弦稍滑，重按无力。痰湿渐消，脾肺之气渐复。处方：黄芪 15g，白参（含服）6g，白术 4g，茯苓 15g，法半夏 10g，白芥子 10g，浙贝母 15g，南沙参 15g，麦冬 15g，五味子 6g，陈皮 9g，甘草 3g。5 剂，煎服法同前。

四诊（1997 年 5 月 27 日）：复查胸片示：两肺纹理稍增加，右下肺阴影消失。血常规：正常。患者服药后症状消除，食纳正常，舌质淡红，舌苔薄白，脉沉细缓。痰湿渐消，脾肺之气较充。已获临床痊愈。

按：本例患者反复咳嗽 10 余年，加剧伴气促 8 天，是脾肺气虚，痰湿互结所致。由于脾肺气虚，故患者喘息气短，难以接续，疲乏无力，形体消瘦，食纳不佳，大便稀溏，舌边有齿印，脉重按无力。因为痰湿袭肺，故咳嗽，吐白泡沫夹黏液痰，舌苔白腻，脉弦滑。治疗当祛湿化痰，补脾益肺。方用二陈汤合参脉饮加减。方中黄芪、白参大补元气；白术、茯苓、大枣健脾和中；陈皮、甘草理气化湿；法半夏、白果、蝉蜕宣肺化痰；南沙参、五味子养阴敛肺。诸药配伍，共建祛湿化痰，补脾益肺之功。

五、哮喘(2例)

1. 补气养阴,散寒清热治疗脾肺两虚,寒热结聚型哮喘。

余某某,男,73岁,已婚,湖南省长沙市某单位职工。门诊病例。

主诉:反复咳嗽、气喘20年。患者自述20年前因一次受凉后咳嗽喘促,呼吸困难,胸闷不适,张口出气。在长沙市某医院就诊,诊断为"支气管哮喘",经用茶碱等药物治疗好转出院。以后反复发作,近2天又感呼吸困难,气急不能平卧,咯痰白黏起泡沫,有时呈黄黏痰,胸部闷痛。在长沙市某医院就诊。

查体:桶状胸,杵状指,满肺哮鸣音,双下肺可闻及细湿啰音。

西医诊断:支气管哮喘。因患者拒绝西药治疗而来我科门诊。

初诊(2009年6月1日):患者咳嗽喘促,呼吸困难,胸部满闷,口干喜热饮,食纳无味,小便稍黄,大便3日未行。面色晦黯,口唇青紫,舌质较红,舌苔灰腻。脉弦滑,重按无力。

辨证:脾肺两虚,寒热结聚。

治法:补气养阴,散寒清热。

主方:定喘汤加减。

处方:西洋参(含服)6g,南沙参15g,白果10g,麻黄3g,桑白皮15g,款冬花10g,矮地茶15g,法半夏9g,苏子10g,黄芩10g,苦杏仁10g,甘草6g。3剂,水煎服,每日1剂,分2次服。

二诊(2009年6月5日):患者服药后症状已明显好转,喘促已消失,其他症状也减轻,小便转清,大便已行,舌质较红,舌苔白腻,脉沉濡而弱。表寒始祛,内热渐清,脾肺功能始复。处方:白果10g,黄芪20g,西洋参(含服)6g,桑白皮15g,款冬花10g,矮地茶15g,南沙参15g,黄芩10g,麦冬15g,苦杏仁10g,地龙10g,甘草6g。5剂,煎服法同前。

三诊(2009年6月11日):患者症状进一步好转,稍有咳嗽,咯白泡沫痰,舌质稍红,舌苔薄白,脉沉濡而弱。表寒已祛,内热渐清,脾肺功能渐复。处方:白果10g,黄芪20g,西洋参(含服)6g,百合15g,款冬花10g,矮地茶15g,南沙参15g,黄芩6g,麦冬15g,苦杏仁10g,地龙10g,甘草6g。5剂,煎服法同前。

四诊(2009年6月16日):患者症状已基本消除,食纳正常,舌质淡红,舌苔薄白,脉沉濡稍弱。表寒已祛,内热已清,脾肺功能渐复。处方:山药15g,黄芪20g,西洋参(含服)6g,百合15g,白果10g,矮地茶15g,南沙参15g,茯神15g,麦冬15g,苦杏仁10g,地龙10g,甘草6g。5剂,煎服法同前。

五诊(2009年6月21日):患者症状已消除,食纳正常,舌质淡红,舌苔薄白,脉缓稍弱。遂以参苓白术丸及济生肾气丸善后。随访3年病情稳定。

按: 支气管哮喘是一种以嗜酸性粒细胞、肥大细胞反应为主的气道变应性炎症和气道高反应性为特征的疾病。临床上表现为反复发作性伴有哮鸣音的吸气性呼吸困难、胸闷或咳嗽,可自行或治疗后缓解。本病属中医"哮证""哮喘"范畴。

本例患者咳嗽喘促反复发作已20余年,加重2天,是脾肺两虚,寒热结聚所致。由于痰热蕴肺,故有咳嗽喘促,胸闷不适,痰白黏起泡沫,有时呈黄黏痰,舌质红,舌苔灰腻,脉弦而滑。因为脾气虚损,运化无权,故面色晦黯,口唇青紫,食纳无味,大便不行。由于肺气不足,故呼吸困难,胸部满闷;又肺阴虚损,故口干喜饮,小便稍黄,脉重按无力。治疗当补气养阴,散寒清热。方用定喘汤加减。方中麻黄宣肺定喘;法半夏、苏子、杏仁化痰降逆;桑白皮、款冬花清热化痰;矮地茶、黄芩清热肃肺;西洋参、甘草补脾益肺;南沙参养阴益肺;白果敛肺定喘,以防麻黄耗气伤肺。诸药配伍,共建补气养阴,散寒清热之功。

2. 健脾益肺,散寒祛湿治疗脾肺气虚,寒湿互结型哮喘。

黄某某,女,63岁,已婚,湖南省长沙市某单位职工。门诊病例。

主诉:反复咳嗽、气喘13年。

初诊(2009年9月27日):患者自述13年前起反复发作咳嗽、喘促,出气不赢,咳痰清稀而少。曾在长沙市某医院就诊,诊断为"支气管哮喘",经用沙丁胺醇气雾剂、氨茶碱等治疗好转出院。以后反复发作,近3天又感呼吸困难,喉中有哮鸣声,吐白色或绿色稠痰,胸膈满闷,精神较差,咳声不扬,疲乏无力,四肢不温,食纳不佳,面色晦滞而带青,小便清长,大便溏薄,舌体胖大,舌苔白滑,脉浮紧,重按虚弱。

辨证:脾肺气虚,寒湿互结。

治法:健脾益肺,散寒祛湿。

主方:苏子降气汤加减。

处方:苏子10g,陈皮10g,法半夏9g,当归10g,厚朴6g,前胡10g,肉桂(冲兑)2g,大枣15g,黄芪15g,茯苓15g,红参(另煎)8g,生姜10g,甘草6g。3剂,水煎服,每日1剂,分2次服。

二诊(2009年9月30日):患者服药后症状明显改善,喘促已消失,咳嗽明显减轻,精神好转,食纳增加,舌体稍大,舌苔薄白,脉弦滑,重按虚弱。寒邪始祛,脾肺之气渐复。处方:苏子10g,橘红10g,法半夏9g,当归10g,厚朴6g,前胡10g,肉桂(冲兑)1g,大枣15g,黄芪15g,茯苓15g,红参(另煎)8g,

白术 10g，甘草 6g。5 剂，煎服法同前。

三诊（2009 年 10 月 5 日）：患者服药后症状进一步改善，小便正常，大便已转干，舌体稍大，舌苔薄白，脉沉稍弱。寒邪渐祛，脾肺之气较足。处方：山药 15g，百合 15g，法半夏 9g，当归 10g，厚朴 6g，黄精 15g，枸杞子 15g，大枣 15g，黄芪 15g，茯苓 15g，红参（另煎）8g，甘草 6g。7 剂，煎服法同前。

四诊（2009 年 10 月 12 日）：患者症状已基本消除，食纳正常，舌质淡红，舌苔薄白，脉沉濡稍弱。寒邪已祛，脾肺之气已复。治以益气养阴，巩固疗效。原方 10 剂，煎服法同前。

五诊（2009 年 10 月 22 日）：患者症状已消除，食纳正常，舌质淡红，舌苔薄白，脉缓稍弱。遂以参苓白术丸及济生肾气丸善后。随访 3 年病情稳定。

按：本例患者反复咳嗽喘促已 13 年，加重 3 天。此乃脾肺气虚，寒湿互结所致。因为脾肺气虚，故精神较差，咳声不扬，疲乏无力，食纳不佳，舌体胖大，脉重按虚弱。由于寒邪袭肺，故四肢不温，咳痰清稀而少，色白呈黏沫状，小便清长，大便溏薄，舌苔白滑，脉浮紧。由于气虚，运化失司，导致痰饮阻滞胸膈，故喉中有哮鸣声，胸膈满闷，呼吸困难，面色晦滞带青。治疗当健脾益肺，散寒祛湿。方用苏子降气汤加减。方中苏子降气平喘；法半夏、厚朴、前胡降逆化痰；茯苓、陈皮、甘草理气化湿；大枣、黄芪、红参健脾益气；肉桂温肾纳气；生姜散寒祛湿；当归养血润燥；诸药配伍，共建健脾益肺，散寒祛湿之功。

六、肺炎（4 例）

1. 清热解毒，益气养阴治疗温邪袭肺，气阴两虚型肺炎。

俞某某，男，65 岁，湖南省醴陵市某单位职工。住院病例。

主诉：发热、喘咳 6 天。

患者于 6 天前起感恶寒发热，咳嗽气促，吐白色泡沫痰，在当地卫生院打针服药效果欠佳，今起发现喘咳加重，精神萎靡，嗜睡。而于 1984 年 3 月 7 日上午 10 点来本院。病程中进食较少，小便短赤，大便较干。

既往史：体健，否认肝炎、结核等传染病史。

查体：T 40.1℃，P 96 次 /min，BP 106/62mmHg，R 26 次 /min。

发育正常，营养欠佳，急性热性重病容，神志清，精神萎靡，面色苍白；巩膜皮肤无黄染；双颌下可扪及 3 个黄豆大小之淋巴结；头颅无畸形，眼结膜稍充血，瞳孔等大等圆，对光反射存在，嘴唇发红，颈软，无抵抗感，气管居中，甲状腺不大；胸廓对称，呼吸 26 次 /min，双肺呼吸音粗糙，双肺可闻及细湿性啰音；心界不大，心率 96 次 /min，律齐，无杂音；腹平软，无压痛，肝脾未扪及；双肾区无叩痛，关节无红肿；肛门及外生殖器未查。

辅助检查：①胸片：两肺纹理增强紊乱，右肺上中野呈点片状阴影，边缘模糊，心膈大致正常。②血常规：血红蛋白 115g/L，红细胞 3.24×10^{12}/L，白细胞 12.42×10^9/L，中性粒细胞 63%，淋巴细胞 34%，嗜酸性粒细胞 3%。③尿常规：黄色清亮，蛋白（-），糖（-），红细胞（-）/HP，白细胞（-）/HP。④大便常规：黄色软便，黏液（-）/HP，白细胞（-）/HP，脓球（-）/HP。

西医诊断：急性支气管肺炎。

西医治疗：青霉素及链霉素抗感染；并急请中医会诊。

初诊（1984 年 3 月 7 日）：患者高热，咳嗽喘促，神志清，精神萎靡，面色苍白，嘴唇发红，咽红，呼吸较促，口渴喜冷饮，进食较少，大便未解，小便短赤，舌绛少津，舌苔黄，脉沉细数。

辨证：温邪袭肺，气阴两虚。

治法：清热解毒，益气养阴。

主方：生脉饮合银翘散加减。

处方：白参（另煎）10g，麦冬 15g，沙参 15g，川贝母 10g，苦杏仁 10g，地骨皮 15g，金银花 15g，连翘 10g，芦根 15g，五味子 9g，甘草 5g。3 剂，水煎服，每日 1 剂，分 3 次服。

二诊（1984 年 3 月 10 日）：患者家属代诉，上方服完第 1 剂，患者热势开始下降，从早到晚体温均在 38.2～38.5℃之间，咳嗽喘促减轻。服完第 2 剂，患者体温已控制在 37.9℃左右，神志转清，诸症改善，脉沉细稍数。温邪始祛，气阴两虚。有效守方，原方 3 剂，煎服法同前。

三诊（1984 年 3 月 14 日）：患者体温降至正常，精神转佳，舌苔薄白，脉沉细稍数。温邪渐祛，气阴两虚。处方：白参（另煎）9g，麦冬 15g，南沙参 15g，川贝母 9g，苦杏仁 10g，地骨皮 15g，山药 15g，山茱萸 15g，五味子 9g，甘草 5g。3 剂，煎服法同前。

四诊（1984 年 3 月 18 日）：胸片复查：两肺纹理增强，右肺上中野点片状阴影消失。患者诸症消除，舌质淡红，舌苔薄白，脉沉缓。已获临床痊愈。随访 3 年无恙。

按：肺炎是由不同病原体或其他因素所致之肺部炎症。以发热、咳嗽、气促、呼吸困难及肺部固定湿啰音为其共同临床表现。按病理可分为"支气管肺炎""大叶性肺炎"及"间质性肺炎"。本病属中医"咳嗽""喘促""温病"等范畴。

本例患者突然发热、喘咳 6 天。此乃温热之邪袭表，客于肺卫，耗气伤阴所致。由于温热袭表，故高热，咳嗽喘促，呼吸较促，口渴喜冷饮，大便未解，小便短赤。因为耗气伤阴，故精神萎靡，嘴唇发红，舌绛少津，脉沉细数。治疗当清热解毒，益气养阴。方用生脉饮合银翘散加减。方中白参大补元气；

麦冬、沙参养阴清热，润肺生津；五味子生津止渴；金银花、连翘清宣透表，清热解毒；苦杏仁、川贝母宣肺止咳，化痰平喘；地骨皮清肺降火；芦根清热生津；甘草调和诸药。诸药合用，以成清热解毒，益气养阴之功。

2. 清热化痰，补肺益阴治疗痰热结聚，气阴两虚型支气管肺炎。

董某某，女，6岁，湖南省某县人。住院病例。

主诉：发热、喘咳7天。

其母代诉，患儿于7天前起发热，咳嗽喘促，吐白色泡沫痰，时夹黄色浓痰，在当地卫生院打针服药效果欠佳，今起发现患儿喘咳加重、精神萎靡、昏睡不醒而于上午11点左右来院。病程中食纳减少，小便短赤，大便数日未解。

既往史：体健，第1胎，足月平产，否认肝炎、结核等传染病史。

查体：T 40.8℃，P 138次/min，BP 92/58mmHg，R 41次/min。

发育正常，营养一般，急性热性重病容，神志昏迷，精神萎靡，面色苍白；浅表淋巴结无肿大；头颅无畸形，双眼睑水肿，眼结膜充血，瞳孔等大，对光反射迟钝，鼻翼煽动，嘴唇发绀；颈软，无抵抗感，气管居中，甲状腺不大；胸廓对称，呼吸41次/min，双肺呼吸音粗糙，双中下肺可闻及中小湿性啰音；心界不大，心率138次/min，律齐，无杂音；腹平软，无压痛，肝脾未扪及；双肾区无叩痛；双下肢无畸形，病理反射未引出；肛门及外生殖器未查。

辅助检查：①胸片：两肺纹理增强紊乱，左肺中野呈点片状阴影，肺门无明显增大，心膈大致正常。②血常规：血红蛋白105g/L，红细胞$4.14×10^{12}$/L，白细胞$12.42×10^9$/L，中性粒细胞73%，淋巴细胞25%，嗜酸性粒细胞2%。③尿常规：黄色清亮，蛋白(-)，糖(-)，红细胞(-)/HP，白细胞(-)/HP。④大便常规：黄色软便，黏液(-)/HP，白细胞(-)/HP，脓球(-)/HP。

西医诊断：急性支气管肺炎。

西医治疗：青霉素及链霉素抗感染，对症处理；并请中医会诊。

初诊（1979年1月21日）：患儿高热不退，体温40.8℃，咳嗽喘促，神志昏迷，精神萎靡，烦躁不安，面色灰白，呼吸急促，点头样呼吸，鼻翼煽动，嘴唇发绀，咽红，扁桃体Ⅱ度肥大，口渴欲饮，不能进食，大便数日未解，小便短赤，舌淡苔黄，舌体胖有齿印，脉沉细而数。

辨证：痰热结聚，气阴两虚。

治法：清热化痰，补肺益阴。

主方：参麦饮合小陷胸汤加减。

处方：麦冬8g，法半夏6g，黄连3g，牡丹皮5g，鱼腥草10g，茯苓8g，川贝母5g，瓜蒌仁6g，五味子3g，甘草3g。2剂，水煎服，每日1剂，分2次服。参须 5g，煎水代茶频饮。

二诊（1979 年 1 月 23 日）：患儿家属代诉，上方服完第 1 剂，患儿体温开始下降，从早到晚体温均在 38.2～38.6℃之间，咳嗽喘促减轻，精神好转，仍神志昏迷。服完第 2 剂，患儿体温已控制在 37.9℃左右，神志转清，诸症减轻。痰热始祛，气阴两虚。有效守方，原方 2 剂，煎服法同前。

三诊（1979 年 1 月 25 日）：患儿体温降至正常，神志清楚，精神较佳，舌质淡红，舌苔薄黄，脉沉细。痰热渐祛，气阴较虚。处方：参须（另煎）6g，麦冬8g，南沙参 10g，黄芪 8g，鱼腥草 10g，茯苓 10g，川贝母 6g，法半夏 6g，瓜蒌仁6g，五味子 4g，甘草 3g。3 剂，煎服法同前。

四诊（1979 年 1 月 28 日）：患儿精神稍差，舌质淡红，舌苔薄白，脉沉细而缓。痰热已祛，气阴稍虚。处方：参须（另煎）6g，麦冬 8g，南沙参 10g，黄芪8g，茯苓 10g，川贝母 6g，法半夏 6g，天花粉 6g，五味子 4g，甘草 3g。5 剂，煎服法同前。带药回家调养而愈。随访 2 年无恙。

按：小儿禀赋柔弱，发育未全，易感受外邪而生病，病后寒热虚实极易变化。特别是年幼小儿不能独自处理日常生活，饮食无常度，嗜食无节制，脏腑娇弱易致食积停滞，损伤脾胃，因此易患腹泻、呕吐、痢疾等疾病；另外，冬春二季气候多变，小儿肌肤娇嫩，易受风寒侵袭而患感冒、咳嗽等疾病。

本例患儿突然发热、喘咳 7 天，是风寒袭表后客于肺卫，郁久化热，耗气伤阴所致。由于痰热炽盛，故临床见症有高热不退，咳嗽喘促，呼吸急促，鼻翼煽动，咽红，口渴欲饮，小便短赤，舌体胖大，脉沉数。又邪热耗气伤阴，故精神萎靡，面色灰白，不能进食，舌淡苔黄，脉细数。治疗当清热化痰，补肺益阴。方用参麦饮合小陷胸汤加减。方中参须大补元气；麦冬养阴清热，润肺生津；五味子生津止渴；瓜蒌仁清热涤痰，宽胸散结；黄连泄热除痞；法半夏、川贝母宣肺平喘，化痰散结；鱼腥草清热解毒；牡丹皮清热凉血；茯苓健脾利水；甘草调和诸药。诸药配伍，共建清热化痰，补肺益阴之功。

3. 消结化痰，补脾益肺治疗脾肺气虚，食湿结聚型慢性支气管肺炎。

马某某，男，6 岁，湖南省株洲市人。住院病例。

主诉：反复咳嗽 8 月，再发加重 3 天。

患儿于 8 个月前起发热、咳嗽，经某单位医务室用青霉素治疗后好转。以后反复发作，4 个月前又因出麻疹而并发肺炎，经多方抢救才好转出院。出院后仍常有咳嗽、痰鸣；3 天前又因受凉上述症状加重而来医院。病程中食纳不香，大便溏薄，小便清长。

既往史：身体一般，第 2 胎，足月平产，否认肝炎、结核等传染病史。

查体：T 37.6℃，P 116次/min，BP 90/62mmHg，R 35次/min。

发育正常，营养欠佳，慢性病容，神志清楚，精神软弱，面色㿠白；双腋下可扪及3个黄豆大小之淋巴结，质地中等，有轻压痛；头颅无畸形，眼结膜无充血，颈软，无抵抗感，双气管居中，甲状腺不大；胸廓对称，呼吸35次/min，双肺呼吸音粗糙，两肺可闻及中小水泡音；心界不大，心率116次/min，律齐，无杂音；腹部略隆起，肝在右肋下1.5cm处可触及，质较软，脾未扪及；双肾区无叩痛；双下肢无畸形；病理反射未引出；肛门及外生殖器未查。

辅助检查：①胸片：两肺纹理增粗紊乱，右肺门上方有小点片状阴影，边缘模糊。②血常规：血红蛋白102g/L，红细胞 3.26×10^{12}/L，白细胞 11.23×10^9/L，中性粒细胞55%，淋巴细胞43%，嗜酸性粒细胞2%。③尿常规：黄色清亮，蛋白（-），糖（-），红细胞（-）/HP，白细胞（-）/HP。④大便常规：黄色软便，黏液（-）/HP，白细胞1~2/HP，脓球（-）/HP。

西医诊断：慢性支气管肺炎；消化不良。

西医治疗：经青霉素及合霉素抗感染，配合对症处理治疗1周，效果不明显。遂请中医会诊。

初诊（1979年2月8日）：患儿咳嗽，呼吸气粗，咽喉时有痰鸣，精神软弱，面色㿠白，口渴不欲饮，食纳不香，嗳气频作，大便溏薄，时有不化的菜叶，小便清长，舌质淡红，舌苔灰腻，左脉弦细，右脉濡弱。

辨证：脾肺气虚，食湿结聚。

治法：消结化痰，补脾益肺。

主方：不换金正气散加减。

处方：白参（另煎）5g，黄芪5g，陈皮3g，法半夏5g，藿香5g，厚朴3g，焦山楂3g，山药6g，川贝母5g，甘草3g。2剂，水煎服，每日1剂，分2次服。

二诊（1979年2月10日）：患儿治疗后症状改善，咳嗽减轻，精神好转。食滞始消，痰饮渐化，脾肺气虚。有效守方，原方2剂，煎服法同前。

三诊（1979年2月12日）：患儿咳嗽进一步减轻，食纳好转，大便转干，舌质淡红，舌苔薄白，脉沉细。食滞渐消，痰饮渐化，脾肺气虚。处方：白参（另煎）5g，黄芪5g，陈皮3g，茯苓5g，莲肉5g，砂仁3g，白术3g，焦山楂3g，山药6g，甘草3g。3剂，煎服法同前。

四诊（1979年2月15日）：复查胸片：两肺纹理增粗，右肺门上方阴影消失。患儿诸症消失，食纳正常。食滞已消，痰饮已化，脾肺稍虚。处方：白参（另煎）5g，黄芪5g，陈皮3g，茯苓5g，莲肉5g，砂仁3g，白术3g，山药6g，甘草3g。5剂，煎服法同前。带药回家调养而愈。随访3年无恙。

按：本例患儿反复咳嗽已8个月，久咳耗伤肺气，肺主气合皮毛，肺气虚则卫外不固，肺虚日久则子盗母气，导致脾虚，因脾肺虚损，故临床见症精神软弱，面色㿠白，食纳不香，舌质淡红，脉细弱；由于脾肺气虚，水湿运化敷布失司，致水湿停留体内，久蕴成痰。又肺气虚则卫外不固，因而易感受外邪，导致内湿与外邪结聚，故有咳嗽，呼吸气粗，咽喉时有痰鸣，大便溏薄，食谷不化等临床症状。治当消结化痰，补脾益肺。方用不换金正气散加减。方中白参、黄芪大补元气；山药、甘草健脾补中；陈皮、法半夏健脾燥湿；厚朴、川贝母燥湿化痰；藿香化湿和中；焦山楂消食导滞。诸药合用，以成消结化痰，补脾益肺之功。

4. 清热化痰，补气散结治疗脾肺两虚，痰热互结型慢性支气管炎并肺部感染。

肖某某，男，71 岁，湖南省泸溪县某单位干部。住院病例。

主诉：反复咳嗽 10 年余，加重 7 天。

患者于 10 余年前因感冒引发肺炎，在当地医院经青霉素及链霉素等治疗好转出院。以后反复咳嗽，时好时差，经多方治疗，效果欠佳。7 天前又因受凉上述症状加重而来医院。病程中食纳不香，大便溏薄，小便清长。

既往史：身体较弱，易于感冒，否认肝炎、结核等传染病史。

查体：T 38.8℃，P 95 次/min，BP 92/60mmHg，R 29 次/min。

发育正常，营养欠佳，慢性病容，神志清楚，精神软弱，面色苍白，形体消瘦；浅表淋巴结无肿大；头颅无畸形，眼结膜稍充血，颈软，无抵抗感，气管居中，甲状腺不大；胸廓对称，呼吸 29 次/min，呼吸音粗糙，双肺可闻及中小水泡音；心界不大，心率 95 次/min，律齐，无杂音；腹部稍隆起，肝脾未扪及；双肾区无叩痛；双下肢无水肿，四肢未见畸形；病理反射未引出；肛门及外生殖器未查。

辅助检查：①胸片：两肺纹理增粗且紊乱，左肺上野、右肺上中野呈点片状阴影，边缘模糊。②血常规：血红蛋白 122g/L，红细胞 3.96×10^{12}/L，白细胞 14.53×10^9/L，中性粒细胞 69%，淋巴细胞 28%，嗜酸性粒细胞 3%。③尿常规：黄色清亮，蛋白（−），糖（−），红细胞（−）/HP，白细胞（−）/HP。④大便常规：黄绿色黏液便，黏液（+）/HP，白细胞（−）/HP，脓球（−）/HP。

西医诊断：慢性支气管炎；肺部感染。

西医治疗：红霉素及合霉素抗感染，对症处理；并请中医会诊。

初诊（1978 年 3 月 10 日）：患者发热时作，头身多汗，咳嗽流涕，气急喘促，喉间痰鸣，精神软弱，面色苍白，嘴唇发绀，形体消瘦，腹部稍隆起，口渴不欲饮，食纳较差，大便溏薄，时夹有不化的菜叶，小便清长，舌质淡红，舌苔白腻、根部较厚,脉沉细而弱。

辨证:脾肺两虚,痰热互结。

治法:清热化痰,补气散结。

主方:二陈汤合参脉饮加减。

处方:白参(另煎)10g,麦冬15g,陈皮9g,茯苓15g,法半夏10g,青蒿15g,苦杏仁10g,炒栀子10g,白芍15g,甘草5g。5剂,水煎服,每日1剂,分2次服。

二诊(1978年3月15日):患者服药后症状改善,咳嗽气促减轻,精神好转。痰热始祛,脾肺两虚。处方:白参(另煎)8g,麦冬15g,陈皮6g,茯苓15g,法半夏9g,苦杏仁10g,白芍15g,甘草5g。5剂,煎服法同前。

三诊(1978年3月20日):患者咳嗽消失,食纳好转,大便成形,舌质淡红,舌苔薄白,脉沉细。痰热渐祛,脾肺较虚。处方:白参(另煎)6g,黄芪15g,陈皮6g,浙贝母10g,茯苓15g,麦冬15g,白术15g,山药20g,甘草3g。5剂,煎服法同前。

四诊(1978年3月26日):患者诸症消失,食纳正常,痰热已祛,脾肺之气稍虚。处方:白参(另煎)6g,黄芪15g,陈皮6g,浙贝母12g,茯苓15g,麦冬15g,白术15g,山药20g,莲肉15g,甘草5g。15剂,煎服法同前。带药回家调养而愈。

按:本例患者身体较弱,患者因后天失养,导致脾肺两虚。脾肺气虚则水湿运化敷布失司,致水湿停留体内形成痰饮,故有咳嗽流涕,气急喘促,咽喉痰鸣,大便稀溏,腹部隆起,舌苔白厚等症;脾主运化,肺主气,今脾肺两虚,中宗二气不足,故症见头身多汗,精神软弱,面色苍白,形体消瘦,食纳较差,大便溏薄,脉细弱;又肺气虚则卫外不固,易感受外邪,外邪与内停痰饮合而为患,临床见发热时作,咳嗽流涕,气急喘促,咽喉痰鸣,腹部稍隆起等症。治当清热化痰,补气散结。方用二陈汤合参脉饮加减而获效。方中白参大补元气;麦冬养阴清热,润肺生津;青蒿、栀子清热凉血;半夏燥湿化痰;陈皮理气化痰;茯苓健脾渗湿,以杜生痰之源;苦杏仁止咳平喘;白芍敛阴止汗;甘草调和诸药。诸药配伍,共成清热化痰,补气散结之功。

七、肺部结节(2例)

1. 补益脾肺,活血祛湿,消瘀散结治疗脾肺两虚,湿滞经脉,痰瘀互结型肺部结节。

谢某,男,39岁,已婚,湖南省邵阳市某公司干部。门诊病例。

主诉:反复咳嗽半年余,加重1个月。

患者反复咳嗽半年余,加重1个月,于2016年3月13日在中南大学湘雅二医院经胸部 CT 检查示：双肺多发结节，右上肺磨玻璃结节大小约 15mm×30mm，左下肺基底段结节大小约 34mm×31mm。

西医诊断：双肺多发结节。

拟手术治疗。患者惧怕手术，经人介绍而寻求中医治疗。

初诊（2016 年 4 月 6 日）：患者形体胖，咳嗽吐白色稠痰，咽痒，心慌偶作，胸部不适，自汗盗汗，疲乏无力，口干口苦，食纳不香，梦纭思睡，大便溏稀黏滞，小便清长，舌质淡紫红，舌边有齿印及瘀点，舌苔灰厚，脉沉滑而弱。

辨证：脾肺两虚，湿滞经脉，痰瘀互结。

治法：补益脾肺，活血祛湿，消瘀散结。

主方：利肺消结饮加减。

处方：黄芪 20g，郁金 10g，香附 10g，法半夏 10g，浙贝母 15g，浮海石 20g，牡蛎 30g，鳖甲 15g，炒白术 15g，川芎 10g，茯苓 15g，沙参 15g。14 剂，水煎服，每日 1 剂，分 2 次服。

二诊（2016 年 4 月 21 日）：患者精神较好，咳嗽明显减轻，咽痒不显，咯痰色白质黏，胸部亦畅，心慌不显，大便溏稀转软，舌质淡紫红，舌边有齿印，舌苔薄，脉细小滑。有效守方，原方 20 剂，煎服法同前。

三诊（2016 年 5 月 12 日）：患者诉咳嗽咯痰明显减少，精神颇佳，无胸闷心慌，夜寐转佳，时有盗汗，大便正常，舌质淡红，舌苔薄白，脉细小。处方：郁金 10g，香附 10g，法半夏 10g，浙贝母 15g，党参 20g，牡蛎 30g，鳖甲 15g，炒白术 15g，黄芪 15g，补骨脂 15g，茯苓 15g，莪术 10g。30 剂，煎服法同前。

四诊（2016 年 6 月 15 日）：患者诉诸症皆除，未有不适，舌质淡红，舌苔薄白，脉沉细。嘱前方继服 20 剂，煎服法同前。

五诊（2016 年 7 月 8 日）：复查胸部 CT 示：右上肺磨玻璃结节大小约 1mm×3mm，左下肺基底段结节消失。以上方加减做丸药服 3 个月后停药。多次复查胸部 CT：未见异常。随访至今无恙。

按：肺部结节的诊治一直是临床上的难点、讨论的热点，其病因复杂，临床表现缺乏特异性，诊断有一定的难度，易误诊和漏诊。肺部结节的大小对其性质的判断有很重要的意义，有文献报道，结节直径越大，其恶性的可能性越高，直径大于 8mm 的肺部结节恶性的可能性比小于 8mm 的高很多，结节直径大于 2.5cm 其恶性可能性更高。中医学并无"肺结节"之名，现代多认为本病应属于"咳嗽""喘证""痰核""瘰疬"等范畴。本病基本病机为体虚，在体虚的状态下，外感六淫、情志内伤、饮食失宜、劳逸失度等皆可导致气滞水停而为痰，痰气互结，日久血行受阻而成瘀，由表及里，侵及肺胸，痰瘀痹阻肺络而发为结节。

本例患者形体胖，病初感受风邪而致咳嗽，伴有咽痒，吐白黏痰，神疲乏力，食纳不香，梦纭思睡，大便溏稀黏滞，小便清长。证属脾肺两虚，湿滞经脉，痰瘀互结，治以补益脾肺，活血祛湿，消瘀散结。方用利肺消结饮加减。方中黄芪补益肺脾，培土生金；炒白术、茯苓扶正补肺，健脾化痰；沙参养阴滋肺，化痰止咳；郁金、香附、川芎理气消瘀，化痰祛结；牡蛎、鳖甲、浮海石软坚化痰，活血散结；法半夏、浙贝母宽胸化痰，消肿散结。诸药配伍，补益脾肺，活血祛湿，消瘀散结而建功。

2. 补气养阴，清热化痰，活血散结治疗气阴两虚，湿热内蕴，痰瘀互结型肺部结节。

孙某某，男，48岁，已婚，湖南省长沙市某公司干部。门诊病例。

主诉：体检发现肺结节20天，咳嗽8天。

患者于2016年11月16日体检胸部CT示：右肺背段见大小约33.4mm×31.0mm结节影，左下肺基底段结节大小约9mm×7mm；胸腔镜取活检病理：淋巴结肉芽肿性病变，PAS（−），抗酸染色（−），血管紧张素转化酶57.64U。8天前因感冒后咳嗽，吐白色稠痰，伴有咽痒，心慌偶作，胸部不适，活动后乏力气短。

西医诊断：肺结节病。

初诊（2016年12月6日）：患者体检发现肺结节，8天前因感冒后咳嗽，吐白色稠痰，伴有咽痒，心慌偶作，胸部不适，活动后乏力气短，口干口苦，食纳不香，夜寐不安，心烦气躁，大便稍结，小便正常，舌质紫红，舌苔灰厚，脉沉滑而数。

辨证：气阴两虚，湿热内蕴，痰瘀互结。

治法：补气养阴，清热化痰，活血散结。

主方：利肺消结饮加减。

处方：香附10g，浮海石20g，白术15g，瓜蒌10g，生黄芪20g，清半夏9g，炙鳖甲15g，北沙参20g，浙贝母15g，牡蛎30g，鱼腥草15g，桑白皮15g，甘草5g。7剂，水煎服，每日1剂，分2次服。

二诊（2016年12月14日）：患者服药后偶有咳嗽，咯少量白痰，胸闷气短缓解，仍有口干，舌黯苔薄白，脉弦。有效守方，原方10剂，煎服法同前。

三诊（2016年12月25日）：患者服药后咳嗽及胸闷气短基本消失，仍稍有口干，舌黯苔薄白，脉弦。处方：香附10g，浮海石20g，白术15g，瓜蒌10g，生黄芪20g，清半夏9g，炙鳖甲15g，北沙参30g，浙贝母15g，牡蛎30g，苦杏仁10g，甘草5g，茯苓15g。30剂，煎服法同前。

四诊（2017 年 1 月 28 日）：复查胸部 CT 示：右肺背段见大小约 6.4mm×2.6mm 大小结影，左下肺基底段结节 4mm×3mm。提示双肺小结节缩小（缩小 65%）。处方：生黄芪 20g，太子参 20g，女贞子 15g，陈皮 10g，清半夏 10g，当归 10g，川芎 10g，三七 10g，炙鳖甲 15g，生牡蛎（先煎）20g，浙贝母 10g，莪术 10g，北沙参 20g，麦冬 15g。30 剂，煎服法同前。

五诊（2017 年 3 月 1 日）：患者以上方加减继服 3 个月后症状消失，饮食、睡眠均好；复查胸 CT 示：双肺结节已消失。随诊 3 年无复发。

按：肺结节患者早期缺乏临床症状，仅在体检时发现肺部结节。随病程进展，肺部结节可逐渐增大，患者可出现咳嗽、吐痰、胸闷、活动后气短、胸胁胀痛等不适。肺结节属有形病理产物，可以"肺积""肺癌"命名，其基本病机为正气虚损，痰瘀内结。肺结节的病因较为复杂，主要涉及肺、肝、脾三脏的病变。其中，肺开窍于鼻，与外界环境直接接触，烟草、雾霾、油烟及职业相关的有害气体、粉尘等能直中于娇脏。肺气郁闭，失于宣肃，则难行治节之职，毒邪久留而成积。肝主疏泄，与人体的情志调节密切相关。若情志过极，肝木疏泄失常，周身气血不能畅达，则津停血滞，形成痰瘀。饮食不节者久伤脾胃，气血生化不足，肺失雾露之溉，则易感外邪；又因脾胃为气机升降之枢，气不顺则痰瘀生焉。总之，常人因久感外淫毒邪、内伤情志、饮食伤脾，暗耗精血，致肺、肝、脾三脏气血津液运行失和，痰瘀内生，痹阻于肺，发为"肺积""肺癌"。

本例患者咳嗽吐白色稠痰，咽痒，胸部不适，活动后乏力气短，口干口苦，食纳不香，夜寐不安，心烦气躁，大便稍结，小便正常，舌质紫红，舌苔灰厚，脉沉滑而数，其属气阴两虚为本，湿热内蕴，痰瘀阻肺络为标，治宜补气养阴，清热化痰，活血散结。方用利肺消结饮加减。方中黄芪、白术补益肺脾之气，沙参养阴滋肺，三药同用培土生金，气阴两补；浙贝母、生牡蛎、浮海石、炙鳖甲化痰软坚散结；鱼腥草、桑白皮清热解毒，化痰止咳；瓜蒌、清半夏清热化痰，软坚散结；香附行气消瘀，软坚散结；甘草调和诸药。诸药配伍，共建补气养阴，清热化痰，活血散结之功。

八、肺脓肿（1 例）

祛痰化瘀，解毒散结治疗湿热壅盛，痰瘀胶结型肺脓肿。

王某，女，12 岁，学生。湖南省长沙市人。会诊病例。

主诉：高热、咳嗽半月余。

患儿因高热咳嗽半月余入院，午后最高体温 39.5℃，晨间体温也无明显减退，持续高热，咳嗽胸痛痰少，颜面红赤，汗出如雨；体质极度虚弱，精神极差，萎靡不振，呻吟不止，渴欲饮而不欲食。右肺呼吸音低，心率快，律齐。血常规示：白细胞 $3.0 \times 10^9/L$，中性粒细胞 80%，淋巴细胞 20%，核左移。胸片示：右肺脓肿，有液平。住院 10 日相继予青霉素、红霉素、链霉素、氢化可的松等输液治疗，疗效不显。因为脓毒不能排出，严重中毒症状始终得不到解除，要求配合中药治疗。

西医诊断：肺脓肿。

初诊（1988 年 10 月 16 日）：患儿持续高热，体温 39.2℃，咳嗽胸痛，吐少量黄痰，精神极差，萎靡不振，呻吟不止，颜面红赤，汗出如雨，大便干结，小便较黄，舌质红而少津，舌苔薄黄，脉细数。

辨证：湿热壅盛，痰瘀胶结。

治法：祛痰化瘀，解毒散结。

主方：清肺涤痰饮加减。

处方：芦根 15g，冬瓜子 15g，薏苡仁 15g，浙贝母 10g，金银花 12g，蒲公英 15g，黄芪 30g，南沙参 15g，牡丹皮 8g，甘草 3g。3 剂，水煎服，每日 1 剂，分 2 次服。

二诊（1988 年 10 月 19 日）：患儿服药后咳吐大量腥臭脓液，其体温随之下降，午后体温 T 38.3℃，中毒症状很快减轻，精神好转，汗出减少，食欲好转，食稀粥一碗。处方：芦根 10g，冬瓜子 15g，薏苡仁 15g，浙贝母 10g，金银花 15g，紫花地丁 15g，白参（另煎）8g，桔梗 8g，败酱草 10g，生地黄 10g，牡丹皮 6g，南沙参 10g，甘草 3g。5 剂，煎服法同前。

三诊（1988 年 10 月 24 日）：患儿体温已降至正常，午后仍有低热，精神转佳，食欲增强，咳嗽吐黄痰，胸痛明显减轻，口干渴欲饮，舌红苔薄黄，脉细弱。处方：芦根 10g，茯苓 12g，薏苡仁 15g，浙贝母 12g，金银花 12g，紫花地丁 15g，黄芪 15g，桔梗 8g，当归 8g，生地黄 10g，牡丹皮 8g，南沙参 10g，甘草 3g。5 剂，煎服法同前。

四诊（1988 年 10 月 30 日）：患儿食欲正常，咳嗽明显减轻，吐白痰，胸痛消失，舌稍红，苔薄黄，脉细弱。处方：芦根 10g，茯苓 15g，薏苡仁 15g，浙贝母 10g，金银花 12g，紫花地丁 10g，黄芪 15g，桔梗 8g，当归 8g，生地黄 10g，陈皮 6g，南沙参 10g，甘草 3g。5 剂，煎服法同前。

五诊（1988 年 11 月 6 日）：患儿精力充沛，食欲正常，舌淡红，苔薄白，脉缓。以参苓白术丸善后而愈。

按：肺痈病机是热毒极盛，痰热血瘀，壅阻肺络，肉腐成脓。祖国医学关于内发痈疽早有记载，如《素问·大奇论》曰："肺之雍，喘而两胠满。"祖国医学十分重视整体观念，强调辨证论治。只有比较妥善地运用这个观点和方法，才能提高疗效。因为一种疾病虽然都有大致相同的一些规律，却也因每个不同的个体，不同病期，不同的内外环境条件而有着各自的特殊性。必须因人、因时、因病程特点等随诊辨证，药随证辨，修改充实处方，逐步祛邪扶正，才能达到治愈疾病的目的。

本例患儿持续高热，咳嗽胸痛，吐少量黄痰，精神极差，萎靡不振，呻吟不止，颜面红赤，汗出如雨，大便干结，小便较黄，舌质红而少津，舌苔薄黄，脉细数，是湿热壅盛，痰瘀胶结所致。治疗当祛痰化瘀，解毒散结。方用清肺涤痰饮加减。方中芦根、金银花、蒲公英清热解毒，养阴宣肺；薏苡仁、浙贝母、冬瓜子清热解毒，祛瘀化痰；牡丹皮活血祛瘀，凉血通络；黄芪、甘草补气益肺，清热解毒；南沙参养阴滋肺，化痰宣肺。诸药合用以祛痰化瘀，解毒散结而建功。

九、慢性阻塞性肺疾病（慢阻肺）（2例）

1. 益气养阴，降浊化痰，活血散结治疗正气虚衰，痰热蕴肺，痰瘀胶结型慢阻肺。

奚某某，男，70岁，已婚，湖南省湘潭市某公司干部。会诊病例。

主诉：反复咳嗽气喘30余年，胸闷气促20年，嗜睡1天。

家属代诉患者30年前起反复咳嗽气喘，近20年来常感胸闷气促，昨天起呼吸急促，疲乏嗜睡，于2004年12月5日急送医院。

既往史：吸烟40余年。

查体：T 37.8℃，P 120次/min，BP 150/90mmHg，R 30次/min。

神志不清，呼之不应，三凹征明显，唇绀，颈静脉怒张；桶状胸，双肺呼吸音低，双下肺可闻及中量湿啰音及少许干啰音；心界向右扩大，心音低钝，心率120次/min，律齐，剑突下心尖搏动明显，肺动脉瓣区第二心音亢进；腹软，肝肋下2cm可扪及，全腹无压痛、反跳痛、肌紧张；双下肢轻度凹陷性水肿；神经系统生理反射存在，病理反射未引出。

辅助检查：①血常规：白细胞 14.5×10^9/L，中性粒细胞0.88%。②生化：谷草转氨酶251U/L，谷丙转氨酶95U/L，尿素氮8.1mmol/L，肌酐101μmol/L，血糖9.7mmol/L。③血气分析：pH 7.25，血氧分压36.2mmHg，血二氧化碳分压73.8mmHg，碳酸氢根离子30mmol/L。④胸片：双肺纹理增多增粗，右下肺渗出灶。⑤痰培养：肺炎链球菌。⑥心电图：窦性心动过速，电轴右偏，右心室肥大。

西医诊断：慢性阻塞性肺疾病急性加重期；慢性肺源性心脏病；呼吸衰竭；右心功能不全。

西医治疗：用头孢类抗生素、支气管扩张剂及无创机械通气治疗。

初诊（2004年12月6日）：患者嗜睡，面色晦黯，呼吸急促，胸闷气喘，不能平卧，痰稠色黄，咳之不利。小便短少，大便偏干，排出无力，舌质黯红，舌边有齿印及瘀斑，舌苔黄厚，脉细无力。

辨证：正气虚衰，痰热蕴肺，痰瘀胶结。

治法：益气养阴，降浊化痰，活血散结。

主方：清肺涤痰饮加减。

处方：红参（另煎）10g，山茱萸30g，葶苈子10g，冬瓜子15g，薏苡仁15g，浙贝母12g，炙麻黄5g，蒲公英15g，黄芪20g，南沙参15g，牡丹皮8g，石菖蒲6g，桔梗15g，甘草3g。3剂，水煎药液鼻饲，每日1剂，每日3～4次，每次100～150ml。

二诊（2004年12月9日）：患者服药3天后神志转清，咳嗽气喘有所好转，能咳出大量黄色黏痰，有效守方，原方5剂，煎服法同前。

三诊（2004年12月15日）：患者已成功脱机，咳嗽气促明显缓解，呼吸较平稳，双肺呼吸音低，未闻及干湿啰音。处方：红参（另煎）6g，山茱萸20g，葶苈子10g，冬瓜子15g，薏苡仁15g，浙贝母12g，炙麻黄3g，黄芪20g，北沙参20g，石菖蒲6g，桔梗10g，甘草3g。5剂，水煎服，每日1剂，分2次服。

四诊（2004年12月21日）：复查胸片示：右下肺渗出灶已明显吸收。肝肾功能、血糖恢复正常。处方：党参20g，山茱萸20g，茯苓15g，薏苡仁15g，浙贝母12g，黄芪15g，北沙参15g，刺五加15g，枸杞子15g，桔梗10g，甘草3g。15剂，煎服法同前。

1个月后患者偶咳嗽，无咳痰，能下床活动，继续以扶正方调理善后。

按：慢性阻塞性肺疾病（简称慢阻肺）是一种气流受限不完全可逆并呈进行性发展的肺部疾病，其慢性炎症反应广泛累及气道、肺实质及肺血管，有较高的发病率、病死率、致残率，严重影响患者生活质量。目前我国慢阻肺患者逐年上升，由于中国的人口趋势向老龄化迈进，老年人的疾病变得逐渐复杂化。相对于年轻人来说，老年人的身体比较弱，各个器官也在慢慢地衰老，易被细菌感染，很容易诱发慢阻肺。

慢阻肺属于中医"肺胀""痰饮""咳喘"等病证范畴。常因咳嗽、哮喘、痰饮、肺痨等慢性肺系疾患迁延失治，肺虚卫外不固，外邪反复侵袭，诱使本病反复发作。主病之脏在肺，可累及脾、肾和心，病理性质多属标实本虚、寒热错杂，病机病证特点为肺虚痰瘀。发作期偏于标实，以邪实为主；缓解期偏于本虚，多属脏气不足。在病程中往往发作与缓解交替，虚实互为因果，痰瘀兼夹同病，多脏交互影响。因此，治疗较为棘手。

慢阻肺的发病是由于痰浊水饮和瘀血两者互聚，相互影响，淤积于呼吸道中，损伤肺络，从而造成肺气不能顺利地宣发肃降所致。本例患者嗜睡，面色晦黯，呼吸急促，胸闷气喘，不能平卧，痰稠色黄，咳之不利；小便短少，大便偏干，排出无力，舌质黯红，舌边有齿印及瘀斑，舌苔黄厚，脉细无力，是正气虚衰，痰热蕴肺，痰瘀胶结所致。治疗当益气养阴，降浊化痰，活血散结。方用清肺涤痰饮加减。方中红参、黄芪大补元气；南沙参、山茱萸养阴益肾；葶苈子、桔梗化痰解结；冬瓜子、薏苡仁利湿消肿；浙贝母、炙麻黄、蒲公英宣肺降浊解结；牡丹皮、石菖蒲活血化瘀降浊；甘草调和诸药。诸药合用而建奇功。

2. 补气养阴，祛湿化痰，活血散结治疗气阴两虚，浊毒阻络，痰瘀胶结型慢阻肺。

龚某某，男，75岁，已婚，湖南省长沙市某单位退休工人。门诊病例。

主诉：反复喘咳20余年，加剧伴呼吸困难8天。

患者诉20余年前因感冒后咳嗽，服西药后好转。但以后每遇外感、天气变冷会发作，2008年5月，病发严重，喘急虽吸氧不能缓解，急住院治疗，诊断为"慢性阻塞性肺疾病；肺气肿合并气胸"。经多方治疗好转出院。此后，2009—2011年间曾4次发作。此次8天前因受凉又急性发作，呼吸困难，不得平卧，于昨日住院。家属寻求中西医结合治疗。

西医诊断：慢性阻塞性肺疾病；肺气肿合并气胸。

初诊（2011年6月15日）：患者靠枕倚息，不得平卧，面色无华、口唇发绀，神志欠清，声音低微，头面四肢浮肿，喘息耸肩，虽吸氧仍难解；顽痰壅咽，呃逆频作，胸腹膨满，饮食难下，小便频作，大便黏腻不爽，无力畅排，舌质紫绛，舌边有瘀点，舌下络脉迂曲，舌苔灰黄厚腻，脉沉迟濡微，时有结代。

辨证：气阴两虚，浊毒阻络，痰瘀胶结。

治法：补气养阴，祛湿化痰，活血散结。

主方：利肺消结饮加减。

处方：红参15g，黄芪50g，当归20g，石菖蒲15g，茯苓20g，干姜10g，川贝母6g，瓜蒌15g，法半夏10g，鱼腥草30g，葶苈子15g，泽漆10g，苏木15g，甘草6g。3剂，水煎药液鼻饲，每日1剂，每日3～4次，每次100～150ml。

二诊（2011年6月18日）：患者服药后，有进食要求，自觉身体有点力气，喘不耸肩，排尿量每日1 500～2 000ml，大便日2次，能爽解。吐灰黄黑稠浊老痰，日吐量300ml左右，舌苔薄白稍腻，唇色转粉，神志转清，面肢浮肿均消，活动基本自如。有效守方，原方5剂，水煎服，每日1剂，分2次服。

三诊（2011年6月23日）：患者服药后，症状大部分消除，食纳增加，活动基本自如。处方：红参10g，黄芪30g，当归10g，石菖蒲10g，茯苓20g，干姜

10g，川贝母6g，瓜蒌15g，清半夏10g，鱼腥草15g，葶苈子10g，苏木15g，甘草6g。10剂，煎服法同前。

四诊（2011年7月3日）：患者能下床轻微活动，咳痰量少，食量有增，尿量每日1 500mL左右，大便1～2次，能畅排，呼吸均匀，面得愉容，神采转新，大见好转之势。后以上方随证加减巩固。

五诊（2011年9月15日）：调治90多天，疗效倍增，病情基本稳定，面色有华，神志清醒，饮食规律，睡眠良好，二便顺畅，脉沉缓。唯觉足步蹒跚无根，不能出室运动。深思之，此乃气血未能全复，又前有中风后遗症，故行动难以自控。为此，在前方基础上，另加天麻、钩藤、石菖蒲、天竺黄、金银花炭、紫草、水蛭等连服20剂，行动有准，能出室外慢步活动，体能逐日增强。后变汤剂为丸剂，日2服，每次约10～12g。随访3年各项良好。

按：慢阻肺的形成不外乎内、外二因。本病患者多为慢性支气管炎、肺气肿或哮喘等疾病迁延不愈发展而成。肺气虚是本病发病的首要条件之一，正如《诸病源候论·咳逆短气候》所说："而肺本虚，气为不足，复为邪所乘，壅痞不能宣畅，故咳逆短气也。"外邪入侵是本病急性发作的重要因素，肺为娇脏，亦宣亦降，若肺气为外邪所壅塞，肺失宣降，则见咳嗽、咯痰等症。然七情、饮食亦可致病，因其可影响脏腑和气血的生理及病理改变，致使肺气宣降功能失常而致病。

本例患者20年前因感冒后咳嗽，以后多次复发，日渐加重。此次发作，患者靠枕倚息，不得平卧，面色无华，口唇发绀，神志欠清，声音低微，头面四肢浮肿，喘息耸肩，虽吸氧仍难解；顽痰壅咽，呃噎频作，胸腹膨满，饮食难下，小便频作，大便黏腻不爽，无力畅排，舌质紫绛，舌边有瘀点，舌下络脉迂曲，舌苔灰黄厚腻，脉象沉迟濡微，时有结代，是气阴两虚，浊毒阻络，痰瘀胶结所致。治疗当补气养阴，祛湿化痰，活血散结。方用利肺消结饮加减。方中重用红参、黄芪大补真气；合当归、干姜补血温阳祛瘀浊；川贝母、瓜蒌、法半夏化痰宽胸降浊；葶苈子、泽漆化顽痰，降瘀浊；石菖蒲、茯苓和中醒脾祛湿；鱼腥草、苏木解毒行气排湿浊；甘草调和诸药。诸药配伍而建功。

十、胸腺瘤（1例）

补气养阴，化瘀消痰，解毒散结治疗气阴两虚，痰瘀胶聚，癌毒互结型恶性胸腺瘤。

许某某，男，32岁，已婚，湖南省长沙市某公司干部。门诊病例。

主诉：胸闷、气促1月。

患者1月前因胸闷、气促不适，在当地医院检查为"右侧胸腔积液"，经胸腔穿刺抽出血性胸腔积液约 800ml 后症状缓解。20 天前在某大医院经 CT 检查考虑"胸腺瘤"并行手术切除。病理检查诊断为"恶性胸腺瘤并纵隔淋巴结转移"。术后加用化疗，化疗 1 次后，患者感恶心呕吐、头晕乏力。遂自动出院而来我科门诊。

西医诊断：恶性胸腺瘤。

初诊（2006 年 4 月 6 日）：患者感恶心呕吐，头晕乏力，胸闷不适，时有胸部空痛或刺痛感，咳嗽，吐黄色稠痰，自汗盗汗，心慌心悸，口干口苦，不思饮食，夜寐不安，心烦气躁，大便干结，小便短赤，舌红少津，舌边有瘀点，舌苔薄黄，脉弦滑而数。

辨证：气阴两虚，痰瘀胶聚，癌毒互结。

治法：补气养阴，化瘀消痰，解毒散结。

主方：清肺涤痰饮加减。

处方：太子参 30g，黄芪 20g，白术 15g，天冬 15g，茯苓 15g，浙贝母 15g，郁金 10g，浮海石 10g，土鳖虫 10g，鳖甲 10g，清半夏 10g，瓜蒌 10g，沙参 15g，苦杏仁 10g，三七 9g，桃仁 10g，香附 10g，白花蛇舌草 20g，甘草 6g。5 剂，水煎服，每日 1 剂，分 2 次服。

二诊（2006 年 4 月 11 日）：患者服药后恶心呕吐消除，咳嗽等症状减轻，食纳好转，有效守方，原方 10 剂，煎服法同前。

三诊（2006 年 4 月 21 日）：患者服药后症状进一步减轻，食纳增进。痰瘀始消，气阴较虚，癌毒稍消。处方：太子参 30g，黄芪 20g，白术 10g，胡桃 15g，天冬 15g，茯苓 15g，浙贝母 15g，藤梨根 20g，三七 8g，桃仁 6g，莪术 15g，白花蛇舌草 20g，甘草 6g。15 剂，煎服法同前。

四诊（2006 年 5 月 8 日）：服药后患者偶有胸部刺痛，食纳正常，舌质淡红，舌苔薄白，脉沉细数。痰瘀渐消，气阴尚虚。处方：太子参 30g，黄芪 20g，白术 10g，胡桃 15g，天冬 15g，茯苓 15g，浙贝母 15g，藤梨根 20g，三七 5g，桃仁 6g，山楂 10g，白花蛇舌草 20g，甘草 6g。20 剂，煎服法同前。

五诊（2006 年 5 月 30 日）：患者偶有胸部不适，食纳正常，舌质淡红，舌苔薄白，脉沉细数。痰瘀渐消，癌毒稍消，气阴尚虚。处方：党参 20g，黄芪 20g，白术 10g，胡桃 15g，天冬 15g，茯苓 15g，浙贝母 15g，藤梨根 20g，三七 5g，土鳖虫 10g，山楂 10g，白花蛇舌草 20g，甘草 6g。30 剂，煎服法同前。

六诊（2006 年 7 月 2 日）：复查胸部 CT 示：胸部术后改变。患者除偶有胸部不适外，一切正常。此后以上方加减服用 200 余剂，再复查胸部 CT：仍为胸部术后改变。遂停药。随访 10 年无恙。

按：恶性胸腺瘤位于前上纵隔，组织学上分为上皮细胞型、淋巴细胞型、梭形细胞型及混合型四种。对于肿瘤，中医文献早有记载，如《灵枢·刺节真邪篇》说："已有所结，气归之，津液留之，邪气中之，凝结日以易甚，连以聚居，为昔瘤，以手按之坚。"宋代陈无择在《三因极一病证方论》中把肿瘤分为六种，即骨瘤、脂瘤、肉瘤、气瘤、血瘤、脓瘤。

本例患者素来性躁，又暴饮暴食，性躁伤肝，暴食伤脾，致肝郁脾虚。肝郁则气滞，气滞则血瘀；脾虚则运化失司，水湿潴留形成痰饮，痰瘀结聚，留于胸腹而成瘤。治当补气养阴，化瘀消痰，解毒散结。方用清肺涤痰饮加减，方中太子参、黄芪大补元气；白术、茯苓健脾利湿；天冬、沙参滋阴养肺；浙贝母、清半夏、苦杏仁宣肺化痰；土鳖虫、三七、桃仁活血化瘀；郁金、香附理气化痰消结；浮海石、鳖甲化痰软坚；瓜蒌、白花蛇舌草清热消瘤；甘草调和诸药。诸药配伍，共建补气养阴，化瘀消痰，解毒散结之功。

十一、肺癌（3例）

1. 补肺益肾，化瘀消痰，解毒消结治疗肺肾两虚，痰瘀互结，癌毒胶聚型肺癌。

黄某某，男，59岁，已婚，湖南省常德市某镇人。门诊病例。

主诉：胸部不适，伴咳嗽、吐痰20天，发现肺部肿块8天。

患者自20天前起感胸部不适，伴有咳嗽，吐痰，8天前在当地医院行CT检查发现右肺部"肿块"而来院就诊，经支气管纤维镜及活体组织检查初步诊断为"右肺腺癌"，行手术切除。术后病理示：右肺腺癌并肺门淋巴结转移。因患者拒绝化疗而来我科门诊。

西医诊断：右肺癌。

初诊（2005年11月19日）：患者咳嗽，胸部不适，吐白色稠痰，头晕乏力，时有胸部刺痛，全身多汗，心烦口干，不思饮食，夜寐不佳，大便干结，小便正常，舌质红绛，舌边有瘀斑，舌苔黄腻，脉左沉弦而细，右沉而滑。

辨证：肺肾两虚，痰瘀互结，癌毒胶聚。

治法：补肺益肾，化瘀消痰，解毒消结。

主方：利肺消结饮加减。

处方：麦冬15g，清半夏10g，西洋参（另煎）10g，黄芪20g，茯苓15g，天冬15g，浙贝母15g，苦杏仁10g，三七6g，生山楂10g，白花蛇舌草20g，藤梨根20g，郁金10g，香附10g，鳖甲15g，牡蛎20g，瓜蒌15g，白术15g，冬瓜子20g，沙参20g，甘草6g。7剂，水煎服，每日1剂，分2次服。

二诊（2005年11月27日）：患者服药后咳嗽等症状减轻，食纳好转。有效守方，原方14剂，煎服法同前。

三诊(2005年12月12日)：患者服药后症状明显减轻，食纳增进，舌质红绛，舌边有瘀斑，舌苔薄黄，脉左沉弦而细，右沉而滑。痰瘀始消，肺肾阴虚好转。处方：麦冬15g，法半夏10g，西洋参(另煎)8g，黄芪20g，茯苓15g，天冬15g，浙贝母15g，苦杏仁10g，生山楂10g，白花蛇舌草20g，藤梨根20g，甘草6g，白术10g，胡桃15g，三七5g。20剂，煎服法同前。

四诊(2006年1月3日)：服药后患者偶有胸部刺痛，食纳正常，舌质红绛，舌边有瘀斑，舌苔薄白，脉左沉弦而细，右沉而滑。痰瘀渐消，肺肾稍虚。处方：麦冬15g，法半夏10g，太子参20g，黄芪20g，白术10g，胡桃15g，天冬15g，天花粉15g，浙贝母15g，藤梨根20g，三七5g，生山楂10g，白花蛇舌草20g，甘草6g。30剂，煎服法同前。

五诊(2006年2月6日)：患者偶有胸部不适，食纳正常，舌质红绛，舌边稍有瘀斑，舌苔薄白，脉沉细。痰瘀渐消，气阴尚虚。处方：麦冬15g，法半夏10g，党参20g，黄芪20g，白术10g，胡桃15g，天冬15g，天花粉15g，浙贝母15g，藤梨根20g，三七5g，土鳖10g，生山楂10g，白花蛇舌草20g，甘草6g。30剂，煎服法同前。

六诊(2006年3月9日)：复查胸部CT示：胸部术后改变。患者偶有胸部不适，舌质红绛，舌边有少量瘀斑，脉沉而细。痰瘀渐消，气阴不足。处方：太子参30g，黄芪20g，白术10g，胡桃15g，天冬15g，麦冬15g，浙贝母15g，藤梨根20g，三七5g，土鳖虫10g，生山楂10g，白花蛇舌草20g，甘草6g。30剂，煎服法同前。此后以上方加减又服200余剂，再次复查胸部CT：仍为胸部术后改变而停药。随访至今无恙。

按：原发性支气管肺癌简称肺癌，是最常见的肺部原发性恶性肿瘤，是一种严重威胁人类身体健康和生命的疾病。中医认为，肿瘤乃因癌毒、邪气侵害，或因忧郁、积忿、血亏、气衰，气血运行失常，五脏六腑蓄毒或痰瘀结聚所致。中医虽无肺癌病名，但在诸多中医古籍中有所记载，如《难经·五十六难》云："肺之积，名曰息贲，在右胁下，覆大如杯，久不已，令人洒淅寒热，喘咳发肺壅。"肺癌的病因病机，就中医而言无外乎正气亏虚与邪毒内侵两大方面，其中正气亏虚为发病的基础。正如《素问·刺法论》所云："正气存内，邪不可干。"正常机体由于正气固护，不易受外邪所伤，一旦机体因外邪侵袭、饮食失宜、情志所伤等因素耗损正气，致使脏腑气血阴阳失调，邪毒趁机内侵，损伤肺脏，肺失宣降，气机失调，血行不畅，津液输布失常，以致瘀血、痰湿内生，邪毒与之相搏结，形成肺积，同时气机郁滞、瘀毒内阻、湿毒内蕴等会更进一步损伤正气，造成机体本虚标实，虚实夹杂的病理状态。

本例患者咳嗽，胸部不适，经CT及活体组织检查诊断为"右肺腺癌并肺门淋巴结转移"，经手术切除后，吐白色稠痰，头晕乏力，是脾肺肾气虚所致。因肺肾气虚，水湿运化失司，聚而成痰，故有咳嗽，胸部不适，吐白色稠痰，右脉沉而滑。又因气虚不能推动血液运行，导致血瘀，故胸部刺痛，舌质红绛，舌边有瘀斑；由于气损及阴，而导致肺肾阴虚，故见口干，多汗，脉左沉而细等。治当补肺益肾，化瘀消痰，解毒消结。方用利肺消结饮加减。方中西洋参、黄芪大补元气；白术、茯苓健脾利湿；天冬、麦冬、沙参养肾益肺敛阴；浙贝母、法半夏、苦杏仁、瓜蒌化痰宣肺；三七、生山楂活血化瘀；郁金、香附理气散结；鳖甲、牡蛎软坚消瘤；白花蛇舌草、藤梨根、冬瓜子清热解毒消瘤；甘草调和诸药。诸药配伍，以奏补肺益肾，化瘀消痰，解毒消结之功。

2. 补肺益脾，化痰消瘀，解毒散结治疗肺脾两虚，痰瘀互聚，癌毒胶结型肺癌。

赵某某，男，62岁，已婚，湖南省汨罗市某单位职工。门诊病例。

主诉：间歇性咳嗽20余年，胸痛1月。

患者20余年出现间歇性咳嗽，1月前出现胸部疼痛，在当地医院就诊，胸片示：右肺肿块，疑为右肺肺癌。于2015年1月在湖南省肿瘤医院经PET-CT检查，诊断为"右肺中央型肺癌并多处转移"。

既往史：患糖尿病10余年，血糖控制尚可。长期吸烟，每日20支左右。

西医诊断：右肺中央型肺癌并多处转移。

患者拒绝手术及放化疗，寻求中医治疗。

初诊（2015年1月22日）：患者咳嗽，吐白色稠痰，头晕不适，乏力气短，时有胸部胀痛或刺痛，时有呃逆，善太息。食纳不香，饭后恶心，睡眠差，难以入睡，多梦易醒，腹部发凉，大便溏稀，舌质紫黯，舌边有齿印及瘀斑，舌苔灰腻，脉沉细弦而滑。

辨证：肺脾两虚，痰瘀互聚，癌毒胶结。

治法：补肺益脾，化痰消瘀，解毒散结。

主方：利肺消结饮加减。

处方：党参20g，北沙参15g，白术15g，茯神15g，清半夏10g，黄精15g，百合20g，牡蛎20g，浙贝母15g，僵蚕10g，黄芪20g，白芍12g，郁金10g，路路通10g，藤梨根20g，半枝莲10g，瓜蒌15g，甘草6g。15剂，水煎服，每日1剂，分2次服。

二诊（2015年2月10日）：患者纳食较前好转，仍时有呃逆，右胁肋部发木感，夜间可平卧，寐一般，饭后无恶心，大便溏软，舌质紫黯，舌边有齿印及瘀斑，舌苔灰稍腻，脉沉细弦稍滑。痰瘀渐消，肺脾较虚。处方：清半夏10g，苦杏仁 10g,牡蛎 20g,白芍 12g,冬瓜子 15g,黄芪 20g,柴胡 9g,炒枳壳 12g,旋覆花(布包)10g,代赭石 15g,党参 15g,浙贝母 10g,炒白术 20g,陈皮 10g,茯苓 20g,莪术 12g,延胡索 10g,首乌藤 15g。20 剂,煎服法同前。

三诊(2015 年 3 月 5 日):患者呃逆、纳呆消失,右侧胁肋部发木感减轻,舌质稍紫黯,舌边齿印及瘀斑有减少,舌苔白滑,脉沉细稍滑。痰瘀渐消,癌毒渐散,肺脾较虚。处方:二诊方去延胡索,加薏苡仁 20g,再服 30 剂,煎服法同前。

四诊(2015 年 4 月 10 日):患者右侧胁肋部发木感消失,舌质稍紫黯,舌边齿印及瘀斑有明显减少,舌苔薄白,脉沉细稍濡。痰瘀渐消,癌毒渐散,肺脾稍虚。处方:苦杏仁 10g,牡蛎 20g,白芍 12g,冬瓜子 15g,黄芪 20g,柴胡 9g,炒枳壳 12g,北沙参 15g,百合 15g,党参 15g,浙贝母 10g,炒白术 20g,陈皮 10g,茯苓 20g,莪术 12g,鸡内金 10g,首乌藤 15g。30 剂,煎服法同前。

五诊(2015 年 5 月 15 日):患者复诊,诸症尽消,复查胸部 CT、肿瘤标志物等未见异常。以 4 月 10 日方加减改每 3 日服 1 剂,继续服用 60 余剂。再复查胸部 CT、肿瘤标志物等未见异常遂停药。随访至今无恙。

按:对恶性肿瘤的诊治提倡中西医相互结合、相互为用,只有将西医与中医的优势结合起来才能获得满意的疗效。在治疗肺癌的过程中,除了通过对患者进行中医的辨证论治外,同时还根据患者的肺癌病理分型及分期,分别采用手术、化疗、放疗或其他治疗手段,以使患者获得最佳的治疗效果。情志不遂、外感六淫、饮食失宜、过劳、其他疾病等均可导致正虚。肺主气司呼吸,正气虚则不能抵御外邪的侵袭,不能祛除病邪。肺主行水,通过肺气的宣发肃降运动推动和调节全身水液的输布和排泄。肺气虚衰则水液的输布失常,聚而成为痰湿。肺阴虚,阴虚则生内热,热蒸津液为痰。正气虚衰,痰湿内生,痰是肺癌发生发展的病变基础。毒邪是肺癌产生的必要条件。正气虚是病理基础,如果没有毒邪的侵袭,正气虚只会导致机体虚弱或产生其他疾病而不会致癌,只有在正气虚弱又有毒邪侵袭时才会导致癌症的产生。肺癌的产生多为痰、瘀、毒胶结积聚而形成肿块,肿块的生成阻碍了肺气的宣发肃降,继而肿块不断发生发展,甚至转移扩散,消耗患者正气,最后导致机体的消亡。所以肺癌产生的病机以内虚为基础,癌毒为必要条件,内外结合,痰、瘀、毒结聚形成肺癌。肺癌总属本虚标实,虚为肺气阴两虚;实则为痰、瘀、毒聚结。中医治疗讲究整体观、动态观,以辨证论治、扶正祛邪为治疗的指导思想。以益肺气、养肺阴来恢复肺的宣发肃降功能,注重以"补"为要,匡扶正气;以化痰消瘀,解毒散结为法,来削减痰、瘀、毒互结的实证。脾胃为后天之本,气血乃生化之源。《景岳全书》谓:"凡脾胃不足及虚弱失调之人,多有积聚之病。"脾胃虚弱不仅损伤人体的正气，没有气血生化来源而无力抵抗癌症；同时脾胃虚弱影响药物的吸收和利用，从而影响药物的疗效。所以治疗原则为攻补兼施，补虚同时结合攻邪，攻毒时也不忘扶正，在攻补的同时注重顾护脾胃。

本例患者咳嗽，吐白色稠痰，头晕不适，乏力气短，时有胸部胀痛或刺痛，伴有呃逆，善太息，食纳不香，饭后恶心，睡眠差，难以入睡，多梦易醒，腹部发凉，大便溏稀，舌质紫黯，舌边有齿印及瘀斑，舌苔灰腻，脉沉细弦而滑，是肺脾两虚，痰瘀互聚，癌毒胶结所致。治疗当补肺益脾，化痰消瘀，解毒散结。方用利肺消结饮加减。方中党参、黄芪大补元气；白术健脾利湿；茯神养心安神；百合、黄精养肾益肺；浙贝母、清半夏、瓜蒌化痰宣肺；僵蚕、浙贝母化痰散结；牡蛎软坚散结消癌；藤梨根、半枝莲清热消瘤；路路通舒筋活络；郁金行气活血止痛；白芍养血柔肝；甘草调和诸药。诸药配伍，以奏补肺益脾，化痰消瘀，解毒散结之效。

3. 补气养阴，化瘀消痰，抗癌解毒治疗气阴两虚，痰瘀胶聚，癌毒互结型肺癌。

蔡某某，男，53 岁，已婚，湖南省永州市某单位职工。门诊病例。

主诉：间歇性咳嗽 10 年余，胸痛 3 月。

患者于 10 余年前起间歇性咳嗽，自服药物缓解。3 个月前起感胸部不适，伴有胸痛，在当地医院行胸片检查发现左肺"肿块"而来院就诊，经支气管纤维镜及活体组织检查初步诊断为"左肺腺癌"，行手术切除。术后病理确诊"左肺腺癌并肺内淋巴结转移"。

既往史：患高血压 20 余年。长期吸烟，每日 10 余支。

西医诊断：左肺癌。

因患者拒绝放、化疗而来我科门诊。

初诊（2007 年 5 月 16 日）：患者感咳嗽、胸部疼痛，吐白色稠痰，头晕乏力，动则多汗，心烦口干，不思饮食，夜寐欠佳，大便稍干，舌质较红，舌边有瘀点，舌苔薄白，脉左沉弦而细，右沉而涩。

辨证：气阴两虚，痰瘀胶聚，癌毒互结。

治法：补气养阴，化瘀消痰，抗癌解毒。

主方：利肺消结饮加减。

处方：西洋参（另煎）8g，黄芪 20g，茯苓 15g，白术 15g，胡桃 15g，莪术 15g，天冬 15g，法半夏 10g，浙贝母 15g，苦杏仁 10g，三七 5g，土鳖虫 10g，生山楂 10g，白花蛇舌草 20g，藤梨根 20g，甘草 6g。7 剂，水煎服，每日 1 剂，分 2 次服。

二诊（2007年5月23日）：患者服药后咳嗽等症状减轻，食纳好转。有效守方，原方14剂，煎服法同前。

三诊（2007年6月10日）：患者服药后症状明显减轻，食纳增进，舌质红绛，舌边有瘀点，舌苔薄黄，脉左沉弦而细，右沉而涩。痰瘀始消，气阴两虚。处方：党参20g，黄芪20g，白术10g，胡桃15g，莪术15g，天冬15g，法半夏10g，浙贝母15g，藤梨根20g，三七5g，桃仁6g，白花蛇舌草20g，甘草6g。20剂，煎服法同前。

四诊（2007年6月30日）：服药后患者偶有胸部刺痛，食纳正常，舌质红绛，舌边瘀点变小，舌苔薄白，脉左沉而细，右沉稍涩。痰瘀渐消，气阴两虚。处方：党参20g，黄芪20g，白术10g，胡桃15g，天冬15g，天花粉15g，浙贝母15g，藤梨根20g，三七5g，生山楂10g，白花蛇舌草20g，甘草6g。30剂，煎服法同前。

五诊（2007年8月5日）：患者偶有胸部不适，食纳正常，舌质红绛，舌边稍有瘀点，舌苔薄白，脉沉细。痰瘀渐消，气阴尚虚。处方：党参20g，黄芪20g，白术10g，胡桃15g，天冬15g，天花粉15g，浙贝母15g，藤梨根20g，三七5g，土鳖虫10g，生山楂10g，白花蛇舌草20g，甘草6g。30剂，煎服法同前。

六诊（2007年9月6日）：复查胸部CT示：胸部术后改变。患者偶有胸部不适，舌质红绛，舌边有少量瘀点，脉沉而细。痰瘀渐消，气阴不足。处方：党参20g，黄芪20g，白术10g，胡桃15g，天冬15g，麦冬15g，浙贝母15g，藤梨根20g，三七5g，土鳖虫山楂10g，白花蛇舌草20g，甘草6g。30剂，煎服法同前。此后，以上方随证加减又服100余剂，再次复查胸部CT：仍为胸部术后改变而停药。随访10年无恙。

按：导致肺癌形成的主要机制在于正气虚衰，脏腑功能失调，癌毒侵袭肺脏，致肺失治节，气机逆乱，宣降失常，聚湿成痰，痰结气滞。因此，贯穿肺癌始终的是"正虚、血瘀、痰湿与癌毒胶结"，为本虚标实表现，如《杂病源流犀烛·积聚癥瘕痃癖源流》所述："邪积胸中，阻塞气道，气不宣通，为痰，为食，为血，皆得与正相搏，邪既胜，正不得而制之，遂结成行而有块。"且积块日久，久病耗气伤津，愈加耗伤正气，加重病情，本病因虚致实、又因实致虚，虚实夹杂。在治疗上应该攻补兼施，正虚为肺癌根本因素，因此其在治疗肺癌患者过程中，培固正气为治疗的根本。

本例患者咳嗽，胸部疼痛，吐白色稠痰，头晕乏力，动则多汗，心烦口干，不思饮食，夜寐欠佳，大便稍干，舌质较红，舌边有瘀点，舌苔薄白，脉左沉弦而细，右沉而涩，是气阴两虚，痰瘀胶聚，癌毒互结所致。治疗当补气养阴，化瘀消痰，抗癌解毒。方用利肺消结饮加减。方中西洋参、黄芪大补元气；茯苓、白术健脾利湿;天冬、胡桃养肾益肺;浙贝母、法半夏、苦杏仁化痰宣肺;莪术、三七、土鳖虫、生山楂活血化瘀消癌;白花蛇舌草、藤梨根清热消瘤;甘草调和诸药。诸药配伍,以成补气养阴,化瘀消痰,抗癌解毒之功。

十二、食管癌(2 例)

1. 益气健脾,活血化痰,解毒散结治疗脾气虚弱,痰瘀交阻,癌毒内结型食管癌。

雷某某,男,81 岁,已婚,湖南省长沙市某单位干部。门诊病例。

主诉:吞咽不畅 1 月。

患者于 2011 年 6 月出现吞咽不畅呛咳,胸痛,入住某三甲医院,2011 年 7 月 17 日胃镜示:食管贲门肿块,表面高低不平,溃疡形成,质硬易出血,食管管腔轻度狭窄,病灶累及贲门,胃底幽门无异常。胃镜病理:食管腺癌,Ⅱ~Ⅲ级。因患者年事已高,拒绝放、化疗及手术等治疗。遂寻求中医治疗而来医院。

初诊(2011 年 7 月 21 日):患者吞咽不畅,尚可进食软食,疲乏无力,咽干不适,睡眠较差,小便正常,大便稍干,舌质黯红,舌边有瘀斑,舌苔黄厚,脉弦细而涩。

辨证:脾气虚弱,痰瘀交阻,癌毒内结。

治法:益气健脾,活血化痰,解毒散结。

主方:畅食祛结汤加减。

处方:芦根 15g,冬瓜子 15g,薏苡仁 15g,夏枯球 15g,郁金 10g,八月札 15g,九香虫 9g,莪术 15g,地龙 20g,太子参 30g,白术 15g,茯苓 15g,黄芪 20g,藤梨根 20g,石见穿 20g,山慈菇 10g,大枣 10g。7 剂,水煎服,每日 1 剂,分 2 次服。就病情给患者做了疏导、解释及鼓励工作,使患者增强了战胜疾病的信心。

二诊(2011 年 7 月 29 日):患者服药后,进食稍顺畅,疲乏减轻,咽干不适,睡眠较差,舌质黯红,舌边有瘀斑,舌苔较黄,脉弦细而涩。痰气夹瘀,郁久生热伤阴,脾气虚弱,痰瘀交阻,癌毒内结。有效守方,原方 20 剂,煎服法同前。继续给患者做疏导、鼓励工作,使患者进一步增强战胜疾病的信心。

三诊(2011 年 8 月 20 日):患者服药后,进食顺畅,疲乏明显减轻,睡眠较好,舌质黯红,舌边瘀斑明显减少,舌苔薄黄,脉弦细而沉。脾气渐复,痰瘀渐祛,癌毒渐消。处方:冬瓜子 15g,薏苡仁 15g,清半夏 15g,瓜蒌皮 15g,浙贝母 15g,牡蛎 30g,枳壳 10g,太子参 30g,白术 15g,茯苓 15g,黄芪 20g,八月札 15g,月季花 9g,莪术 15g,九香虫 9g,北沙参 20g,大枣 10g。30 剂,煎服法同前。继续给患者做疏导、鼓励工作。

四诊（2011 年 9 月 20 日）：患者服药后，进食顺畅，食纳正常，睡眠较好，舌质较红，舌边瘀斑进一步减少，舌苔较少，脉弦细而缓。有效守方，原方 30 剂，煎服法同前。

五诊（2011 年 10 月 22 日）：患者服药后症状明显减轻。此后，以上方随证加减服 100 余剂，无特殊不适，可进软食，舌质偏红，舌苔薄白，脉细。改以上方加减间服，随访 6 年无恙。

按：食管癌是我国常见的恶性肿瘤之一，发病率在消化道恶性肿瘤中占第二位。由于早期没有症状或缺乏明显的症状，直至食管有明显狭窄而出现吞咽困难时方才到医院就诊，特别来自农村的患者，多数已属晚期，并失去手术机会。目前，除手术治疗外，其他方法如放疗、化疗、中药、免疫等单独应用，对晚期食管癌疗效均较差。

本例患者吞咽不畅，疲乏无力，咽干不适，睡眠较差，大便稍干，舌质黯红，舌边有瘀斑，舌苔黄厚，脉弦细而涩。证属脾气虚弱，痰瘀交阻，癌毒内结。治疗当以益气健脾，活血化瘀，解毒散结。方用畅食祛结汤加减。方中太子参、黄芪补中益气，健脾利湿；白术、大枣温中补虚，健脾利水；茯苓、薏苡仁健脾利湿，补中化痰；地龙、九香虫理气通络，化痰解结；郁金、八月札理气化痰消瘤止痛；冬瓜子、山慈菇、夏枯球化痰散结，消瘤止痛；芦根、石见穿、藤梨根清热解毒，通络消瘤；莪术活血破瘀，消肿抗癌。诸药配伍，共成益气健脾，活血化痰，解毒散结之功。

在治疗食管癌时无论是"补虚"还是"泻实"，都必须始终注意调理气机，保持乐观的情绪，气血运行通畅，才能补而不滞，气畅而痰化瘀散，癌毒自解。此例患者，初始可见脾气亏虚之证，病久则见耗气伤阴之候，痰瘀互结，气机阻滞于中焦，壅塞不通，癌毒胶结。症见吞咽不畅，胸痛引胁，甚则夹痰上逆。叶桂说："过郁者，宜辛、宜凉，乘势达之为妥。"在益气健脾、滋阴降火的基础上，从调脾胃出发，佐疏肝理气之法，理气首宜辛开，应不损胃，不耗气，不伤阴。用八月札、瓜蒌皮等苦而不燥、药性平和之品，以免伤阴之弊。此患者虽已年高，但痰瘀之毒，壅阻中焦，应详辨病机，一面顾护正气，一面大胆加用多种虫类药物，如地龙、九香虫，可理气通络，化痰解毒，方证得当，寓通于补，标本兼顾；同时，要重视做患者的思想工作，反复疏导、鼓励患者，使其增强战胜疾病的信心。多法结合，常取得良好的效果。

2. 补脾益肾，祛痰化瘀，软坚散结治疗脾肾虚弱，痰瘀壅聚，癌毒胶结型食管癌。

郑某某，男，58 岁，已婚，湖南省浏阳市某单位职工。门诊病例。

主诉：吞咽困难 20 余天。

患者 20 余天前因吞咽困难经某三甲医院胃镜检查示：距门齿 40～42cm 食管下段及贲门见菜花状肿物，部分阻塞，贲门表现糜烂渗血，质中，蠕动减弱。诊断为"贲门及食管癌"。

既往史：高血压病史 20 余年，心脏左心室肥大史。吸烟近 35 年，每日约 20 支。

查体：BP 136/85mmHg。

辅助检查：心电图：ST-T 改变提示冠脉供血不足。

初诊（1998 年 10 月 16 日）：患者吞咽困难，进流质饮食，甚则呕吐，神疲乏力，胸闷疼痛，形体消瘦，腰膝酸软，大便溏软，小便正常，舌质黯红，舌边有瘀斑，舌苔白腻，脉沉细濡弱。

辨证：脾肾虚弱，痰瘀壅聚，癌毒胶结。

治法：补脾益肾，祛痰化瘀，软坚散结。

主方：畅食祛结汤加减。

处方：太子参 30g，附片（先煎）10g，炒白术 15g，茯苓 15g，生姜 10g，威灵仙 15g，郁金 10g，香附 10g，清半夏 15g，鳖甲 10g，蜈蚣 2 条，山慈菇 10g，三七粉 6g（冲），炒山药 15g，炒薏苡仁 15g，浙贝母 15g，煅牡蛎 30g，瓜蒌 10g，八月札 15g，甘草 6g。15 剂，水煎服，每日 1 剂，分 2 次服。就病情给患者做了疏导、解释及鼓励工作，使患者增强了战胜疾病的信心。

二诊（1998 年 11 月 2 日）：患者服药后可吞半流质饮食，无痛感，吃硬物仍有梗阻，大便稍软，小便清长，舌质紫红，舌边有瘀斑，舌苔白厚，脉沉细弱。脾肾之气渐复，痰瘀渐祛，癌毒渐消。处方：太子参 30g，附片（先煎）6g，炒白术 15g，茯苓 15g，威灵仙 15g，清半夏 15g，白芍 10g，蜈蚣 2 条，九香虫 9g，山慈菇 10g，三七粉 6g（冲），炒山药 15g，薏苡仁 15g，浙贝母 15g，煅牡蛎 30g，枳壳 10g，八月札 15g，甘草 6g。20 剂，煎服法同前。继续给患者做疏导、鼓励工作，使患者进一步增强战胜疾病的信心。

三诊（1998 年 11 月 24 日）：患者吞咽困难明显好转，神疲乏力，胸闷疼痛，形体消瘦，腰膝酸软已消失，大便正常，舌质较红，舌边瘀斑减少，舌苔薄白，脉沉细稍弱。处方：太子参 30g，炒白术 15g，茯苓 15g，威灵仙 15g，清半夏 10g，白芍 10g，蜈蚣 2 条，山慈菇 10g，三七粉 6g（冲），山药 15g，薏苡仁 15g，浙贝母 15g，煅牡蛎 30g，枳壳 10g，鸡内金 10g，焦山楂 10g，八月札 15g，甘草 6g。30 剂，煎服法同前。继续给患者做疏导、鼓励工作。

四诊（1998 年 12 月 26 日）：患者吞咽较畅，形体稍瘦，大便正常，舌质稍红，舌边瘀斑明显减少，舌苔薄白，脉沉细。以上方随证加减坚持服用至 2000

年2月12日复查,病灶奇迹般缩小。以后以上方加减,每3日服1剂。2006年随访,未见复发。

按:食管癌属中医"噎膈"范畴,主要症状为进食梗阻、吞咽不畅、泛吐痰涎、胸骨后疼痛等,病程后期可见饮食不下、消瘦、消化道出血等症状。该病多由情志忧思伤脾,抑郁忧怒伤肝,饮食起居失宜,或气血亏虚,导致脾虚痰凝、肝气郁结、邪热熏蒸、虚热内灼而成。因此该病的病理特点是虚、痰、气、瘀交互为患,虚实夹杂,本虚标实。元代朱震亨说:"噎膈反胃,名虽不同,病出一体,多因气血两虚而成。"明代张介宾云:"噎膈一证,必以忧愁思虑,积劳积郁或酒色过度,损伤而成。"说明了食管癌因虚致实的病机特点。

食管癌的治法应以理气开郁、滋阴润燥为原则,如理气化痰、活血祛瘀、滋阴养血、补脾益肾等法。亦每需根据具体病情,有所侧重地结合运用,才能达到事半功倍的效果。所以用药时必须尽快辨明标本缓急,攻补适当,掌握分寸,扶正不碍邪,攻邪不伤正,机动灵活,这样才能取得较好的疗效。另外,在用药方面还应注意食管属胃气所主,胃为阳土,喜润而恶燥,既忌温燥之品以劫胃阴,又忌苦寒之属以伤胃阳,还忌滋腻之剂以滞胃气,投药当以清润和降为顺,应以"顾胃气"为主。

本例患者吞咽困难,进流质饮食,甚则呕吐,神疲乏力,胸闷疼痛,形体消瘦,腰膝酸软,大便溏软,小便正常,舌质黯红,舌边有瘀斑,舌苔白腻,脉沉细濡弱。证属脾肾虚弱,痰瘀壅聚,癌毒胶结。治疗当补脾益肾,祛痰化瘀,软坚散结。方用畅食祛结汤加减。方中太子参、白术、茯苓健脾补气;炒山药、薏苡仁健脾益肾祛湿;郁金、香附、八月札理气化痰;清半夏、浙贝母化痰散结消瘤;附片温阳祛寒;生姜温胃止呕;威灵仙祛风通络;鳖甲、煅牡蛎软坚散结;蜈蚣理气通络;山慈菇、瓜蒌清热解毒消瘤;三七粉活血祛瘀,甘草调和诸药。诸药配伍,共奏补脾益肾,祛痰化瘀,软坚散结而建功。

第十三章 腹部结证

一、慢性胃炎（4例）

1. 温补脾胃，散寒和中，祛湿散结治疗脾胃虚弱，寒邪阻络，寒湿互结型胃炎。

段某某，女，49岁，已婚，湖南省临湘市某单位干部。门诊病例。

主诉：胃脘隐痛12年，再发加重10余天。

患者自述12年前渐起胃脘隐痛，泛吐清水，四肢不温，食纳减少。在当地医院就诊，服用西药后曾一度好转。以后每因受凉或饮食不当即感胃脘隐痛。去年在当地医院经胃镜检查发现胃体及胃窦呈红白相间，部分糜烂。诊断为"慢性浅表性胃炎"，先后服用中西药物，效果欠佳。10余天来胃脘疼痛加剧而来医院寻求中医治疗。

西医诊断：慢性浅表性胃炎。

初诊（1995年3月12日）：患者胃脘疼痛，呈胀痛或隐痛，形寒肢冷，腹痛喜按，食纳较差，疲乏无力，形体消瘦，小便正常，大便溏薄，舌质淡白，舌苔薄白，脉沉细弱。

辨证：脾胃虚弱，寒邪阻络，寒湿互结。

治法：温补脾胃，散寒和中，祛湿散结。

主方：益胃散结饮加减。

处方：党参15g，白芍10g，茯苓15g，炒白术15g，桂枝10g，高良姜6g，香附10g，陈皮9g，大枣6g，生姜10g，饴糖（冲兑）20g，炙甘草5g。5剂，水煎服，每日1剂，分2次服。

二诊（1995年3月17日）：患者服药后症状已明显好转，胃脘疼痛及形寒肢冷减轻，食纳好转。寒邪始祛，脾胃虚弱。有效守方，原方5剂，煎服法同前。

三诊（1995年3月22日）：患者服药后症状进一步好转，食纳增加，大便正常，舌质淡红，舌苔薄白，脉沉细弱。寒邪渐祛，脾胃较虚。处方：党参15g，白芍10g，茯苓15g，白术10g，山药15g，高良姜3g，香附10g，陈皮9g，大枣 6g，饴糖（冲兑）20g，炙甘草 5g。5 剂，煎服法同前。

四诊（1995 年 3 月 28 日）：患者服药后余症大部分已消失，精神好转，食纳增加，舌质淡红，舌苔薄白，脉沉弱。寒邪已祛，脾胃较虚弱。处方：党参 15g，白芍 10g，茯苓 15g，白术 10g，山药 15g，砂仁 10g，白扁豆 10g，莲肉 10g，陈皮 9g，大枣 10g，炙甘草 6g。10 剂，煎服法同前。而获临床痊愈。

按：慢性胃炎是指不同病因所引起的慢性胃黏膜炎性改变，一般无黏膜糜烂，其病理特点为以淋巴细胞和浆细胞的黏膜浸润为主，病变常呈片状不规则分布。本病常见，发病率随年龄增长而增加。该病属中医"胃痛""胃脘痛"等范畴。

本例患者反复胃脘痛 12 年，加重 10 余天，此乃脾胃虚弱，寒邪阻络，寒湿互结所致。由于脾胃虚弱，运化失司，故食纳差，疲乏无力，形体消瘦，脉象虚弱。因为寒邪阻络，中焦气机不畅，导致脾阳不振，故形寒肢冷，大便溏薄，舌质淡白。又因脾胃虚弱，运化失司，气机不畅，故胃脘胀痛或隐痛。治疗当温补脾胃，散寒和中，祛湿散结。方用益胃散结饮加减。方中桂枝、高良姜合饴糖甘温相得，能温中补虚；饴糖、甘草合白芍甘苦相须，能和里缓急；又以生姜之辛温，大枣之甘温，辛甘相合，能健脾胃而和营卫；再加党参、炒白术、茯苓健脾补中；香附、陈皮理气和中。诸药合用，共成温补脾胃，散寒和中，祛湿散结之功。

2. 消食导滞，健脾利湿，清热散结治疗脾胃失和，湿食中阻，湿热互结型胃炎。

柴某某，女，57 岁，已婚，湖南省汉寿县某单位干部。门诊病例。

主诉：胃脘胀痛 6 年，加重 10 天。

患者自述 6 年前因喝冷饮后感胃脘不适，恶心呕吐，吐出胃内容物，继则上腹疼痛，呈胀痛或隐痛。在当地医院就诊，服用中药后好转。以后经常发作。此次为 10 天前患者因食凉拌菜后，又感上腹疼痛，在当地医院经胃镜检查诊断为"慢性浅表性胃炎"，服用中西药物，效果不佳，遂来医院就诊。

西医诊断：慢性浅表性胃炎。

初诊（1997 年 4 月 12 日）：患者自述胃脘胀痛，嗳气频作，不思饮食，口中无味，睡眠不佳，大便呈渣状，时有矢气，小便较黄，舌质较红，舌苔黄腻，脉弦滑。

辨证：脾胃失和，湿食中阻，湿热互结。

治法：消食导滞，健脾利湿，清热散结。

主方：和胃散结饮加减。

处方：党参 10g，茵陈 15g，白术 10g，茯苓 15g，陈皮 9g，莱菔子 12g，神曲 9g，山楂 12g，法半夏 9g，白豆蔻 6g，白芍 10g。7 剂，水煎服，每日 1 剂，分 2 次服。

二诊（1997 年 4 月 19 日）：患者服药后症状已明显好转，胃脘疼痛减轻，食纳好转，大便稍溏，舌苔稍黄腻。食湿渐消，脾胃始和。有效守方，原方继进 10 剂，水煎服。

三诊（1997 年 4 月 30 日）：服药后症状已进一步好转，精神较佳，食纳增加，大便正常，舌苔薄黄，脉沉而弦。湿食渐消，脾胃较和。处方：党参 20g，白术 10g，茯苓 15g，莱菔子 12g，神曲 9g，山楂 10g，法半夏 9g，白豆蔻 6g，白芍 10g，大枣 10g，甘草 5g。10 剂，煎服法同前。

四诊（1997 年 5 月 11 日）：患者服药后余症已消失，食纳增加，大便正常，舌苔薄白，脉沉而弦。湿食已消，脾胃较和，胃肠功能渐复。以参苓白术丸善后而愈。随访 5 年无恙。

按：本例患者反复胃脘痛 6 年，加重 10 天，乃脾胃失和，湿食中阻，湿热互结所致。因为湿食中阻，中焦气机不畅，故上腹疼痛，嗳气频作，大便呈渣状，时有矢气，脉沉弦。由于湿食阻滞，郁而化热，故患者小便较黄，舌质红，舌苔黄腻。治疗当消食导滞，健脾利湿，清热散结。方用和胃散结饮加减。方中茵陈清热化湿，疏肝和胃；党参、白术健脾补中，益气化湿；茯苓、陈皮益气和中，健脾利湿；莱菔子、神曲、山楂消积导滞，健脾化食；法半夏、白豆蔻理气化湿，温胃消结；白芍柔肝养血，健脾止痛。诸药配伍，以奏消食导滞，健脾利湿，清热散结之效。

3. 活血消瘀，补益脾胃治疗脾胃虚弱，气滞血瘀型胃炎。

邱某某，女，39 岁，已婚，湖南省茶陵县某单位干部。门诊病例。

主诉：腹痛。

初诊（1996 年 4 月 2 日）：患者自述 8 年前渐起胃脘不适，上腹疼痛，呈胀痛或隐痛。在当地医院就诊，服用中西药物效果不佳。此后在株洲某医院经胃镜检查诊断为"慢性浅表性胃炎"，服用西药效果欠佳。10 余天来胃脘疼痛加剧，呈刺痛感，痛有定处，腹痛拒按，时有嗳气，食纳较差，疲乏无力，形体消瘦，小便正常，大便较干，舌质紫黯，舌苔薄白，脉沉弦而细涩。

辨证：脾胃虚弱，气滞血瘀。

治法：活血消瘀，补益脾胃。

主方：和胃散结饮加减。

处方：党参 15g，当归身 10g，白芍 10g，茯苓 15g，阿胶（烊化）10g，柴胡

10g，枳壳 10g，炒枣仁 15g，陈皮 9g，大枣 10g，五灵脂 9g，炒蒲黄（包煎）10g。3 剂，水煎服，每日 1 剂，分 2 次服。

二诊（1996 年 4 月 5 日）：患者服药后症状已明显好转，胃脘刺痛减轻，嗳气减少，食纳较好，精神好转，大便正常，舌质稍紫，舌苔薄白，脉沉细而涩。有效守方，原方 5 剂，煎服法同前。

三诊（1996 年 4 月 11 日）：患者服药后症状进一步好转，食纳增加，大便正常，舌质淡红，脉沉细稍涩。瘀血渐消，脾胃功能较弱。处方：党参 15g，当归身 10g，白芍 10g，茯苓 15g，山药 15g，沙参 15g，炒枣仁 15g，陈皮 9g，大枣 10g，五灵脂 9g，炒蒲黄（布包）10g。5 剂，煎服法同前。

四诊（1996 年 4 月 17 日）：患者服药后余症大部分已消失，精神较好，食纳增加，舌苔薄白，脉沉稍细。瘀血渐祛，脾胃功能稍弱。处方：党参 15g，当归身 10g，白芍 10g，茯苓 15g，山药 15g，沙参 15g，炒枣仁 15g，陈皮 9g，大枣 10g，黄芪 15g，白术 10g。10 剂，煎服法同前。

五诊（1996 年 4 月 28 日）：患者服药后症状消除，食纳正常，舌质淡红，舌苔薄白，脉沉细而缓。已获临床痊愈。

按：本例患者反复胃脘痛 8 年，加重 10 余天，是脾胃虚弱，气滞血瘀所致。由于瘀血阻络，故胃脘刺痛，痛有定处，腹痛拒按，舌质紫黯，脉弦而涩。因为脾胃虚弱，中焦运化失司，故食纳较差，疲乏无力，形体消瘦，舌苔薄白，脉细。脾胃虚弱，则肝木旺盛，导致肝胃不和，故时有嗳气，脉弦。治疗当活血消瘀，补益脾胃。方用和胃散结饮加减。方中当归身、白芍、阿胶养血活血；五灵脂、炒蒲黄消瘀止痛；党参、茯苓、大枣健脾补中；柴胡、枳壳、陈皮理气和中；枣仁养肝和中。诸药合用，以成活血消瘀，补益脾胃之功。

4. 疏肝和胃，调畅气血治疗肝胃失和，气血结聚型胃炎。

赖某某，男，56 岁，已婚，湖南省桃江县某单位干部。门诊病例。

主诉：腹痛，胀气。

初诊（1997 年 5 月 6 日）：患者自述 10 余年前渐起胃脘胀痛，嗳气频作。曾在当地医院就诊，服用中西药物效果不佳。此后在益阳市某医院经胃镜检查诊断为"慢性浅表性胃炎"，服用西药效果欠佳。近半个月来胃脘胀痛加重，攻痛连胁，按之较舒，嗳气频作，食纳较差，小便正常，大便稍干，舌质较红，舌苔薄白，脉沉弦。

辨证：肝胃失和，气血结聚。

治法：疏肝和胃，调畅气血。

主方：和胃散结饮加减。

处方：柴胡 10g，陈皮 9g，川芎 10g，白芍 10g，枳壳 10g，神曲 10g，党参 20g，白术 10g，茯苓 12g，甘草 5g。5 剂，水煎服，每日 1 剂，分 2 次服。

二诊（1997 年 5 月 12 日）：患者服药后症状已明显好转，胃脘疼痛减轻，嗳气减少，舌质较红，舌苔薄白，脉沉稍弦。有效守方，原方 5 剂，煎服法同前。

三诊（1996 年 5 月 17 日）：患者服药后症状进一步好转，食纳增加，舌质淡红，舌苔薄白，脉沉弦。肝气始平，肝胃渐和。处方：党参 15g，柴胡 10g，陈皮 9g，川芎 10g，白芍 10g，香附 10g，沉香 3g，延胡索 10g，苏梗 9g，大枣 10g，甘草 5g。7 剂，煎服法同前。

四诊（1997 年 5 月 25 日）：患者服药后余症大部分已消失，舌质淡红，舌苔薄白，脉沉稍弦。肝气已通达，肝胃较和。处方：党参 15g，柴胡 10g，陈皮 9g，茯苓 15g，白芍 10g，山药 16g，沙参 16g，黄芪 15g，白术 10g，大枣 10g，甘草 5g。10 剂，煎服法同前。

五诊（1997 年 6 月 6 日）：患者服药后症状消除，食纳正常，舌质淡红，舌苔薄白，脉沉而缓。肝气通达，肝胃已和。已获临床痊愈。

按：本例患者反复胃脘胀痛 10 余年，加重半个月，是肝胃失和，气血结聚所致。由于中气郁滞，中焦气机升降失司，故胃脘胀痛，攻痛连胁，嗳气频作。因为肝胃失和，传化失司，故食纳较差，大便稍干，舌质较红，脉沉弦。治疗当疏肝和胃，调畅气血。方用和胃散结饮加减。方中柴胡、枳壳疏肝解郁；白芍、川芎活血化瘀，柔肝止痛；枳壳、神曲、陈皮行气宽中消食；党参、白术、茯苓健脾养胃；甘草调和诸药。诸药配伍，共成疏肝和胃，调畅气血之功。

二、溃疡病（3 例）

1. 清热平肝，解郁和胃治疗肝郁化火，横逆犯胃型溃疡病。

贺某某，男，36 岁，已婚，湖南省溆浦县某单位干部。门诊病例。

主诉：胃脘胀痛 10 年，加重 10 余天。

患者自述 10 年前渐起胃脘胀痛，嗳气频作。曾在当地医院就诊，服药后病情改善。此后每因饮食不慎或受凉而复发。10 余天前患者胃脘胀痛加重，在怀化市某医院经胃镜检查示：胃大弯及十二指肠球部有多个溃疡；胃窦部及十二指肠球部黏膜呈红白相间，以红为主。诊断为"胃及十二指肠球部溃疡；慢性胃窦炎；十二指肠球炎"，服用西药效果欠佳，遂来我院门诊就诊。

西医诊断：胃及十二指肠球部溃疡。

初诊（1994 年 11 月 3 日）：患者诉近半个月来胃脘胀痛加重，嗳气频作，口干口苦，喜进冷饮，烦躁易怒，胃中嘈杂，饭后腹满，时有反酸，小便正常，大便较干，舌边较红，舌苔黄燥，脉沉弦而数。

辨证:肝郁化火,横逆犯胃。

治法:清热平肝,解郁和胃。

主方:舒胃愈疡饮加减。

处方:柴胡10g,陈皮9g,白芍10g,牡丹皮10g,栀子10g,浙贝母10g,白及10g,黄连5g,吴茱萸2g,瓜蒌10g,甘草5g。7剂,水煎服,每日1剂,分2次服。建议保持乐观情绪。

二诊(1994年11月10日):患者服药后症状已明显好转,胃脘疼痛、口干口苦减轻,舌边较红,舌苔较黄,脉沉弦稍数。肝火始消,肝胃渐和。有效守方,原方14剂,煎服法同前。

三诊(1994年11月25日):患者服药后症状进一步减轻,食纳增加,舌质稍红,舌苔薄黄,脉沉弦稍数。肝火渐消,肝胃较和。处方:香附10g,陈皮9g,白芍10g,牡丹皮10g,栀子8g,浙贝母10g,黄连5g,吴茱萸2g,瓜蒌10g,石斛12g,甘草5g。20剂,煎服法同前。

四诊(1994年12月16日):患者服药后余症已消失,舌质淡红,舌苔薄白,脉沉稍弦。肝气已舒,中焦气机通畅。处方:党参15g,柴胡10g,陈皮9g,茯苓15g,白芍10g,山药6g,瓜蒌10g,石斛12g,沙参6g,当归10g,白术10g,大枣10g,甘草5g。20剂,煎服法同前。

五诊(1995年1月8日):胃镜复查示:胃大弯及十二指肠球部溃疡已愈合;胃窦部、十二指肠球部炎症范围缩小。患者症状消除,食纳正常,舌质淡红,舌苔薄白,脉沉而缓。以香砂养胃丸善后而愈。

按:溃疡病是指胃和十二指肠的慢性溃疡,其形成与胃酸和胃蛋白酶的作用及HP感染有关,故称消化性溃疡。大约95%发生于胃和十二指肠,亦可见于食管下段、胃肠吻合口附近及麦克氏憩室。

本例患者反复胃脘疼痛10年,加重10余天,是肝郁化火,横逆犯胃所致。由于肝气犯胃,故胃脘胀痛,嗳气频作,饭后腹满,时有反酸,脉沉弦。因为肝郁化火,故口干口苦,喜进冷饮,烦躁易怒,胃中嘈杂,大便较干,舌边较红,舌苔黄燥,脉弦而数。治疗当清热平肝,解郁和胃。方用舒胃愈疡饮加减。方中柴胡、陈皮疏肝理气,和中健胃;白及、白芍敛肝和胃,消肿生肌;牡丹皮、吴茱萸理气活血,和中止痛;栀子、黄连清肝泄热,调和肝胃;浙贝母、瓜蒌清热宽中,化湿醒脾;甘草解毒和中,调和诸药。诸药配伍,共成清热平肝,解郁和胃之功。

2. 健脾温胃,祛湿散寒治疗脾胃虚弱,寒湿阻滞型溃疡病。

方某某,男,55岁,已婚,湖南省湘潭市某镇农民。门诊病例。

主诉：胃脘隐痛 6 年，加重 2 月。

患者自述 6 年前渐起胃脘隐隐作痛，泛吐清水，喜温喜按，在当地医院就诊，服用中西药物治疗后好转。此后每因受凉或饮食不节而发作。2 个月前在湘潭市某医院经纤维胃镜检查示：胃内及十二指肠球部有多处糜烂、充血、水肿及溃疡。诊断为"胃及十二指肠球部溃疡；慢性浅表性胃炎及球炎"，服用西药效果欠佳而来我院就诊。

西医诊断：胃及十二指肠球部溃疡。

初诊（1998 年 11 月 6 日）：患者胃脘冷痛，喜温喜按，泛吐清水，时有反酸，食纳较差，四肢欠温，疲乏无力，小便正常，大便溏薄，舌质淡白，舌苔灰腻，脉左弦紧，右虚弱。

辨证：脾胃虚弱，寒湿阻滞。

治法：健脾温胃，祛湿散寒。

主方：温脾愈疡饮加减。

处方：黄芪 20g，白芍 15g，桂枝 10g，大枣 10g，生姜 10g，饴糖（冲兑）20g，炙甘草 10g，党参 20g，延胡索 10g，陈皮 10g。5 剂，水煎服，每日 1 剂，分 2 次服。

二诊（1998 年 11 月 11 日）：患者服药后症状已明显好转，胃脘冷痛减轻，精神好转，食纳增加，舌质淡白，舌苔灰薄，脉弦细虚弱。胃中寒湿始祛，脾胃功能虚弱。有效守方，原方 7 剂，煎服法同前。

三诊（1998 年 11 月 18 日）：患者服药后症状进一步减轻，食纳增加，舌质淡红，舌苔薄白，脉弦细稍弱。胃中寒湿渐散，脾胃功能渐复。处方：黄芪 20g，白芍 15g，白术 15g，茯苓 15g，大枣 10g，山药 15g，炙甘草 10g，党参 20g，砂仁 10g，陈皮 10g。7 剂，煎服法同前。

四诊（1998 年 11 月 25 日）：患者服药后余症大部分已消失，舌质淡红，舌苔薄白，脉沉弦稍弱。胃中寒湿已散，脾胃功能较好。处方：党参 15g，柴胡 10g，陈皮 9g，茯苓 15g，白芍 10g，山药 6g，沙参 6g，黄芪 9g，白术 10g，大枣 10g，甘草 5g。10 剂，煎服法同前。

五诊（1998 年 12 月 6 日）：复查胃镜：胃及十二指肠球部溃疡已基本愈合，糜烂面缩小。患者症状已消除，食纳正常，舌质淡红，舌苔薄白，脉沉而缓。以上方做丸药继服 2 个月而愈。随访 5 年无恙。

按：本例患者反复胃脘隐痛 6 年，加重 2 月，是脾胃虚弱，寒湿阻滞所致。因为寒湿滞胃，故胃脘冷痛，泛吐清水，时有反酸，四肢欠温，大便溏薄，舌苔灰腻，脉弦紧。由于脾胃虚弱，故患者食纳较差，疲乏无力，腹痛喜按，舌质淡白，脉虚弱。治疗当健脾温胃，祛湿散寒。方用温脾愈疡饮加减。方中饴糖合桂枝甘温相得,能温中补虚;饴糖、甘草合白芍甘苦相须,能和里缓急;又以生姜之辛温,大枣之甘温,辛甘相合,既能健脾胃,又能和营卫;再加党参、黄芪健脾温中,调和脾胃;陈皮理气和中,宽中健脾;延胡索疏肝行气,消瘀止痛。诸药配伍,共成健脾温胃,祛湿散寒之功。

3. 疏肝解郁,健脾补中治疗肝气郁结,脾胃气虚型溃疡病。

侯某某,女,49岁,已婚,湖南省长沙县某单位干部。门诊病例。

主诉:上腹胀痛,嗳气。

患者自述9年前渐起上腹胀痛,嗳气频作,曾在当地医院就诊,服用西药后好转。此后上腹疼痛反复发作,曾在长沙市某医院经胃镜检查示:胃小弯及十二指肠球部有多个溃疡;胃窦部及十二指肠球部黏膜呈红白相间,以白为主。诊断为"胃及十二指肠球部溃疡;慢性胃炎;十二指肠球炎"。服用奥美拉唑、碳酸镁等效果欠佳。近半个月来胃脘胀痛加剧,遂来门诊就诊。

西医诊断:胃及十二指肠球部溃疡。

初诊(1996年11月5日):患者胃脘胀痛,嗳气频作,胸胁胀满,饭后腹满,按之较舒,食纳较差,四肢乏力,语声低微,小便清长,大便稍溏,舌质较红,舌边有齿印,舌苔薄白,脉左沉弦,右虚细。

辨证:肝气郁结,脾胃气虚。

治法:疏肝解郁,健脾补中。

主方:舒胃愈疡饮加减。

处方:柴胡10g,陈皮9g,党参20g,黄芪20g,白芍10g,茯苓15g,白术10g,法半夏9g,大枣10g,生姜10g,炙甘草5g。5剂,水煎服,每日1剂,分2次服。

二诊(1996年11月11日):患者服药后症状已明显好转,胃脘疼痛减轻,嗳气减少,舌质较红,舌边有齿印,舌苔薄白,脉左沉弦,右虚细。肝气初顺,脾胃气虚。有效守方,原方5剂,煎服法同前。

三诊(1996年11月16日):患者服药后症状进一步减轻,食纳增加,舌质淡红,舌苔薄白,脉沉弦稍细。肝气渐顺,脾胃较虚。处方:柴胡10g,陈皮9g,党参20g,黄芪20g,白芍10g,茯苓15g,白术10g,法半夏9g,大枣10g,山药15g,炙甘草5g。10剂,煎服法同前。

四诊(1996年11月26日):患者服药后余症大部分已消失,舌质淡红,舌边有齿印,舌苔薄白,脉沉弦稍细。肝气已平,脾胃功能渐复。处方:党参15g,柴胡10g,陈皮9g,茯苓15g,白芍15g,山药15g,沙参15g,黄芪15g,白术10g,大枣10g,甘草5g。10剂,煎服法同前。

五诊(1996年12月8日):复查胃镜示:胃小弯及十二指肠球部溃疡已愈

合；十二指肠球部炎症已消失，胃窦部炎症范围缩小。患者症状消除，食纳正常，舌质淡红，舌苔薄白，脉沉而缓。以香砂六君子丸善后而愈。随访3年无恙。

按：本例患者反复上腹疼痛9年，加重半个月，是肝气郁结，脾胃气虚所致。由于肝气郁结，横逆犯胃，故胃脘胀痛，嗳气频作，胸胁胀满，饭后腹满，脉沉弦。因为脾胃气虚，故食纳较差，四肢乏力，语声低微，大便溏，舌边有齿印，脉虚细。治疗当疏肝解郁，健脾补中。方用舒胃愈疡饮加减。方中党参、黄芪甘温，扶脾益胃；大枣、生姜、甘草健脾和中；白术苦温，健脾燥湿，扶助运化；茯苓甘淡，健脾渗湿；柴胡、法半夏、陈皮疏肝解郁，理气和中；白芍柔肝敛阴。诸药配伍，共成疏肝解郁，健脾补中之功。

三、胃下垂（2例）

1. 健脾益胃，升清举陷治疗脾胃虚弱，中气下陷型胃下垂。

欧某某，男，40岁，已婚，湖南省涟源市某镇人。门诊病例。

主诉：腹部隐痛，身体乏力。

患者自述7年前渐起胃脘不适，疲乏无力，腹痛隐隐，曾在当地医院就诊，服用中西药物效果欠佳。近年来自觉腹部有下坠感，进食或郁怒后加重，平卧则减轻，曾在当地医院经钡餐造影示：胃排空时间超过4小时，胃内有大量潴留液，张力很低，胃小弯在髂嵴连线下7cm，蠕动缓慢，排空延迟。诊断为"胃下垂"。

西医诊断：胃下垂。

初诊（1994年5月6日）：患者自觉腹部有下坠感，进食或郁怒后加重，平卧则减轻，食纳较差，腹中常有辘辘作响的水声，头晕不适，四肢乏力，语声低微，面色萎黄，形体消瘦，小便正常，大便溏薄，舌质较淡，舌边有齿印，舌苔薄白，脉沉细无力。

辨证：脾胃虚弱，中气下陷。

治法：健脾益胃，升清举陷。

主方：补中益气汤加减。

处方：炒党参20g，炙黄芪20g，炙柴胡10g，陈皮9g，当归10g，茯苓15g，炒山药20g，炒白术10g，升麻6g，大枣10g，炙甘草5g。5剂，水煎服，每日1剂，分2次服。

二诊（1994年5月12日）：患者服药后症状已明显改善，胃脘不适减轻，疲乏好转，大便转干，舌质稍淡，舌边有齿印，舌苔薄白，脉沉稍细弱。脾气始充，中气渐复。有效守方，原方7剂，煎服法同前。

三诊（1994年5月20日）：患者服药后症状进一步改善，食纳增加，舌质稍淡，舌边有齿印，舌苔薄白，脉沉稍弱。脾气渐充，中气渐复。处方：炙柴胡10g，陈皮9g，炒党参20g，炙黄芪30g，白芍10g，茯苓15g，炒山药20g，炒白术10g，升麻6g，大枣10g，山茱萸10g，炙甘草5g。10剂，煎服法同前。

四诊（1994年5月31日）：患者服药后诸症大部分已消失，舌质稍淡，舌边有齿印，舌苔薄白，脉沉细。脾气充足，中气渐复。处方：炙柴胡10g，陈皮9g，炒党参20g，炙黄芪30g，砂仁10g，茯苓15g，炒山药20g，炒白术10g，升麻6g，大枣10g，山茱萸10g，炙甘草5g。10剂，煎服法同前。

五诊（1994年6月11日）：复查钡餐造影示：胃小弯在髂嵴连线上1cm，胃内无潴留液，张力、蠕动正常，排空良好。遂以上方加减制成丸剂，继服2个月。随访5年未见复发。

按： 胃下垂是消化系统的常见病，女性多于男性。凡能造成膈肌位置下降的因素，如膈肌活动力降低，腹腔压力降低，腹肌收缩力减弱，胃周围韧带（如胃膈韧带、胃肝韧带、胃脾韧带、胃结肠韧带等）过于松弛等，均可导致胃下垂。中医认为，本病系中气不足，气虚下陷所致。

本例患者反复胃脘不适、疲乏无力7年，是脾胃虚弱，中气下陷所致。因为中气下陷，患者自觉腹部有下坠感，进食或郁怒后加重，平卧则减轻。由于脾胃虚弱，受纳运化无权，故食纳较差，腹中常有辘辘作响的水声，大便溏薄。又脾胃虚弱，机体失养，故头晕不适，四肢乏力，语声低微，面色萎黄，形体消瘦，舌质较淡，舌边有齿印，脉细无力。治疗当健脾益胃，升清举陷。方用补中益气汤加减。方中党参、黄芪甘温，扶脾益胃；大枣、甘草健脾和中；白术苦温，健脾燥湿，扶助运化；茯苓甘淡，合山药、白术以健脾胜湿；柴胡、陈皮疏肝解郁，理气和中；当归养血活血；升麻配柴胡以升提阳气。诸药配伍，共成健脾益胃，升清举陷之功。

2. 疏肝解郁，益气举陷治疗肝气郁结，脾胃气虚型胃下垂。

季某某，女，44岁，已婚，湖南省张家界市某单位干部。门诊病例。

主诉：胃痛5年。

患者自述5年前起感胃脘不适，疲乏无力，腹痛隐隐，曾在当地医院就诊，服用中西药物效果欠佳。近半个月来自觉胃脘沉重，时有下坠感，食后加重，平卧则减轻，叹息纳呆。曾在当地医院做钡餐造影：胃排空时间超过4小时，胃内有潴留液，蠕动缓慢，排空延迟，张力低，胃小弯弧线低于髂嵴连线6.5cm。诊断为"胃下垂"。

初诊（1994年5月7日）：患者胃脘沉重，时有下坠感，食后加重，平卧则减轻，叹息纳呆，经前小腹胀痛，月经色淡质稀，经期延长，带下量多，色白质稀，无臭味,大便溏薄,舌质淡,舌苔薄白,左脉寸关弦,右脉寸关细,两尺虚弱。

辨证:肝气郁结,脾胃气虚。

治法:疏肝解郁,益气举陷。

主方:柴芍六君子汤加减。

处方:炙柴胡 10g,陈皮 9g,炒党参 20g,炙黄芪 20g,白芍 10g,茯苓 15g,炒山药 20g,炒白术 10g,升麻 9g,大枣 10g,肉豆蔻 10g,炙甘草 5g。5 剂,水煎服,每日 1 剂,分 2 次服。

二诊(1994 年 5 月 12 日):患者服药后症状已明显好转,胃脘下坠感减轻,嗳气减少,白带减少,大便转干,舌质淡,舌苔薄白,左脉寸关弦,右脉寸关细,两尺虚弱。肝气始平,中气渐复。有效守方,原方 7 剂,煎服法同前。

三诊(1994 年 5 月 20 日):患者服药后症状进一步好转,食纳增加,舌质淡红,舌苔薄白,脉沉稍虚。肝气渐平,中气渐复。处方:炙柴胡 10g,陈皮 9g,炒党参 20g,炙黄芪 20g,白芍 10g,茯苓 15g,炒山药 20g,炒白术 10g,升麻 9g,大枣 10g,肉豆蔻 10g,炙甘草 5g。10 剂,煎服法同前。

四诊(1994 年 5 月 31 日):患者服药后诸症大部分已消失,食纳正常,舌质淡红,舌苔薄白,脉沉稍虚。肝气已平,中气稍虚。处方:炙柴胡 10g,陈皮 9g,炒党参 20g,炙黄芪 30g,砂仁 10g,茯苓 15g,炒山药 20g,炒白术 10g,升麻 6g,大枣 10g,肉豆蔻 10g,炙甘草 5g。10 剂,煎服法同前。

五诊(1994 年 6 月 11 日):复查钡餐造影示:胃小弯在髂嵴连线上 1cm,胃内无潴留液,张力、蠕动正常,排空良好。以上方制成丸剂,继服 2 个月。随访 5 年未见复发。

按:本例患者反复上腹疼痛 5 年,加重半个月,是肝气郁结,脾胃气虚,中气下陷所致。因为中气下陷,故胃脘沉重,时有下坠感,食后加重,平卧减轻,脉虚弱。由于肝气郁结,故患者叹息纳呆,胃脘沉重,经前小腹胀痛,脉弦。因脾胃气虚,运化失司,故带下量多,色白质稀,大便溏薄,舌苔薄白,脉虚弱。治疗当疏肝解郁,益气举陷。方用柴芍六君子汤加减。方中党参、黄芪甘温,扶脾益胃;大枣、甘草健脾和中;白术苦温,健脾燥湿,合山药、肉豆蔻、茯苓健脾胜湿;柴胡、陈皮疏肝解郁,理气和中;升麻配柴胡升提阳气;白芍柔肝敛阴。诸药配伍,共成疏肝解郁,益气举陷之功。

四、胃息肉(2 例)

1. 健脾补气,行气化瘀,化痰散结治疗脾胃虚弱,气滞血瘀,痰热互结型胃息肉。

方某某,男,56 岁,已婚,湖南省常德市某单位职工。门诊病例。

主诉：反复上腹胀痛3年余，加重10余天。

患者自述3年余前起反复上腹胀痛，偶有反酸，食纳一般。于2010年8月在当地医院就诊，查体：腹软，剑突下轻压痛，无反跳痛，余未见异常。胃镜检查示：糜烂性胃窦炎，胃底见2个息肉，直径分别约5mm及6mm，胃角小息肉，直径约4mm，贲门白斑。活检示：腺瘤性息肉，糜烂部位为轻度慢性萎缩性胃炎，无肠化及不典型增生。行胃镜下息肉切除术治疗，并予泮托拉唑钠、胶体果胶铋胶囊、盐酸伊托必利片等规范治疗，症状减轻。患者曾分别于2011年、2012年复查胃镜时发现有胃多发息肉，多次行胃镜下息肉切除术及口服上述药物治疗。2014年6月复查时仍发现有胃多发息肉，息肉大小、形态与病理诊断无明显变化。因治疗效果不佳，遂来我院寻求中医治疗。

初诊（2014年6月15日）：患者形体偏瘦，面色晦黄少华，感胃脘胀痛或灼痛，时有反酸，口干口苦，口中黏腻，偶有恶心、呃逆，食纳欠佳，夜寐不安，大便秘结，1～3日1行，小便正常，舌质黯红，舌边有瘀点，舌苔黄厚腻，脉沉细稍滑。

辨证：脾胃虚弱，气滞血瘀，痰热互结。

治法：健脾补气，行气化瘀，化痰散结。

主方：益脾散结饮加减。

处方：党参20g，白术15g，黄连6g，黄芩10g，五灵脂10g，蒲黄（布包）15g，柴胡8g，白芍15g，枳壳10g，海螵蛸15g，瓦楞子20g，甘草5g。5剂，水煎服，每日1剂，分2次服。服药期间，嘱患者宜清淡饮食，忌辛热煎炸食物，调畅情志。

二诊（2014年6月20日）：患者服药后胃脘胀痛、反酸、口干口苦等症均明显减轻，仍有嗳气，食纳好转。有效守方，上方连服10剂，症状继续好转。此后，以上方随证加减治疗4个月余，症状消失后停药。复查胃镜示：慢性胃窦炎，胃底和胃角小息肉已消失。2015年6月再次复查胃镜：慢性胃窦炎，未见糜烂；胃底和胃角息肉消失。

按：胃息肉是指胃黏膜表层上皮或黏膜下组织形成的局限性向腔内突起的良性隆起性病灶，是消化系统常见病，少数易发生癌变。该病多因饮食不当、幽门螺杆菌感染、免疫功能减退等综合原因所致，以带蒂息肉或宽基息肉多见。胃息肉可发生于胃内任何部位，中老年人多发。临床上单发的胃息肉相对多见，息肉大多直径<0.5cm。根据病理组织学特征分为增生性息肉、炎性息肉、腺瘤性息肉、胃底腺息肉，其中腺瘤性息肉、胃底腺息肉癌变的可能性较高，随着胃镜检查的普及和病理诊断水平的提高，两者的检出率较前明显升高。西医明确诊断后，一般行消化内镜下手术治疗，但有较高的复发率。

胃息肉属中医"胃痛""胃痞""吐酸""嘈杂"等范畴。目前中医药治疗的相关文献不多，少数为术后以中药干预以期降低或防止其复发为主。胃息肉多因气虚、气郁，导致瘀血阻滞脉络或痰瘀互结而发生。其具体病因病机归纳如下：一是患者素体气虚，水湿内停形成痰湿，或气虚难以推动血液运行，阻滞脉络，导致气滞血瘀，痰瘀互结，息肉内生；二是患者情志不畅，肝气不舒，导致气滞，气滞则血瘀，瘀阻脉络，或郁久化热，兼夹湿热，瘀热结聚而内生息肉。

本例患者反复上腹胀痛3年余，伴有胃脘胀痛或灼痛。胃镜检查示：糜烂性胃窦炎，胃底及胃角多发息肉。行胃镜下息肉切除术，并泮托拉唑钠、胶体果胶铋胶囊、盐酸伊托必利片等规范治疗，症状减轻。后经多次胃镜复查并多次息肉切除仍发现有胃多发息肉，且息肉大小、形态与病理诊断无明显变化。患者胃脘胀痛或灼痛较前加重，时有反酸，口干口苦，口中黏腻，偶有恶心、呃逆，食纳欠佳，夜寐不安，面色晦黯，大便秘结，1～3日1行，舌质黯红，舌边有瘀点，舌苔黄厚腻，脉沉细稍滑，是脾胃虚弱，气滞血瘀，痰热互结所致。治疗当健脾补气，行气化瘀，化痰散结。方用益脾散结饮加减。方中党参、白术健脾益气，温中祛湿；黄连、黄芩清热泻火，燥湿解毒；柴胡、枳壳疏肝解郁，宽中散结；白芍养血柔肝，缓急止痛；海螵蛸、瓦楞子化痰软坚，消积散结；甘草调和诸药。诸药配伍，共成健脾补气，行气化瘀，化痰散结之功。

2. 益气健脾，疏肝活血，化痰散结治疗脾胃虚弱，肝郁湿滞，痰瘀互结型胃息肉。

许某某，女，48岁，已婚，湖南省永州市某单位干部。门诊病例。

主诉：胃胀、呃逆9年，再发加重20余天。

患者自述无明显诱因，时感胃胀、呃逆不适9年，未予重视。单位体检时发现幽门螺杆菌感染，经门诊四联药物抗幽门螺杆菌规范治疗后6个月复查仍有感染，反复治疗3次均以根除治疗失败告终。2009年7月外院胃镜检查示：慢性胃炎伴糜烂，胃多发息肉，息肉大小为0.3～0.6cm，形态为无蒂宽基息肉。活检示：腺瘤性息肉，糜烂部位为轻度慢性萎缩性胃炎，无肠化及不典型增生。胃息肉散在分布于胃体及胃窦，行胃镜下息肉切除术治疗，并予泮托拉唑钠、胶体果胶铋胶囊、盐酸伊托必利片等规范治疗，症状减轻。此后患者曾分别于2010年、2011年复查胃镜时发现有胃多发息肉，多次行胃镜下息肉切除术及口服上述药物治疗。2012年6月复查时仍发现有胃多发息肉，息肉大小、形态与病理诊断无明显变化。

西医诊断：胃多发息肉；慢性萎缩性胃炎伴糜烂。

因治疗效果不佳,经人介绍来医院寻求中医治疗。

初诊(2012年6月13日):患者形体偏胖,面色晦黄少华,腹胀呃逆,口中异味,偶有反酸,神疲乏力,失眠多梦,时烦躁易怒,大便黏滞不畅,小便正常,舌体胖大,舌质黯红,舌边有齿痕及瘀点,舌苔灰腻,脉弦滑,重按无力。

辨证:脾胃虚弱,肝郁湿滞,痰瘀互结。

治法:益气健脾,疏肝活血,化痰散结。

主方:健胃散结饮加减。

处方:黄芪30g,党参20g,白术20g,丹参15g,瓦楞子20g,法半夏10g,鸡内金12g,醋莪术12g,枳壳10g,紫苏梗10g,甘草6g。7剂,水煎服,每日1剂,分2次服。嘱清淡饮食,每次进餐五六成饱,避免熬夜,避风寒,调整心态。

二诊(2012年6月20日):患者服药后诸症减轻,无反酸,仍感乏力,睡眠较差,多梦,二便调,舌苔灰白,较前薄且不腻,脉弦滑而缓。前方去紫苏梗,加茯神20g。15剂,煎服法同前。

三诊(2012年7月6日):患者自觉乏力、失眠均明显好转,舌质淡红,舌苔白,脉和缓。此后,以前方加减治疗近4个月,患者自觉无不适,精神状态好。同年11月15日复查胃镜示:慢性浅表性胃炎,未见息肉样病灶。1年后复查胃镜示:慢性胃炎,糜烂面已消失,未见息肉样病灶。

按:本例患者形体偏胖,面色晦黄少华,腹胀呃逆,口中异味,偶有反酸,神疲乏力,失眠多梦,时烦躁易怒,大便黏滞不畅,舌体胖大,舌质黯红,舌边有齿痕及瘀点,舌苔灰腻,脉弦滑,重按无力。此乃脾胃虚弱,肝郁湿滞,痰瘀互结所致。治疗当益气健脾,疏肝活血,化痰散结。方用健胃散结饮加减。方中黄芪、党参、白术温中补气,健脾利湿;枳壳、紫苏梗疏肝理气,宽中解郁;丹参、莪术破血祛瘀,行气消积;鸡内金、瓦楞子消积导滞,软坚化结;法半夏宽中消痞,祛湿散结;甘草调和诸药。诸药配伍,共成益气健脾,疏肝活血,化痰散结之功。

五、胃癌(2例)

1. 益气补虚,降逆和胃,解毒消癌治疗中气虚弱,肝胃不和,癌毒胶结型胃癌。

陈某某,男,64岁,已婚,湖南省宁乡市某单位退休人员。门诊病例。

主诉:胃脘隐痛半年,加重伴乏力1月。

患者因胃脘隐痛半年,加重伴乏力1月,在长沙市某三甲医院经胃镜检查与病理检查诊断为"胃窦低分化腺癌",2006年4月14日行胃癌切除术,因有淋巴结转移，术后做 1 次化疗。此后出现明显腹胀，纳差及腹泻，精神极度疲乏。患者惧怕化疗而来我科寻求中医治疗。

西医诊断：胃低分化腺癌。

初诊（2006 年 4 月 22 日）：患者腹胀纳差，恶心欲呕，神疲乏力，头晕眼花，烦躁不安，难眠多梦，不思饮食，大便软溏，小便清长，舌质淡红，舌苔薄白，脉沉弦细弱。

辨证：中气虚弱，肝胃不和，癌毒胶结。

治法：益气补虚，降逆和胃，解毒消癌。

主方：益胃散结饮加减。

处方：旋覆花（布包）10g，代赭石 15g，枳壳 10g，白术 10g，法半夏 10g，黄芪 30g，太子参 20g，茯苓 15g，焦三仙各 10g，鸡内金 10g，菝葜 15g，沙参 15g，薏苡仁 10g，浙贝母 15g，陈皮 10g，枸杞子 10g，炒酸枣仁 20g，首乌藤 15g，肿节风 15g。7 剂，水煎服，每日 1 剂，分 2 次服。

二诊（2006 年 4 月 29 日）：患者服药后精神、体力、食纳均明显好转，有口腔溃疡，白细胞低下，气短乏力。处方：白术 15g，茯苓 15g，桂枝 10g，法半夏 10g，炙甘草 6g，黄芪 30g，太子参 20g，鸡血藤 20g，女贞子 15g，枸杞子 10g，山茱萸 10g，补骨脂 10g，莪术 12g，焦三仙各 10g，鸡内金 10g，肿节风 15g，菝葜 15g。10 剂，煎服法同前。

三诊（2006 年 5 月 10 日）：患者症状明显好转，口腔溃疡消失，二便调，舌黯有瘀点，舌根黄腻苔，脉沉细弦。处方：藤梨根 15g，土茯苓 15g，草河车 15g，白花蛇舌草 15g，白英 15g，龙葵 15g，蛇莓 15g，莪术 15g，黄芪 30g，太子参 30g，鸡血藤 20g，女贞子 15g，枸杞子 15g，焦三仙各 10g，鸡内金 15g，砂仁 10g。此后一直在上方基础上稍作加减服中药，煎服法同前。

四诊（2008 年 6 月 28 日）：患者术后 2 年，长期服用中药。其间多次复查未见复发及转移。患者无明显不适，食纳、精神均好，舌苔薄白，脉细弦。处方：肿节风 15g，菝葜 15g，鸡血藤 20g，莪术 10g，白英 20g，草河车 15g，藤梨根 15g，黄芪 30g，太子参 30g，白术 10g，茯苓 10g，丹参 15g，炒酸枣仁 20g，首乌藤 20g，山茱萸 10g，炙甘草 6g，焦三仙各 10g，鸡内金 10g，砂仁 10g。以 3 日 1 剂继续服用。随访 10 年患者生活质量良好。

按：胃癌是指发生在胃的各个部位的恶性肿瘤，年发病率约 36 人/10 万人，占消化道恶性肿瘤的第 1 位。常见的临床症状有胃脘胀痛，食欲下降，恶心呕吐，形体消瘦，乏力，呕血和黑便等。胃癌发生早期，因为缺乏特异性的临床症状，易被忽略。一旦确诊，绝大部分患者已是中晚期，患者 5 年生存率在 30% 左右徘徊。

中医学无"胃癌"一说,根据其临床特点将其归于"胃反""噎膈""胃脘痛""积聚""痞满"等范畴,病发于胃,与肝、脾密切相关。其病因有"正虚""邪实"两个方面,主要病因为脾胃虚弱,脾气不足,胃黏膜缺乏气血的正常濡养。本例患者确诊为胃癌,并行手术及化疗,腹胀纳差,恶心欲呕,神疲乏力,头晕眼花,烦躁不安,难眠多梦,不思饮食,大便软溏,小便清长,是中气虚弱,肝胃不和,癌毒胶结所致。方用益胃散结饮加减。方中黄芪、太子参大补元气;旋覆花、代赭石降逆和胃;枳壳行气宽中;陈皮、法半夏、浙贝母化痰散结;茯苓、白术、薏苡仁健脾祛湿;焦三仙、鸡内金消积导滞;沙参滋阴养胃;枸杞子滋补肝肾;炒酸枣仁、首乌藤养心安神;菝葜解毒散瘀;肿节风活血散结。诸药配伍,以益气补虚,降逆和胃,解毒消癌而获良效。

2. 健脾益胃,行气活血,解毒消癌治疗脾胃虚弱,气滞血瘀,癌毒结聚型胃癌。

夏某某,女,78岁,已婚,湖南省邵阳市某单位退休人员。门诊病例。

主诉:胃脘不适6个月,加重伴呕吐7天。

患者6个月前起感胃脘部不适,时有黑便,就诊于当地医院,胃镜检查示:贲门及胃体部见直径约4.8cm不规则溃疡,溃疡向四周浸润,周围黏膜隆起增生,呈结节样改变。病理检查提示:贲门黏膜重度慢性浅表性炎症。同年9月初,因进食过快而出现食后梗阻感及呕吐,转入湖南省人民医院,复查胃镜及病理检查提示:胃底低分化腺癌。患者惧怕手术,遂来院寻求中医治疗。

西医诊断:胃低分化腺癌。

初诊(2015年9月12日):患者胃脘胀满、隐痛,纳差,嗳气,只能少量进食流质,形体消瘦,疲乏无力,口干不欲饮,难以入睡,时有少量黑便,小便正常。舌质红绛,舌边有齿印及瘀斑,舌苔灰腻,脉沉细而涩。

辨证:脾胃虚弱,气滞血瘀,癌毒结聚。

治法:健脾益胃,行气活血,解毒消癌。

主方:益胃散结饮加减。

处方:太子参30g,黄芪20g,茯神15g,炒白术20g,清半夏10g,半枝莲15g,白花蛇舌草15g,焦山楂10g,血余炭15g,小蓟15g,甘草6g,鸡内金15g,仙鹤草15g,旋覆花(布包)15g,浙贝母15g,陈皮10g,佛手15g。10剂,水煎服,每日1剂,分2次服。

二诊(2015年9月23日):患者诉稍嗳气,食欲增加,疼痛减轻,体力增加,黑便消失,舌质红绛,舌边有齿印及瘀斑,舌苔灰厚,脉沉弦而涩。处方:太子参30g,黄芪20g,茯神15g,炒白术20g,半枝莲15g,白花蛇舌草15g,

甘草 6g, 鸡内金 15g, 仙鹤草 15g, 焦山楂 10g, 浙贝母 15g, 陈皮 10g, 白豆蔻 15g, 熟地黄 15g, 桑椹 15g, 合欢皮 15g, 佛手 15g。20 剂, 煎服法同前。

三诊 (2015 年 10 月 25 日): 诸症明显减轻, 原方稍加减, 继进 30 剂, 煎服法同前。

四诊 (2015 年 11 月 27 日): 患者病情稳定, 进食尚可, 舌质稍红, 舌边齿印及瘀斑均明显减少, 舌苔薄白, 脉沉细稍涩。处方: 太子参 30g, 黄芪 20g, 茯苓 15g, 炒白术 20g, 半枝莲 15g, 白花蛇舌草 15g, 甘草 6g, 鸡内金 15g, 仙鹤草 15g, 旋覆花 (布包) 15g, 浙贝母 15g, 陈皮 10g, 白豆蔻 15g, 熟地黄 15g, 桑椹 15g, 合欢皮 15g, 猪苓 10g, 胆南星 10g。30 剂, 煎服法同前。

此后, 患者病情稳定, 未再出现黑便, 体力改善明显, 生活能完全自理。一直以上方为主, 随证加减, 按医嘱定期复诊, 状况良好。

按: 本例患者为高龄晚期肿瘤患者, 一度误诊, 患者惧怕手术, 化疗亦不能耐受。临床见证: 胃脘胀满、隐痛、纳差、嗳气, 只能少量进食流质, 形体消瘦, 疲乏无力, 口干不欲饮, 难以入睡, 时有少量黑便, 舌质红绛, 舌边有齿印及瘀斑, 舌苔灰腻, 脉沉细而涩。此乃脾胃虚弱, 气滞血瘀, 癌毒结聚所致。治疗当健脾益胃, 行气活血, 解毒消癌。方用益胃散结饮加减。方中太子参、黄芪大补元气; 炒白术健脾益胃; 旋覆花降逆和胃; 佛手行气和胃; 陈皮、清半夏、浙贝母化痰散结; 焦山楂、鸡内金健胃消食; 茯神养心安神; 仙鹤草、血余炭收敛止血; 小蓟清热止血; 半枝莲、白花蛇舌草清热解毒, 散结消癌; 甘草调和诸药。诸药配伍, 共成健脾益胃, 行气活血, 解毒消癌之功。整个治疗过程以攻补兼施并重, 达到延长生存期、提高生存质量、带瘤生存的良好效果。

六、胃肠道间质瘤 (1例)

滋补肝肾, 健脾益气, 降浊消结治疗肝肾阴虚, 脾胃气虚, 痰瘀胶结型胃肠道间质瘤。

廖某某, 男, 80 岁, 已婚, 广西柳州市退休职工。门诊病例。

主诉: 腹痛 6 年, 加重 2 月。

患者 2013 年 1 月无明显诱因出现腹痛并呕吐、黑便, 到当地医院就诊, 胃镜及活检病理示: 胃肠道间质瘤。遂于 2013 年 1 月 15 日行腹腔镜探查 - 胃肠道间质瘤切除术, 术后病理示: (胃底) 胃肠道间质瘤, 浸润至胃壁浆肌层及黏膜下层。免疫组化: CD117 (+), CD34 (+), Ki-67 (20%)。术后未进一步治疗。2017 年 1 月患者再次出现腹痛、呕吐, 在当地医院就诊, 查腹部 CT 提示: 腹腔巨大包块, 考虑胃肠道间质瘤切除术后复发, 并肝多发转移。2017 年 5 月患者开始口服伊马替尼片 (400mg/d) 靶向治疗, 至 2017 年 9 月复查腹部 CT 提示肿瘤缩小,但是出现严重皮疹、全身浮肿、腹泻等副作用,患者难以耐受,伊马替尼片减半量治疗(200mg/d)。2个月前患者腹痛加重,复查腹部CT提示肿瘤再次增大。查体:上腹部膨隆,剑突下约10cm可触及肿物,质地中等偏硬,边界欠清,活动度差,无压痛。2019年6月25日上腹部、下腹部CT平扫+成像+增强示:上腹腔肝胃间隙巨大肿块,大小约124mm×54mm×173mm,肿物较前增大,考虑胃肠道间质瘤切除术后复发;肝多发类圆形低密度灶,边界欠清楚,最大者约21mm×15mm,考虑肝转移瘤。患者为寻求中西医结合治疗,遂来我院门诊。

西医诊断:胃肠道间质瘤。

西医治疗:口服伊马替尼片(200mg/d)靶向治疗。

初诊(2019年6月25日):患者腹痛,腹胀,头晕耳鸣,视物昏花,腰膝酸软,潮热盗汗,气短乏力,口干口苦,咳嗽咯痰,胃纳很差,夜寐不安,每日排黄色稀便5~6次,夜尿6~7次,舌质黯红,舌下脉络迂曲,苔少津缺,脉沉细无力。

辨证:肝肾阴虚,脾胃气虚,痰瘀胶结。

治法:滋补肝肾,健脾益气,降浊消结。

主方:杞菊地黄丸合四君子汤加减。

处方:枸杞子10g,菊花10g,熟地黄24g,山药12g,山茱萸12g,泽泻9g,牡丹皮9g,莪术9g,当归10g,浙贝母15g,法半夏10g,茯苓9g,杜仲15g,牛膝15g,人参9g,炒白术12g,炙甘草6g。7剂,水煎服,每日1剂,分2次服。

二诊(2019年7月3日):患者服药后腹痛、腹胀稍减轻,肛门排气多,头晕耳鸣,视物昏花,腰膝酸软,口干口苦,咳嗽咯痰,潮热盗汗,气短乏力,胃纳及夜寐差,每日排黄稀便5~6次,夜尿4~5次,舌质黯红,舌下脉络迂曲,苔少,脉沉细无力。肝肾阴虚,脾虚腹泻。处方:原方加白扁豆15g,薏苡仁30g。14剂,煎服法同前。

三诊(2019年7月22日):患者服药后腹痛、腹胀减轻,肛门排气较多,口干口苦、潮热盗汗、咳嗽咯痰、气短乏力症状减轻,胃纳及夜寐好转,每日排黄稀便次数减少至3~4次,夜尿4次。舌质黯红,舌下脉络迂曲,苔少,脉沉较前有力。处方:前方加肉桂3g,芡实15g。28剂,煎服法同前。

四诊(2019年8月19日):患者服药后腹痛、腹胀明显减轻,头晕耳鸣、视物昏花、腰膝酸软、咳嗽咯痰、气短乏力均明显好转,稍口干,无口苦,胃纳及夜寐可,大便转为黄色软便,每日排便3~4次,夜尿3~4次。舌质黯红,舌下脉络迂曲,苔少,脉沉。有效守方,原方14剂,煎服法同前。

五诊(2019年9月2日):患者活动后稍感腰膝酸软,无其他不适,胃纳及夜寐可,每日排黄色软便2~3次,夜尿2~3次。舌质黯红,舌下脉络迂曲改善,舌苔薄白,脉沉稍细。复查腹部CT提示:腹腔巨大肿物及肝脏多发转移瘤较前相仿,病情稳定。此后以上方随证加减用药。随访至今情况良好。

按:胃肠道间质瘤是发生于胃肠道间叶组织的肿瘤,外科手术是局限型无转移胃肠道间质瘤首选的治疗方式。伊马替尼靶向治疗可降低患者的复发、转移,能显著延长晚期胃肠道间质瘤患者的生存期。

本例患者2013年1月出现腹痛并黑便,行胃镜及活检病理诊断为"胃肠道间质瘤",行手术治疗。4年后经腹部CT诊断"胃肠道间质瘤切除术后复发,并肝多发转移",经伊马替尼片靶向治疗后肿瘤缩小,因毒副反应太大,予以减半量治疗,但是肿瘤再次增大。患者头晕耳鸣,视物昏花,腰膝酸软,口干口苦,潮热盗汗,夜尿多,舌质红,苔少津缺,为肝肾阴虚所致。又因患者年老体弱,靶向治疗药物损伤脾胃,导致脾胃气虚,水湿运化失司,故腹胀,气短乏力,胃纳差,泄泻,咯痰,脉沉细无力。因气虚不能推动血液运行,导致血瘀,故见腹中肿物,舌质黯红,舌下脉络迂曲。治疗当滋补肝肾,健脾益气,降浊消结。方中熟地黄、枸杞子滋补肝肾,填精益髓;山茱萸滋肾益肝;山药滋肾补脾;泽泻泻肾降浊;牡丹皮清泻相火,活血祛瘀;菊花清肝明目;肉桂取"少火生气"之义;人参大补元气,健脾养胃;白术健脾燥湿;茯苓、芡实、薏苡仁健脾渗湿止泻;白扁豆健脾化湿止泻;杜仲、牛膝补肝肾,强筋骨;浙贝母、法半夏化痰散结;莪术、当归活血祛瘀;炙甘草益气和中,调和诸药。诸药配伍,共成滋补肝肾,健脾益气,降浊消结之功。

七、肝硬化(2例)

1. 健脾益气,活血化瘀,佐以利水治疗肝郁脾虚,痰瘀互结,水湿内停型肝硬化。

石某某,男,51岁,已婚,湖南省怀化市某单位职工。门诊病例。

主诉:间断性腹胀乏力4年,加重1月。

患者有乙型肝炎病史6年余,间断性腹胀乏力,确诊肝硬化4年,曾间断服用中西药物(具体用药和剂量不详),近1月无明显诱因症状加重,遂前来就诊。

查体:肝区叩痛征阳性,脾在肋下1.5cm处可触及,质略硬,腹水征阳性,颈胸部可见3颗蜘蛛痣,腹壁静脉曲张明显,双下肢轻度凹陷性水肿。

辅助检查:①乙肝五项:HBsAg(+),抗HBe(+),抗HBc(+)。②肝功能:谷丙转氨酶68U/L,谷草转氨酶96U/L,总胆红素29.6μmol/L,直接胆红素11.8μmol/L,总蛋白63g/L,白蛋白27.5g/L,球蛋白35.5g/L。③血常规:血红蛋白 8.7g/L,白细胞 2.9×10^9/L,红细胞 3.1×10^{12}/L,血小板 50×10^9/L。④腹部 B 超:肝硬化,少量腹水。

西医诊断:乙型肝炎;肝硬化。

初诊(2011 年 3 月 17 日):患者腹胀不适,形体消瘦,面色晦黯,疲乏无力,食纳较差,失眠多梦,双目干涩,大便干结,小便量少,舌质黯红,舌下静脉迂曲,舌苔薄白,脉沉弦而细。

辨证:肝郁脾虚,痰瘀互结,水湿内停。

治法:健脾益气,活血化瘀,佐以利水。

主方:舒肝散结汤加减。

处方:黄芪 30g,党参 15g,炒白术 15g,茯苓 15g,泽兰 15g,当归 15g,鳖甲 15g,土鳖虫 10g,鸡内金 15g,泽泻 10g,炒苍术 20g,炮姜 10g,车前草 20g。10 剂,水煎服,每日 1 剂,分 2 次服。

二诊(2011 年 3 月 29 日):患者腹胀不适、疲乏无力均有好转,食纳增加,失眠好转,大便正常。有效守方,原方 30 剂,煎服法同前。

三诊(2011 年 5 月 6 日):患者腹胀不适、疲乏无力均有明显好转,舌质较红,舌下静脉迂曲改善,脉沉弦稍细。处方:黄芪 30g,党参 15g,炒白术 15g,茯苓 15g,泽兰 15g,当归 15g,鳖甲 15g,土鳖虫 10g,鸡内金 15g,怀山药 20g,炒苍术 10g,炮姜 10g,车前草 10g。30 剂,煎服法同前。

四诊(2011 年 6 月 6 日):患者稍有腹胀,疲乏无力消失,食纳正常,睡眠尚可。复查肝功能:谷丙转氨酶 42U/L,谷草转氨酶 51U/L,总胆红素 20.5μmol/L,直接胆红素 9.7μmol/L,总蛋白 65g/L,白蛋白 34g/L,球蛋白 31g/L。血常规:血红蛋白 11.58g/L,白细胞 3.8×10^9/L,红细胞 3.6×10^{12}/L,血小板 80×10^9/L。腹部 B 超:肝硬化,无腹水。处方:黄芪 30g,党参 15g,炒白术 15g,茯苓 15g,泽兰 15g,当归 15g,鳖甲 15g,莪术 10g,鸡内金 15g,怀山药 20g,炒苍术 6g,炮姜 6g。以上方随证加减治疗 6 个月,症状及体征基本消失。改为 2 日服一剂,随访 3 年病情基本稳定。

按:肝硬化是临床常见的慢性进行性肝病,是由一种或多种病因长期或反复作用形成的弥漫性肝损害。早期由于肝脏代偿功能较强可无明显症状,后期则以肝功能损害和门静脉高压为主要表现,并有多系统受累,晚期常出现上消化道出血、肝性脑病、继发感染、脾功能亢进、腹水、癌变等并发症。西医治疗以保肝等对症治疗为主,在延缓肝硬化进展方面难以获得满意疗效。肝硬化腹水属中医"鼓胀"范畴。在临床辨证论治中,正与邪、阴与阳、寒与热、虚与实之间表现出正邪相争、阴阳交错、寒热互存、虚实相间、标本互转等错综复杂的诸多矛盾,若处理不当,不仅会顾此失彼,还会加重病情。但中医药在抗肝纤维化、肝硬化方面则有独特的优势。

本例患者有乙型肝炎病史 6 年余,确诊肝硬化 4 年,曾间断服用中西药物。目前患者腹胀不适,形体消瘦,面色晦黯,疲乏无力,食纳较差,失眠多梦,双目干涩,大便干结,小便量少,舌质黯红,舌下静脉迂曲,舌苔薄白,脉沉弦而细,是肝郁脾虚,痰瘀互结,水湿内停所致。治疗当健脾益气,活血化瘀,佐以利水。方用舒肝散结汤加减。方中黄芪、党参补气健脾,和中祛湿;炒白术、茯苓健脾补中,祛湿利水;当归、鳖甲补血养阴,软坚散结;泽兰、鸡内金、土鳖虫活血化瘀,散结消瘤;泽泻、车前草利尿消肿,通络散结;炒苍术、炮姜温补脾肾,通经祛湿。诸药配伍,共奏健脾益气,活血化瘀,利水消肿之功。

2. 疏肝健脾,清热消瘀,解毒散结治疗肝郁脾虚,湿热内滞,痰瘀互结型肝硬化。

华某某,女,67 岁,已婚,湖南省娄底市某单位退休职工。门诊病例。

主诉:乏力、皮肤瘙痒、黄疸 2 年。

患者因"乏力、皮肤瘙痒 4 个月"于 2011 年 5 月 2 日在当地医院就诊,检查显示总胆红素:69μmol/L,直接胆红素:46.1μmol/L,碱性磷酸酶:372IU/L,γ-谷氨酸转肽酶:514IU/L,总胆汁酸:98μmol/L,白蛋白:29.5g/L,球蛋白:42.6g/L;甲胎蛋白、癌胚抗原等肿瘤标志物阴性;ANA:阳性,AMA-M2:阳性,M2-3E:阳性;腹部 B 超提示:肝实质回声粗糙,慢性肝损样表现。确诊为"肝硬化",予熊去氧胆酸胶囊 250mg 每日 3 次口服维持治疗,效果欠佳,患者遂寻求中医治疗。

西医诊断:肝硬化。

初诊(2013 年 5 月 15 日):患者神疲乏力,皮肤瘙痒,夜寐易醒,口干不适,腹胀,时有恶心,小便黄赤,大便溏薄,舌质较红,舌苔黄腻,脉沉弦而细。

辨证:肝郁脾虚,湿热内滞,痰瘀互结。

治法:疏肝健脾,清热消瘀,解毒散结。

主方:舒肝散结汤加减。

处方:水牛角(先煎)30g,柴胡 10g,茵陈 12g,黄连 3g,茯神 20g,党参 10g,大枣 9g,陈皮 10g,法半夏 10g,石斛 20g,白芍 20g,桂枝 6g,酸枣仁 15g,甘草 6g。10 剂,水煎服,每日 1 剂,分 2 次服。

二诊(2013 年 5 月 25 日):患者神疲乏力好转,腹胀改善,大便溏薄,每日 2~3 次,略臭,小便较黄,舌质偏红,舌苔薄黄,脉小弦。湿热余邪未尽,治以清热利湿。拟上方加车前草 20g。30 剂,煎服法同前。

三诊(2013年6月29日):患者胃纳转馨,二便自调,唯口干而夜寐难安,皮肤瘙痒,舌质红,舌苔薄白,脉小弦。湿热未尽,瘀热内滞。上方去桂枝,加地肤子15g。30剂,煎服法同前。

四诊(2013年8月2日):复查肝功能:总胆红素20.7μmol/L,直接胆红素16.2μmol/L,碱性磷酸酶116IU/L,γ-谷氨酸转肽酶正常,总胆汁酸16.8μmol/L,白蛋白38.6g/L,球蛋白34.2g/L。腹部B超示:肝实质回声粗糙,慢性肝损样表现,肝囊肿。患者时有头晕、口苦口干,胃纳可,二便正常。舌质稍红,舌苔薄黄,脉弦稍滑。处方:水牛角(先煎)30g,柴胡6g,茯神20g,党参10g,金银花10g,陈皮10g,赤芍12g,甘草6g,黄连3g,苍术12g,芦根15g,石斛20g,海螵蛸12g。以上方随证加减治疗1年余。

五诊(2015年2月16日):复查肝功能:总胆红素20.2μmol/L,直接胆红素17.5μmol/L,碱性磷酸酶128IU/L,γ-谷氨酸转肽酶正常,总胆汁酸24.1μmol/L,白蛋白40.3g/L,球蛋白35.4g/L。患者皮肤瘙痒消失,二便自调,舌质稍红,舌苔薄白,脉细弦。此后患者以上方加减做丸药治疗。

随访3年,各项指标维持稳定,疲乏有明显改善,生活质量转佳。

按:本例患者确诊肝硬化,神疲乏力,皮肤瘙痒,夜寐易醒,口干不适,腹胀,时有恶心,小便黄赤,大便溏薄,舌质较红,舌苔黄腻,脉沉弦而细,为肝郁脾虚,湿热内滞,痰瘀互结所致。治疗当疏肝健脾,清热消瘀,解毒散结。方用舒肝散结汤加减。方中水牛角清热凉血,散瘀解毒;党参补气健脾;柴胡疏肝理气;茵陈利胆退黄;石斛清热生津;陈皮、法半夏化痰散结;黄连清热燥湿;酸枣仁、茯神养心安神;桂枝温通血脉,白芍养血柔肝,桂芍相合,调和营卫;大枣益气补中;甘草调和诸药。诸药配伍而建功。

在肝硬化的病变过程中,肝、脾、肾常相互影响,肝郁而乘脾,土壅则木郁,肝脾久病则伤肾,肾伤则火不生土,或水不涵木。同时气、血、水也常相因为病,气滞则血瘀,血瘀而水停,水阻则气滞;反之亦然。气血水结于腹中,水湿不化,久则实者愈实;邪气不断损伤正气,使正气日渐虚弱,久则虚者愈虚,故本虚标实、虚实并见为本病的主要病机特点。晚期水湿之邪,郁久化热,则可发生内扰或蒙蔽心神、引动肝风、迫血妄行、络伤血溢之变。总之,脾气虚弱乃肝硬化之本始,肝血瘀滞为肝硬化之枢纽,肝肾亏虚成肝硬化之终结。其病理演变为肝郁脾虚→肝血瘀滞→肾亏水停。

本例患者初诊时既有腹胀、恶心等湿热内滞之证,又有口干欲饮等血热阴虚之象;既有神疲乏力一派虚损之象,又有皮肤瘙痒等瘀热阻络之象。患者以湿热内蕴为主要表现,虽脾虚为本,仍当急则治标,以清热利湿为主,正所谓"邪去正自安",故以舒肝散结汤加减清热利湿,行气化滞。同时虑及本例患者为老年女性，湿热熏蒸，阴液亏耗，清热利湿之时，恐燥烈伤阴，以酸枣仁、白芍之类佐制，兼可柔肝养肝。二诊时患者大便转稀，可见病本在于脾虚湿阻，此处加用车前草清热利湿，可利小便而实大便，可谓一举两得。本例患者皮肤瘙痒、夜寐不安，又称"风瘙痒"，"诸痛痒疮，皆属于心"，《黄帝内经》言："盖心主乎血，血热生风，热郁内甚。"故当清热凉血，宁心安神。用水牛角治疗，使湿热之邪渐去，健脾助运，复其正气。肝硬化病情复杂，病势缠绵，难以根除，在辨治中应善于把握标本和主次，圆机活法，用药轻盈但取效迅捷，故能改善患者诸多症状，提高患者生活质量，延缓疾病进程。

八、肝癌（2 例）

1. 健脾疏肝，清热化湿，解毒散结治疗肝郁脾虚，肝胆湿热，瘀毒互结型肝癌。

吴某某，男，35 岁，已婚，湖南省长沙市某单位职工。门诊病例。

主诉：肝区疼痛数月。

患者因"肝区疼痛数月"于 2012 年 12 月在当地医院经 B 超、CT 检查发现肝右叶不规则大片状低密度影，诊断为"肝癌"，伴有门静脉血栓形成，肝硬化，门静脉高压，胆囊结石；甲胎蛋白 2 600ng/ml。

既往史：有乙型肝炎病史，吸烟、饮酒史。

患者惧怕手术及化疗，遂来寻求中医诊治。

西医诊断：原发性肝癌。

初诊（2012 年 12 月 17 日）：患者肝区疼痛，疲乏无力，腰酸腿软，失眠多梦，口干口苦，烦躁易怒，食纳无味，小便黄赤，大便干结，舌质红绛，舌边有齿痕及瘀斑，舌苔黄腻，脉弦滑而涩。

辨证：肝郁脾虚，肝胆湿热，瘀毒互结。

治法：健脾疏肝，清热化湿，解毒散结。

主方：舒肝散结汤加减。

处方：太子参 30g，黄芪 30g，白术 20g，茯苓 15g，白英 20g，白花蛇舌草 20g，猪苓 10g，丹参 15g，郁金 10g，莪术 15g，土鳖虫 10g，鳖甲 15g，川续断 15g，补骨脂 15g，穿山甲 5g，当归 10g，白芍 15g，炒枳壳 10g，麦冬 10g。10 剂，水煎服，每日 1 剂，分 2 次服。

二诊（2012 年 12 月 28 日）：患者肝区疼痛减轻，疲乏无力、腰酸腿软、失眠多梦、口干口苦均有好转，脉弦稍滑。处方：太子参 30g，黄芪 30g，白术 15g，茯苓 15g，炙甘草 6g，柴胡 10g，白芍 30g，枳壳 10g，川芎 6g，怀山药 30g，补骨脂 15g，酸枣仁 15g，穿山甲 5g，白英 20g，白花蛇舌草 20g，白豆蔻 10g，山楂 15g,鸡内金 10g。20 剂,煎服法同前。

三诊(2013 年 1 月 19 日):患者偶有肝区不适、头晕,口苦减轻,睡眠可,二便正常,脉细弦。处方:太子参 30g,白术 20g,茯苓 15g,炙甘草 6g,柴胡 10g,白芍 30g,枳壳 10g,川芎 6g,怀山药 30g,薏苡仁 30g,补骨脂 15g,酸枣仁 15g,巴戟天 15g,穿山甲 5g,白英 20g,白花蛇舌草 20g,白豆蔻 10g,神曲 10g,山楂 15g,鸡内金 10g。30 剂,煎服法同前。

四诊(2013 年 2 月 20 日):患者服药后症状明显减轻,夜晚梦多,复查甲胎蛋白下降至 847ng/ml,肝硬化,肝右叶肿物较前缩小。有效守方,原方 30 剂,煎服法同前。

五诊(2013 年 3 月 22 日):患者家属代诉肝癌介入治疗 3 次后出现发热。处方:太子参 30g,白术 24g,茯苓 15g,炙甘草 6g,白扁豆 20g,怀山药 20g,薏苡仁 20g,川续断 15g,补骨脂 15g,酸枣仁 15g,柴胡 10g,黄芩 10g,半夏 10g,荆芥 10g,防风 9g。10 剂,煎服法同前。

六诊(2013 年 4 月 5 日):患者服药后热退,症状减轻,纳可。处方:太子参 30g,白术 25g,茯苓 15g,炙甘草 6g,白扁豆 24g,怀山药 24g,薏苡仁 20g,川续断 15g,补骨脂 15g,酸枣仁 15g,巴戟天 15g,穿山甲 5g,辛夷 10g,苍耳子 15g,山楂 10g,鸡内金 10g。20 剂,煎服法同前。

七诊(2013 年 4 月 29 日):患者服药后症状已消失,纳眠好。处方:太子参 30g,白术 25g,茯苓 15g,半夏 10g,枳壳 10g,川贝母 10g,甘草 6g,白扁豆 20g,怀山药 20g,薏苡仁 20g,川续断 10g,酸枣仁 15g,巴戟天 15g,穿山甲 5g,黄芪 30g,当归 10g。患者随证加减服药 2 年后复查,甲胎蛋白降至 6.91ng/ml,已无明显不适。以上方做丸药服用以巩固疗效。随访 3 年无恙。

按:原发性肝癌是世界第六大肿瘤,近年来其发病率在欧美国家呈上升趋势,我国为本病的高发区。目前,肝癌各种疗法的 5 年生存率已接近高限,瓶颈主要是转移及复发,该病极大地威胁到广大人民群众的生命安全,引起社会的广泛关注。

肝癌属中医"肝积""癥瘕""积聚""鼓胀""黄疸""胁痛"等范畴。古代文献对该病早有论述,如《张氏医通》"嗜酒之人,病腹胀如斗……故成痞胀",《医宗必读》"积之成者,正气不足,而后邪气踞之",《景岳全书》"凡脾胃不足及虚弱失调之人,多有积聚之病"。其病机是肝气不舒,气运不畅,气郁于局部;或脾气不足,脾失健运,湿邪内生,痰湿阻滞经络;或外邪入侵,湿热内阻,胆道失畅;或正气不足,肝肾阴虚,肝体阴而用阳,肝体失和。总之,因正虚邪实,肝体失和,肝运失畅,局部气血痰湿瘀滞而发病。

本例患者肝区疼痛,疲乏无力,腰酸腿软,失眠多梦,口干口苦,烦躁易怒，食纳无味，小便黄赤，大便干结，舌质红绛，舌边有齿痕及瘀斑，舌苔黄腻，脉弦滑而涩。证属肝郁脾虚，肝胆湿热，瘀毒互结。治疗当健脾疏肝，清热化湿，解毒散结。方用舒肝散结汤加减。方中太子参、黄芪健脾补气；白术、猪苓、茯苓健脾祛湿；麦冬、当归、白芍养血柔肝；续断、补骨脂补肝肾；郁金、枳壳疏肝理气；丹参、莪术活血祛瘀；土鳖虫、鳖甲、穿山甲软坚散癌结；白英、白花蛇舌草清热解癌毒；甘草调和诸药。诸药配伍而建功。

2. 健脾疏肝，活血化痰，解毒消结治疗脾虚肝郁，痰瘀互聚，癌毒胶结型肝癌。

顾某某，男，75 岁，已婚，湖南省醴陵市某单位退休职工。门诊病例。

主诉：体检发现肝脏占位 10 余天。

患者 2011 年 5 月体检发现肝脏占位，CT 检查示：右肝后段实质性占位，大小约 9.6cm×5.4cm，下腔静脉及门静脉右支受压改变。因肿块离门静脉太近，且患者已 75 岁高龄，手术风险大，遂于 5 月 13 日在湖南省某三甲医院行介入治疗 1 次。介入治疗后第 3 天出现明显腹胀，纳差，大便未行，小便极少，气急明显，难以平卧。予放腹水、利尿等对症支持治疗后，症状有所改善，但一般情况极差，精神软弱，乏力明显，无法下床，需家属喂饭。后又现鼻腔出血，查血小板为 $9×10^9$/L，腹水为血性，予输血小板后出血得到控制。患者特来寻求中医诊治。

西医诊断：肝癌。

初诊（2011 年 5 月 21 日）：患者由家属用轮椅推来，极度疲乏，形体消瘦，语声低微，面色晦黯，双下肢浮肿，纳呆食少，腹胀，大便稀溏，小便短少，舌质淡，舌边有齿痕及瘀斑，舌苔厚腻，脉沉细濡。

辨证：脾虚肝郁，痰瘀互聚，癌毒胶结。

治法：健脾疏肝，活血化痰，解毒消结。

主方：舒肝散结汤加减。

处方：西洋参（另煎）9g，白术 20g，黄芪 30g，茯苓 20g，山药 20g，白芍 30g，枳壳 10g，川芎 9g，白花蛇舌草 15g，龙葵 15g，八月札 15g，绿梅花 9g，穿山甲 5g，补骨脂 15g，生山楂 15g，鸡内金 12g。10 剂，水煎服，每日 1 剂，分 2 次服。并嘱患者忌食辛辣、油腻、腌制之品。

二诊（2011 年 6 月 2 日）：患者服药后乏力明显好转，双下肢浮肿有所减轻，纳食有所增加，但仍觉食纳不香，腹胀，舌质淡，舌苔厚腻，脉沉细。处方：西洋参（另煎）8g，白术 20g，黄芪 30g，茯苓 20g，山药 20g，白芍 30g，枳壳 10g，川芎 9g，白花蛇舌草 15g，龙葵 15g，八月札 15g，厚朴 9g，穿山甲 5g，补骨脂15g,生山楂15g,鸡内金12g。15剂,煎服法同前。

三诊(2011年6月17日):患者服药后乏力进一步好转,双下肢浮肿消失,纳食增加,稍有腹胀。处方:上方加陈皮12g、麦芽15g消食开胃。20剂,煎服法同前。

四诊(2011年7月9日):患者服药后食纳已正常,腹胀消失,舌质淡红,舌苔稍薄白,齿痕及瘀斑明显减少,脉沉细。处方:西洋参(另煎)8g,白术20g,黄芪30g,茯苓20g,山药20g,白芍20g,枳壳10g,川芎9g,白花蛇舌草15g,八月札15g,绿梅花9g,穿山甲5g,补骨脂15g,生山楂10g,鸡内金10g。30剂,煎服法同前。

五诊(2011年8月12日):患者已服用中药3个月,可独自就诊,精神饱满,体重有所增加,食纳香,夜寐佳,大便每日1次,小便正常,生活起居如常人。复查CT示肝脏病灶稳定,肝功能基本正常。以上方加减改两日1剂,又服100余剂,患者已无不适。随访2年无恙。

按: 肝癌是全世界最棘手的疾病,病情发展迅速,治疗效果差。主要症状有肝区痛、纳差、乏力、消瘦、发热、黄疸等,但这些大多属中晚期症状。原发性肝癌恶性程度高,起病隐匿。由于肝癌症情复杂,并发症多,不同病程阶段有不同的表现,故辨证类型也不完全一样。

本例患者先天不足,后天失养,素体虚弱,加之介入治疗后损伤脾胃,气血化生之源,中气不足,故见极度疲乏,语声低微;气血化生无源,则不能濡养肢体,故形体消瘦,面色晦黯;脾胃虚弱,脾失健运,胃失受纳,则见纳呆食少,腹胀,大便稀溏;脾主运化水湿,脾失健运,则水湿内停,故双下肢浮肿,小便少,舌质淡,舌边有齿痕,舌苔厚腻,脉濡。证属脾虚肝郁,痰瘀互聚,癌毒胶结。治疗以健脾疏肝,活血化痰,解毒消结。方用舒肝散结汤加减。方中西洋参、黄芪补气健脾,大补后天正气;白术、茯苓、山药健脾利湿;补骨脂、山药、白芍补肾养阴;白花蛇舌草、龙葵、八月札清热解毒;枳壳、绿梅花疏肝理气;川芎、生山楂活血化瘀;穿山甲、鸡内金软坚化结消癌。诸药配伍而建功。

九、糖尿病(2例)

1. 益气养阴,祛湿化痰治疗肺肾两虚,痰湿阻络型糖尿病。

米某某,女,48岁,已婚,湖南省怀化市某公司干部。门诊病例。

主诉:多饮多食6年,咳嗽10余天。

患者6年前起感五心烦热,食量增加,在当地医院住院,诊断为"糖尿病",经中西药物治疗好转出院。此后间发。10余天前受凉后感发热、咳嗽而来医院寻求中医诊治。

西医诊断：糖尿病。

初诊（1995年6月14日）：患者发热，咽痛咳嗽，吐白稠痰，口干不喜饮，头晕耳鸣，疲乏无力，食纳减少，腰膝酸软，五心发热，形体消瘦，小便清长，大便较干，舌质红绛，舌苔黄腻，脉左弦细，右濡弱。

辨证：肺肾两虚，痰湿阻络。

治法：益气养阴，祛湿化痰。

主方：扶正降糖饮加减。

处方：党参20g，黄芪15g，麦冬15g，天花粉15g，黄芩10g，知母10g，熟地黄10g，山茱萸10g，山药15g，苦杏仁10g，南沙参15g，牡丹皮10g。5剂，水煎服，每日1剂，分2次服。

二诊（1995年6月19日）：患者服药后症状明显减轻，能进食稀粥，大便正常，舌红绛少津，脉转细数。有效守方，原方7剂，煎服法同前。

三诊（1995年6月26日）：患者咳嗽消失，精神好转，舌质稍红，舌苔薄黄，脉沉细。痰湿渐祛，肺肾两虚。处方：党参20g，黄芪15g，麦冬15g，天花粉15g，黄芩10g，百合15g，熟地黄10g，山茱萸10g，山药15g，苦杏仁10g，天冬15g，牡丹皮10g。10剂，煎服法同前。

四诊（1995年7月7日）：复查血糖：10.6mmol/L，尿糖：（−）。患者食纳正常，精神转佳，舌苔薄白，脉沉细缓。痰湿渐祛，肺肾较虚。遂以参苓白术丸及六味地黄丸善后，病情稳定。

按：糖尿病是一组遗传和环境因素相互作用而引起的综合征。因胰岛素分泌绝对或相对不足以及靶组织细胞对胰岛素敏感性降低，引起糖、蛋白质、脂肪、水和电解质等一系列代谢紊乱。临床以高血糖为主要共同标志，久病可引起多个系统损害。该病中医称为"消渴"。历代医家早有论述，如《卫生宝鉴》说："夫消渴者……小便频数，其色如浓油，上有浮膜，味甘甜如蜜。"其病因病机多为醇酒厚味损伤脾胃，运化失职，蕴结化燥，消谷耗津，发为消渴；或五志过极，郁而化火，消灼津液，引发消渴。本例患者6年前即感五心烦热，多饮多食，形体消瘦，近10余天因受凉后而咳嗽吐白痰。此乃脾肾阴虚在前，又新感风寒入里化热在后。治疗当益气养阴，祛湿化痰。方用扶正降糖饮加减。方中党参、黄芪补益元气，强身健体；熟地黄、山茱萸补益肝肾，养阴摄津；麦冬、知母、山药补益肺肾，养阴固精；天花粉、南沙参清热养肺，益肾摄精；牡丹皮、黄芩、苦杏仁清热化痰，凉血活血。此后，以参苓白术丸及六味地黄丸善后至病情稳定，复查血糖、尿糖均控制较好。

2. 滋养胃肾，活血化痰，清热解结治疗胃肾虚损，热伤阴津，痰瘀结聚型糖尿病。

尤某某，男，36岁，已婚，湖南省长沙市某单位干部。住院病例。

主诉：口渴、尿多2年。

患者于2年前一场球赛后，感口干较剧，未引起注意，此后饮水日渐增加，由每日1热水瓶（约2 268ml）增至3热水瓶，伴有失眠多梦，食纳减少。曾在单位职工医院经中西药物治疗效果欠佳。近日因家中琐事心境忧愁，劳思过度，诸症加重而于1997年9月29日来院就诊。

既往史：身体健康，否认肝炎、结核等传染病史。

查体：T 37.2℃，P 75次/min，BP 106/70mmHg，R 21次/min。

慢性病容，发育正常，营养中等，神志清楚；头颅无畸形，颈软，无抵抗感，气管居中，甲状腺不大，双颌下可扪及蚕豆大小肿大之淋巴结，质地中等，有轻压痛；胸廓对称，双肺呼吸音清晰，未闻及干湿啰音；心率75次/min，律齐，无杂音；腹平软，无压痛，肝脾未扪及，双肾区无叩痛；病理反射未引出；肛门及外生殖器未查。

辅助检查：①尿常规：黄色清亮，蛋白（-），糖（+++），白细胞0～1/HP，红细胞（-）/HP。②血常规：血红蛋白90g/L，白细胞4.5×10⁹/L，中性粒细胞62%，淋巴细胞36%，单核细胞2%。③血糖：15.8mmol/L。

西医诊断：糖尿病。

西医治疗：以维生素、胰岛素及对症治疗，效果不显，遂请中医会诊。

初诊（1997年10月6日）：患者形体消瘦，全身乏力，五心发热，头晕头胀，腰膝酸软，自汗盗汗，失眠多梦，食纳减少，口干多饮，小便频数，尿色较黄，大便干燥，舌质红绛，舌苔灰黄、根部稍腻，脉濡细而数。

辨证：胃肾虚损，热伤阴津，痰瘀结聚。

治法：滋养胃肾，活血化痰，清热解结。

主方：益胃降糖饮加减。

处方：生地黄15g，麦冬15g，知母10g，山茱萸15g，天花粉15g，黄连5g，石膏（布包）15g，白参（另煎）6g，玉竹12g，覆盆子10g。5剂，水煎服，每日1剂，分2次服。

二诊（1997年10月12日）：患者症状减轻，小便次数减少，大便正常，舌质红绛，舌苔薄黄，脉濡细而数。有效守方，原方7剂，煎服法同前。

三诊（1997年10月19日）：复查尿糖：（++），血糖：13.8mmol/L。患者精神好转，舌质稍红，舌苔薄黄，脉弦细而数。邪热始祛，胃阴不足。处方：党参20g，麦冬15g，天花粉15g，知母10g，牛膝15g，山药15g，石斛12g，覆盆子

10g,陈皮8g。10剂,煎服法同前。

四诊(1997年10月29日):患者食纳正常,舌质稍红,舌苔薄白,脉弦细而数。邪热渐祛,胃阴尚虚。患者要求出院,以前方加减带药15剂回家调养。

五诊(1997年11月16日):复查尿糖:(-),血糖:8.5mmol/L。患者食纳正常,舌质稍红,舌苔薄白,脉弦细。遂以香砂养胃丸及六味地黄丸善后,病情稳定,多次复查尿糖、血糖均在正常范围内。

按:本例患者形体消瘦,全身乏力,五心发热,头晕头胀,腰膝酸软,自汗盗汗,失眠多梦,食纳减少,口干多饮,小便频数,尿色较黄,大便干燥,舌质红绛,舌苔灰黄、根部稍腻,脉濡细而数,是胃肾虚损,热伤阴津,痰瘀结聚所致。治疗当滋养胃肾,活血化痰,清热解结。方用益胃降糖饮加减。方中生地黄、麦冬滋胃养肾,育阴摄精;玉竹、天花粉滋肺养胃,宣肺和中;覆盆子、山茱萸滋肾敛阴,摄泉止遗;白参大补元气,益肾摄精;黄连、知母、石膏清热除烦,养阴摄精。诸药合用而建功。

十、血小板减少性紫癜(2例)

1. 补中益气,健脾摄血治疗中气虚弱,脾不统血型血小板减少性紫癜。

陈某某,女,29岁,已婚,湖南省怀化市某小学教师。住院病例。

主诉:头晕乏力5个月,加重伴全身紫斑4月。

患者5个月前感头晕乏力,未予重视,4个月前症状加重,并出现全身散在紫红色瘀斑及瘀点。在当地医院行血常规检查示:血红蛋白91g/L,白细胞5.0×10⁹/L,血小板62×10⁹/L,中性粒细胞51%,淋巴细胞47%,嗜酸性粒细胞2%;诊断为"原发性血小板减少性紫癜""慢性肝炎"。经服用泼尼松、维生素B₁、维生素K等治疗1个多月后好转出院。此后症状反复发作,经中西药物多方治疗效果欠佳,遂来院就诊。

查体:T 36.8℃,P 75次/min,BP 104/72mmHg,R 20次/min。

慢性病容,神志清楚;全身皮肤可见散在大小不等的瘀斑和瘀点,直径约1mm~3mm,色鲜红或暗红,无明显压痛;浅表淋巴结无肿大;头颅无畸形,颈软,无抵抗感,气管居中,甲状腺不大;胸廓对称,双肺呼吸音清晰,未闻及干湿啰音,心率75次/min,律齐,无杂音;腹平软,无明显压痛,肝脾未扪及,双肾区无叩痛;病理反射未引出。

辅助检查:①尿常规:黄色清亮,蛋白(-),糖(-),红细胞(-)/HP,白细胞0~1/HP。②血常规:血红蛋白94g/L,红细胞4.40×10¹²/L,白细胞5.70×10⁹/L,血小板63×10⁹/L,中性粒细胞64%,淋巴细胞35%,嗜酸性粒细胞1%。③大便常规:黄色软便,原虫(-),潜血试验(-)。

西医诊断：原发性血小板减少性紫癜；慢性肝炎。

初诊（1979 年 10 月 6 日）：患者感头晕不适，四肢乏力，失眠多梦，腹胀纳差，全身皮肤可见散在大小不等的瘀斑和瘀点，小便清长，大便溏薄，舌质淡红，舌边有齿印，舌苔薄白，脉左沉细弦，右沉细弱。

辨证：中气虚弱，脾不统血。

治法：补中益气，健脾摄血。

主方：益脾消斑饮加减。

处方：白参（另煎）8g，黄芪 20g，白术 15g，茯神 15g，龙眼肉 15g，酸枣仁 15g，当归 10g，仙鹤草 15g，阿胶（烊化）10g，地榆炭 15g，陈皮 9g，大枣 10g。5 剂，水煎服，每日 1 剂，分 2 次服。

二诊（1979 年 10 月 11 日）：患者服药后头晕不适、四肢乏力及失眠多梦等症状明显减轻，食纳好转，大便稍溏。有效守方，原方 5 剂，煎服法同前。

三诊（1979 年 10 月 16 日）：患者症状进一步减轻，全身瘀斑和瘀点开始消退，舌质淡红，舌苔薄白，脉左沉细弦，右沉细弱。中气渐复，统摄渐佳。处方：白参（另煎）8g，黄芪 20g，白术 15g，茯神 15g，龙眼肉 15g，酸枣仁 10g，当归 10g，枸杞子 15g，阿胶（烊化）10g，地榆炭 10g，广木香 5g，大枣 10g。5 剂，煎服法同前。

四诊（1979 年 10 月 21 日）：患者全身瘀斑大部分已消退，食纳正常，舌质淡红，舌苔薄白，脉沉细。中气渐复，统摄较佳。前方 5 剂，煎服法同前。

五诊（1979 年 10 月 26 日）：复查血常规：血红蛋白 96g/L，红细胞 4.50×10^{12}/L，白细胞 5.60×10^9/L，血小板 116.7×10^9/L，中性粒细胞 66%，淋巴细胞 33%，嗜酸性粒细胞 1%。患者全身瘀斑已消退，食纳正常，舌质淡红，舌苔薄白，脉沉细。要求出院。处方：党参 20g，黄芪 15g，白术 15g，怀山药 15g，茯神 15g，龙眼肉 15g，酸枣仁 10g，当归 10g，枸杞子 15g，阿胶（烊化）10g，地榆炭 10g，广木香 3g，大枣 10g。20 剂，带药出院，煎服法同前。

六诊（1979 年 11 月 15 日）：患者食纳正常，舌质淡红，舌苔薄白，脉沉缓。中气已复，统摄较佳。处方：党参 20g，黄芪 15g，白术 15g，怀山药 15g，茯神 15g，龙眼肉 15g，酸枣仁 10g，当归 10g，枸杞子 15g，地榆炭 10g，广木香 3g，大枣 10g。30 剂，煎服法同前。

此后以归脾丸善后而愈。随访 5 年无恙。

按：原发性血小板减少性紫癜是一种最常见的血小板减少性紫癜，临床上分为急性型和慢性型。急性型常见于儿童，慢性型好发于青年女性。本病属中医"血证"范畴，与医籍中记载的"肌衄""发斑""血斑"等症有很多相似之处。其发病原因，或因实热之邪迫血妄行；或因脾气虚损，统摄无权；或因阴虚内热，损伤脉络所致。

对本病施治应着眼于热、气、血三点，以清热凉血，益气摄血，活血化瘀为要。本例患者全身紫斑已4个多月，感头晕不适，四肢乏力，腹胀纳差，大便溏薄，舌质淡红，舌边有齿印，脉细弱，是中气虚弱，脾不统血所致。治疗当补中益气，健脾摄血。方用益脾消斑饮加减。方中白参、黄芪补气温中，固精摄血；白术、大枣补脾益肾，健脾固津；茯神、酸枣仁益气养血，宁心安神；龙眼肉、当归养血滋阴，宁心安神；仙鹤草、地榆炭清热凉血，收敛止血；阿胶补血养血，助仙鹤草、地榆炭加强止血；陈皮理气醒脾，使补而不滞。诸药配伍，以成补中益气，健脾摄血之功。

2. 清热化湿，凉血消瘀治疗湿热熏蒸，血溢脉外型血小板减少性紫癜。

米某某，女，32岁，已婚，湖南省某县某单位干部。住院病例。

主诉：发现面部紫斑及全身瘀点20余天。

患者自述20余天前起发现面部紫斑，继则全身散在瘀斑及瘀点，伴有牙龈出血。在当地医院行血常规检查：血红蛋白87g/L，白细胞 5.0×10^9/L，血小板 63.4×10^9/L，中性粒细胞52%，淋巴细胞45%，嗜酸性粒细胞3%。出血时间1秒，凝血时间2.4秒。诊断为"血小板减少性紫癜"。经服用维生素C并输全血3次共900ml，效果不显。加用泼尼松1月余，血小板曾一度上升至 89.6×10^9/L，但第三天即降至 56×10^9/L，常有牙龈出血，皮肤不断出现血点及血斑，遂来院就诊。

既往史：2个月前因附件炎曾用青霉素、链霉素、四环素治疗而好转。否认肝炎、结核等传染病史。

查体：T 36.6℃，P 76次/min，BP 106/70mmHg，R 19次/min。

慢性病容，神志清楚；全身皮肤可见散在大小不等的瘀斑和瘀点，直径约1mm～3mm，色鲜红或暗红，无明显压痛；浅表淋巴结无肿大；面部紫斑，牙龈稍红，稍有渗血，头颅无畸形，颈软，无抵抗感，气管居中，甲状腺不大；胸廓对称，双肺呼吸音清晰，未闻及干湿啰音；心率76次/min，律齐，无杂音；腹平软，无明显压痛，肝脾未扪及，双肾区无叩痛；病理反射未引出。

辅助检查：①尿常规：黄色清亮，蛋白（-），糖（-），红细胞（-）/HP，白细胞0～1/HP。②血常规：血红蛋白94g/L，红细胞 4.40×10^{12}/L，白细胞 5.70×10^9/L，血小板 47.4×10^9/L，中性粒细胞64%，淋巴细胞35%，嗜酸性粒细胞1%。③大便常规：黄色软便，原虫（-），潜血试验（-）。

西医诊断：继发性血小板减少性紫癜。

初诊（1974年4月12日）：患者牙龈经常出现出血点及血斑，口干喜冷饮，食纳一般,小便较黄,大便正常,舌质较红,舌苔薄黄,脉弦滑而数。

辨证:湿热熏蒸,血溢脉外。

治法:清热化湿,凉血消瘀。

主方:茜紫祛斑饮加减。

处方:紫草15g,茜草15g,牡丹皮10g,黄芩10g,生地黄15g,侧柏叶10g,薏苡仁20g,白芍15g,白茅根20g。5剂,水煎服,每日1剂,分2次服。

二诊(1978年4月17日):患者服药后齿衄、口干等症状明显减轻,食纳好转。有效守方,原方5剂,煎服法同前。

三诊(1978年4月22日):患者症状进一步减轻,全身瘀斑和瘀点开始消退,舌质淡红,舌苔薄白,脉弦细而数。邪热始祛,湿邪渐消,瘀血渐散。处方:茜草15g,牡丹皮10g,黄芩10g,生地黄15g,侧柏叶10g,紫草15g,薏苡仁20g,白芍15g,白茅根20g,陈皮8g。5剂,煎服法同前。

四诊(1978年4月27日):患者全身瘀斑大部分已消退,食纳正常,舌质淡红,舌苔薄白,脉沉细。邪热渐祛,湿邪渐消,瘀血渐散。前方5剂,煎服法同前。

五诊(1978年5月2日):复查血常规:血红蛋白96g/L,红细胞4.50×10^{12}/L,白细胞5.60×10^9/L,血小板116.7×10^9/L,中性粒细胞66%,淋巴细胞33%,嗜酸性粒细胞1%。患者全身瘀斑已消退,食纳正常,舌质淡红,舌苔薄白,脉沉细。要求出院。处方:党参20g,黄芪15g,茜草15g,牡丹皮10g,黄芩6g,生地黄15g,紫草15g,薏苡仁20g,白芍15g,白茅根20g,陈皮8g,龙眼肉15g。20剂,带药回家调养。

六诊(1978年5月26日):患者食纳正常,舌质淡红,舌苔薄白,脉沉缓。邪热已祛,湿邪渐消,瘀血渐散,气阴较虚。处方:党参20g,黄芪15g,茜草15g,牡丹皮10g,黄芩6g,生地黄15g,紫草15g,薏苡仁20g,白芍15g,地榆炭10g,陈皮8g,龙眼肉15g。30剂,煎服法同前。

七诊(1978年6月27日):患者食纳正常,舌质淡红,舌苔薄白,脉沉缓。以归脾丸善后而愈。随访5年无恙。

按:本例患者2个月前曾患附件炎,继之出现齿衄、全身皮肤出血点及血斑。附件炎多为湿热或寒湿注于下焦所致。患者虽经治疗,但湿热之邪未清,郁于体内,邪热留恋,煎灼营血,血得热则盈溢流速,迫而妄行,血溢于上即为衄,溢于孙络则为血斑、血点。患者全身紫斑,常出现齿衄、血点及血斑,是湿热熏蒸,迫血外溢所致。又口干喜冷饮,小便黄,脉弦滑数,乃湿热阻络所致。治疗当清热化湿,凉血消瘀。以茜紫祛斑饮加减。方中茜草、紫草、牡丹皮凉血活血,化瘀止血;侧柏叶、白茅根清热凉血,活血止血;白芍、生地黄凉血养阴，柔肝补血；黄芩、薏苡仁清热解毒，活血祛湿。诸药配伍，以成清热化湿，凉血消瘀之功。

此外，血小板减少性紫癜采用食疗亦有较好效果，下面介绍几种食疗方法。

1．地榆炭花生衣蜜饮　地榆炭 10g，花生衣 10g，蜂蜜 10g。将地榆炭与花生衣一同放入砂锅，加水适量，煎煮 30 分钟，用洁净纱布过滤，滤汁放入杯中，趁温调入蜂蜜，拌匀即成。早晚分次服用。适用于血热型。

2．阿胶葛根藕粉羹　阿胶 15g，葛根粉 30g，藕粉 60g。将阿胶敲碎，放入锅中，加水适量，用中火煮沸烊化，加葛根粉，拌和均匀，继续煨煮至沸，调入用冷水拌匀的藕粉，边加热边搅拌至形成羹状即成。早晚分次服用。适用于阴虚内热型。

3．连衣花生阿胶红枣饮　连衣花生 30g，红枣 15 枚，阿胶 10g。将连衣花生拣去杂质，除去有芽头者，洗净，与红枣同入砂锅，加水适量，大火煮沸，改用小火煨煮 1 小时。阿胶洗净，入另锅，加水煮沸，待阿胶完全烊化，调入煨煮连衣花生的砂锅中，拌匀，煨煮至花生熟烂即成。适用于气不摄血型。

4．三七炖鸡　三七 15g，阿胶 10g，母鸡肉半只，姜片、葱段、精盐各适量。将三七切成薄片，母鸡肉切块，与姜片、葱段同入锅中，加水适量，大火煮沸，改小火炖至鸡肉熟烂，加入精盐，再炖 2 沸即成。当菜佐餐食用。适用于瘀血阻络型。

十一、再生障碍性贫血（2 例）

1．补气养阴，凉血消瘀，解毒散结治疗气阴两虚，邪热内蕴，瘀毒结聚型再生障碍性贫血。

曲某某，男，49 岁，已婚，湖南省宁乡市某单位干部。会诊病例。

主诉：出现皮肤紫斑 14 年，加重伴头晕 20 余天。

患者自述 14 年前发现皮肤紫斑伴齿衄，在当地医院就诊，服用中西药物效果不佳。后在长沙某三甲医院检查确诊为"再生障碍性贫血"，服用西药后好转，但仍有复发。此次患者 20 余天前因感冒后症见皮肤紫斑，伴齿衄，鼻衄，头晕乏力。

查体：T 37.8℃，P 112 次/min，BP 108/86mmHg，R 22 次/min。

重度贫血貌。

辅助检查：①血常规：血红蛋白 96g/L，白细胞 $2.1×10^9$/L，红细胞 $2.8×10^{12}$/L，血小板 $14.6×10^9$/L。②生化：谷丙转氨酶 68U/L，余无异常。③骨髓象：骨髓增生低下，以红细胞系为主，巨核细胞 2 个/全片。④尿常规：潜血（++），余无异常。⑤大便常规正常。

西医诊断：再生障碍性贫血。

初诊（2000 年 7 月 12 日）：患者皮肤紫斑，伴齿衄，鼻衄，头晕乏力，面色苍白，手足心热，食纳较差，夜寐不安，大便稍干，小便正常，舌质淡白，舌边有齿印，舌苔薄黄，脉沉细数。

辨证：气阴两虚，邪热内蕴，瘀毒结聚。

治法：补气养阴，凉血消瘀，解毒散结。

主方：祛瘀生血饮加减。

处方：西洋参（另煎）15g，黄芪 30g，土大黄 15g，女贞子 15g，生地黄 12g，山茱萸 20g，山药 15g，牡丹皮 10g，茯苓 15g，桂枝 10g，墨旱莲 15g，枸杞子 15g，仙鹤草 15g，当归 10g。7 剂，水煎服，每日 1 剂，分 2 次服。

二诊（2000 年 7 月 19 日）：患者服药后皮肤紫斑减少，齿衄、鼻衄停止，头晕乏力减轻。有效守方，原方 10 剂，煎服法同前。

三诊（2000 年 7 月 29 日）：患者服药后皮肤紫斑基本消失，头晕乏力明显减轻，面色转红，舌质淡红，舌边齿印减少，舌苔薄白，脉沉细弱。处方：西洋参（另煎）10g，黄芪 20g，土大黄 10g，女贞子 15g，生地黄 12g，山茱萸 15g，山药 15g，牡丹皮 10g，茯苓 15g，桂枝 6g，墨旱莲 15g，枸杞子 15g，仙鹤草 15g，当归 10g。15 剂，煎服法同前。

四诊（2000 年 8 月 15 日）：患者服药后皮肤紫斑消失，精神较好，舌质淡红，舌边齿印明显减少，舌苔薄白，脉沉细缓。复查血常规：血红蛋白 10.4g/L，白细胞 3.2×10^9/L，红细胞 2.9×10^{12}/L，血小板 90×10^9/L。处方：西洋参（另煎）10g，黄芪 20g，土大黄 10g，女贞子 15g，生地黄 12g，山茱萸 15g，山药 15g，牡丹皮 10g，茯苓 15g，鹿皮胶（冲服）10g，墨旱莲 15g，枸杞子 15g，仙鹤草 15g，当归 10g。30 剂，煎服法同前。

五诊（2000 年 9 月 20 日）：患者服药后，面色红润，舌质淡红，舌苔薄白，脉沉缓。复查血常规：血红蛋白 11g/L，白细胞 4.2×10^9/L，红细胞 3.9×10^{12}/L，血小板 114×10^9/L。处方：参须（另煎）10g，黄芪 20g，土大黄 10g，女贞子 15g，生地黄 12g，山茱萸 15g，山药 15g，牡丹皮 10g，茯苓 15g，鹿皮胶（冲服）10g，墨旱莲 15g，枸杞子 15g，龙眼肉 20g，当归 10g，白术 15g，水蛭（冲）3g。30 剂，煎服法同前。

六诊（2000 年 10 月 21 日）：患者服药 3 个月后，面色红润，舌质淡红，舌苔薄白，脉沉缓。复查血常规：血红蛋白 10.8g/L，白细胞 4.3×10^9/L，红细胞 4.1×10^{12}/L，血小板 108×10^9/L。以上方做丸药服用 1 年，随访 3 年，患者病情稳定。

按：再生障碍性贫血，简称再障，是由多种原因造成的以骨髓造血功能衰竭并以全血细胞减少为主要临床表现的一组综合征。根据患者的病情、血象、骨髓象及预后,通常将该病分为急性和慢性两类。本病属中医"虚劳""血枯""亡血"等范畴。近年来中医中药在急、慢性再障的治疗中取得了较好的疗效。本例患者患病 14 年,症见皮肤紫斑,伴齿衄,鼻衄,头晕乏力,面色苍白,手足心热,食纳较差,夜寐不安,大便稍干,小便正常,舌质淡白,舌边有齿印,舌苔薄黄,脉沉细数,是气阴两虚,邪热内蕴,瘀毒结聚所致。治疗当补气养阴,凉血消瘀,解毒散结。方用祛瘀生血饮加减。方中西洋参、黄芪大补元气,益中补肾;生地黄、山茱萸、山药补肾滋阴,充津生血;女贞子、墨旱莲滋阴益肾,生津补血;枸杞子、当归养血滋阴,补肾益精;土大黄、牡丹皮、仙鹤草凉血活血,清热化瘀;茯苓健脾利水、宁心安神;桂枝温阳通脉,使滋补而不滞。诸药配伍,共成补气养阴,凉血消瘀,解毒散结之功。

2. 滋补肾阴,清热解毒,消瘀散结治疗肾阴虚弱,邪热内蕴,瘀毒互结型再生障碍性贫血。

瞿某某,男,65 岁,已婚,湖南省株洲市某单位退休干部。会诊病例。

主诉:乏力伴牙龈出血 1 月。

患者 1 个月前起感乏力,低热,偶有牙龈出血,到当地医院就诊,血常规检查示:血红蛋白 68g/L,白细胞 2.76×10^9/L,红细胞 4.2×10^{12}/L,血小板 18×10^9/L。至长沙某三甲医院经骨髓穿刺检查诊断为"再生障碍性贫血",遂来医院寻求中医治疗。

西医诊断:再生障碍性贫血。

初诊(2009 年 2 月 23 日):患者神疲乏力,面色苍白,腰膝酸软,足跟酸痛,手足心热,口干不欲饮,失眠盗汗,食纳无味,小便正常,大便较干,舌质鲜红,舌苔黄厚腻,脉沉细而弦。

辨证:肾阴虚弱,邪热内蕴,瘀毒互结。

治法:滋补肾阴,清热解毒,消瘀散结。

主方:祛瘀生血饮加减。

处方:生地黄 20g,山药 15g,山茱萸 15g,牡丹皮 15g,泽泻 15g,茯苓 15g,枸杞子 20g,连翘 15g,菟丝子 20g,墨旱莲 20g,地骨皮 20g,炙黄芪 50g,陈皮 10g,紫花地丁 15g,炙甘草 10g。7 剂,水煎服,每日 1 剂,分 2 次服。

二诊(2009 年 3 月 2 日):患者服药后,神疲乏力、腰膝酸软、足跟酸痛、手足心热均好转,食纳渐佳,精神改善,舌质鲜红,舌苔薄黄,脉沉细稍弦。有效守方,原方 20 剂,煎服法同前。

三诊(2009 年 3 月 23 日):患者服药后,诸症明显减轻,食纳正常,精神较好。处方：生地黄 20g，山药 15g，山茱萸 15g，牡丹皮 15g，茯苓 15g，枸杞子 20g，连翘 10g，菟丝子 15g，墨旱莲 20g，地骨皮 20g，炙黄芪 30g，陈皮 10g，紫花地丁 15g，炙甘草 6g。30 剂，煎服法同前。

四诊（2009 年 4 月 25 日）：患者服药后，部分症状消失，睡眠较好，食纳正常，面色红润，二便自调，舌质淡红，舌苔薄白，脉沉细。以前方随证加减做丸药服用 5 个月，患者病情稳定。随访 3 年无恙。

按：运用中医中药进行整体辨证施治是治疗再障的一个有效手段，任何再障、何期病例，都可采用中医中药辨证施治，常用治法有滋阴补肾，益气养血；滋阴补阳，益气补血；补肾活血等。但在具体运用时，如何处理好整体辨证施治，辨证辨病结合用药方面乃是治疗再障能否成功的关键，现在医家治疗再障基本上都是在"肾虚"的基础上进行变通。中药对于慢性再障患者的治疗作用已得到大量临床、实验证明，药物的组方配伍虽然有所不同，但均以补肾法为基础，配以健脾、泻肝、活血化瘀、清热解毒药物，对提高再障患者的缓解率、生存质量均有很好的作用。

本例患者神疲乏力，面色苍白，腰膝酸软，足跟酸痛，手足心热，口干不欲饮，失眠盗汗，食纳无味，小便正常，大便较干，舌质鲜红，舌苔黄厚腻，脉沉细而弦，是肾阴虚弱，邪热内蕴，瘀毒互结所致。治疗当滋补肾阴，清热解毒，消瘀散结。方用祛瘀生血饮加减。方中生地黄、山茱萸、山药补肾滋阴；地骨皮、墨旱莲滋阴益肾；地骨皮、牡丹皮凉血止血，化瘀消斑；枸杞子、菟丝子养阳益阴，使阴阳和合；黄芪、甘草补气和中，使阴津滋润而不腻；连翘、紫花地丁清热解毒，软坚散结；泽泻、茯苓祛湿通络；牡丹皮、陈皮行气活血，使补而不滞；诸药配伍，共成滋补肾阴，清热解毒，消瘀散结之功。

十二、肾盂肾炎（3 例）

1. 清热解毒，利尿祛湿治疗湿热互结，阻滞下焦型肾盂肾炎。

许某某，女，36 岁，已婚，湖南省长沙市某单位干部。住院病例。

主诉：恶寒发热 3 天，尿少 1 天。

患者自述于 3 天前起感恶寒发热，全身不适，疲乏无力，在家服用感冒药无效，继则恶心呕吐 3 次，吐出食物残渣，在当地医院打退烧针（药名不详）效果不佳，1 天前出现尿少，遂来医院就诊。病程中不思饮食，口干喜冷饮，小便量少，呈浓茶色，大便较干。

既往史：身体健康，否认肝炎、结核等传染病史。

查体：T 40.1℃，P 112 次/min，BP 108/74mmHg，R 25 次/min。

急性热性病容，发育正常，营养中等，精神软弱，烦躁不安，神志清楚，检查合作；巩膜皮肤无黄染，双眼结膜充血，颈软，气管居中，甲状腺不大；胸廓对称，双肺呼吸音粗糙，未闻及干湿啰音；心界不大，心率112次/min，律齐，无杂音；腹平软，无明显压痛，肝脾未扪及；双侧腋下及右腹股沟可扪及黄豆或蚕豆大小之淋巴结，质软有轻压痛；右侧肾区轻叩痛，双下肢无水肿，病理反射未引出，肛门及外生殖器未查。

辅助检查：①胸片：两肺纹理增粗且紊乱。②血常规：血红蛋白98g/L，红细胞4.8×10^{12}/L，白细胞25.2×10^9/L，中性粒细胞79%，淋巴细胞18%，嗜酸性粒细胞3%。③尿常规：黄色清亮，蛋白（++），糖（－），红细胞（+）/HP，白细胞（+++）/HP，上皮细胞2～3/HP，脓球成堆/HP。④大便常规：黄色软便，原虫（－），潜血试验（－）。

西医诊断：急性肾盂肾炎。

西医治疗：经注射青霉素、庆大霉素抗感染1周效果欠佳，遂请中医会诊。

初诊（1983年9月15日）：患者恶寒高热，汗多热不减，头痛头胀，面红目赤，全身酸痛，口干思冷饮，时有恶心，不思饮食，小便量少，呈浓茶色，精神软弱，时有呻吟，呼吸稍促，舌边尖红，舌苔黄腻，脉洪而数。

辨证：湿热互结，阻滞下焦。

治法：清热解毒，利尿祛湿。

主方：八正散加减。

处方：生石膏（布包）30g，车前子（布包）15g，木通10g，滑石（布包）20g，茯苓15g，萹蓄10g，白茅根20g，栀子10g，金银花20g，生地黄15g，芦根20g，紫雪散1.5g（冲服）。2剂，水煎服，每日1剂，分2次服。

二诊（1983年9月17日）：患者服药后症状明显改善，体温38.2℃，较前下降，全身酸痛减轻，小便增加，能进食稀粥，舌质鲜红，舌苔稍黄，脉滑数。有效守方，原方3剂，煎服法同前。

三诊（1983年9月20日）：患者服药后体温降至正常，全身稍有酸痛，食纳增进，舌质稍红，舌苔薄黄，脉细数。湿热渐祛，余热未尽，正气稍虚。处方：车前子（布包）15g，白茅根20g，生地黄15g，芦根20g，麦冬15g，山药15g，薏苡仁15g，白参（另煎）8g，茯苓15g，女贞子15g，甘草3g。5剂，煎服法同前。

四诊（1983年9月25日）：患者症状消除，食纳增进，复查血、尿常规均在正常范围，舌质淡红，舌苔薄白，脉沉细而缓。湿热渐祛，余热未尽。以参苓白术散合六味地黄汤加减善后。随访4年无恙。

按：肾盂肾炎是尿路感染中的一种重要类型，多由细菌，极少数为真菌、病毒、原虫等直接引起的肾盂肾盏和肾实质的感染性炎症。本病好发于女性，女∶男约10∶1，其中尤以婚育龄女性、女幼婴和老年妇女患病率更高。该病可分急性和慢性两型。本病属中医"淋病""湿浊""腰痛"等范畴。本例患者急起恶寒高热,乃湿热互结,阻滞三焦所致。暑热炽盛,故临床症见高热,汗多热不减,口干思冷饮,小便量少,呈浓茶色,舌边尖红,舌苔黄腻,脉洪而数。湿阻三焦,气机不畅,故头痛头胀,全身酸痛,时有恶心,不思饮食,精神软弱,舌苔腻。暑湿凝聚于经脉形成瘰疬,故双侧腋下及右腹股沟可扪及淋巴结。治疗当清热解毒,利尿祛湿。方以八正散加减。方中滑石、木通、车前子、萹蓄清热利湿,利水通淋;生石膏、栀子清热泻火;白茅根清热利尿,凉血止血;金银花清热解毒;芦根、生地黄清热生津;茯苓利水渗湿;配合紫雪散清热解毒,止痉安神。随后改用扶正祛邪之法,加速了患者的康复。

2. 滋养肝肾,清热祛湿治疗肝肾阴虚,湿热结聚型肾盂肾炎。

吴某某,女,48岁,已婚,湖南省常德市某单位干部。住院病例。

主诉:反复发作恶寒发热、尿急尿痛8年,加重4天。

患者自述于8年前起突感恶寒发热,全身不适,疲乏无力,继则恶心、呕吐,腰腹疼痛,尿急、尿频、尿痛。在当地医院诊断为"肾盂肾炎",经用青霉素及庆大霉素等治疗好转出院。以后反复发作。此次4天前因受凉感冒后上述症状加重而来医院就诊。病程中不思饮食,小便量少,呈浓茶色,大便数日未解。

既往史:身体一般,易感冒,否认结核等传染病史。

查体:T 39.1℃,P 108次/min,BP 118/78mmHg,R 24次/min。

急性热性病容,发育正常,营养中等,精神软弱,神志清楚,检查合作;双侧颌下及左侧腋下可扪及黄豆或蚕豆大小之肿大淋巴结,质软,有轻压痛;双眼结膜充血,咽红,双侧扁桃体肥大,颈软,气管居中,甲状腺不大;胸廓对称,双肺呼吸音粗糙,未闻及干湿啰音;心界不大,心率108次/min,无杂音;腹平软,无压痛,肝脾未扪及,左侧肾区明显叩痛;双下肢无水肿,病理反射未引出,肛门及外生殖器未查。

辅助检查:①胸片:两肺纹理增粗且紊乱。②血常规:血红蛋白102g/L,红细胞 5.2×10^{12}/L,白细胞 15.2×10^9/L,中性粒细胞77%,淋巴细胞18%,嗜酸性粒细胞5%。③尿常规:黄色清亮,蛋白(++),糖(-),红细胞(-)/HP,白细胞(++++)/HP,上皮细胞2~4/HP,脓球成堆/HP。④大便常规:黄色软便,原虫(-),潜血试验(-)。

西医诊断:慢性肾盂肾炎急性发作。

西医治疗:予注射青霉素、庆大霉素抗感染,口服维生素及对症治疗;并请中医会诊。

初诊（1997 年 7 月 12 日）：患者发热，头晕头胀，双眼干涩，潮热少汗，咽干不思饮，腹胀纳差，手足心热，腰酸腿软，尿频、尿急、尿痛，小便量少，呈黄色，精神软弱，双侧颌下及左侧腋下可扪及黄豆或蚕豆大小之肿大淋巴结，质软，有轻压痛，舌红绛少津，舌苔薄黄，脉沉细数。

辨证：肝肾阴虚，湿热结聚。

治法：滋养肝肾，清热祛湿。

主方：麦味地黄汤加减。

处方：生地黄 15g，牡丹皮 10g，麦冬 15g，山药 20g，茯苓 15g，泽泻 10g，白茅根 20g，桑寄生 20g，萹蓄 15g，瞿麦 10g，女贞子 15g。3 剂，水煎服，每日 1 剂，分 2 次服。配合自身按摩：曲池、大椎、中极、三阴交、关元、肝俞、肾俞等穴。

二诊（1997 年 7 月 15 日）：患者服药后症状明显改善，体温 38.2℃，较前下降，全身症状减轻，舌质红绛少津，舌苔薄黄，脉沉细数。有效守方，原方 5 剂，煎服法同前。

三诊（1997 年 7 月 20 日）：患者服药后体温降至正常，全身稍有疲乏，食纳增进，舌质较红，舌苔薄黄，脉沉细。湿热渐祛，肾阴不足。处方：生地黄 15g，牡丹皮 10g，麦冬 15g，山药 20g，茯苓 15g，桑寄生 20g，瞿麦 10g，女贞子 15g，白参（另煎）8g，甘草 3g。5 剂，带药回家调养。

四诊（1997 年 7 月 29 日）：复查尿常规：黄色清亮，蛋白（−），红细胞（−）/HP，白细胞（＋）/HP，脓球（−）/HP。患者症状消除，食纳增进，舌质稍红，舌苔薄白，脉沉缓。已获临床痊愈。随访 5 年病情稳定。

按：本例患者反复发作恶寒发热、尿急尿痛 8 年，是肝肾阴虚，湿热结聚所致。因为湿热下注，耗气伤阴，致肝肾阴虚，故有双眼干涩，潮热少汗，咽干不思饮，手足心热，腰酸腿软，精神软弱，舌绛少津，脉细等症。由于湿热稽留，故临床见发热，头晕头胀，尿急、尿痛，小便量少，呈黄色，舌红，脉数。湿热阻滞经络，故双侧颌下及左侧腋下可扪及淋巴结。治疗当滋养肝肾，清热祛湿。方用麦味地黄汤加减。方中生地黄、麦冬、女贞子、桑寄生滋养肾阴；山药、茯苓健脾益肾；泽泻、萹蓄、瞿麦清热利尿；牡丹皮、白茅根活血凉血；配合自身按摩加强疗效。两法合用，以奏滋养肝肾，清热祛湿之效。

3. 健脾补肾，清热利湿治疗脾肾两虚，湿热互结型肾盂肾炎。

秦某某，男，55 岁，已婚，湖南省辰溪县某单位干部。住院病例。

主诉：反复发作尿频尿痛 5 年，加重 3 天。

患者自述于 5 年前突起恶寒发热，全身不适，继则尿频、尿痛。在当地医院诊断为"急性肾盂肾炎",经用青霉素、链霉素等治疗好转出院。此后每因受凉或饮食不慎即发作。此次于 3 天前因受凉后上述症状加重而来医院就诊。病程中饮食减少,大便较干。

既往史:慢性胃炎 10 余年,否认肝炎、结核等传染病史。

查体:T 38.7℃,P 98 次 /min,BP 128/74mmHg,R 22 次 /min。

慢性病容,发育正常,营养中等,精神较软弱,神志清楚,检查合作;双眼结膜稍充血,咽红,双侧扁桃体肥大,颈软,气管居中,甲状腺不大;胸廓对称,双肺呼吸音粗糙,未闻及干湿啰音;心界不大,心率 98 次 /min,律齐,无杂音;腹部稍隆起,无明显压痛,肝脾未扪及,右侧肾区明显叩痛;四肢轻度浮肿,病理反射未引出,肛门及外生殖器未查。

辅助检查:胸片:两肺纹理稍增粗。血常规:血红蛋白 96g/L,红细胞 5.1×10^{12}/L,白细胞 11.2×10^9/L,中性粒细胞 78%,淋巴细胞 17%,嗜酸性粒细胞 5%。尿常规:黄色清亮,蛋白(++),糖(−),红细胞(−)/HP,白细胞(+++)/HP,上皮细胞 1~2/HP,脓球成堆 /HP。大便常规:黄色软便,原虫(−),潜血试验(−)。

西医诊断:慢性肾盂肾炎急性发作。

西医治疗:经采用青霉素、链霉素抗感染及对症治疗效果不明显,遂请中医会诊。

初诊(1978 年 6 月 11 日):患者发热,头晕头胀,全身疲乏,脘腹满闷,腹胀纳差,泛恶欲吐,口干不欲饮,四肢浮肿,腰膝酸软,尿频、尿浑,偶有尿痛,大便稍干,舌质淡红,舌苔薄白,脉沉细而弱。

辨证:脾肾两虚,湿热互结。

治法:健脾补肾,清热利湿。

主方:参苓白术散加减。

处方:白参(另煎)8g,黄芪 15g,白术 15g,山药 20g,茯苓 15g,陈皮 8g,薏苡仁 15g,砂仁 8g,续断 15g,黄柏 10g,冬瓜皮 15g。5 剂,水煎服,每日 1剂,分 2 次服。配合自身按摩:足三里、天枢、中脘、三阴交、关元、脾俞、肾俞等穴。

二诊(1978 年 6 月 16 日):患者服药后症状改善,体温 37.6℃,较前下降,舌质淡红,舌苔薄白,脉沉细稍弱。热毒始散,脾肾两虚。有效守方,原方 5剂,煎服法同前。

三诊(1978 年 6 月 21 日):患者服药后体温降至正常,诸症减轻,小便转清。热毒渐散,脾肾两虚。处方:白参(另煎)8g,黄芪 15g,白术 15g,山药 20g,茯苓 15g,陈皮 8g,薏苡仁 15g,砂仁 8g,续断 15g,黄柏 10g,冬瓜皮 15g。15 剂,带药回家调养。

四诊（1978年7月6日）：复查尿常规：黄色清亮，蛋白（−），红细胞（−）/HP，白细胞（＋）/HP，脓球（−）/HP。患者症状消除，食纳增进，舌质淡红，舌苔薄白，脉沉缓。热毒已散，脾肾稍虚。以参苓白术散加减善后。随访3年病情稳定。

按：本例患者患有慢性胃炎10余年，素有脾气不足，又反复发作恶寒发热、尿频尿痛5年，是脾肾两虚，兼有湿热互结所致。由于脾肾气虚，故全身疲乏，腰膝酸软，四肢浮肿，舌质淡，舌苔薄白，脉细而弱；因为湿热互结下焦，故临床见症有发热，头晕头胀，脘腹满闷，腹胀纳差，泛恶欲吐，尿频、尿浑，偶有尿痛，大便稍干。治疗当健脾补肾，清热利湿。方用参苓白术散加减。方中白参、黄芪补元气，强脾肾；白术、山药健脾补中利湿；茯苓、陈皮、砂仁调中行气燥湿；续断补肝益肾；黄柏、薏苡仁、冬瓜皮清热利尿。再配合自身按摩增强疗效。诸法合用，以成健脾补肾，清热利湿之功。

十三、肾炎（4例）

1. 健脾益肺，祛湿化饮治疗脾肺气虚，气化不利型肾炎。

易某某，男，9岁，湖南省长沙市某小学学生。住院病例。

主诉：全身浮肿1月余。

其父代述：患儿于1个月前起出现眼睑浮肿，继而面部及全身浮肿，尿量减少，每日1～4次不等，呈浓茶色。曾在当地卫生院治疗，效果不佳，浮肿日渐加重而来医院就诊。病程中食纳减少。

既往史：第1胎，足月平产，身体一般，易感冒，否认肝炎、结核等传染病史。

查体：T 37.8℃，P 125次/min，BP 132/82mmHg，R 26次/min。

发育正常，营养中等，急性病容，神志清楚，检查合作；面色苍白，面部及全身皮肤呈重度凹陷性水肿，巩膜皮肤未见黄染；头颅无畸形，双眼结膜轻度充血，双瞳孔等大等圆，对光反射存在；颈软，无抵抗感，气管居中，甲状腺不大；胸廓对称，呼吸26次/min，双肺呼吸音粗糙，双肺底可闻及细湿啰音；心界不大，心率125次/min，律齐，无杂音；腹部隆起如蛙状，可见腹壁静脉曲张，有明显的水波感及移动性浊音，肝脾未扪及；双肾区有轻叩痛，以右侧明显，四肢未见畸形，病理反射未引出；阴囊及阴茎呈重度凹陷性水肿。

辅助检查：①尿常规：黄色清亮，蛋白（＋＋＋），糖（−），红细胞1～3/HP，白细胞0～3/HP。②血常规：血红蛋白88g/L，红细胞3.90×10^{12}/L，白细胞12.60×10^{9}/L，中性粒细胞78%，淋巴细胞22%。③大便常规：稀，原虫（−），潜血试验（±）。

西医诊断：急性弥漫性肾小球肾炎；支气管肺炎；急性左心衰；营养不良性贫血及水肿。

西医治疗：以青霉素、链霉素抗感染，氢氯噻嗪利尿；请中医会诊。

初诊（1978 年 5 月 4 日）：患儿咳嗽，吐白色泡沫夹稠痰，伴有气促，食纳较差，颜面及全身重度浮肿，腰部胀痛，小便短赤，舌质稍红，舌苔灰腻，脉弦滑而数。

辨证：脾肺气虚，气化不利。

治法：健脾益肺，祛湿化饮。

主方：四苓散加减。

处方：茯苓 8g，白术 8g，猪苓 8g，泽泻 6g，车前子（布包）8g，冬瓜皮 8g，桑白皮 8g，苦杏仁 10g，白茅根 8g，滑石 8g，甘草 4g。5 剂，水煎服，每日 1 剂，分 2 次服。配合按摩：列缺、足三里、三阴交、丰隆、肺俞、脾俞、三焦俞等穴。

二诊（1978 年 5 月 10 日）：患儿服药后症状明显好转，浮肿及咳嗽均减轻，食纳增进，舌苔稍腻，脉弦而数。有效守方，原方 5 剂，煎服法同前。

三诊（1978 年 5 月 16 日）：患儿水肿消退，咳嗽消失，腰痛明显减轻，小便清长，舌苔薄白，脉沉细。痰饮渐消，脾肺气虚。处方：茯苓 8g，白术 8g，猪苓 8g，党参 8g，冬瓜皮 8g，山药 8g，陈皮 6g，薏苡仁 8g，姜皮 3g，甘草 3g。5 剂，煎服法同前。

四诊（1978 年 5 月 22 日）：复查尿常规：蛋白（+），糖（-），红细胞 0～1/HP，白细胞（-）/HP。患儿诸症消除，食纳正常，舌质淡红，舌苔薄白，脉沉缓。痰饮已消，脾肺之气渐充。处方：茯苓 8g，白术 8g，猪苓 8g，党参 8g，黄芪 10g，山药 8g，陈皮 6g，薏苡仁 8g，甘草 3g。20 剂，带药回家调养。治疗 1 个月而获痊愈。随访 3 年无恙。

按：急性肾小球肾炎是一组不同病因所致的感染后免疫反应引起的急性弥漫性肾小球炎性病变，临床以血尿、少尿、水肿和高血压为主要表现。本病属中医"水肿"范畴。该例患儿全身水肿 1 月余，小便短赤，咳嗽气促，吐白色泡沫夹稠痰，食纳较差，颜面及全身重度浮肿，腰部胀痛，舌质稍红，舌苔灰腻，脉弦滑而数。此乃风湿袭表，客于肺卫，久则耗气，导致脾肺气虚。脾主运化，今脾气不足，水湿运化失司，水湿内留形成痰饮；又肺主皮毛，司呼吸，宣化水湿，今肺气不足，则水湿宣化无能，致水湿溢于肌肤形成水肿。治疗当健脾益肺，祛湿化饮。方用四苓散加减。方中茯苓、白术、猪苓健脾利湿；泽泻、车前子、滑石、冬瓜皮利尿通淋；桑白皮、苦杏仁、白茅根清热宣肺化痰；甘草调和诸药。再配合按摩，共成健脾益肺，祛湿化饮之功。

2. 清热宣肺,通利三焦治疗风热袭表,阻滞三焦型肾炎。

米某某,男,22 岁,湖南省湘潭市某单位职工。住院病例。

主诉:头身疼痛 9 天,全身浮肿 3 天。

其母代诉:患者于 9 天前起因受凉后感头身疼痛,小便短赤,恶寒发热,咳嗽吐白泡沫痰,鼻塞流清涕,咽喉痒痛,口渴喜冷饮,在家服感冒药无效。近 3 天来出现面部浮肿,继而全身浮肿,时有憋气作喘,食纳减少,遂于 1978 年 5 月 6 日来医院就诊。

既往史:身体一般,否认肝炎、结核等传染病史。

查体:T 38.7℃,P 105 次 /min,BP 138/88mmHg,R 25 次 /min。

发育正常,营养中等,急性病容,神志清楚,检查合作;面部及全身皮肤呈中度凹陷性水肿,巩膜皮肤未见黄染;头颅无畸形,双瞳孔等大等圆,对光反射存在;咽红,双侧扁桃体Ⅱ度肥大,颈软,无抵抗感,气管居中,甲状腺不大;胸廓对称,呼吸 25 次 /min,双肺呼吸音粗糙,肺部未闻及干湿啰音;心界不大,心率 105 次 /min,律齐,无杂音;腹部稍隆起,有轻微的水波感及移动性浊音,肝脾未扪及;双肾区有轻叩痛,以右侧明显;四肢未见畸形,双下肢呈中度凹陷性水肿,病理反射未引出;阴囊及阴茎呈中度凹陷性水肿。

辅助检查:①尿常规:黄色清亮,蛋白(++),糖(−),红细胞(+++)/HP,白细胞(++)/HP。②血常规:血红蛋白 86g/L,红细胞 3.40 × 10^{12}/L,白细胞 16.50 × 10^9/L,中性粒细胞 76%,淋巴细胞 24%。③血沉:109mm/1h。④大便常规:稀,原虫(−),潜血试验(−)。

西医诊断:急性弥漫性肾小球肾炎;营养不良性贫血。

西医治疗:以青霉素、链霉素抗感染,氢氯噻嗪利尿;请中医会诊。

初诊(1978 年 5 月 7 日):患者头身疼痛,时有憋气作喘,恶寒发热,咳嗽吐白泡沫痰,鼻塞流清涕,咽喉痒痛,口渴喜冷饮,面部及全身浮肿,食纳减少,小便短赤,大便尚可,舌尖稍红,舌苔薄黄,脉弦滑而数。

辨证:风热袭表,阻滞三焦。

治法:清热宣肺,通利三焦。

主方:银翘散合防己黄芪汤加减。

处方:金银花 8g,连翘 8g,防己 8g,牛蒡子 6g,生姜 6g,白术 6g,芦根 8g,白茅根 10g,冬瓜皮 8g,甘草 4g。3 剂,水煎服,每日 1 剂,分 2 次服。配合按摩:大杼、合谷、列缺、足三里、三阴交、丰隆、肺俞、脾俞等穴。

二诊(1978 年 5 月 10 日):患者服药后症状明显好转,体温下降,浮肿、咳嗽均减轻,食纳增进,尿量增加,舌尖稍红,舌苔白黄,脉弦滑。表热渐祛,湿邪渐散,三焦始通。有效守方,原方 5 剂,煎服法同前。

三诊（1978 年 5 月 15 日）：患者水肿消退，咳嗽消失，小便清长，舌苔薄白，脉沉弦。表热已祛，湿邪渐散，三焦渐通。处方：茯苓 8g，金银花 8g，防己 8g，牛蒡子 6g，党参 8g，山药 8g，白术 6g，芦根 8g，冬瓜皮 8g，甘草 4g。5 剂，煎服法同前。

四诊（1978 年 5 月 20 日）：复查尿常规：蛋白（−），糖（−），红细胞（−）/HP，白细胞（＋）/HP。患者诸症基本消除，食纳正常，舌质淡红，舌苔薄白，脉沉弦。邪热已祛，湿邪已散，三焦较通。处方：茯苓 8g，防己 8g，牛蒡子 6g，党参 8g，山药 8g，白术 6g，芦根 8g，冬瓜皮 8g，甘草 4g。15 剂，带药回家调养。

五诊（1978 年 6 月 10 日）：患者诸症消除，食纳正常，舌质淡红，舌苔薄白，脉沉缓。复查尿常规：未见异常。已获临床痊愈。随访 4 年无恙。

按：患者头身疼痛，咳嗽吐白泡沫痰，面部及全身浮肿，时有憋气作喘，脉弦滑而数，此乃风热袭表，客于肺卫，阻滞三焦所致。肺主皮毛，司呼吸，宣化水湿，今肺气失宣，水湿不能宣化肃降，致水湿溢于肌肤形成水肿。治疗当清热宣肺，通利三焦。方用银翘散合防己黄芪汤加减。方中金银花、牛蒡子、连翘清热解表；防己祛风利湿；白术、甘草培土胜湿；白茅根、冬瓜皮清热利尿；芦根宣肺化饮；生姜温肺化湿。再配合按摩加强疗效。两法配合，以成清热宣肺，通利三焦之功。

3. 健脾化湿，清热解结治疗脾虚湿滞，湿毒郁结型肾炎。

申某某，女，11 岁，湖南省长沙县某小学学生。住院病例。

主诉：全身浮肿 3 月余。

其父代诉：患儿于 1982 年 2 月开始四肢经常起大水疱，溃后流黄水并结痂，同时反复出现面部及下肢水肿，曾在当地卫生院服用中西药物治疗，效果欠佳。遂于 1982 年 5 月 11 日来医院就诊。病程中食纳减少，尿少色黄，大便呈渣状。

既往史：第 1 胎，足月平产，身体一般，否认肝炎、结核等传染病史。

查体：T 38.8℃，P 102 次 /min，BP 132/90mmHg，R 24 次 /min。

发育正常，营养中等，神志清楚，检查合作；面部浮肿，巩膜皮肤未见黄染；头颅无畸形，双瞳孔等大等圆，对光反射存在，咽红，双侧扁桃体稍大；颈软，无抵抗感，气管居中，甲状腺不大；胸廓对称，呼吸 24 次 /min，双肺呼吸音粗糙，未闻及干湿啰音；心界不大，心率 102 次 /min，律齐，无杂音；腹部稍隆起，有轻微的水波感及移动性浊音，肝脾未扪及，双肾区有轻叩痛，以左侧明显；四肢未见畸形，双下肢呈中度凹陷性水肿，右膝及左踝各有二粒 4mm×5mm 大小之水泡，凸出皮面，微痒不痛，病理反射未引出；肛门及外生殖器未查。

辅助检查：①尿常规：黄色清亮，蛋白（+++），糖（-），红细胞（++）/HP，白细胞（++）/HP。②血常规：血红蛋白 92g/L，红细胞 $3.80×10^{12}$/L，白细胞 $14.50×10^9$/L，中性粒细胞 78%，淋巴细胞 22%。③血沉：64mm/1h。④大便常规：稍稀，原虫（-），潜血试验（-）。

西医诊断：急性弥漫性肾小球肾炎；急性脓疱病？

西医治疗：以青霉素、链霉素抗感染，氢氯噻嗪利尿；请中医会诊。

初诊（1982 年 5 月 12 日）：患儿全身浮肿 3 月余，四肢起大水疱，溃后流黄水并结痂，面及全身水肿，右膝及左踝可见水疱，凸出皮面，微痒不痛，时有憋气作喘，面色苍白，食纳减少，小便短赤，大便尚可，舌尖稍红，舌苔白滑，脉弦滑稍细。

辨证：脾虚湿滞，湿毒郁结。

治法：健脾化湿，清热解结。

主方：防己黄芪汤加减。

处方：薏苡仁 10g，连翘 8g，防己 8g，黄芪 10g，白术 6g，苍术 6g，蒲公英 8g，赤芍 6g，滑石 10g，冬瓜皮 10g，甘草 4g。2 剂，水煎服，每日 1 剂，分 2 次服。配合按摩：足三里、三阴交、水分、气海、三焦俞、肾俞等穴。外用九黄膏（九里光、黄柏、地榆研细沫以凡士林调）外搽。

二诊（1982 年 5 月 14 日）：患儿治疗后症状明显好转，浮肿及疱疹均减轻，食纳增进，尿量增加，舌尖稍红，舌苔白滑，脉弦滑稍细。有效守方，原方 3 剂，煎服法同前。

三诊（1982 年 5 月 17 日）：患儿水肿消退，疱疹缩小，小便清长，舌苔薄白，脉弦细。热毒始祛，湿邪渐消，脾气尚虚。处方：薏苡仁 10g，连翘 8g，党参 8g，白术 6g，苍术 6g，蒲公英 10g，赤芍 6g，茯苓 8g，山药 8g，甘草 4g。5 剂，煎服法同前。

四诊（1982 年 5 月 22 日）：复查尿常规：蛋白（-），糖（-），红细胞（+）/HP，白细胞（-）/HP。患儿诸症消除，食纳正常，舌质淡红，舌苔薄白，脉细缓。热毒已祛，湿邪渐消，脾气稍虚。处方：薏苡仁 10g，白术 8g，党参 8g，黄芪 10g，苍术 6g，蒲公英 10g，赤芍 6g，茯苓 8g，山药 8g，甘草 4g。20 剂，带药回家调养；配合按摩：足三里、太溪、膻中、气海、肺俞、脾俞、肾俞等穴。治疗 1 个月而痊愈。随访 3 年无恙。

按：本例患儿四肢起大水疱，溃后流黄水并结痂，反复出现全身浮肿已 3 个多月，是脾气虚损所致。因脾气虚损，故食纳减少，面色苍白，舌苔薄白，脉细；又脾主肌肉及四肢，脾气虚则卫外不固，故四肢起大水疱，溃后流黄水；母病及子，脾虚则肺失濡养，导致肺气不足，故时有憋气作喘，面色苍白，脉细。

治疗当健脾化湿,清热解结。方用防己黄芪汤加减。方中防己祛风利水;黄芪益气固表;白术、甘草健脾胜湿;薏苡仁、苍术燥湿健脾;连翘、蒲公英清热解毒;赤芍凉血活血;滑石、冬瓜皮利尿通淋。配合按摩加强益气健脾、利水消肿、清热解毒的作用;外用九黄膏清热解毒,加速疱疹的愈合。三法相伍,合而建功。

4. 清热解毒,化滞消瘀治疗痰热结聚,气滞血瘀型急性肾炎并腹膜炎。

瞿某某,男,18岁,湖南省浏阳市某单位职工。住院病例。

主诉:反复全身浮肿2月余。

患者发病前即有腹痛,于2个月前起出现全身水肿,溲短便溏,食纳减少,时有腰痛,咳嗽吐白泡沫痰,在当地卫生院服药后水肿时消时涨。今晨突感腹痛拒按,恶心呕吐,并发高热,全身浮肿加剧,遂于1979年5月3日急诊入院。

既往史:身体一般,易于感冒,常有腹痛,否认肝炎、结核等传染病史。

查体:T 39.9℃,P 97次/min,BP 128/86mmHg,R 24次/min。

急性热性病容,发育正常,营养欠佳,神志清楚,检查合作;面部浮肿,巩膜皮肤未见黄染;头颅无畸形,咽红,双侧扁桃体Ⅱ度肥大;颈软,无抵抗感,气管居中,甲状腺不大;胸廓对称,呼吸24次/min,双肺呼吸音清晰;心界不大,心率97次/min,律齐,无杂音;腹部稍隆起,全腹压痛,左中下腹有反跳痛,并有移动性浊音,肠鸣音减弱,肝脾未扪及,双肾区有轻叩痛;四肢未见畸形,双下肢呈中度凹陷性水肿,病理反射未引出;肛门外生殖器未检查。

辅助检查:①尿常规:黄色清亮,蛋白(++),糖(−),红细胞(++)/HP,白细胞(++)/HP。②血常规:血红蛋白98g/L,红细胞3.16×10^{12}/L,白细胞24.50×10^9/L,中性粒细胞81%,淋巴细胞16%,单核细胞3%。③大便常规:稀,原虫(−),潜血试验(±)。

西医诊断:急性肾炎;急性原发性腹膜炎。

西医治疗:以青霉素、链霉素抗感染,氢氯噻嗪利尿;急请中医会诊。

初诊(1979年5月3日):患者腹痛拒按,恶心呕吐,吐出黄绿色液体,频吐不食,口渴喜冷饮,小便短赤,大便较干,腹痛肤热,全身浮肿,腹大明显,有明显压痛及反跳痛,舌质鲜红,舌苔黄腻,脉洪数而细。

辨证:痰热结聚,气滞血瘀。

治法:清热解毒,化滞消瘀。

主方:大黄牡丹汤加减。

处方:白参(另煎)8g,金银花15g,生石膏(布包)20g,知母10g,败酱草15g,蒲公英15g,芦根15g,牡丹皮5g,枳壳10g,生大黄(后下)5g,甘草5g。

3剂，水煎服，每日1剂，分2次服。

二诊（1979年5月6日）：患者服药1剂后体温降至38.8℃，大便解出黄褐色黏物4枚，呕吐减轻，仍腹痛拒按；服药2剂后腹痛减轻，尿量增加，浮肿稍消退。热毒始祛，痰瘀渐消，中焦始通。原方去大黄，加生地黄10g，继进5剂，煎服法同前。

三诊（1979年5月12日）：患者腹痛明显减轻，浮肿进一步消退，腰痛亦减轻，小便清长，舌苔薄黄，脉弦细。热毒渐祛，痰瘀渐消，正气尚虚。处方：茯苓15g，白术10g，芦根15g，白茅根20g，冬瓜皮15g，白参（另煎）10g，山药20g，佛手10g，薏苡仁15g，甘草4g。5剂，煎服法同前。

四诊（1979年5月17日）：患者水肿消退，食纳正常，舌质淡红，舌苔薄白，脉沉细。热毒渐祛，痰瘀渐消，正气稍虚。家属要求出院。处方：茯苓20g，白术15g，黄芪20g，莲肉10g，冬瓜皮10g，党参15g，山药20g，佛手10g，薏苡仁15g，甘草4g。15剂，带药回家调养。

五诊（1979年6月5日）：复查三大常规：已基本正常。患者食纳正常，舌质淡红，舌苔薄白，脉沉缓。热毒已祛，痰瘀已消，正气稍虚。前方继服10剂后而愈。随访3年无恙。

按：水肿与肺、脾、肾三脏功能失司及三焦气化不利密切相关。本例患者反复全身浮肿2月余，而又因突发腹痛拒按、高热不下而入院。此乃寒湿之邪久留，耗伤正气，导致中气虚损；另一方面，寒湿郁久化热，致中州传化不畅，久蕴成痈。治疗则遵照"急则治其标"，先以清热解毒，活血化瘀为主，方用大黄牡丹汤加减，方中生大黄泻火逐瘀，通便解毒；牡丹皮凉血清热，活血散瘀；金银花、蒲公英、败酱草清热解毒消肿；生石膏、知母清热泻火；芦根清热生津；白参大补元气；枳壳行气导滞；甘草缓急止痛，调和诸药，诸药配伍，合用而建功；继则按"缓则治其本"的大法，改用参苓白术散加减而建功。

十四、肥胖（2例）

1. 补中益脾，祛湿化痰治疗脾气不足，痰湿结聚型肥胖。

张某，女，36岁，已婚，湖南省长沙市某单位干部。门诊病例。

主诉：自觉发胖10年。

初诊（2009年11月13日）：患者自述10年前渐起腹部发胖，继则下腹部、胸部、乳房、臀部亦变胖。近来稍活动即感气急，有时关节疼痛，肌肉酸痛，活动减少。就诊时患者自觉疲乏无力，少气懒言，心烦胸闷，口干不喜饮，腹胀嗳气，食纳欠佳，嗜睡多眠，月经量少，小便较黄，大便干结，舌质淡红，舌苔灰腻，脉沉细而濡。

查体:身高 1.62m,体重 85kg,P 96 次 /min,BP 142/90mmHg。

腹部较隆起,无压痛。

辅助检查:①心电图:窦性心动过速。②生化:甘油三酯 2.86mmol/L,胆固醇 5.88mmol/L,高密度脂蛋白 0.75mmol/L,低密度脂蛋白 4.58mmol/L。

西医诊断:单纯性肥胖。

辨证:脾气不足,痰湿结聚。

治法:补中益脾,祛湿化痰。

主方:胃苓汤加减。

处方:生山楂 10g,黄芪 20g,茯苓 15g,猪苓 15g,决明子 20g,泽泻 10g,苍术 10g,香附 10g,白芍 12g,田基黄 20g,薏苡仁 15g,厚朴 5g,甘草 6g。7 剂,水煎服,每日 1 剂,分 2 次服。

二诊(2009 年 11 月 20 日):患者服药后症状减轻,心烦、疲乏好转,食欲减退,小便较黄,大便稍干。有效守方,原方 10 剂,煎服法同前。

三诊(2009 年 11 月 30 日):患者体重减轻 4.5kg。服药后症状明显减轻,口干、心烦、疲乏均已消失,食欲减退,大便正常,舌质稍红,舌苔薄白,脉沉而弦。痰湿始祛,脾气渐充。处方:生山楂 15g,决明子 30g,赤小豆 30g,黄芪 20g,苍术 10g,白术 10g,田基黄 20g,柴胡 10g,泽泻 10g,甘草 6g。10 剂,煎服法同前。

四诊(2009 年 12 月 11 日):患者体重减轻。痰湿渐祛,脾气渐充。处方:生山楂 10g,黄芪 20g,茯苓 15g,猪苓 15g,决明子 20g,苍术 10g,香附 10g,白芍 12g,薏苡仁 15g,厚朴 5g,荷叶 10g,甘草 6g。10 剂,煎服法同前。

五诊(2009 年 12 月 21 日):患者服药后感舒适,食欲正常,舌质淡红,舌苔薄白,脉沉弦而缓。有效守方,上方 10 剂,煎服法同前。

六诊(2009 年 12 月 31 日):患者服药后症状已基本消除,食欲正常,舌质淡红,舌苔薄白,脉沉弦而缓。痰湿渐祛,脾气较充。处方:生山楂 20g,决明子 30g,赤小豆 30g,荷叶 10g,黄芪 20g,厚朴 8g,车前子 20g,杭菊 10g,猪苓 15g,木通 10g,钩藤 10g,甘草 6g。10 剂,煎服法同前。

七诊(2010 年 1 月 12 日):患者体重已降至正常,症状消除,食欲正常,舌质淡红,舌苔薄白,脉沉而缓。痰湿已祛,脾气较充。处方:决明子 15g,荷叶 10g,黄芪 20g,白术 15g,党参 30g,葛根 15g,砂仁 10g,山药 15g,杭菊 10g。10 剂,煎服法同前。

八诊(2010 年 2 月 5 日):抽血复查:血脂、血糖均在正常范围。患者多次称体重均正常。随访 2 年无恙。

按:肥胖症是指体内脂肪堆积过多,体重增加。肥胖症的定义,目前多以理想体重和体重指数为依据。理想体重（kg）= 身高（cm）- 105；体重指数（BMI）= 体重（kg）/ 身高 ^{2}（m^2）。体重超过理想体重的 20% 或 BMI≥28 可定为肥胖症。体重超过理想体重 10% 又不到 20% 者称为超重。本病早在《黄帝内经》中已有记载，如《素问·通评虚实论》中有"肥贵人"，《素问·阴阳应象大论》中有"年五十，体重，耳目不聪明矣"等相关描述。

本例患者 10 年前渐起腹部发胖，继则下腹部、胸部、乳房、臀部亦变胖。此乃脾气不足，痰湿结聚所致。因为脾气不足，故患者稍活动即感气急，疲乏无力，少气懒言，食纳欠佳，嗜睡多眠，月经量少，脉细而濡。又脾主运化，今脾气不足，运化失司，水湿不能排出体外，阻于经络，形成痰湿，故患者形体增胖，腹胀嗳气，舌苔灰腻。痰湿阻络，不通则痛，故关节疼痛，肌肉酸痛。治疗当补中益脾，祛湿化痰。方用胃苓汤加减。方中苍术燥湿健脾，厚朴除满宽中，香附理气解郁；茯苓、猪苓健脾利湿；泽泻、薏苡仁利尿化湿；黄芪、甘草补中益脾；山楂消食化积；白芍柔肝养阴；决明子、田基黄清肝除湿。诸药配伍，合用而建功。

2. 温中益脾，祛湿化痰治疗脾胃虚寒，痰湿结聚型肥胖。

文某某，女，21 岁，未婚，湖南省长沙市某大学学生。门诊病例。

主诉：发胖 5 年。

初诊（2007 年 9 月 13 日）：患者自述 5 年前渐起腹部发胖，继则下腹部、胸部、乳房、臀部亦变胖。近来稍活动即感气急，有时关节疼痛，肌肉酸痛，活动减少。就诊时患者自觉疲乏无力，少气懒言，胸闷气短，腹胀嗳气，食纳欠佳，嗜睡多眠，月经量少，色暗红，小腹冷痛，小便较清长，大便溏薄，舌质淡有齿印，舌苔灰腻，脉沉细而濡。

查体：身高 1.62m，体重 83kg，P 96 次 /min，BP 142/90mmHg。

腹部较隆起，无压痛。

辅助检查：①心电图：窦性心动过速。②生化：甘油三酯 2.86mmol/L，胆固醇 5.88mmol/L，高密度脂蛋白 0.75mmol/L，低密度脂蛋白 4.58mmol/L。

西医诊断：单纯性肥胖。

辨证：脾胃虚寒，痰湿结聚。

治法：温中益脾，祛湿化痰。

主方：参苓白术散合四神丸加减。

处方：党参 20g，高良姜 10g，白术 20g，茯苓 15g，吴茱萸 5g，苍术 10g，补骨脂 20g，肉豆蔻 10g，山药 20g，厚朴 10g，甘草 6g。7 剂，水煎服，每日 1 剂，分 2 次服。

二诊（2007年9月23日）：患者服药后症状减轻，疲乏好转，食欲减退，小便正常，大便稍溏。有效守方，原方10剂，煎服法同前。

三诊（2007年10月5日）：患者体重减轻4.5kg。服药后症状明显减轻，疲乏已消失，食欲减退，大便稍溏，舌苔薄白，脉沉而弦。痰湿始祛，脾气渐充。处方：党参20g，高良姜10g，白术20g，茯苓15g，吴茱萸5g，苍术10g，补骨脂20g，肉豆蔻10g，桔梗6g，甘草6g。10剂，煎服法同前。

四诊（2007年10月16日）：患者体重减轻。痰湿渐祛，脾气渐充。处方：党参20g，高良姜10g，白术20g，茯苓15g，吴茱萸3g，苍术10g，补骨脂20g，肉豆蔻10g，山药20g，厚朴10g，甘草6g。10剂，煎服法同前。

五诊（2007年10月26日）：患者服药后感舒适，食欲正常，舌质淡红，舌苔薄白，脉沉弦而缓。有效守方，前方10剂，煎服法同前。

六诊（2007年11月7日）：患者服药后症状已基本消除，食欲正常，舌质淡红，舌苔薄白，脉沉弦而缓。痰湿渐祛，脾气较充。处方：党参20g，高良姜6g，白术20g，茯苓15g，砂仁5g，苍术10g，补骨脂15g，肉豆蔻10g，山药20g，厚朴10g，甘草6g。10剂，煎服法同前。

七诊（2007年11月18日）：患者体重已降至正常，症状消除，食欲正常，舌质淡红，舌苔薄白，脉沉而缓。痰湿已祛，脾气较充。处方：党参20g，白术20g，茯苓15g，苍术6g，补骨脂10g，肉豆蔻10g，山药20g，陈皮10g，甘草6g。10剂，煎服法同前。

八诊（2007年11月29日）：抽血复查：血脂、血糖均在正常范围。患者多次称体重均正常。随访2年无恙。

按：本例患者5年前渐起腹部发胖，继则下腹部、胸部、乳房、臀部亦变胖，时有关节疼痛，肌肉酸痛，活动慢慢减少，自觉疲乏无力，少气懒言，胸闷气短，腹胀嗳气，食纳欠佳，嗜睡多眠，月经量少，色暗红，小腹冷痛，小便较清长，大便溏薄，舌质淡有齿印，舌苔灰腻，脉沉细而濡，此乃脾胃虚寒，痰湿结聚所致。因为脾胃气虚，故患者稍活动即感气急，疲乏无力，少气懒言，食纳欠佳，嗜睡多眠，月经量少，脉细而濡。又脾主运化，今脾气不足，运化失司，水湿不能排出体外，阻于经络，形成痰湿，故患者形体增胖，腹胀嗳气，舌苔灰腻。痰湿阻络，不通则痛，故关节疼痛，肌肉酸痛。治疗当温中益脾，祛湿化痰。方用参苓白术散合四神丸加减。方中党参、山药补中益气；苍术燥湿健脾；厚朴除满宽中；高良姜、吴茱萸温中理气散寒；茯苓、白术健脾利湿；补骨脂、肉豆蔻暖胃涩肠化湿；甘草补中益脾。诸药配伍，合用而建功。

十五、便秘（3例）

1. 健脾益气，温阳通腑治疗脾阳不足，气机不畅型便秘。

季某某，男，63岁，已婚，湖南省湘潭市某单位职工。门诊病例。

主诉：排便困难10年余，加重10天。

患者自述患"慢性胃炎"已16年。又于10年前因腹泻，服用"氧氟沙星"后出现排便困难，服用"牛黄解毒片"可暂时缓解症状。近年来"牛黄解毒片"疗效渐差，10天前起服药8次仍未排便，4天前在当地医院灌肠后解出稀汤样臭秽黄水及干硬粪便后稍缓解。今起因排便窘迫感加重而来医院门诊就诊。

查体：患者呈痛苦面容，面色苍白，左下腹可扪及条状粪块，无压痛及反跳痛。肛门指检：肛门括约肌松弛，直肠内大量干硬粪便堆积。

西医诊断：慢性便秘。

患者拒绝西医治疗，遂来中医门诊寻求中医治疗。

初诊（2001年5月3日）：患者面色苍白，头晕耳鸣，疲乏无力，四肢欠温，语声低微，食纳欠佳，舌质较淡，舌边齿痕明显，舌苔白滑，右脉沉弦，左脉沉细。

辨证：脾阳不足，气机不畅。

治法：健脾益气，温阳通腑。

主方：补中益气汤加减。

处方：红参（另煎）9g，茯苓15g，炒白术30g，柴胡6g，白扁豆10g，甘草6g，肉苁蓉20g，当归9g，生地黄15g，附子（先煎）5g。5剂，水煎服，每日1剂，分2次服。

二诊（2001年5月8日）：患者服药后解出大量宿便，自觉腹部舒适，但精神较差，右脉沉细稍弦，左脉沉细弱。宿便已祛，腑气渐通，脾阳虚弱。处方：红参（另煎）6g，茯苓15g，白术20g，柴胡6g，白扁豆10g，砂仁6g，附子（先煎）5g。5剂，煎服法同前。

三诊（2001年5月13日）：患者服药后大便较软，每日1～2次，精神好转，食纳增加，脉沉细稍弱。腑气较通，脾阳虚弱。处方：红参（另煎）6g，茯苓15g，白术10g，柴胡6g，白扁豆10g，砂仁10g，生地黄15g，山药20g，莲肉12g。5剂，煎服法同前。

四诊（2001年5月18日）：患者服药后大便较软，每日1次，精神大为好转，食纳正常，脉沉细稍弱。腑气已通，脾阳较虚弱。有效守方，前方10剂，煎服法同前。

五诊（2001年5月28日）：患者服药后大便正常，每日1次，舌质淡红，舌苔薄白,脉沉缓稍弱。脾阳稍虚弱。以参苓白术丸善后并常按摩腹部而愈。随访5年无复发。

按:便秘是指粪质干燥坚硬、排便困难及排便频率减少(隔2～3天以上排便1次)。与中青年人比较,老年人更容易发生便秘,且便秘程度随年龄增长而加重。据统计中青年便秘发生率约为1%～5%,老年人为15%～30%,长期卧床的老年人可高达80%。本病在《黄帝内经》中即有"阴结""阳结"之称,在《伤寒论》中有"脾约"之称。后人将便秘总结为"热秘""气秘""虚秘""冷秘"四类。

本例患者排便困难10年余,加重10天,是脾阳不足,中焦气机不畅所致。患者有慢性胃炎16年,脾气虚弱,又久服寒凉药物,损伤脾阳,故患者面色苍白,头晕耳鸣,疲乏无力,四肢欠温,语声低微,食纳欠佳,舌质较淡,脉沉细。又中焦气机不畅,气血运行失常,故患者面色苍白,舌苔白滑,齿痕明显,脉沉弦。治疗当健脾益气,温阳通腑。方用李杲的补中益气汤加减。方中红参大补元气;茯苓、白术、白扁豆健脾利湿;肉苁蓉、附子温阳润肠;生地黄、当归养阴通便;柴胡升提阳气;甘草调和诸药。诸药配伍,共成健脾益气,温阳通腑之功。

2. 润肠通便,泄热导滞治疗胃肠燥热,腑气不通型便秘。

魏某某,男,54岁,已婚,湖南省长沙市某单位职工。门诊病例。

主诉:间歇性大便干结1年余,加重半月。

初诊(2003年2月6日):患者自述患"糖尿病"已5年,现病情较稳定。1年余前因情志失调,思虑烦心,出现大便秘结,当时未予重视。近半月来大便秘结加重,已4日未解大便,伴有腹胀,食纳呆滞,咽干口燥,渴不欲饮,倦怠乏力,舌质略红,舌边有齿印,舌苔薄少津,脉沉而细。

辨证:胃肠燥热,腑气不通。

治法:润肠通便,泄热导滞。

主方:麻子仁丸加减。

处方:火麻仁20g,郁李仁15g,白芍20g,生地黄20g,当归10g,枳实15g,厚朴6g,桔梗10g,苦杏仁10g,柴胡10g,香附10g。5剂,水煎服,每日1剂,分2次服。

二诊(2003年2月11日):患者服药后解出大量干便,状如羊屎,自觉腹部舒适,但精神较差,脉沉细而弱。宿便已祛,腑气渐通,胃肠燥热渐消。处方:火麻仁20g,郁李仁15g,白芍15g,当归10g,枳实10g,厚朴6g,生地黄12g,苦杏仁10g,柴胡10g,香附10g。5剂,煎服法同前。

三诊（2003 年 2 月 16 日）：患者服药后大便通畅，每日 1 次，精神好转，食纳增加，脉沉细而弱。腑气已通，胃肠燥热渐消。处方：火麻仁 20g，郁李仁 15g，白芍 15g，当归 10g，熟地黄 10g，厚朴 6g，生地黄 12g，苦杏仁 10g，黄芪 15g，沙参 15g。5 剂，煎服法同前。

四诊（2003 年 2 月 22 日）：患者服药后大便正常，精神较好，食纳正常，脉沉稍弱。胃肠燥热已消，脾胃稍虚。处方：火麻仁 20g，郁李仁 15g，白芍 15g，当归 10g，熟地黄 10g，陈皮 6g，生地黄 12g，苦杏仁 10g，黄芪 15g，沙参 15g。10 剂，煎服法同前。

五诊（2003 年 3 月 5 日）：患者服药后大便正常，每日 1 次，食纳正常，舌质淡红，舌苔薄白，脉沉缓。已获临床痊愈。随访 3 年无复发。

按：《伤寒论》阳明病篇曰："趺阳脉浮而涩，浮则胃气强，涩则小便数，浮涩相搏，大便则硬，其脾为约，麻子仁丸主之。"本例患者间歇性大便干结 1 年余，加重半月，此乃胃肠燥热，腑气不通所致。患者素有"糖尿病"5 年，又情志所伤，忧愁思虑，日久脾伤气结，胃肠积热，导致腑气郁滞，肠道失润，传导失职，糟粕内停，不得下行而发病。由于腑气不畅，故大便秘结，伴有腹胀，食纳呆滞，咽干口燥，脉沉。又胃肠燥热伤阴，则肠道失润，故有渴不欲饮，倦怠乏力，舌质略红，舌苔薄少津，脉细。治当润肠通便，泄热导滞。方用《伤寒论》麻子仁丸加减。方中火麻仁、郁李仁、当归滋阴养血，润肠通便；生地黄、白芍滋阴柔肝；枳实、厚朴苦温行气，破结除满；柴胡、香附理气宽中；桔梗、苦杏仁祛痰降气。诸药配伍共奏润肠通便，泄热导滞之功。

3. 燥湿化痰，和胃降逆治疗气郁痰阻，胃气上逆型便秘。

柳某某，女，42 岁，已婚，湖南省长沙市某单位职工。门诊病例。

主诉：间歇性大便干结、腹胀腹满半年余，加重 2 月。

初诊（2007 年 12 月 10 日）：患者自述半年前起出现便秘、腹胀、腹满，曾在长沙市某医院服用中药而缓解，此后反复发作。近 2 个月来便秘加重而来我院就诊。就诊时，患者大便已 4 日未行，腹胀腹满，不任重按，口干口腻，偶有白稠痰吐出，烦躁易怒，食纳无味，饭后常发呃逆，小便较干，舌质黯红，舌苔白腻，脉沉弦而滑。

辨证：气郁痰阻，胃气上逆。

治法：燥湿化痰，和胃降逆。

主方：温胆汤合旋覆代赭汤加减。

处方：枳实 10g，法半夏 9g，陈皮 6g，竹茹 10g，苦杏仁 10g，郁金 12g，旋覆花（布包）10g，代赭石（布包）15g，焦山楂 10g，焦槟榔 10g，甘草 6g。2 剂，水煎服，每日1剂，分2次服。

二诊（2007年12月12日）：患者服药2剂后大便已排，烦躁减轻，食纳增进，舌质黯红，舌苔白厚，脉沉弦稍滑。痰湿渐祛，肝胃始和，胃气初降。处方：枳实10g，法半夏9g，陈皮6g，竹茹10g，苦杏仁10g，郁金12g，旋覆花（布包）10g，代赭石（布包）15g，焦山楂10g，生地黄10g，甘草6g。3剂，煎服法同前。

三诊（2007年12月16日）：患者服药后能顺利排便，纳食正常，舌质稍红，舌苔薄白，脉沉稍滑。痰湿已祛，肝胃较和，胃气渐降。处方：党参10g，法半夏9g，陈皮6g，竹茹10g，苦杏仁10g，郁金12g，旋覆花（布包）10g，石斛10g，焦山楂10g，生地黄10g，甘草6g。5剂，煎服法同前。

四诊（2007年12月22日）：患者大便正常，纳食正常，舌质淡红，舌苔薄白，脉沉缓。已获临床痊愈。

按：本例患者间歇性大便干结、腹胀腹满半年余，此乃气郁痰阻，胃气上逆所致。由于痰湿阻络，故偶有白稠痰吐出，舌苔白腻，脉沉滑。因肝气郁滞，故烦躁易怒，腹胀腹满，不任重按，舌质黯红，脉沉弦。加之胃气上逆，故食纳无味，饭后常发呃逆，脉沉弦而滑。治疗当燥湿化痰，和胃降逆。方用温胆汤合旋覆代赭汤加减。方中枳实、陈皮、郁金疏肝解郁；旋覆花、代赭石降气止呃；法半夏、竹茹、苦杏仁清热化痰；山楂、槟榔消食导滞；甘草调和诸药。诸药配伍，共成燥湿化痰，和胃降逆之功。

十六、慢性肾病（1例）

补脾益肾，利湿化浊治疗脾肾气虚，湿浊瘀阻型肾病。

彭某，男，43岁，已婚，湖南省怀化市某单位干部。住院病例。

主诉：反复双下肢浮肿3年余。

患者于3年余前发现双下肢稍浮肿，体检时发现蛋白尿（++），在当地医院诊断为"慢性肾小球肾炎"，此后每因劳累或感冒而浮肿复现。2005年6月18日在某三甲医院行肾穿刺活检，病理结果提示：IgA肾病，中度系膜增生伴局灶节段性肾小球硬化、间质广泛纤维化。给予雷公藤多苷片、金水宝胶囊治疗3月余，尿蛋白未见明显减少，遂来医院就诊。

既往史：患高血压病7年。

查体：T 36.9℃，P 78次/min，BP 146/92mmHg，R 22次/min。

慢性病容，面部轻度浮肿；咽红，双侧扁桃体Ⅱ度肥大；双肺呼吸音粗，未闻及干湿啰音；心界稍向左下扩大，心率78次/min，律齐，无杂音；双肾区轻叩痛，双下肢轻度凹陷性水肿。

辅助检查：①尿常规：黄色清亮，蛋白（+++），糖（-），红细胞2～4/HP，白细胞1～2/HP。②血常规：血红蛋白90g/L，红细胞4.6×10^{12}/L，白细胞11.4×10^9/L，中性粒细胞64%，嗜酸性粒细胞14%，淋巴细胞22%。③生化：尿酸554.0μmol/L，肌酐149.6μmol/L，甘油三酯5.46mmol/L，低密度脂蛋白4.46mmol/L。④尿蛋白电泳分析：尿蛋白定性（+++），中分子带96%。

西医诊断：IgA肾病；慢性肾功能衰竭（代偿期）。

初诊（2006年7月21日）：患者疲倦乏力，面部及肢体轻度浮肿，腰膝酸软，常有咽部不适，纳呆食少，夜寐欠安，小便多泡沫，夜尿1～2次，大便较干，舌质淡红，舌边有齿痕及瘀点，舌苔白腻，脉弦细滑，双尺略涩。

辨证：脾肾气虚，湿浊瘀阻。

治法：补脾益肾，利湿化浊。

主方：补肾解结饮加减。

处方：黄芪20g，党参15g，白术15g，茯苓20g，桃仁10g，泽兰15g，马鞭草20g，山茱萸10g，菟丝子15g，薏苡仁15g，砂仁（后下）5g。5剂，水煎服，每日1剂，分2次服。按摩：足三里、血海、太溪、丰隆、关元、肺俞、脾俞、肾俞等穴。

二诊（2006年7月26日）：患者服药后乏力、腰酸等症减轻，食欲增加，仍感腰部不适。复查尿常规：蛋白（++）。湿浊始消，瘀血渐散，脾肾气虚。前方加桂枝3g，继服5剂，煎服法同前。

三诊（2006年8月1日）：患者诸症均明显减轻，舌质淡红，舌边瘀点减少，舌苔稍腻，脉弦细稍滑，双尺略涩。湿浊渐消，痰瘀渐散，脾肾气虚。处方：黄芪20g，党参15g，白术15g，茯苓20g，泽兰15g，马鞭草20g，山茱萸10g，菟丝子15g，薏苡仁15g，淫羊藿10g，砂仁（后下）5g，甘草5g。20剂，带药回家调理。

四诊（2006年8月22日）：患者诸症消失，精力充沛，舌质淡红，舌边稍有瘀点，舌苔薄白，脉弦细而缓。复查尿常规：蛋白（-）；复查生化检验：除尿酸、甘油三酯稍高外，血肌酐、低密度脂蛋白均在正常范围。以前方加减调理，服用3个月病情明显好转，浮肿完全消退，尿蛋白持续阴性而恢复工作。

按：肾病综合征是以尿蛋白大于3.5g/d、血浆白蛋白低于30g/L、有或无水肿、高脂血症为特征的综合征。该病属中医"尿浊""水肿"等范畴。本例患者以反复浮肿、蛋白尿多年，伴有腰膝酸软，疲倦乏力，咽部不适，纳呆食少，乃脾肾气虚，湿浊瘀阻所致。由于脾肾气虚，水湿泛滥而见浮肿；肾虚不能固摄而精微下泄，故现蛋白尿。治疗当补脾益肾，利湿化浊。方用补肾解结饮加减。方中黄芪、党参补益元气，使脾肾功能得以恢复；白术、茯苓健脾化湿，温中益气；山茱萸、菟丝子补精养肾，强肾益精；桃仁、泽兰、马鞭草活血化瘀，改善肾之微循环；薏苡仁健脾和中，利尿祛湿；砂仁温胃化湿，和中理气，祛除诸补药之滋腻。配合按摩以加强疗效。两法相合，以奏补脾益肾，利湿化浊之功。

十七、尿毒症（1例）

温补脾肾，利湿化浊，解毒消结治疗脾肾阳虚，阴水泛滥，浊毒结聚型尿毒症。

田某某，男，50岁，已婚，湖南省长沙市某单位干部。会诊病例。

主诉：面肢浮肿4年，加重并尿少10天。

患者4年前曾因感冒发热、面部及肢体浮肿，在当地医院诊断为"肾炎"，久治不愈。近10天浮肿加重，尿少，昏睡，恶心，乏力，腹水（+），每日尿量200ml左右，血压200/90mmHg。

辅助检查：①尿常规：蛋白（+++），白细胞、颗粒管型少数。②血沉：59mm/1h。③生化：总蛋白52g/L，白蛋白30.2g/L，球蛋白14.5g/L，尿素氮28.5mmol/L，尿酸686.0μmol/L，肌酐189.9μmol/L，甘油三酯5.48mmol/L，胆固醇5.56mmol/L，低密度脂蛋白4.86mmol/L。

西医诊断：慢性肾炎；高血压型尿毒症。

曾用中西药物治疗效果不佳，遂来医院寻求治疗。

初诊（2004年4月12日）：患者浮肿，颜面及下肢较甚，头晕嗜睡，疲乏无力，恶心欲呕，食纳较差，尿少色黄，大便较干，舌质淡红，舌体胖大，舌边有齿印，舌苔灰腻，脉弦细而滑。

辨证：脾肾阳虚，阴水泛滥，浊毒结聚。

治法：温补脾肾，利湿化浊，解毒消结。

主方：温肾降浊饮加减。

处方：党参20g，黄芪30g，附片（先煎）10g，茯苓15g，陈皮10g，当归10g，薏苡仁15g，牛膝10g，砂仁（后下）10g，佩兰10g，沉香3g，肉桂6g，紫苏梗6g。7剂，水煎服，每日1剂，分2次服。配合用生大黄（后下）、生牡蛎、紫花地丁、紫草、附子、六月雪、槐花煎液保留灌肠。

二诊（2004年4月19日）：患者尿量明显增加，24小时约1 000ml，腹围渐小，腹水稍消，自觉胀满。处方：前方去佩兰，加猪苓15g。10剂，煎服法同前。

三诊（2004年4月30日）：患者病情大见好转，尿量增至1 500～2 000ml，肿胀、腹水基本消退，精神、食欲恢复正常。处方：党参20g，半夏10g，茯苓15g，猪苓15g，陈皮10g，当归10g，薏苡仁15g，牛膝10g，砂仁10g，黄芪

20g，白术 15g，紫苏梗 5g。20 剂，煎服法同前。

四诊（2004 年 5 月 23 日）：患者肿胀、腹水全消，精神、食欲恢复正常。复查相关指标均在正常范围内。此后，以前方随证加减做丸药服用，随访 3 年无恙。

按：尿毒症是由于肾功能不全而引起体内氮质及其他代谢产物潴留所出现的综合征。其属中医"水肿重症"范畴。临床可表现为酸中毒及胃肠、神经、循环等系统的多种症状，病情危笃。慢性肾炎尿毒症多为脾肾阳虚之证。脾肾阳虚，气化水液输布无权，清阳不升，浊阴不降，湿浊内蕴，关格不通，上则恶心呕吐，下则尿少或尿闭。正如《证治汇补》所说："关格者……既关且格，必小便不通，旦夕之间，陡增呕恶，此因浊邪壅塞三焦，正气不得升降，所以关应下而小便闭，格应上而生呕吐，阴阳闭绝，一日即死，最为危候。"

本例患者 4 年前即患有肾炎，久治不愈。10 天前浮肿加重，颜面及下肢较甚，头晕嗜睡，疲乏无力，恶心欲呕，食纳较差，尿少色黄，大便较干，舌质淡红，舌体胖大，舌边有齿印，舌苔灰腻，脉弦细而滑，是脾肾阳虚，阴水泛滥，浊毒结聚所致。治疗当温补脾肾，利湿化浊，解毒消结。方用温肾降浊饮加减。方中党参、黄芪补脾温中，益肾壮腰；附片、肉桂温肾助阳，祛寒利浊；茯苓、薏苡仁健脾益肾，利尿降浊；当归、牛膝养阴补血，活血通络；砂仁、佩兰温中和胃，降逆止呕；陈皮、紫苏梗、沉香理气温中，和胃降浊。诸药配伍，共奏温补脾肾，利湿化浊，解毒消结之效。

十八、肾癌（2 例）

1. 补益脾肾，利水渗湿，解毒抗癌治疗脾肾气虚，水湿停聚，瘀毒胶结型肾癌。

王某某，女，65 岁，已婚，湖南省益阳市某单位退休人员。门诊病例。

主诉：腰痛伴乏力 1 年余。

患者于 2014 年 2 月因出现乏力，伴右腰部困顿不适，就诊于当地医院，并于 2015 年 2 月 5 日行上腹及肾脏 CT 平扫检查示：右肾下极占位性病变，考虑为肾癌，以透明细胞癌可能性大；右肾静脉汇合层面上下范围下腔静脉及双肾静脉内癌栓形成，右肾静脉汇合以下层面下腔静脉及双侧髂总静脉、右侧髂外静脉内血栓形成。右肾上极及左肾中部囊肿。诊断为"肾癌"，建议行手术治疗，患者拒绝手术，特来寻求中医诊治。

西医诊断：右肾癌。

初诊（2015 年 2 月 11 日）：患者自感乏力，稍有头晕，右腰部酸胀不适，食纳欠佳，睡眠较差，二便自调，舌质淡，舌边有齿痕及瘀点，舌苔白腻，脉沉细弱。

辨证：脾肾气虚，水湿停聚，瘀毒胶结。

治法：补益脾肾，利水渗湿，解毒抗癌。

主方：益肾消结汤加减。

处方：太子参30g，黄芪30g，附片（先煎）10g，白芍15g，茯苓20g，白术30g，薏苡仁20g，败酱草15g，山慈菇15g，白花蛇舌草20g，枸杞子15g，炮姜20g，杜仲15g，山药20g，山茱萸15g，菟丝子15g，赤芍15g，甘草5g。7剂，水煎服，每日1剂，分2次服。

二诊（2015年2月19日）：患者自述服上方后，乏力及右腰部酸胀不适较前减轻，食纳正常，睡眠好转，二便自调。处方：上方去赤芍，加黄芪至50g。14剂，煎服法同前。

三诊（2015年3月5日）：患者自述服药后乏力及右腰部酸胀不适较前明显减轻，食纳正常，睡眠较好，二便自调。处方：太子参30g，黄芪30g，制附子10g，白芍15g，茯苓20g，白术30g，薏苡仁20g，败酱草15g，山慈菇15g，白花蛇舌草20g，枸杞子15g，炮姜20g，杜仲15g，山药30g，山茱萸15g，菟丝子15g，赤芍15g，甘草5g。30剂，煎服法同前。

四诊（2015年4月8日）：患者乏力及右腰部酸胀已消失，食纳正常，睡眠好，二便自调。此后，患者随证加减再服药1年后，其临床症状消失。复查上腹及肾脏CT示：右肾下极病灶较前显著缩小，增强后无明显血供；双肾囊肿。随访3年无恙。

按：肾癌是泌尿系统常见的恶性肿瘤。其属中医"血尿""腰痛""肾积"等范畴。《医宗必读》曰："积之成者，正气不足，而后邪气踞之。"可见，肿瘤的发生与机体正气的强弱密切相关。现代"癌毒"学说的发展为中医治疗肿瘤提供了新的理论依据。本例患者素有乏力，右腰部酸胀不适，纳差，舌淡苔腻，脉沉细，系脾肾气虚，水湿停聚，瘀毒胶结之证。治疗当补益脾肾，利水渗湿，解毒抗癌。方用益肾消结汤加减。方中枸杞子、白芍、山药、山茱萸滋阴养肝，益肾敛阴；杜仲、菟丝子温肾助阳，阴阳并补，则阳得阴助而生化无穷，阴得阳升而泉源不竭；脾为后天之本，太子参、黄芪补脾益气；以后天而滋先天，人体正气充盛。薏苡仁、附子、败酱草出自经方薏苡附子败酱散方，用大剂量薏苡仁配茯苓、白术健脾利湿消瘕，败酱草清热解毒利湿，附子温阳化湿，寒温并用，清热利湿消积。山慈菇、白花蛇舌草解毒抗癌，改善肿瘤生长的微环境；炮姜既可温补脾阳，又可制约解毒抗癌诸药之寒性；赤芍活血化瘀，甘草调和诸药。组方严谨，扶正与祛邪并举，相辅相成，扶正增强了正气，有助于机体祛除病邪，即所谓"正胜邪自去"；祛邪则在邪气被祛的同时，减免了对正气的侵害，即所谓"邪去正自安"。

2. 健脾补肾，利水化痰，活血抗癌治疗脾肾不足，水湿停聚，痰瘀胶结型肾癌。

张某，男，55岁，已婚，湖南省湘潭市某单职工。门诊病例。

主诉：腰痛伴乏力1年余。

患者2013年初自觉腰酸乏力，未予重视。同年11月于湘雅医院体检，泌尿系彩超示：左肾考虑占位性病变，建议进一步检查。肾脏CT示：左肾占位，考虑肾脏肿瘤。遂住院行左肾全切术，病理诊断为：肾颗粒细胞癌。出院时复查：尿液分析：未见异常。肾功能正常。术后2月自觉腰部时有刺痛，夜间为甚，于我院复查：尿液分析：尿蛋白（-），尿潜血（++），红细胞30/μL。肾功能：尿素氮9.7mmol/L，血肌酐130μmol/L。遂来门诊寻求中医治疗。

西医诊断：左肾癌。

初诊（2014年5月20日）：患者时有腰部刺痛，夜间为甚，伴有腰酸不适，双下肢乏力，畏寒肢冷，面色萎黄，小便色深，夜尿频数，食纳欠佳，睡眠一般，大便正常，舌质黯红，舌边有齿印及瘀点，舌苔薄白，脉沉细而涩。

辨证：脾肾不足，水湿停聚，痰瘀胶结。

治法：健脾补肾，利水化痰，活血抗癌。

主方：益肾消结汤加减。

处方：黄芪30g，党参20g，熟地黄15g，山茱萸20g，炒山药20g，牡丹皮15g，茯苓20g，泽泻15g，怀牛膝15g，葛根20g，胡芦巴25g，菟丝子15g，连翘20g，炒白术20g，枸杞子20g，丹参20g，赤芍20g，川芎15g，杜仲15g。14剂，水煎服，每日1剂，分2次服。

二诊（2014年6月8日）：患者服药2周后自述腰痛明显减轻，食纳较前好转，偶有呃逆，大便正常。处方：前方药味不变，黄芪加量至50g。20剂，煎服法同前。

三诊（2014年6月30日）：患者服药后自述症状大部分已消失。尿液分析：尿蛋白（-），尿潜血（+），红细胞14.2/μL。肾功能：尿素氮6.3mmol/L，血肌酐110μmol/L。处方：黄芪30g，党参20g，熟地黄15g，山茱萸20g，炒山药20g，牡丹皮15g，茯苓20g，怀牛膝15g，葛根20g，胡芦巴25g，菟丝子15g，炒白术20g，枸杞子20g，丹参20g，赤芍20g，川芎15g，杜仲15g，芡实20g。30剂，煎服法同前。

四诊（2014年8月2日）：患者服药后症状基本消失。以前方加减继服100余剂，患者症状消失，食纳正常，睡眠好，二便调。复查肾功能无异常。随访至今无恙。

按：本例患者双下肢乏力，畏寒肢冷，时有腰部刺痛，夜间甚，食纳欠佳，睡眠一般，大便正常，舌质黯红，舌苔薄白，脉沉细而涩，为脾肾不足，水湿停聚，痰瘀胶结所致。此种类型是肾癌术后多见的一类证型。病程长且迁延不愈，易伤及脾肾之气，脾气虚无以充养四肢肌肉，则见双下肢乏力，肾气虚则失于温煦，故畏寒肢冷。后虽癌邪已克，但正气未复，久则导致脏腑排浊祛毒功能下降，阻遏气机，气不通则血行不畅，久而形成瘀血浊毒，故时有腰部刺痛，以夜间为甚。正气本虚，瘀血浊毒内生，从而使肾癌病情复杂化，加快其病情的发展。故本案以健脾补肾，利水化痰，活血抗癌为治则。方用益肾消结汤加减。方中黄芪、党参益气补肾；熟地黄、山茱萸、山药、枸杞子滋补肝肾，益髓填精；茯苓、牡丹皮、泽泻健脾渗湿，清泻相火；葛根生津止渴，解肌退热；连翘有"疮家圣药"之称，具清热解毒、消肿散结及疏散风热之功效；炒白术健脾益气；胡芦巴、菟丝子温肾壮阳；丹参广泛应用于各种血瘀证，有祛瘀止痛之功；赤芍有凉血止痛之用，善清泻肝火，泄血分之郁热，而奏凉血止血之效；川芎为"血中之气药"，具通达气血之效，侧重于活血行气止痛，三药合用以增强活血化瘀之功；怀牛膝、杜仲则是补肝肾、强筋骨、治腰痛之要药。

十九、阑尾疾病（2例）

1. 清热解毒，导滞通瘀治疗湿热内蕴，痰瘀结聚型急性阑尾炎。

计某某，男，28岁，已婚，湖南省某县某单位干部。住院病例。

主诉：转移性右下腹疼痛2天。

患者于2天前起感右上腹疼痛，呈隐痛感，未予重视，继则转移至右下腹疼痛，延及今日上午疼痛加重，伴发热，恶心呕吐，不能进食，而于1974年4月8日来医院住院。病程中小便短赤，大便干结。

既往史：体健，否认肝炎、结核等传染病史。

查体：T 39.3℃，P 86次/min，BP 113/72mmHg，R 21次/min。

急性痛苦病容，发育正常，营养中等，神志清楚，检查合作，精神较软弱，呻吟不止；巩膜皮肤无黄染，双眼结膜稍充血；颈软，气管居中，甲状腺不大；胸廓对称，呼吸21次/min，双肺呼吸音清晰，未闻及干湿啰音；心界不大，心率86次/min，律齐，无杂音；双侧腹股沟可扪及3个约黄豆或蚕豆大小的淋巴结，质地中等，轻压痛，腹部饱满，麦氏点有明显压痛及反跳痛；肝脾未扪及，双肾区无叩痛；双下肢未见畸形，且无水肿，右腿不能伸直，病理反射未引出，肛门及外生殖器未查。

辅助检查：①尿常规：黄色清亮，蛋白（-），糖（-），红细胞（-）/HP，白细胞（-）/HP。②血常规：血红蛋白96g/L，红细胞4.36×10^{12}/L，白细胞20.16×10^9/L，

中性粒细胞 84%，淋巴细胞 14%，嗜酸性粒细胞 2%。③大便常规：原虫（−），潜血试验（−）。

西医诊断：急性阑尾炎。

西医治疗：患者惧怕手术，以青霉素、链霉素抗感染治疗 2 天，效果不佳，遂急请中医会诊。

初诊（1974 年 4 月 10 日）：患者右下腹疼痛，恶寒发热，体温 39.5℃，恶心呕吐，呻吟不止，口中无味，口干舌燥，口渴喜冷饮，腹部稍隆起，腹皮微急，腹痛拒按，右腿蜷曲，精神软弱，大便干结，小便短赤，舌质鲜红，舌苔黄腻，脉弦滑而数。

辨证：湿热内蕴，痰瘀结聚。

治法：清热解毒，导滞通瘀。

主方：畅肠解结饮加减。

处方：生大黄（后下）10g，牡丹皮 15g，桃仁 10g，天葵子 10g，蒲公英 15g，红藤 15g，金银花 15g，厚朴 6g，黄连 6g，玄明粉（冲服）6g，甘草 6g。2 剂，水煎服，每日 1 剂，分 2 次服。

二诊（1974 年 4 月 12 日）：患者经治疗后症状明显减轻，体温降至 38.1℃，右下腹疼痛减轻，能进食稀饭，大便已解。有效守方，前方改大黄 3g，再进 2 剂，煎服法同前。

三诊（1974 年 4 月 14 日）：患者体温降至正常，余症已基本消失，食纳增进，舌质稍红，舌苔薄白，脉沉弦。湿热渐祛，气血渐通。处方：红藤 15g，金银花 10g，牡丹皮 10g，陈皮 8g，参须（另煎）6g，生地黄 15g，黄芪 20g，麦冬 15g，茯苓 10g，山药 15g，沙参 15g。3 剂，煎服法同前。

四诊（1974 年 4 月 18 日）：患者诸症消除，食纳增进，舌质淡红，舌苔薄白，脉沉缓。获临床痊愈。随访 2 年无恙。

按：急性阑尾炎是外科常见病，居各种急腹症首位，且其病情变化多端，诊断也较为困难。该病属中医"肠痈"范畴。本例右下腹疼痛已 2 天，逐渐加重，伴恶心呕吐，不能进食，口干舌燥，大便干结，小便短赤，舌质鲜红，舌苔黄腻，脉弦滑而数，症系湿热内蕴，痰瘀结聚所致。治疗当清热解毒，导滞通瘀。方用畅肠解结饮加减。方中金银花、红藤、蒲公英清热泻火，解毒散结；生大黄、玄明粉清热泻火，导滞散结；黄连清热泻火，燥湿解毒；厚朴行气解郁，宽中理气；桃仁、天葵子行气活血，祛瘀通经；牡丹皮清热凉血，化瘀通络；甘草清热解毒，缓急止痛。诸药合用，共建清热解毒，导滞通瘀之功。

2. 清热解毒, 活血散结, 益气养阴治疗湿热内侵, 痰瘀互结, 气阴两虚型阑尾周围脓肿。

蔡某某, 女, 68 岁, 已婚, 湖南省某县人。住院病例。

主诉: 右下腹疼痛 4 天。

患者自述于 4 天前起感右下腹疼痛, 逐渐加重, 伴有恶心呕吐, 不思饮食, 于 1972 年 10 月 11 日由家属送入医院就诊。

既往史: 患慢性胃肠炎已 20 余年, 否认肝炎、结核等传染病史。

查体: T 38.9℃, P 89 次 /min, BP 104/70mmHg, R 20 次 /min。

急性痛苦面容, 神清合作, 形体消瘦, 精神软弱; 气管居中, 甲状腺不大, 浅表淋巴结无肿大; 胸廓对称, 呼吸 20 次 /min, 双肺呼吸清晰, 未闻及干湿啰音; 心界不大, 心率 89 次 /min, 律齐, 无杂音; 腹部饱满, 麦氏点周围皮肤发热, 右中下腹可扪及一约 4cm×6.5cm 大小之包块, 边界不清, 有明显压痛及反跳痛; 肝脾未扪及, 双肾区无叩痛; 双下肢无畸形, 未见水肿, 右腿屈曲, 病理反射未引出; 肛门及外生殖器未查。

辅助检查: ①尿常规: 黄色清亮, 尿蛋白(-), 糖(-), 红细胞(-)/HP, 白细胞 0～1/HP。②血常规: 血红蛋白 95g/L, 红细胞 4.36×10^{12}/L, 白细胞 21.4×10^9/L, 中性粒细胞 81%, 淋巴细胞 17%, 嗜酸性粒细胞 2%。③大便常规: 原虫(-), 潜血试验(-)。

西医诊断: 腹痛待查: 阑尾周围脓肿。

西医治疗: 补液、对症处理; 急请中医会诊。

初诊(1972 年 10 月 12 日): 患者右下腹疼痛, 恶寒发热, 体温 38.9℃, 恶心呕吐, 口干舌燥, 不思饮食, 形体消瘦, 精神软弱, 腹部饱满, 右下腹可见一约鸡蛋大小之包块, 疼痛拒按, 右腿蜷曲, 小便短赤, 大便干结, 舌质较红, 舌边有齿印, 舌苔黄燥, 脉弦细而数。

辨证: 湿热内侵, 痰瘀互结, 气阴两虚。

治法: 清热解毒, 活血散结, 益气养阴。

主方: 舒肠祛结饮加减。

处方: 薏苡仁 20g, 瓜蒌 10g, 桃仁 10g, 赤芍 15g, 牡丹皮 10g, 红藤 15g, 虎杖 15g, 金银花 15g, 枳实 8g, 白参(另煎)10g, 生地黄 15g, 玄明粉(冲服)6g, 甘草 8g。2 剂, 水煎服, 每日 1 剂, 分 2 次服。

二诊(1972 年 10 月 14 日): 患者经治疗后体温降至 37.6℃, 症状明显好转, 右下腹疼痛减轻, 大便已解。湿热始祛, 气血渐通。原方去玄明粉再进 2 剂, 煎服法同前。

三诊(1972 年 10 月 16 日): 患者体温降至正常, 余症均明显减轻, 可进食稀粥,舌质较红,舌边有齿印,舌苔稍黄,脉细而数。湿热渐祛,气血较通。处方:红藤 15g,金银花 15g,陈皮 8g,白参(另煎)8g,生地黄 15g,黄芪 20g,怀山药 15g,茯苓 10g,沙参 15g,甘草 5g。2 剂,煎服法同前。

四诊(1972 年 10 月 18 日):患者诸症消除,食纳增进,舌质淡红,舌苔薄白,脉细缓。获临床痊愈。随访 3 年无恙。

按:阑尾周围脓肿是急性阑尾炎化脓坏疽时,大网膜移至右下腹将阑尾包裹产生粘连而形成的。本病属中医"肠痈"范畴。早在《金匮要略》中就有记载:"肠痈之为病,其身甲错,腹皮急,按之濡,如肿状,腹无积聚,身无热,脉数,此为肠内有痈脓。"究其病因主要是湿热结聚,气血蕴积,郁而成痈。

本例患者初感右下腹疼痛,逐渐加重,伴有恶心呕吐,口干舌燥,不思饮食,小便短赤,大便干结,舌质较红,舌苔黄燥,脉弦细而数。且患者年事已高,又素有慢性胃肠炎,后天不足;又肠胃积热,痰瘀互结,邪热痈毒损伤气阴所致。治疗当清热解毒,活血散结,益气养阴。故遵古法"急下以存阴",方用舒肠祛结饮加减。方中红藤、虎杖、金银花清热解毒,祛瘀散痈;玄明粉泄热导滞,软坚散结;桃仁、赤芍活血破瘀,软坚散结;薏苡仁、瓜蒌清热祛湿,排脓散结;生地黄、牡丹皮养阴凉血,活血化瘀;枳实行气通络,消积导滞;白参、生地黄补气健脾,益阴生血;甘草清热解毒,调和诸药。诸药合用,共建清热解毒,活血散结,益气养阴之功。

二十、肠梗阻(2 例)

1. 补脾养胃,化湿导滞,清热解毒治疗气阴两虚,食湿互结,湿热壅滞型肠梗阻。

胡某某,男,56 岁,已婚,湖南省怀化市某单位干部。住院病例。

主诉:左下腹疼痛 1 天。

患者自述于昨日吃凉粽后感上腹不适,继则左下腹疼痛,开始为隐痛,未予重视。今日上午疼痛加重,呈阵发性绞痛,伴有恶心呕吐,腹胀,自觉难以耐受。遂于 1974 年 6 月 17 日 11 时由家属抬送入院。患者病程中未能进食,小便色黄,尿量一般,大便 2 日未解。

既往史:患慢性胃炎 20 余年,否认肝炎、结核等传染病史。

查体:T 38.2℃,P 86 次/min,BP 102/60mmHg,R 20 次/min。

急性痛苦病容,神志清楚,检查合作,发育正常,营养中等,形体消瘦,精神软弱,面色㿠白,呻吟不止;甲状腺不大,浅表淋巴结无肿大;胸廓对称,呼吸 20 次/min,双肺呼吸音清晰,未闻及干湿啰音;心界不大,心率 86 次/min,未闻及杂音;腹部稍隆起,左下腹可见肠型,时有蠕动波,左下腹有明显压痛,上腹中部有轻压痛；肝脾未扪及，双肾区无叩痛；双下肢无畸形；肛门及外生殖器未查。

辅助检查：①尿常规：黄色清亮，蛋白（-），糖（-），红细胞（-）/HP，白细胞（-）/HP。②血常规：血红蛋白92g/L，红细胞3.38×10¹²/L，白细胞10.12×10⁹/L，中性粒细胞79%，淋巴细胞18%，嗜酸性粒细胞3%。③大便常规：原虫（-），潜血试验（-）。

西医诊断：腹痛待查：机械性肠梗阻。

西医治疗：患者惧怕手术，经抗炎、补液、纠正水电解质失衡及对症处理2天未见明显好转，遂急请中医会诊。

初诊（1974年6月19日）：患者形体消瘦，精神软弱，面色㿠白，呻吟不止，感左下腹疼痛，呈阵发性绞痛，伴有恶心呕吐，腹胀嗳气，唇舌干燥，口渴喜饮，小便色黄，大便2日未解，舌质红绛，舌苔灰黄，中部稍腻，脉弦细而濡。

辨证：气阴两虚，食湿互结，湿热壅滞。

治法：补脾养胃，化湿导滞，清热解毒。

主方：润肠解结饮加减。

处方：白参（另煎）8g，知母10g，当归10g，白芍15g，生地黄20g，生大黄（后下）10g，白术20g，玄参15g，枳实8g，厚朴6g，甘草6g。2剂，水煎服，每日1剂，分2次服。

二诊（1974年6月21日）：患者经治疗后症状明显改善，腹痛减轻，大便已行。食积始祛，脾胃气机渐通。原方去大黄再进2剂，煎服法同前。

三诊（1974年6月23）：患者经治疗后症状已消失，自觉疲乏，舌红稍绛，舌苔薄白，脉沉细稍弦。食积渐祛，脾胃气机渐通。处方：白参（另煎）6g，当归10g，白芍15g，生地黄15g，白术15g，黄芪15g，山药15g，陈皮8g，薏苡仁15g，甘草6g。3剂，煎服法同前。

四诊（1974年6月26日）：患者症状已消失，舌质淡红，舌苔薄白，脉沉缓。食积已祛，脾胃气机较通。处方：党参15g，当归10g，白芍15g，砂仁8g，麦冬15g，黄芪15g，山药15g，陈皮8g，薏苡仁15g，甘草6g。5剂，带药回家调理而愈。随访3年无恙。

按：机械性肠梗阻是临床上最常见的"急腹症"之一，多由肠壁病变、肠管受压或肠腔内堵塞（如肿瘤、粘连、蛔虫团堵塞等）引起。临床以腹痛、腹胀、呕吐、停止排便排气为主要症状。本病属中医"腹痛""肠痈"等范畴。《素问·举痛论》曰："寒气客于肠胃之间，膜原之下，血不得散，小络急引，故痛。"究其原因，或外受寒邪，或过食生冷，寒湿积滞于中，气机阻滞，发生腹痛；或素体阳虚，脾阳不振，运化失司，寒湿停滞，气血不足以温养，导致腹痛；或恼怒忧思过度，肝失条达，肝胃不和而作腹痛；或暴饮暴食，或过食膏粱厚味及辛辣之品，致食滞不化，或热结胃肠，均能导致腹痛。

本例患者患有慢性胃炎已 20 余年，素体脾胃虚损，运化失司，起病前又吃凉粽，是寒湿与饮食停滞胃肠所致。由于脾胃虚损，故有形体消瘦，精神软弱，面色㿠白，脉细而濡等临床症状。因脾胃虚损，运化失司，致寒湿食停滞胃肠，所以临床见证有左下腹疼痛，呈阵发性绞痛，伴有恶心呕吐，腹胀嗳气，唇舌干燥，口渴喜饮，舌苔灰黄，中部稍腻，脉弦。又由于胃阴不足，故临床见证有形体消瘦，面色㿠白，舌质红绛，脉弦细。治疗当补脾养胃，化湿导滞，清热解毒。故予润肠解结饮加减而获效。方中生大黄清热泻火，导滞通腑；枳实、厚朴理气宽中，通经止痛；当归、生地黄凉血养血，滋阴生津；知母、玄参清热凉血，养阴润肠；白参、白术补中益气，健脾生津；甘草清热解毒，调和诸药。诸法合用，以建补脾养胃，化湿导滞，清热解毒之功。

2. 行气活血，导滞通腑治疗气滞血瘀，中焦结聚型肠梗阻。

向某某，女，63 岁，已婚，湖南省某县某单位退休人员。住院病例。

主诉：右下腹疼痛 5 天，加重 4 小时。

患者自述 5 天前起感右下腹疼痛，开始为胀痛，伴有嗳气，在家服用"陈香露白露片"可以缓解；继则呈刺痛，至今晨 5 点起疼痛加重，呈阵发性绞痛或刺痛，伴有腹胀，恶心呕吐，自觉疼痛难以耐受。遂于 1975 年 10 月 12 日上午 9 点由家属抬送入院。患者病程中进食少，小便色黄，尿量尚可，大便数日未解。

既往史：患高血压病已 30 余年；1967 年患急性阑尾炎，已行手术治疗，术后常感右下腹刺痛；否认肝炎、结核等传染病史。

查体：T 38.1℃，P 87 次 /min，BP 154/92mmHg，R 23 次 /min。

急性痛苦病容，神志清楚，检查合作，发育正常，营养中等，形体稍胖，精神较软弱，呻吟不止；左腋下及右腹股沟可扪及数个蚕豆大小之淋巴结，质地中等，无明显压痛；气管居中，甲状腺不大；胸廓对称，呼吸 23 次 /min，双肺呼吸音清晰，未闻及干湿啰音；心界不大，心率 87 次 /min，律齐，无杂音；腹部稍隆起，右中下腹可见一约 8cm 长的手术疤痕，并可见肠型，未见蠕动波，右下腹有明显压痛，肝脾未扪及，双肾区无叩痛；双下肢无畸形，未见水肿；肛门及外生殖器未查。

辅助检查：①尿常规：黄色清亮，蛋白（-），糖（-），红细胞（-）/HP，白细胞（+）/HP。②血常规：血红蛋白 90g/L，红细胞 3.68×10^{12}/L，白细胞 11.02×10^9/L，中性粒细胞 78%，淋巴细胞 19%，嗜酸性粒细胞 3%。③大便常规：原虫（-），潜血试验（-）。

西医诊断：粘连性肠梗阻。

西医治疗：补液、纠正水电解质失衡，降压，对症处理；急请中医会诊。

初诊（1975 年 10 月 12 日）：患者感右下腹疼痛，呈阵发性绞痛或刺痛，伴有腹胀，恶心呕吐，不思饮食，烦躁易怒，唇舌干燥，口渴喜冷饮，形体稍胖，精神较软弱，腹部稍隆起，右下腹压痛、拒按，小便短赤，大便秘结，舌质红绛，舌边有瘀斑，舌苔黄腻，脉弦滑而涩。

辨证：气滞血瘀，中焦结聚。

治法：行气活血，导滞通腑。

主方：益肠散结饮加减。

处方：延胡索 10g，厚朴 5g，党参 15g，当归 10g，赤芍 15g，生地黄 15g，麦冬 15g，生大黄（后下）10g，没药（布包）10g，川芎 15g，蒲黄（布包）15g，甘草 6g。2 剂，水煎服，每日 1 剂，分 2 次服。

二诊（1975 年 10 月 14 日）：患者服药后症状明显改善，腹痛减轻，大便已解。肝气渐平，瘀血渐散，中焦气机渐通。原方去生大黄再进 2 剂，煎服法同前。

三诊（1975 年 10 月 16 日）：患者经治疗后症状大部分消失，但觉疲乏，舌质红绛，舌边有瘀斑，舌苔薄黄，脉弦细而涩。肝气渐平，瘀血渐散，中焦气机渐通，兼有气阴不足。处方：白参（另煎）8g，当归 10g，赤芍 15g，川芎 15g，生地黄 15g，麦冬 15g，黄芪 15g，山药 15g，陈皮 8g，延胡索 10g，甘草 6g。5 剂，煎服法同前。

四诊（1975 年 10 月 21 日）：患者症状已消失，舌质稍红绛，舌边稍有瘀斑，脉弦细。肝气已平，瘀血已散，中焦气机较通，气阴稍虚。处方：白参（另煎）6g，当归 10g，茯苓 15g，丹参 15g，生地黄 15g，麦冬 15g，黄芪 15g，山药 15g，陈皮 8g，生山楂 10g，甘草 6g。10 剂，带药回家调养而愈。随访 3 年无恙。

按：本例患者因右下腹疼痛，呈阵发性绞痛或刺痛，伴有腹胀，恶心呕吐而入院。患者患有高血压病已 30 余年，平日性情急躁，烦躁易怒，素有肝气郁滞；又在 8 年前因急性阑尾炎而手术，术后常感右下腹刺痛，此次发病感右下腹阵发性绞痛或刺痛，伴有腹胀，腹痛拒按，舌质红绛，舌边有瘀斑，脉弦而涩，是血瘀的表现。肝郁血瘀，郁久化火，故临床见症有烦躁易怒，唇舌干燥，口渴喜冷饮，小便短赤，大便秘结，舌质红绛，舌苔黄腻。证属气滞血瘀，中焦结聚。治疗当行气活血，导滞通腑。方用益肠散结饮加减。方中延胡索、厚朴疏肝理气，宽中止痛；没药、蒲黄活血化瘀，通络止痛；川芎、赤芍活血化瘀，凉血止痛；当归、生地黄、麦冬清热凉血，养阴生津；生大黄清热泻火，导滞通腑；党参、甘草补中益气，健脾祛湿。诸法合用，共建行气活血，导滞通腑之功。

二十一、慢性结肠炎（2例）

1. 健脾化湿，清热解毒，祛湿导滞治疗脾气虚损，湿热互聚，积滞成结型结肠炎。

刘某某，女，32岁，已婚，湖南省长沙市某工厂子弟学校教师。门诊病例。

主诉：反复腹痛、腹泻2年，再发3天。

患者于2年前起感左下腹疼痛，继则腹泻，排出黏液或脓血样便，大便日行2～3次，服用止泻药后好转。此后每因劳累、情绪变化或饮食不节而发作。去年8月6日经某医院直肠镜检查示：结肠有溃疡病灶，直肠有多个如绿豆大小之息肉。诊断为"慢性结肠炎"，服用中西药物后好转出院。此次于3天前食凉拌菜后即感腹痛胀气，泻下黏液大便，大便日行4～5次，遂来医院寻求诊治。

既往史：身体一般，已妊娠5个月。

辅助检查：大便常规：黏液脓血样便，原虫（-），潜血试验（+），白细胞0～1/HP，红细胞0～2/HP。

西医诊断：慢性结肠炎急性发作。

初诊（1979年3月5日）：患者感左下腹疼痛，腹胀腹泻，排出黏液大便，大便日行2～4次，伴有矢气，心烦不适，食纳无味，口干喜冷饮，小便短赤，舌质红，舌苔黄腻，脉濡滑而数。

辨证：脾气虚损，湿热互聚，积滞成结。

治法：健脾化湿，清热解毒，祛湿导滞。

主方：葛根芩连汤合五苓散加减。

处方：葛根15g，黄芩10g，佩兰10g，金银花15g，茯苓15g，猪苓10g，薏苡仁15g，炒白术10g，焦三仙各9g，甘草3g。3剂，水煎服，每日1剂，分2次服。

二诊（1979年3月8日）：患者服药后症状明显改善，腹痛减轻，大便次数减少，日行1～2次。有效守方，原方3剂，煎服法同前。

三诊（1979年3月11日）：患者服药后大便已正常，诸症明显减轻。湿热渐祛，脾气虚损。处方：葛根15g，黄连5g，佩兰10g，金银花15g，薏苡仁15g，炒白术10g，炒扁豆10g，甘草3g，木香5g，茯苓12g，党参15g，砂仁5g。5剂，煎服法同前。

四诊（1979年3月16日）：患者服药后诸症消除，精力充沛，舌质淡红，舌苔薄白，脉沉缓。湿热已祛，脾气稍虚。处方：葛根15g，黄连5g，银花炭10g，薏苡仁15g，炒白术10g，炒扁豆10g，甘草3g，焦山楂10g，茯苓12g，党参 15g，黄芪 15g，砂仁 5g。15 剂，煎服法同前。

五诊（1979 年 4 月 5 日）：患者精力充沛，舌质淡红，舌苔薄白，脉缓。以参苓白术丸服用 3 个多月而愈。随访 3 年未见复发。

按：慢性结肠炎是一种病因不明的直肠和结肠炎性疾病，临床表现有腹泻、黏液脓血便、腹痛和里急后重。本病属中医"泄泻"范畴。本例患者是湿热积滞，郁久成毒，损伤脾气所致。由于湿热积滞，郁久成毒，故排出黏液大便，带有脓血，心烦不适，食纳无味，口干喜冷饮，小便短赤。舌苔黄腻，舌质红，脉滑而数。又因为湿热积滞，故左下腹疼痛，腹胀腹泻，伴有矢气。治疗当以健脾化湿，清热解毒，祛湿导滞为主。方用葛根芩连汤合五苓散加减。方中葛根、金银花解毒清热；黄芩、佩兰清热祛湿；炒白术、茯苓健脾利湿；猪苓、薏苡仁利尿化湿；焦三仙化湿导滞；甘草调和诸药。诸药配伍，合用而建功。

2. 健脾益肾，驱寒化湿治疗脾肾阳虚，寒湿内停型结肠炎。

魏某某，男，52 岁，已婚，湖南省长沙市某公司职工。门诊病例。

主诉：反复腹痛、腹泻 1 年余，再发加重 5 天。

患者于 1 年余前因受凉引起左下腹疼痛，痛即腹泻，大便呈水状或溏便，多则日行 4～5 次。每服用中西药物可缓解，但劳累或饮食不节易复发。去年 11 月 16 日经某医院肠镜检查示：结肠有溃疡病灶，直肠充血水肿，可见 3 个如绿豆大小之息肉。诊断为"慢性结肠炎""直肠息肉"，服用柳氮磺吡啶等药物疗效欠佳。5 天前因工作忙碌，即感左下腹胀痛，泻下黏液大便，日行 2～4 次，小便正常。

辅助检查：大便常规：原虫（-），潜血试验（-），白细胞 0～1/HP，红细胞 0～2/HP。

西医诊断：慢性结肠炎急性发作；直肠息肉。

初诊（1978 年 5 月 12 日）：患者反复左下腹隐痛已 1 年余，呈间歇性发作，腹痛时大便稀，呈水状或溏便，偶有黏液，大便日行 2～4 次，腹部畏寒，头晕乏力，食纳较差，小便正常，舌质红绛，舌苔白腻，脉沉弦而滑。

辨证：脾肾阳虚，寒湿内停。

治法：健脾益肾，驱寒化湿。

主方：益肠消结汤加减。

处方：补骨脂 8g，肉豆蔻 6g，太子参 20g，黄芪 15g，大枣 10g，吴茱萸 3g，小茴香 10g，白术 15g，茯苓 12g，生姜 10g，苍术 8g，蒲公英 10g。5 剂，水煎服，每日 1 剂，分 2 次服。按摩：太冲、足三里、丰隆、天枢、关元、脾俞、肾俞。

二诊（1978 年 5 月 17 日）：患者服药后腹痛好转，大便次数减少，舌质红绛,舌苔白腻,脉沉弦而滑。有效守方,原方5剂,煎服法同前。

三诊(1978年5月22日):患者腹痛消失,大便成形。寒湿渐祛,脾肾阳虚。处方:前方去太子参,加党参15g。7剂,煎服法同前。

四诊(1978年6月2日):患者诸症消失,食纳正常,舌质淡红,舌苔薄白,脉沉缓。寒湿已祛,脾肾稍虚。拟参苓白术丸服用2月而愈。随访5年无恙。

按:泄泻是常见病,清代名家柯韵伯云:"泻利为腹疾,而腹为三阴之都会,一脏不调,便能泻利。"本例患者反复左下腹疼痛已1年余,大便呈水状或溏便。本例患者为脾肾阳虚,寒湿内停所致。由于脾肾阳虚,故腹部畏寒,头晕乏力,食纳较差;因为寒湿内停,故腹痛时大便稀,呈水状或溏便,偶有黏液,舌质红绛,舌苔白腻,脉弦而滑。治疗当健脾益肾,驱寒化湿。方用益肠消结汤加减。方中补骨脂辛燥入肾以制水;肉豆蔻辛温入脾以暖土;配五味子固肠止泻;太子参、黄芪、大枣健脾益气,补肾升阳;白术、茯苓温中补气,健脾利湿;生姜配苍术温中健脾,利湿化饮;吴茱萸、小茴香温中散寒,通经止痛;蒲公英清热解毒,消痈散结。配合按摩加强疗效。两法相合,以成健脾益肾,驱寒化湿之功。

二十二、结直肠癌(2例)

1. 健脾补中,行气活血,解毒消结治疗脾胃虚弱,气滞血瘀,癌毒结聚型直肠癌。

张某某,男,52岁,已婚,湖南省长沙市某厂工人。门诊病例。

主诉:大便带血5月。

患者于1999年6月起出现大便次数增多,日行8～10次,继则大便带血,在长沙某三甲医院诊断为"直肠癌并淋巴结转移",行手术治疗,术后患者惧怕化疗而来我科就诊。

西医诊断:直肠癌。

初诊(1996年11月20日):患者感下腹胀满不适,饮食乏味,头晕乏力,活动后全身多汗,夜寐不佳,大便溏薄,小便正常,舌质红绛,舌边有瘀斑,舌苔黄腻,脉弦细而涩。

辨证:脾胃虚弱,气滞血瘀,癌毒结聚。

治法:健脾补中,行气活血,解毒消结。

主方:益肠消结汤加减。

处方:太子参30g,黄芪30g,茯苓15g,炒白术20g,山茱萸15g,浮小麦20g,白芍15g,醋香附10g,红花10g,莪术10g,山楂炭10g,白花蛇舌草20g,红景天15g,土鳖虫15g,郁金10g,当归10g,红藤15g,甘草6g。7剂,水煎服，每日1剂，分2次服。

二诊（1999年11月28日）：患者服药后头晕乏力等症均减轻，食纳好转。有效守方，原方15剂，煎服法同前。

三诊（1999年12月13日）：患者服药后症状明显减轻，食纳增进。舌质红绛，舌边有瘀斑，舌苔薄白，脉弦细而涩。气机始畅，瘀血渐消，脾胃虚弱。处方：党参20g，黄芪20g，茯苓15g，白术20g，浮小麦20g，白芍15g，广木香5g，红花10g，牡丹皮10g，红景天15g，莪术15g，生山楂10g，白花蛇舌草20g，红藤15g，甘草6g。20剂，煎服法同前。

四诊（2000年1月3日）：患者服药后偶有腹部不适，食纳正常，舌质红绛，舌边有瘀斑，舌苔薄白，脉弦细而涩。气机渐畅，瘀血渐消，脾胃尚虚。处方：党参20g，黄芪20g，茯苓15g，白术20g，浮小麦20g，白芍15g，广木香5g，三七5g，红景天15g，生山楂10g，白花蛇舌草20g，红藤15g，甘草6g。30剂，煎服法同前。

五诊（2000年2月4日）：复查B超未发现异常，患者偶有腹部不适，食纳正常，舌质红绛，舌边有少量瘀斑，舌苔薄白，脉沉细。气机渐畅，瘀血渐消，脾胃较虚。处方：党参20g，黄芪30g，茯苓15g，白术10g，浮小麦20g，白芍15g，广木香5g，三七5g，生山楂10g，白花蛇舌草20g，甘草6g。30剂，煎服法同前。

六诊（2000年3月6日）：患者除偶有腹部不适外，无其他症状。舌质红绛，舌边有少量瘀斑，脉沉细。气机渐畅，瘀血渐消，脾胃较虚。前方继进30剂。

七诊（2000年4月10日）：患者腹部不适消除，舌质红绛，舌边有少量瘀斑，脉沉细。此后，以前方随证加减再进100余剂，复查B超未发现异常，遂以前方加减改3日服1剂，持续1年后停药。随访至今无恙。

按：直肠癌是乙状结肠直肠交界处至齿状线之间的癌，是消化道常见的恶性肿瘤。大体可分为溃疡型、肿块型、浸润型3种。直肠癌的发病原因尚不清楚。本例患者始为大便次数增多，日行8～10次，继则大便带血，下腹胀满，饮食乏味，头晕乏力，活动后全身多汗，夜寐不佳，大便溏薄，舌质红绛，舌边有瘀斑，舌苔黄腻，脉弦细而涩，此乃脾虚气弱，气滞血瘀，气血瘀滞日久，又遭癌毒侵袭，结聚成瘤。治疗当健脾补中，行气活血，解毒消结。方用益肠消结汤加减。方中太子参、黄芪、红景天健脾补气；白术、茯苓健脾利湿；白芍、当归养血柔肝；郁金、香附疏肝理气；红花、红藤、山楂活血化瘀；白花蛇舌草、莪术、土鳖虫、山楂解毒消瘤；山茱萸、浮小麦敛阴益肾，退热止汗；甘草调和诸药。合而用之，以健脾补中，行气活血，解毒消结而建功。

2. 健脾益肾，行气活血，解毒散结治疗脾肾虚弱，气滞血瘀，癌毒结聚型直肠癌。

李某某，女，62岁，已婚，湖南省长沙市某单位退休人员。门诊病例。

主诉：大便次数增多2月。

患者于2006年2月起出现大便次数增多，日行3～6次，在当地医院按肠炎治疗效果不佳。后在长沙某医院诊断为"乙状结肠腺癌"，肝内多发结节，考虑肝内转移灶。患者惧怕手术及放、化疗，遂来我科就诊。

西医诊断：结肠癌并肝转移。

初诊（2006年4月10日）：患者感下腹胀满，腰膝酸冷，饮食无味，头晕乏力，自汗盗汗，夜寐欠佳，大便溏软，偶有带血，舌质红绛，舌边有瘀斑，舌苔灰腻，脉弦细而弱。

辨证：脾肾虚弱，气滞血瘀，癌毒结聚。

治法：健脾益肾，行气活血，解毒散结。

主方：益肠消结汤加减。

处方：附片10g，茯苓15g，白术10g，太子参30g，黄芪20g，山茱萸20g，浮小麦20g，白芍15g，郁金10g，广木香6g，莪术15g，补骨脂15g，土鳖虫10g，煅牡蛎30g，焦山楂10g，白花蛇舌草20g，地榆炭15g，红藤15g，甘草6g。7剂，水煎服，每日1剂，分2次服。

二诊（2006年4月18日）：患者服药后下腹胀满、腰膝酸冷、头晕乏力等症均减轻，食纳好转，大便稍软，偶有带血。有效守方，原方15剂，煎服法同前。

三诊（2006年5月4日）：患者服药后症状明显减轻，大便带血消失，食纳增进，舌质红绛，舌边有瘀斑，舌苔薄白，脉弦细而涩。气机始畅，瘀血渐消，脾胃虚弱。处方：党参20g，黄芪20g，茯苓15g，白术10g，补骨脂10g，山茱萸20g，浮小麦20g，白芍15g，广木香5g，桃仁6g，焦山楂10g，白花蛇舌草20g，红藤15g，甘草6g。20剂，煎服法同前。

四诊（2006年5月25日）：患者服药后偶有腹部不适，食纳正常，舌质红绛，舌边有瘀斑，舌苔薄白，脉弦细而涩。气机渐畅，瘀血渐消，脾胃尚虚。处方：党参20g，黄芪20g，茯苓15g，白术10g，浮小麦20g，白芍15g，广木香5g，三七5g，生山楂10g，白花蛇舌草20g，红藤15g，甘草6g。30剂，煎服法同前。

五诊（2006年6月28日）：复查B超：乙状结肠包块已缩小，肝内结节有减少。患者偶有腹部不适，食纳正常，舌质红绛，舌边有少量瘀斑，舌苔薄白，脉沉细。气机渐畅，瘀血渐消，脾胃较虚。处方：党参20g，黄芪20g，茯苓15g，白术10g，浮小麦20g，白芍15g，广木香5g，三七5g，焦山楂10g，白花蛇舌草20g，甘草6g。30剂，煎服法同前。

六诊(2006年7月30日):患者除偶有腹部不适外,无其他症状。舌质红绛,舌边有少量瘀斑,脉沉细。气机渐畅,瘀血渐消,脾胃较虚。前方继进30剂。

七诊(2006年9月10日):患者腹部不适消除,舌质红绛,舌边有少量瘀斑,脉沉细。此后,以前方加减再进100余剂,复查B超:肝内多发结节已消失,余无异常发现。遂以前方加减改3日服1剂,持续半年后停药。随访至今无恙。

按: 本例患者始为大便溏薄,次数增多,日行3~6次,继则大便偶有带血,下腹胀满,腰膝酸冷,饮食乏味,头晕乏力,自汗盗汗,夜寐欠佳,舌质红绛,舌边有瘀斑,舌苔灰腻,脉弦细而涩,此乃脾肾虚弱,气滞血瘀,气血瘀滞日久,导致癌毒侵袭,结聚成瘤。治疗当健脾益肾,行气活血,解毒散结。方用益肠消结汤加减。方中太子参、黄芪健脾补肾;白术、茯苓健脾利湿;附片、补骨脂温补肾阳;郁金、广木香疏肝理气;莪术、土鳖虫、焦山楂活血化瘀;白花蛇舌草、莪术、土鳖虫、煅牡蛎解毒消瘤;山茱萸、浮小麦敛阴止汗;白芍、地榆炭柔肝敛阴,凉血止血;甘草调和诸药。合而用之,以健脾益肾,行气活血,解毒散结而建功。

二十三、胆结石(2例)

1. 健脾祛湿,清肝利胆,化瘀散结治疗脾胃虚弱,湿热内蕴,痰瘀互结型胆囊管结石。

柳某某,男,58岁,已婚,湖南省益阳市某单位干部。门诊病例。

主诉:反复发作右上腹疼痛5年,再发6天。

患者自述于5年前起感右上腹疼痛,继而右上腹剧烈绞痛,痛牵右肩背部,在当地医院经B超检查诊断为"慢性胆囊炎急性发作""胆囊管结石"。经抗炎、止痛等治疗好转而出院。以后反复发作。此次因6天前进食鸡蛋后,突感右上腹疼痛,呈持续胀痛,伴阵发性绞痛,畏寒不适,恶心呕吐4次,吐出胃内容物及胆汁,不能进食,遂于1994年4月16日送至当地医院就诊。复查B超:胆囊壁毛糙,胆囊管扩张,管内见一大小约1.2cm×0.5cm结石。诊断为"慢性胆囊炎急性发作""胆囊管结石",经补液、纠正水电解质失衡及对症处理后,疼痛缓解。患者惧怕手术,故来寻求中医治疗。

既往史:患慢性胃炎20余年。

西医诊断:慢性胆囊炎急性发作;胆囊管结石。

初诊(1994年4月25日):患者右上腹疼痛,呈胀痛或刺痛,烦躁易怒,唇舌干燥,口干口苦,喜热饮,食纳较差,消瘦、肢体乏力,失眠多梦,小便色黄,大便干结,舌质鲜红,舌边有齿印及瘀点,舌苔黄腻,脉沉弦而细。

辨证:脾胃虚弱,湿热内蕴,痰瘀互结。

治法：健脾祛湿，清肝利胆，化瘀散结。

主方：利胆排石汤加减。

处方：柴胡 10g，枳实 10g，金钱草 15g，茵陈 10g，赤芍 10g，当归 10g，炮甲珠 6g，黄芪 15g，白术 15g，王不留行 10g，生大黄（后下）10g，甘草 5g。5 剂，水煎服，每日 1 剂，分 2 次服。

二诊（1994 年 4 月 30 日）：患者服药后第 4 天下午疼痛加剧，持续约 20 分钟疼痛顿消，大便已行。肝胆湿热始祛，痰瘀渐消。原方改生大黄 5g，再进 5 剂。

三诊（1994 年 5 月 6 日）：患者经治疗后右上腹疼痛已消失，自觉疲乏，舌质稍红，舌边有齿印及瘀点，舌苔薄黄，脉沉而细。肝胆湿热渐祛，痰瘀渐消。处方：白参（另煎）8g，当归 10g，金钱草 30g，王不留行 10g，黄芪 20g，枳实 6g，甘草 6g。7 剂，煎服法同前。

四诊（1994 年 5 月 14 日）：患者诸症已消除，舌质淡红，舌苔薄白，脉沉缓。肝胆湿热已祛，痰瘀已消。复查 B 超：胆囊壁稍毛糙，胆囊管较前缩小，管内未见结石。以参苓白术散加减善后而愈，随访 3 年无恙。

按： 胆囊管结石多为胆固醇结石或以胆固醇为主的混合性结石，其形成与胆汁中胆固醇浓度过高、胆囊功能失调等有关。目前我国胆囊结石已占全部胆石症的 50% 左右。本病属中医"腹痛""黄疸"范畴。

本例患者反复发作右上腹疼痛已 5 年余，此次因进食鸡蛋后，突感右上腹疼痛，呈阵发性绞痛，伴有畏寒，恶心呕吐，不能进食，烦躁易怒，唇舌干燥，口干口苦，喜热饮，食纳较差，失眠多梦，小便色黄，大便干结，形体消瘦，精神软弱，舌质较红，舌边有齿印及瘀点，舌苔黄腻，脉沉弦而细，此乃脾胃虚弱，湿热内蕴，痰瘀互结而成。治疗以健脾祛湿，清肝利胆，化瘀散结。方用利胆排石汤加减治疗而获良效。方中柴胡、枳实疏肝解郁；茵陈清热利胆；黄芪、白术健脾利湿；当归柔肝养血；赤芍活血化瘀；王不留行、生大黄通经消结；炮甲珠活血散结；金钱草清热通淋；甘草调和诸药。诸药配合以奏健脾祛湿，清肝利胆，化瘀散结之效。

2. 疏肝养血，清肝利胆，化瘀散结治疗肝郁血虚，胆热壅盛，痰瘀互结型胆结石。

季某某，男，45 岁，已婚，湖南省怀化市某单位干部。门诊病例。

主诉：反复发作右上腹疼痛 5 年余。

患者自述于 1990 年 4 月起感右上腹隐痛，未引起重视；此后反复发作，服用止痛药可缓解。此次发作于 2 天前，因工作忙碌突起右上腹疼痛，呈阵发性加剧,遂于 1995 年 11 月 16 日来院就诊。B 超示:胆囊壁毛糙,胆囊多发结石,最大结石大小约 1.1cm×0.6cm。

西医诊断:慢性胆囊炎急性发作;胆囊多发结石。

患者拒绝手术而来我科寻求中医治疗。

初诊(1995 年 11 月 16 日):患者右上腹疼痛,呈胀痛或刺痛,伴腹胀,恶心,右胁刺痛,形体消瘦,精神较软弱,食纳较差,口干不欲饮,小便色清,大便正常,舌质红绛,舌边有瘀斑,舌苔灰厚,脉弦细而涩。

辨证:肝郁血虚,胆热壅盛,痰瘀互结。

治法:疏肝养血,清肝利胆,化瘀散结。

主方:利胆排石汤加减。

处方:柴胡 10g,茯苓 20g,王不留行 10g,川芎 10g,赤芍 10g,生大黄(后下)5g,当归 10g,牡蛎 30g,枳实 10g,黄芪 20g,甘草 6g。5 剂,水煎服,每日 1 剂,分 2 次服。

二诊(1995 年 11 月 19 日):患者经治疗后症状明显改善,腹痛减轻,食纳增加。肝气始舒,痰瘀渐消,肝血尚虚。原方再进 5 剂。治疗第 7 天下午 5 点患者出现右上腹剧烈绞痛,痛连肩背,急诊予口服 50% 硫酸镁 40ml 后不久,腹痛顿消。复查 B 超示:胆囊壁毛糙,胆囊多发结石,最大结石已消失。

三诊(1995 年 11 月 24 日):患者经治疗后症状已基本消失,自觉疲乏,舌质淡红,舌苔灰薄,脉弦细。肝血渐复,痰瘀渐消。处方:白参(另煎)8g,当归 10g,生地黄 15g,白术 10g,赤芍 10g,茯苓 10g,黄芪 20g,枳实 6g,甘草 6g。5 剂,煎服法同前。

四诊(1995 年 11 月 30 日):患者稍感疲乏,舌质淡红,舌苔薄白,脉沉缓。肝血渐复,痰瘀渐消。处方:白参(另煎)8g,当归 10g,山药 20g,茯苓 15g,砂仁 10g,白芍 10g,白术 10g,黄芪 20g,陈皮 8g,甘草 6g。5 剂,煎服法同前。

五诊(1995 年 12 月 5 日):患者诸症已消除,舌质淡红,舌苔薄白,脉沉缓。以六味地黄丸和参苓白术散加减善后而愈,随访 3 年无恙。

按:本例患者患慢性胆囊炎已 5 年余,素有肝气郁结,郁久化热伤阴,导致肝血亏虚。由于肝气郁结,气滞则血瘀;肝强脾弱,则运化失司,水湿停滞,结聚成痰,痰瘀互结,结石乃成。因为肝气郁结,故临床反复发作右上腹疼痛,右胁刺痛,时有恶心,脉弦;又因脾气虚损,故食纳较差,小便色清,形体消瘦,精神较软弱,舌苔灰厚,脉细等。治疗当疏肝养血,清肝利胆,化瘀散结。方用利胆排石汤加减。方中柴胡、枳实疏肝解郁;黄芪、茯苓健脾利湿;当归柔肝养血;赤芍、川芎活血化瘀;王不留行、生大黄通经消结;牡蛎软坚散结;甘草调和诸药。诸药配伍,以奏疏肝养血,清肝利胆,化瘀散结之效。

二十四、胆囊息肉(2例)

1. 疏肝健脾,化湿解郁,利胆散结治疗肝郁脾虚,气滞湿凝,痰热互结型胆囊息肉。

奚某某,男,38岁,已婚,湖南省岳阳市某单位职工。门诊病例。

主诉:右胁疼痛不适6月,加重1周。

患者自述右胁疼痛不适6个月,近1周疼痛加重,伴有脘腹胀满,纳食不香。

既往史:平素有烟酒嗜好。

查体:患者形体肥胖,巩膜无黄染,右上腹轻压痛,墨菲征阳性,未触及明显肿块。

辅助检查:B超:胆囊炎,胆囊底部有一大小约3mm×5mm的息肉样隆起。

西医诊断:胆囊炎;胆囊息肉。

患者惧怕手术而来医院寻求中医治疗。

初诊(2003年12月29日):患者形体肥胖,右胁疼痛不适,伴有口黏口苦,脘腹胀满,纳食不香,嗜睡多眠,大便正常,舌质较红,舌苔黄厚腻,脉弦滑,重按无力。

辨证:肝郁脾虚,气滞湿凝,痰热互结。

治法:疏肝健脾,化湿解郁,利胆散结。

主方:利胆散结饮加减。

处方:柴胡10g,金钱草30g,枳壳15g,川厚朴10g,莪术15g,皂角刺10g,薏苡仁30g,白术15g,茯苓20g,山楂10g,黄芩10g。7剂,水煎服,每日1剂,分2次服。

二诊(2004年1月6日):患者服药后口黏口苦、胁痛明显好转,饮食增加,腹胀减轻,舌苔退净。有效守方,原方14剂,煎服法同前。

三诊(2004年3月3日):患者症状基本缓解。舌质淡红,舌苔薄白,脉弦缓有力。此后,以前方加减共服4个月后复查B超示:胆囊炎,胆囊底部息肉消失。

按:胆囊息肉样病变是胆囊黏膜局限性隆起性病变的统称,临床上常称胆囊息肉。它是一种常见的胆囊病变,多数情况为胆囊腔内的良性占位性病变。临床上将其分为非肿瘤性病变和肿瘤性病变两大类,其中前者以胆固醇息肉最为多见,其次为炎症性息肉、腺瘤样增生及腺肌瘤等;后者多以良性腺瘤为主,恶性者主要为胆囊癌。胆囊息肉的产生与消化道功能紊乱、细菌感染、代谢障碍有关。

中医学对胆囊息肉没有病名记载,根据其临床表现应属"胁痛""胆胀""积聚"范畴。胆为中精之腑，输胆汁而不传化水谷糟粕，其性中清不浊，以通为顺。若嗜食辛辣膏粱厚味、饮酒无度、情志抑郁、肝胆失疏，或素体脾虚、湿聚不化、郁久化热，均可使湿热交蒸，胆腑郁滞，胆汁排泄不畅，气聚血结，脉络阻滞而成本病。

本例患者形体肥胖，右胁疼痛不适，伴有口黏口苦，脘腹胀满，纳食不香，嗜睡多眠，大便正常，舌质较红，舌苔黄厚腻，脉弦滑，重按无力，是肝郁脾虚，气滞湿凝，痰热互结所致。治疗当疏肝健脾，化湿解郁，利胆散结。方用利胆散结饮加减。方中柴胡、枳壳、厚朴疏肝解郁，行气利胆；金钱草、黄芩清热解毒，利湿通络；薏苡仁、白术、茯苓健脾补中，益气祛湿；莪术、山楂消积化滞，软坚散结；皂角刺、山楂化瘀散结，通别络脉。诸药配伍，共成疏肝健脾，化湿解郁，利胆散结之功。

2. 疏肝解郁，清热利湿，消瘀散结治疗肝气抑郁，痰湿凝滞，痰热互结型胆囊息肉。

邵某，女，37 岁，已婚，湖南省耒阳市某单位职工。门诊病例。

主诉：右上腹胀痛 2 月余。

患者自述右上腹胀痛 2 月余，伴有肩背不适，食纳减少。

查体：巩膜无黄染，右上腹压痛，墨菲征阳性，未触及明显肿块。

辅助检查：B 超：胆囊壁毛糙，探及一大小约 7mm×5mm 息肉。

西医诊断：胆囊炎；胆囊息肉。

患者惧怕手术，经人介绍而来医院寻求中医治疗。

初诊（2013 年 4 月 21 日）：患者右上腹胀痛 2 月余，伴有肩背不适，食纳减少，口干口苦，脘腹胀满，烦躁易怒，睡眠差，难入睡，大便干结，舌质红绛，舌苔黄厚，脉弦数。

辨证：肝气抑郁，痰湿凝滞，痰热互结。

治法：疏肝解郁，清热利湿，消瘀散结。

主方：消结利胆饮加减。

处方：黄芩 10g，金钱草 30g，柴胡 9g，槟榔 10g，枳壳 12g，生山楂 15g，法半夏 10g，白术 15g，茯苓 20g，赤芍 15g，川芎 10g，甘草 6g。7 剂，水煎服，每日 1 剂，分 2 次服。

二诊（2013 年 4 月 29 日）：患者服药后腹痛已减轻。有效守方，原方 10 剂，煎服法同前。

三诊（2013 年 5 月 10 日）：患者服药后症状明显减轻。处方：黄芩 10g，金钱草 20g，柴胡 9g，党参 20g，枳壳 12g，生山楂 15g，法半夏 10g，白术 15g，茯苓 20g，赤芍 15g，川芎 10g，甘草 6g。20 剂，煎服法同前。

四诊（2013 年 5 月 31 日）：患者服药后症状、体征均消失，舌质淡红，舌苔薄白，脉弦缓。此后，以前方加减共服 6 个月后复查 B 超示：胆囊壁稍毛糙，胆囊息肉消失。随访 1 年，无自觉症状。

按：本例患者右上腹胀痛 2 月余，伴有肩背不适，食纳减少，口干口苦，脘腹胀满，烦躁易怒，睡眠差，难入睡，大便干结，舌质红绛，舌苔黄厚，脉弦数，证属肝气抑郁，痰湿凝滞，痰热互结。胆为中清之腑，宜清不宜浊；肝胆互为表里，宜疏泄不宜滞塞。胆囊常因湿滞、痰浊内停而为病。所以胆囊息肉的治疗多以导滞塞、清湿热、化痰浊、消瘀结为法。根据该患者的症状自拟消结利胆饮治疗。方中黄芩、金钱草、柴胡清热泻火，祛湿解毒；槟榔、枳壳疏肝理气，宽中利胆；生山楂、法半夏祛瘀消积，软坚散结；白术、茯苓健脾补气，燥湿利水；赤芍、川芎活血行气，消瘀止痛；甘草调和诸药。诸药配伍，共成疏肝解郁，清热利湿，消瘀散结之功。

二十五、尿路结石（2 例）

1. 清利湿热，下气通淋，消瘀散结治疗湿热内蕴，痰瘀互结，阻滞经络型肾结石。

何某某，男，47 岁，已婚，湖南省长沙市某单位职工。门诊病例。

主诉：反复发作左中腹痛 1 年余。

患者 1 年余前开始反复发作左中腹痛，未予重视。今日清晨 7 时左右突发左中腹绞痛，急送长沙市某医院就诊，B 超检查示：左肾多发性结石，左输尿管上段结石，左肾重度积水；右肾正常。因疼痛难以忍受，予盐酸哌替啶50mg 肌内注射后疼痛缓解，患者拒绝手术治疗，遂急来我院寻求中医治疗。

西医诊断：左肾多发性结石；左输尿管上段结石；左肾重度积水。

初诊（2007 年 11 月 5 日）：患者诉左中腹疼痛，面色苍白，强迫体位，全身蜷缩如虾，并伴恶心呕吐，口干喜冷饮，小便短赤，时有灼痛，大便干结，舌质红绛，舌边有瘀点，舌苔黄腻，脉沉弦而滑。

辨证：湿热内蕴，痰瘀互结，阻滞经络。

治法：清利湿热，下气通淋，消瘀散结。

主方：利尿排石汤加减。

处方：黄芪 30g，枳壳 15g，滑石（布包）15g，川牛膝 15g，赤芍 15g，金钱草30g，王不留行 15g，海金沙 15g，琥珀（冲兑）3g，车前子 15g，甘草 6g。3 剂，水煎服，每日 1 剂，分 2 次服。嘱患者多饮水，常跳动。

二诊（2007 年 11 月 8 日）：患者服药后 3 天疼痛减轻，至夜间排出花生米大小结石 1 枚，疼痛顿消。有效守方，原方 5 剂，煎服法同前。

三诊（2007 年 11 月 13 日）：患者服药后又陆续排出数枚结石，复查 B 超示：左肾下盏仍有小结石 1 枚，左输尿管上段结石消失，左肾无积水。以参苓白术丸合知柏地黄丸善后。随访 3 年未见复发。

按：肾和输尿管结石，又称上尿路结石，主要症状是疼痛和血尿。其程度与结石的部位、大小、活动与否及有无损伤、感染、梗阻等有关。本病属中医"石淋"。本例患者左中腹绞痛 1 年余，是湿热内蕴，痰瘀互结，阻滞经络所致。由于湿热为患，故小便短赤，时有灼痛，舌苔黄腻，脉弦而滑；湿热中阻，则恶心呕吐。因为经络阻滞，不通则痛，故左中腹疼痛难忍，强迫体位，全身蜷缩如虾，小便时有灼痛；而舌质红绛，舌边有瘀点，均是血瘀阻络的表现。治疗当清利湿热，下气通淋，消瘀散结。方用利尿排石汤加减。方中金钱草、海金沙、车前子清热泻火，利水通淋；琥珀、滑石清热利湿，散结通淋；王不留行、牛膝、赤芍活血消瘀，通经下石；黄芪、甘草补中益气，清热解毒；枳壳宽中理气，通经消积。诸药配伍而建奇功。

2. 补益脾肾，祛湿通淋，化痰散结治疗脾肾两虚，寒湿内停，痰瘀胶结型输尿管结石。

刘某某，女，42 岁，已婚，湖南省宁乡市某单位职工。门诊病例。

主诉：间发右侧腰痛 4 月。

患者自述于今年 1 月 12 日夜间突然出现右侧腰痛，向右下腹部放射，后有 2 次发作，未引起重视。此次疼痛加重，可见肉眼血尿，在长沙市某医院就诊，B 超检查示：右侧输尿管上段结石，大小为 0.9cm×0.4cm，伴输尿管扩张，右肾积水。尿常规检查：红细胞(++)/HP，白细胞(+)/HP。诊断为"右侧输尿管上段结石""右肾积水"。患者拒绝手术治疗，遂来院寻求中医治疗。

既往史：患慢性胃肠炎 6 年。

西医诊断：右侧输尿管上段结石；右肾积水。

初诊（2018 年 5 月 12 日）：患者诉右侧腰痛，呈胀痛或刺痛感，向右下腹部放射，伴有恶心，肉眼血尿，疼痛满急，大便稀溏，舌质较淡，舌边紫黯有瘀点，舌苔灰腻，脉沉弦而滑。

辨证：脾肾两虚，寒湿内停，痰瘀胶结。

治法：补益脾肾，祛湿通淋，化痰散结。

主方：利尿排石汤加减。

处方：炒白术 30g，黄芪 30g，滑石（布包）15g，川芎 10g，鸡内金 10g，金钱草 15g，海金沙 15g，当归 10g，车前子 15g，延胡索 10g，王不留行 15g，炙甘草6g。3剂,水煎服,每日1剂,分2次服。嘱患者多饮水,常跳动。

二诊(2018年5月15日):治疗后2天疼痛缓解,至夜间排出花生米大结石1枚,疼痛顿失。处方:炒白术30g,制黄芪30g,赤芍15g,鸡内金10g,仙鹤草15g,小蓟15g,当归10g,车前子10g,怀山药15g,茯苓15g,延胡索10g,王不留行15g,炮山甲5g。3剂,煎服法同前。

三诊(2018年5月19日):患者又陆续排出数枚小结石,复查B超示:右侧输尿管上段结石消失,右肾无积水。患者食纳正常,脉沉缓。以参苓白术丸合知柏地黄丸善后,身体完全康复。随访3年无恙。

按:患者素有慢性胃肠炎,常年大便稀溏,是脾肾两虚,寒湿内停,痰瘀胶结所致。由于寒湿内停,痰瘀胶结,故腰痛向右下腹放射,舌质较淡,舌边紫黯有瘀点,舌苔灰腻。又因血瘀,故腰部有刺痛。治疗当补益脾肾,祛湿通淋,化痰散结。方用利尿排石汤加减。方中炒白术、黄芪、炙甘草补益脾肾;滑石清热通淋散结;金钱草、海金沙、车前子清热通淋;王不留行通经止痛散结;当归、川芎养血活血止痛;鸡内金、延胡索行气消积。诸药合用而建功。

二十六、前列腺增生(2例)

1. 益气养阴,清热利湿,通瘀散结治疗气阴两虚,湿热内蕴,痰瘀结聚型前列腺增生。

叶某某,男,69岁,已婚,湖南省长沙市某中学教师。门诊病例。

主诉:小便不畅6年,加重2月。

患者6年前起小便不畅,伴尿频、尿急、尿短,未予重视。近2个月来上述症状加重,夜尿达10余次,有时点滴不出,小腹胀痛,坐立不安。1周前在当地医院就诊,尿常规检查:白细胞(++)/HP,红细胞(+)/HP,脓球(++)/HP,蛋白(+)。诊断为"前列腺增生""尿路感染",给予导尿并留置导尿引流及抗感染治疗后症状缓解。患者欲寻求中医治疗而来我科。

西医诊断:前列腺增生;尿路感染。

初诊(2007年5月12日):患者感尿道涩痛,时有刺痛,小便短赤,精神疲乏,四肢无力,腰膝酸软,夜间少寐,食纳不佳,大便干燥,舌质红绛,舌边有瘀点,舌底静脉紫黯,舌苔薄黄,脉弦细而涩。

辨证:气阴两虚,湿热内蕴,痰瘀结聚。

治法:益气养阴,清热利湿,通瘀散结。

主方:畅尿解结汤加减。

处方:黄芪20g,生牡蛎(先煎)30g,当归10g,生地黄20g,莪术15g,茯苓15g,王不留行15g,川木通10g,土鳖虫10g,车前子15g,琥珀(冲兑)3g,

甘草5g。5剂,水煎服,每日1剂,分2次服。

二诊(2007年5月17日):患者服药后症状大有好转,疼痛明显减轻,其他症状亦减轻。湿热始祛,瘀血渐消,正气渐复。有效守方,原方5剂,煎服法同前。

三诊(2007年5月22日):患者服药后诸症进一步好转,疼痛基本消失。湿热渐祛,瘀血渐消,正气较充。处方:黄芪20g,白术12g,茯苓15g,车前子15g,莪术10g,赤芍15g,生地黄15g,王不留行15g,琥珀(冲兑)3g,甘草5g。7剂,煎服法同前。

四诊(2007年5月30日):复查尿常规:白细胞(-)/HP,脓球(-)/HP,蛋白(±)。患者服药后诸症基本消失,舌质淡红,舌底静脉稍紫黯,舌苔薄白,脉沉稍细。湿热已祛,瘀血渐消,正气已充。处方:生黄芪20g,西洋参(含服)6g,白术12g,茯苓15g,女贞子15g,车前子15g,莪术15g,通草5g,枸杞子15g,王不留行15g,桑椹子15g。做丸药服用3月而愈。随访2年余未复发。

按:良性前列腺增生简称前列腺增生,亦称良性前列腺肥大,病理学表现为细胞增生。该病是引起老年男性排尿障碍的最为常见的一种疾病。本病属于中医"癃闭"范畴。

本例患者小便不畅,伴尿频、尿急、尿短6年,加重2月,乃气阴两虚,湿热内蕴,痰瘀结聚之故。由于湿热下注结聚膀胱,故患者小便不畅,尿频、尿急、尿短,大便干燥,舌苔黄。因为血瘀,故有尿道涩痛,时有刺痛,舌边有瘀点,舌底静脉紫黯,脉涩。又因气虚,故四肢无力,腰膝酸软,食纳不佳,脉细。治疗当益气养阴,清热利湿,通瘀散结。方用畅尿解结汤加减。方中黄芪补中益肾,祛湿解毒,助正气恢复;茯苓、甘草益气健脾,利水通淋;当归、生地黄滋阴养血,益肾健腰;生牡蛎、琥珀软坚散结,通络消积;川木通、车前子清热利湿,消结通淋;王不留行、赤芍活血化瘀,通络止痛,配甘草清热解毒,缓急止痛;莪术、土鳖虫破血消瘀,软坚散结。诸药合用,共成益气养阴,清热利湿,通瘀散结之功。

2. 温补脾肾,益气利尿,消瘀通络治疗脾肾阳虚,寒湿内凝,痰瘀滞络型前列腺增生。

谌某某,男,76岁,已婚,湖南省株洲市某单位职工。门诊病例。

主诉:小便变细、排尿不畅10年,加重5天。

患者10年前起发现小便变细,排尿不畅,时有涩痛。在当地某医院经检查,诊断为"前列腺增生",采用前列腺电切术治疗后2年又复发,反复使用抗生素及导尿管。5天前因疲劳过度再次发作而来我院就诊。

西医诊断:前列腺增生。

初诊(2006 年 4 月 6 日):患者诉排尿不畅,时有涩痛,小便变细,排尿乏力,小腹胀满,头昏无力,腰酸膝软,气短懒言,食纳较差,夜寐不佳,大便溏薄,日行 3~4 次,舌质淡红,舌边有齿印及瘀点,舌苔白滑,脉沉细无力。

辨证:脾肾阳虚,寒湿内凝,痰瘀滞络。

治法:温补脾肾,益气利尿,消瘀通络。

主方:畅尿解结汤加减。

处方:黄芪 20g,党参 15g,肉桂粉(冲服)6g,附片 9g,炒白术 20g,茯苓 20g,煅牡蛎 20g,当归 10g,川芎 10g,莪术 15g,车前子 15g,川木通 10g。5剂,水煎服,每日 1 剂,分 2 次服。

二诊(2006 年 4 月 11 日):患者经治疗后症状明显好转,疼痛等症明显减轻。肾阳始复,膀胱气化功能好转。有效守方,原方 7 剂,煎服法同前。

三诊(2006 年 4 月 19 日):患者经治疗后诸症进一步好转,疼痛基本消失。肾阳渐复,膀胱气化功能较好。处方:熟地黄 15g,山茱萸 10g,肉桂粉(冲服)2g,胡芦巴 10g,杜仲 15g,山药 15g,茯苓 15g,泽泻 10g,党参 15g,牛膝 15g,车前子 10g。10 剂,煎服法同前。

四诊(2006 年 4 月 30 日):患者经治疗后诸症基本消失,小便自利,舌质淡红,舌边齿印减少,瘀点变浅,舌苔薄白,脉沉有力。肾阳已复,膀胱气化功能渐复。以肾气丸善后,随访 3 年未复发。

按:本例患者小便变细、排尿不畅 10 年,加重 5 天,是脾肾阳虚,寒湿内凝,痰瘀滞络致膀胱气化失司所致。患者年老体虚,肾气不足,命门火衰,又加之疲劳过度,致使膀胱气化无力而致寒湿瘀结聚形成癃闭。由于肾气不足,故排尿乏力,头昏无力,腰酸膝软,气短懒言,食纳较差,脉细无力。因为膀胱气化失司,故小便变细,小腹胀满。因为肾阳不足,阴阳不能调和,阳不入阴,故夜寐不佳。治疗当温补脾肾,益气利尿,消瘀通络。方用畅尿解结汤加减。方中肉桂、附片温补脾肾阳;黄芪、党参、炒白术补脾益肾;当归、川芎、莪术活血化瘀;茯苓、车前子利水通淋;煅牡蛎软坚散结。诸药配伍,温补脾肾,益气利尿,消瘀通络而获良效。

二十七、前列腺癌(2 例)

1. 健脾补肾,化痰消瘀,解毒抗癌治疗脾肾两虚,水湿停聚,痰瘀互结型前列腺癌。

刘某某,男,73 岁,已婚,湖南省常德市某单位退休人员。门诊病例。

主诉:排尿不畅伴右下腹疼痛 4 年,腰痛 2 年。

患者于 2013 年 1 月因排尿不畅，伴有右下腹疼痛和肉眼血尿，在当地医院检查，诊断为"前列腺癌"，并行前列腺癌内分泌治疗。2015 年 1 月 18 日复查 ECT 示：第 5 腰椎骨质代谢异常升高。诊断为"前列腺癌腰椎骨转移"。患者欲寻求中西医结合治疗，遂来我院门诊就诊。

西医诊断：前列腺癌腰椎骨转移。

初诊（2017 年 1 月 31 日）：患者感右下腹及腰部酸困疼痛，精神疲乏，口干欲饮，食纳不佳，夜寐欠安，稍有尿道疼痛，小便清长，夜尿 2～3 次，大便干结，日行 1～3 次，舌质较淡，舌边有齿印及瘀斑，舌苔薄白，脉弦细，尺脉沉。

辨证：脾肾两虚，水湿停聚，痰瘀互结。

治法：健脾补肾，化痰消瘀，解毒抗癌。

主方：畅尿解结汤加减。

处方：熟地黄 10g，山茱萸 20g，当归 10g，白芍 10g，柴胡 10g，白术 20g，黄芪 30g，茯苓 20g，土茯苓 30g，厚朴 9g，莪术 15g，天龙（壁虎）6g，土鳖虫 10g，生牡蛎（先煎）30g，猫爪草 30g，山慈菇 10g，石菖蒲 15g，延胡索 10g，甘草 6g。20 剂，水煎服，每日 1 剂，分 2 次服。

二诊：（2017 年 2 月 22 日）：家属代诊，患者症状有所改善，腰部疼痛减轻，小便不畅，大便正常。有效守方，原方 30 剂，煎服法同前。

三诊：（2017 年 3 月 28 日）：患者症状好转，腰部疼痛明显缓解，小便仍有轻微不适，舌质较淡，舌边齿印及瘀斑均有减少，舌苔薄白，脉弦细，尺脉沉弱。处方：前方去土茯苓，加百合、乌药各 20g。30 剂，煎服法同前。

四诊（2017 年 4 月 30 日）：患者右侧肢体稍感麻木，偶有疼痛，食纳正常，睡眠亦可，大便 2 日一行，质稍干，小便自调。宗前法，加强补肾通络之力。处方：前方去天龙（壁虎）、猫爪草，加骨碎补、补骨脂、透骨草各 20g。30 剂，煎服法同前。此后，患者病情稳定，以上方随证加减，一直口服中药治疗至 2018 年 5 月 16 日来诊，右侧肢体麻木疼痛症状消失。后做丸药服用，随访 1 年无恙。

按：患者确诊为前列腺癌后已有 4 年，后发现前列腺癌骨转移，并以腰部疼痛不适为主症来治，观其脉证，辨证为脾肾两虚，水湿停聚，痰瘀互结，治以健脾补肾，化痰消瘀，解毒抗癌。方用畅尿解结汤加减。方中熟地黄、山茱萸滋阴补肾；黄芪、白术、茯苓健脾益气；柴胡疏肝和胃；当归、白芍、莪术活血化瘀；生牡蛎、土鳖虫软坚散结；加山慈菇、猫爪草解毒散结；加延胡索、厚朴降气润肠止痛；加土茯苓、石菖蒲祛湿通络；甘草调和诸药。再以对症治疗为辅，提高了患者的生活质量。

2. 养阴补肾，化痰消瘀，解毒抗癌治疗气阴两虚，水湿凝聚，痰瘀互结型前列腺癌。

吴某某，男，67岁，已婚，湖南省益阳市某单位退休人员。门诊病例。

主诉：尿频、尿急1年，腰骶及会阴部疼痛3月。

患者于2003年6月出现尿频、尿急，在当地医院检查示：前列腺Ⅱ度肥大，前列腺特异性抗原（PSA）7.93μg/L。2004年3月感腰骶及会阴部疼痛，于2004年5月在当地医院就诊，病理显示：前列腺中分化腺癌。诊断为"前列腺癌伴多处转移"，予戈舍瑞林皮下注射内分泌治疗。患者欲寻求中医治疗而前来我科就诊。

西医诊断：前列腺癌。

初诊（2004年6月11日）：患者面色少华，尿频，夜尿4～6次，尿黄赤、短涩，尿细如线，腰骶及会阴部有阵发性针刺样疼痛，饮食量少，睡眠差，大便正常，舌质红绛，舌边有齿印及瘀斑，舌苔黄厚腻，脉弦滑而涩。

辨证：气阴两虚，水湿凝聚，痰瘀互结。

治法：养阴补肾，化痰消瘀，解毒抗癌。

主方：畅尿解结汤加减。

处方：熟地黄10g，女贞子30g，菟丝子15g，黄芪20g，生牡蛎（先煎）30g，茯苓15g，土鳖虫10g，怀山药15g，夏枯草15g，威灵仙15g，芡实10g，牛膝10g，莪术15g，王不留行10g，生半夏12g，山慈菇10g，浙贝母30g，龙葵10g，益智仁10g，甘草10g。15剂，水煎服，每日1剂，分2次服。

二诊（2004年6月28日）：患者尿频减轻，腰骶及会阴部阵发性针刺样疼痛好转，稍有躁热、汗出。复查PSA 3.6μg/L，血压高。处方：熟地黄10g，生杜仲15g，牛膝10g，女贞子30g，菟丝子15g，夏枯草15g，莪术15g，王不留行10g，墨旱莲10g，怀山药15g，益智仁10g，生薏苡仁15g，猪苓15g，茯苓15g，乌药10g，全蝎6g，甘草10g。15剂，煎服法同前。

三诊（2004年7月15日）：患者一般情况可，PSA正常，汗出减少，夜尿3～4次。处方：熟地黄10g，女贞子30g，菟丝子15g，猪苓15g，茯苓15g，莪术15g，王不留行10g，芡实10g，续断15g，怀山药15g，龙葵15g，墨旱莲10g，乌药10g，益智仁10g，全蝎6g，甘草10g。30剂，煎服法同前。

四诊（2004年8月15日）：患者一般情况好，PSA正常，夜尿2～3次，舌质较红，舌边齿印及瘀斑均减少，舌苔薄黄，脉弦细而稍涩。处方：熟地黄10g，女贞子30g，墨旱莲10g，生地黄10g，怀山药15g，土茯苓15g，生杜仲15g，莪术15g，王不留行10g，威灵仙15g，萆薢15g，乌药10g，黄柏10g，益智仁10g，生薏仁15g，甘草10g。30剂，煎服法同前。

五诊（2004 年 9 月 23 日）：患者一般情况好，食纳正常，睡眠较好，夜尿 1～2 次，舌质稍红，舌边齿印及瘀斑均明显减少，舌苔薄白，脉弦细而稍弱。处方：熟地黄 10g，女贞子 30g，菟丝子 15g，王不留行 10g，莪术 15g，淫羊藿 15g，怀山药 15g，乌药 10g，益智仁 10g，石莲子 10g（捣），生何首乌 15g，薏苡仁 15g，夏枯草 15g，黄芪 30g，桑椹子 15g，龙葵 15g，威灵仙 15g。30 剂，煎服法同前。此后以上方加减继服 200 余剂，患者症状消失，食纳正常，睡眠好，二便调，舌边齿印及瘀斑均明显减少，脉弦细而缓。复查肿瘤病情稳定。

按：该患者系前列腺癌伴多处转移，在内分泌治疗的同时，坚持服用中药治疗，一般情况良好。患者面色少华，尿频，尿黄赤、短涩，尿细如线，夜尿次数多，腰骶及会阴部疼痛，饮食量少，睡眠差，舌质红绛，舌边有齿印及瘀斑，舌苔黄厚腻，脉弦滑而涩，证属本虚标实，本虚是指肾气阴两虚，标实是指痰瘀互结为患。治疗当养阴补肾，化痰消瘀，解毒抗癌。方用畅尿解结汤加减。方中熟地黄、山茱萸、怀山药、女贞子、菟丝子养阴补肾；黄芪、茯苓健脾益气；生牡蛎、土鳖虫软坚散结；山慈菇、夏枯草、龙葵解毒散结；生半夏、浙贝母化痰散结；牛膝补肝肾，强筋骨；威灵仙、王不留行通络止痛；芡实、益智仁补肾固精缩尿；甘草调和诸药。诸药配伍，养阴补肾，化痰消瘀，解毒抗癌而获良效。

对前列腺癌的治疗应以补肾为第一要素，肾阴足则能维持身体阴阳平衡，补肾阴药常用女贞子、墨旱莲，在补肾阴的同时还用了小量的补肾阳之药物，如益智仁、菟丝子、生杜仲、续断等，以防补阴之药过于滋腻，又可防止过度补阴造成阴阳失调；怀山药气阴双补，对于久病及慢性病后虚弱羸瘦，需营养补充而脾运不健者则是佳品。针对痰瘀互结，用莪术、王不留行、生半夏、浙贝母等以加强化痰消瘀；淡渗利湿采用猪苓、茯苓、薏苡仁、土茯苓等，对肾虚水液运化失常，加入此类药物补肾健脾，运化水湿，使水湿得化，痰瘀得散；通行走窜止痛之品，如威灵仙、王不留行、蜈蚣、全蝎等对癌性疼痛有好的治疗效果。此外，取"久病入络""搜络止痛""通则不痛"之意。

二十八、膀胱癌（2 例）

1. 滋阴补肾，清热解毒，散瘀消癌治疗气阴两虚，热毒内聚，痰瘀互结型膀胱癌。

范某某，男，52 岁，已婚，江西省萍乡市某单位职工。门诊病例。

主诉：膀胱癌术后 1 年余，复发 2 月余。

患者于 2002 年 8 月因全程肉眼血尿就诊于某三甲医院，行膀胱镜及病理检查示：移行细胞癌。8 月 20 日行膀胱镜下电切术，术后膀胱灌注化疗 6 个月。2003 年 9 月复查膀胱镜证实膀胱癌复发。9 月 6 日再次于该院行膀胱镜下电切术，患者拒绝膀胱灌注化疗，欲寻求中医治疗而前来我科就诊。

西医诊断：膀胱癌。

初诊（2003 年 11 月 17 日）：患者小便时涩痛，小便短赤，精神疲乏，睡眠较差，腰背酸痛，纳食无味，口干口苦，大便干结，舌质红绛，舌边有瘀斑，舌苔黄腻，脉沉弦滑涩。

辨证：气阴两虚，热毒内聚，痰瘀互结。

治法：滋阴补肾，清热解毒，散瘀消癌。

主方：利尿祛结汤加减。

处方：茯苓 20g，车前子 12g，金钱草 15g，金银花 15g，紫花地丁 15g，生山楂 15g，鸡内金 12g，牛膝 10g，莪术 15g，白术 15g，珍珠母 30g，山茱萸 15g，覆盆子 15g，夏枯草 15g，半枝莲 20g，山慈菇 10g，浙贝母 20g。10 剂，水煎服，每日 1 剂，分 2 次服。

二诊（2003 年 11 月 27 日）：患者小便时涩痛和腰背酸痛均减轻，精神及睡眠有好转，纳食改善，小便较黄，大便正常。处方：党参 15g，茯苓 20g，车前子 12g，金钱草 15g，金银花 15g，生山楂 15g，鸡内金 12g，牛膝 10g，白术 15g，珍珠母 30g，山茱萸 15g，覆盆子 15g，半枝莲 20g，山慈菇 10g，浙贝母 20g，陈皮 6g，山药 30g，酸枣仁 30g。30 剂，煎服法同前。

三诊（2003 年 12 月 29 日）：患者小便时涩痛和腰背酸痛均明显减轻，舌质稍红，舌边瘀斑减少，舌苔薄黄，脉沉细稍涩。处方：熟地黄 20g，山茱萸 15g，狗脊 15g，菟丝子 20g，牡丹皮 12g，土茯苓 20g，枸杞子 15g，茯苓 20g，鸡内金 12g，牛膝 10g，白术 15g，覆盆子 15g，半枝莲 20g，浙贝母 20g，党参 15g，陈皮 6g，山药 30g。30 剂，煎服法同前。此后患者以上方加减服药 200 余剂，几次复查无异常而停药。随访至今无恙。

按：膀胱癌是泌尿系统最常见的恶性肿瘤，在我国列为第 8 位。西医治疗膀胱癌首选手术，膀胱癌手术一般有膀胱部分切除术和根治性全膀胱切除术，其中经尿道膀胱癌电切术为泌尿外科腔内手术中常用的技术手段。

膀胱癌属中医"溺血""血淋"范畴，中医药治疗膀胱癌有一定优势。随着对中医药治疗膀胱癌研究的不断深入，众医家逐渐意识到膀胱癌是内因、外因相互作用的结果，多表现为本虚邪实，肾为先天之本，脾胃为后天之本，肾、脾亏虚，血运无力，气血凝滞，阻塞水道；湿热毒邪内蕴，毒瘀交结导致膀胱经络受损，表现为血尿等系列症状。脾肾亏虚，气血凝滞，湿热毒邪内蕴，癌毒与瘀血交结，水道阻塞是膀胱癌的病机，贯穿病程的始终。本例为膀胱癌手术后复发病例，患者小便时涩痛，小便短赤，精神疲乏，睡眠较差，腰背酸痛，纳食无味，口干口苦，大便干结，舌质红绛，舌边有瘀斑，舌苔黄腻，脉沉弦滑涩。中医辨证为气阴两虚，热毒内聚，痰瘀互结。治疗当滋阴补肾，清热解毒，散瘀消癌。方用利尿祛结汤加减。方中党参、茯苓、白术补气益肾，健脾利湿；牛膝、覆盆子、山茱萸益肾养阴，壮腰固精；紫花地丁、车前子、金钱草、金银花清热解毒，消瘤抗癌；半枝莲、夏枯草、山慈菇、浙贝母清热解毒，软坚散结；生山楂、鸡内金、莪术活血化瘀，化积消癌。诸药配伍，滋阴补肾，清热解毒，散瘀消癌而建功。

2. 补益脾肾，化痰消瘀，解毒抗癌治疗脾肾虚弱，痰瘀胶聚，癌毒互结型膀胱癌

张某某，男，56岁，已婚，湖南省娄底市某单位职工。门诊病例。

主诉：发现血尿1月余。

患者因"无痛性血尿5天"于2003年4月2日于当地医院就诊，行膀胱B超示：膀胱右后壁可见一强回声增强光团，向膀胱内凸出，其前后径5.4cm，左右径3.6cm，上下径4.5cm，边缘欠规则，境界清。B超印象：膀胱内实质性占位病变（膀胱癌？）。次日行膀胱镜检：膀胱颈口8～11点处及右侧三角区有木耳样赘生物，右侧输尿管口被肿瘤遮掩。患者拒绝手术，欲寻求中医治疗而前来就诊。

西医诊断：膀胱癌。

初诊（2003年5月5日）：患者面色晦黯，疲乏无力，睡眠较差，食纳无味，腰背酸痛，小便较频，肉眼血尿，尿时涩痛，大便正常，舌质黯红，舌边有齿印及瘀斑，舌苔白腻，脉沉细而濡涩。

辨证：脾肾虚弱，痰瘀胶聚，癌毒互结。

治法：补益脾肾，化痰消瘀，解毒抗癌。

主方：利尿祛结汤加减

处方：黄芪30g，党参20g，白术15g，茯苓20g，陈皮10g，焦山楂10g，生地黄15g，女贞子15g，麦冬15g，山慈菇9g，龙葵15g，金钱草15g，车前草15g，凤尾草15g，土茯苓30g，猪苓15g，牡丹皮15g，莪术15g，王不留行10g，三七9g。7剂，水煎服，每日1剂，分2次服。

二诊（2003年5月13日）：患者服药后肉眼血尿已止，尿时涩痛减轻，腰背稍痛，睡眠好转。有效守方。原方20剂，煎服法同前。

三诊（2003年6月5日）：患者腰背痛明显减轻，小便偶有涩痛，睡眠好转，食纳增加，舌质淡红，舌边齿印及瘀斑减少，舌苔薄白，脉沉细。处方：茯苓20g，车前草15g，熟地黄15g，忍冬藤20g，山药20g，牡丹皮15g，莪术15g，白茅根 20g, 土茯苓 30g, 猪苓 15g, 焦山楂 10g, 山茱萸 20g, 皂角刺 9g, 三七 9g, 益智仁 12g, 桑螵蛸 15g, 地骨皮 20g。30 剂, 煎服法同前。

四诊(2003 年 7 月 10 日):复查膀胱 B 超示:膀胱右下角见一大小约 5.2cm×3.1cm 强回声块, 于强回声块右侧见一 2.4cm 的极强光带反射, 后方无声影, 提示膀胱内新生物伴钙化。患者腰背痛基本消失, 小便正常, 睡眠较好。处方:茯苓 20g, 车前草 15g, 熟地黄 15g, 忍冬藤 20g, 山药 20g, 牡丹皮 15g, 莪术 15g, 土茯苓 30g, 猪苓 15g, 焦山楂 10g, 山茱萸 20g, 皂角刺 9g, 三七 9g, 益智仁 12g, 桑螵蛸 15g, 女贞子 20g。30 剂, 煎服法同前。

五诊(2003 年 8 月 12 日):患者腰背痛已消失, 小便正常, 睡眠好, 舌质淡红, 舌苔薄白, 脉沉缓。复查小便正常。以前方加减服用 100 余天后, 3 次复查小便均正常, 遂停药。随访至今, 一般情况尚好, 已恢复工作。

按: 膀胱癌是泌尿系统中发病率最高且术后最易复发的恶性肿瘤之一, 其发病率随年龄增长而增加。目前, 西医治疗膀胱癌常用的方法有手术和辅助化疗, 但术后的复发率很高, 且复发时间并不局限于 2 年, 许多患者术后若干年仍多次复发。

该患者患有膀胱癌, 首诊辨证为脾肾虚弱, 痰瘀胶聚, 癌毒互结。治疗当补益脾肾, 化痰消瘀, 解毒抗癌。故以黄芪、党参、白术补气健脾;茯苓、陈皮、焦山楂和中祛湿化瘀;生地黄、女贞子、麦冬养阴清热;山慈菇、土茯苓清热解毒, 散结消瘤;龙葵、车前草、凤尾草、金钱草清热解毒, 散结消癌;三七、牡丹皮、莪术、王不留行活血化瘀, 消癥祛瘤;茯苓、猪苓利水渗湿。诸药配伍, 共成补益脾肾, 化痰消瘀, 解毒抗癌之功。复诊在原治法的基础上增强抗肿瘤的作用, 予以补血润肠、温肾通便治疗。该患者泌尿系症状不显, 但根据患者表现出的纳差及舌脉变化, 结合久病及术后的体质特点, 水液代谢的生理、膀胱不离湿的特性以及肿瘤产生的痰、瘀、毒的本质, 予以病症结合用药, 从而达到较佳的治疗效果。虽然未能获取直观的膀胱镜检查结果, 但从彩超结果及患者良好的生命状态, 亦可看出中医药在此病例中发挥着重要的治疗作用。

第十四章　肌肤结证

□ **一、硬皮病（2 例）**

1. 滋养肝肾，活血化痰，通痹散结治疗阴虚阳亢，痰瘀互结，经络痹塞型硬皮病。

喻某某，男，52 岁，已婚，湖南省湘乡市某镇人。门诊病例。

主诉：发现右胸皮肤变硬 6 年。

患者自述于 1989 年 4 月初发现右胸部有一块皮肤变硬，色淡红，有时瘙痒，范围逐渐扩大，曾在当地医院服用中药 30 余剂，疗效欠佳；后又接受 2 次埋线治疗。近期发现胸部硬皮扩展较快，向右下胸及左侧胸部发展，食纳不香，夜寐不安，全身疲乏，大便干结，遂来医院就诊。

既往史：患高血压病 10 余年。

查体：右侧胸部可见一大小约 6cm×8cm 之硬皮，左侧胸部亦可见一大小约 3cm×4cm 之硬皮，色淡红，周围呈淡紫色晕，形态不规则，稍高出皮肤，表面干燥，表皮有蜡样光泽，触之坚实，皮肤毳毛脱落，皮损四周稍见毛细血管扩张。

患者拒绝西药治疗，遂来我科门诊就诊。

西医诊断：局限性硬皮病。

初诊（1995 年 4 月 7 日）：患者自述胸部皮肤变硬，失眠多梦，烦躁易怒，口干口苦，疲乏，食纳正常，大便干结，小便短赤，两侧胸部各见一块硬皮，色淡红，周围呈淡紫色晕，形态不规则，稍高出皮肤，表面干燥，表皮有蜡样光泽，触之坚实，皮肤毳毛脱落，皮损四周稍见毛细血管扩张。舌质黯红，舌边有瘀斑，舌苔黄腻，脉沉弦而滑。

辨证：阴虚阳亢，痰瘀互结，经络痹塞。

治法：滋养肝肾，活血化痰，通痹散结。

主方：柔肤散结饮加减。

处方：桃仁 10g，薏苡仁 15g，黄芪 15g，夏枯球 10g，郁金 10g，生地黄 20g，赤芍 10g, 瓜蒌壳 15g, 黄芩 10g, 生牡蛎（先煎）20g, 土茯苓 20g, 皂角刺 10g, 鬼箭羽 15g。7 剂, 水煎服, 每日 1 剂, 分 2 次服。

二诊（1995 年 4 月 15 日）: 患者服药后大便好转, 失眠改善。有效守方, 原方 10 剂, 煎服法同前。

三诊（1995 年 4 月 26 日）: 患者服药后症状进一步减轻, 全身疲乏减轻局部皮损颜色转淡, 周围淡紫色晕渐退, 舌质淡红, 舌苔薄白, 脉沉弦而濡。经络始通, 阴阳渐平。处方: 桃仁 6g, 薏苡仁 15g, 黄芪 20g, 夏枯球 10g, 郁金 10g, 生地黄 15g, 赤芍 10g, 瓜蒌壳 15g, 伸筋草 15g, 生牡蛎（先煎）20g, 土茯苓 20g, 皂角刺 10g, 鬼箭羽 15g。20 剂, 煎服法同前。

四诊（1995 年 5 月 17 日）: 局部皮损渐软, 颜色转淡, 有时局部微微汗出, 舌质淡红, 舌苔薄白, 脉沉弦稍弱。经络渐通, 阴阳渐平。处方: 桃仁 6g, 薏苡仁 15g, 黄芪 15g, 夏枯球 10g, 郁金 10g, 生地黄 15g, 赤芍 10g, 瓜蒌壳 15g, 伸筋草 15g, 生牡蛎（先煎）20g, 土茯苓 20g, 皂角刺 10g, 鬼箭羽 15g。30 剂, 煎服法同前。

五诊（1995 年 6 月 18 日）: 患者服药后全身症状已消除, 局部表皮蜡样光泽已消失, 接近正常皮色, 触之较柔软, 可见皮纹, 并有新生毫毛出现。处方: 薏苡仁 15g, 黄芪 20g, 夏枯球 10g, 郁金 10g, 生地黄 15g, 赤芍 10g, 瓜蒌壳 10g, 伸筋草 15g, 生牡蛎（先煎）20g, 土茯苓 15g, 皂角刺 10g, 鬼箭羽 15g。做丸药服用 5 个月而获显效。

按: 硬皮病是一种以局限性或弥漫性皮肤及内脏器官结缔组织纤维化或硬化, 最后发生萎缩为特征的疾病。根据受累范围、程度、病程可将硬皮病分为局限性和系统性两类。中医将硬皮病归于"痹证"范畴。根据硬皮病临床表现的不同, 又称为"皮痹""皮痿""血痹"等, 但大多数学者认为尤以"皮痹"更为接近。硬皮病分为局限性和系统性两类, 其中局限性硬皮病病变主要局限于肘、膝远端皮肤, 内脏一般不受累, 预后较好; 系统性硬皮病则有广泛的皮肤硬化、雷诺现象和多系统受累, 一般预后不良。

本例患者患有高血压病 10 余年, 素有阴虚阳亢, 表现为失眠多梦, 烦躁易怒, 口干口苦, 大便干结, 日久则导致气滞血瘀, 痰瘀互结, 经络痹塞。治疗当滋养肝肾, 活血化痰, 通痹散结。方用柔肤散结饮加减。方中生地黄滋阴养血, 凉血和营; 桃仁、赤芍、鬼箭羽凉血祛瘀, 通络止痛; 薏苡仁、黄芪补气和中, 健脾化湿; 瓜蒌壳、黄芩清热解毒, 宽中化湿; 夏枯球、郁金疏肝解郁, 软坚散结; 生牡蛎、土茯苓、皂角刺解毒化痰, 消积散结。诸药配伍, 以滋养肝肾, 活血化痰, 通痹散结而建功。

2. 健脾补肾，祛寒化湿，软坚散结治疗脾肾阳虚，寒湿互结，经络痹阻型硬皮病。

程某某，女，47岁，已婚，湖南省邵阳市某单位干部。门诊病例。

主诉：发现右大腿皮肤变硬9年。

患者自述于1987年7月发现右大腿一块皮肤变硬，并逐渐变长，颜色逐渐加深，曾在当地医院诊断为"局限性硬皮病"，经多种治疗无效。近期发现大腿硬皮扩展较快而来院就诊。病程中食纳欠佳，常有清晨腹痛，痛即登厕，解出稀软大便后即舒。

既往史：患慢性结肠炎10余年。

查体：右侧大腿可见一大小约3cm×11cm之硬皮，皮肤较硬且粗糙，色暗红，周围呈淡紫色晕，稍高出皮肤，表面干燥，表皮有蜡样光泽，触之坚实，皮肤毳毛脱落，皮损四周稍见毛细血管扩张。

西医诊断：局限性硬皮病。

初诊（1996年9月12日）：患者自述右大腿皮肤变硬，疲乏无力，食纳欠佳，常有清晨腹痛，痛即登厕，解出稀软大便后即舒，小便清长，右侧大腿可见一大小约3cm×11cm之硬皮，皮肤较硬且粗糙，色暗红，周围呈淡紫色晕，稍高出皮肤，表面干燥，表皮有蜡样光泽，触之坚实，皮肤毳毛脱落。舌质淡红，舌苔薄白，脉沉细而弱。

辨证：脾肾阳虚，寒湿互结，经络痹阻。

治法：健脾补肾，祛寒化湿，软坚散结。

主方：柔肤散结饮加减。

处方：煅牡蛎20g，皂角刺10g，白芥子10g，鹿角胶（烊化）10g，黄芪30g，川芎10g，炒白术10g，白芍15g，郁金10g，桂枝10g，姜炭10g，浙贝母15g，炙甘草6g。7剂，水煎服，每日1剂，分2次服。

二诊（1996年9月19日）：患者服药后大便稍溏。有效守方，原方15剂，煎服法同前。

三诊（1996年10月5日）：患者服药后症状进一步减轻，疲乏减轻，局部皮损颜色转淡，周围淡紫色晕渐退，舌质淡红，舌苔薄白，脉沉缓稍细。湿邪始祛，脾肾阳气尚虚。处方：煅牡蛎20g，白芥子10g，鹿角胶10g，黄芪30g，川芎10g，白术10g，白芍15g，桂枝10g，党参20g，山楂10g，皂角刺10g，浙贝母10g，炙甘草6g。30剂，煎服法同前。

四诊（1996年11月9日）：局部皮肤颜色转淡，有时局部微微汗出。湿邪渐祛，脾肾阳气渐复。处方：煅牡蛎20g，白芥子10g，鹿角胶10g，黄芪30g，川芎10g，白术10g，白芍15g，肉桂0.5g，党参20g，当归10g，山楂10g，浙贝母 10g,炙甘草 6g。30 剂,煎服法同前。

五诊(1996 年 12 月 12 日):患者服药后硬皮变软,颜色变淡。以前方做丸药回家调养,5 个月而获显效。

按:本例患者患慢性结肠炎已 10 余年,素有脾肾阳虚,脾肾阳气不足,水湿运化失司,精微输布失常,肌肤失养则卫外不固,腠理不密,外邪易侵入;又脾主运化、肾主水,今脾肾阳虚,水液代谢失司,致水湿滞留肌肤,外邪与水湿结聚而形成本病。治疗当健脾补肾,祛寒化湿,软坚散结。方用柔肤散结饮加减。方中黄芪、白术、甘草补中益肾;鹿角胶乃血肉有情之品,生精补髓,养血助阳,强筋壮骨;桂枝、姜炭温中,破阴回阳;煅牡蛎、郁金化痰散结,达卫通经,协同姜桂能使气血宣通;浙贝母、皂角刺、白芥子祛湿化痰散结;川芎、白芍活血柔肝养筋。诸药配伍,以成健脾补肾,祛寒化湿,软坚散结之功。

二、硬肿病(2 例)

1. 滋养肝肾,活血化痰,通痹散结治疗阴虚阳亢,痰瘀互结,经络痹塞型硬肿病。

吴某某,男,56 岁,已婚,湖南省怀化市某单位干部。门诊病例。

主诉:颈项及两侧肩部肿胀 1 年。

患者自述 1 年前起感颈项及两侧肩部肿胀、发木、发紧,肩部厚重,无痛痒,双臂背伸、外展活动及头部左右转动受限。曾在外院做病理检查,示真皮组织增厚,诊断为"硬肿病"。

既往史:糖尿病病史 10 余年。

查体:体胖,颈项、肩部皮肤色泽正常,表面毛孔扩大,弥漫性肿胀、肥厚隆起,肥厚范围上至颈部,两侧至肩部,下至肩胛骨,呈对称性,与正常皮肤边界清楚,压之不凹陷,皮温低于正常皮肤,触之似木板样硬,用手不能捏起皮肤。

辅助检查:空腹血糖:12.2mmol/L。

西医诊断:硬肿病。

初诊(2011 年 4 月 27 日):患者感觉颈项及两侧肩部肿胀、发木、发紧,肩部厚重,无痛痒,双臂背伸、外展活动及头部左右转动受限,口干口苦,食纳正常,烦躁易怒,失眠多梦,大便干结,小便较黄,舌质较红,舌边有瘀斑,舌下脉络青紫,舌苔薄黄,脉沉弦而涩。

辨证:阴虚阳亢,痰瘀互结,经络痹塞。

治法:滋养肝肾,活血化痰,通痹散结。

主方：柔肤散结饮加减。

处方：桃仁10g，薏苡仁15g，黄芪15g，夏枯球10g，郁金10g，生地黄15g，赤芍10g，瓜蒌壳15g，黄芩10g，生牡蛎（先煎）20g，土茯苓20g，皂角刺10g，鬼箭羽15g。7剂，水煎服，每日1剂，分2次服。嘱：遵糖尿病饮食。

二诊（2011年5月8日）：患者症状明显改善，两肩胛骨上皮肤稍变软。有效守方，原方20剂，煎服法同前。

三诊（2011年5月29日）：患者颈部、肩部、肩胛骨等边缘处皮损开始变软，口干口苦消失，大便正常，舌质淡红，舌边瘀斑减少，舌下静脉稍青紫，舌苔薄黄，脉沉缓而细。肝肾阴虚减轻，痰瘀渐祛。处方：桃仁10g，薏苡仁15g，黄芪15g，夏枯球10g，郁金10g，生地黄15g，赤芍10g，天花粉15g，北沙参15g，鳖甲20g，土茯苓20g，僵蚕10g，皂角刺10g，鬼箭羽15g。30剂，煎服法同前。

四诊（2011年6月30日）：患者皮损中间部分皮肤开始变软，皮纹较之前加深。处方：桃仁6g，薏苡仁15g，黄芪15g，郁金10g，生地黄15g，白芍15g，天花粉15g，北沙参15g，鳖甲20g，菊花10g，土茯苓20g，僵蚕10g，皂角刺10g，鬼箭羽15g。30剂，煎服法同前。

五诊（2011年8月2日）：患者皮损处皮纹明显加深，中间皮肤多处变软，触之有网状感，皮损面积变小。处方：前方去土茯苓、皂角刺，加莪术10g、重楼15g。30剂，煎服法同前。

六诊（2011年9月3日）：患者皮纹明显，肿胀发硬部位面积缩小，变软，双臂背伸及外展活动度明显改善。以前方做丸药回家调养，6月而获显效。

按：硬肿病较少见，病因目前尚未明确，也无特效治疗方法。中医无硬肿病名，其属"皮痹""肌痹""脉痹"范畴。病机为腠理不密，风湿热邪聚集肌肤。已报道的疗法有体疗（如按摩）、物理疗法（如热浴、紫外线、透热疗法等），以及局部皮损内注射透明质酸、纤维蛋白溶酶、皮质类固醇，内服皮质类固醇、雌二醇、垂体激素、甲状腺制剂、依地酸钙钠和对氨基苯甲酸等，但均无肯定效果。

本例患者原有糖尿病10余年，自述1年前起感颈项及两侧肩部肿胀、发木、发紧，肩部厚重，无痛痒，双臂背伸、外展活动及头部左右转动受限。该患者因糖尿病多年，导致气阴不足，气虚则腠理不密，卫外失固，风寒湿邪乘虚侵入，与气血相搏，以致营卫失和，经络痹阻而发此病。患者伴有口干口苦，食纳正常，大便干结，小便较黄，舌质较红，舌边有瘀斑，舌下脉络青紫，舌苔薄黄，脉沉弦而涩，是阴虚阳亢、痰瘀互结，经络痹塞所致。治疗当滋养肝肾，活血化痰，通痹散结。方用柔肤散结饮加减。方中生地黄、瓜蒌壳清热养阴生津；薏苡仁、黄芪健脾补气化湿；赤芍、桃仁活血化瘀通便；皂角刺、鬼箭羽解毒散结；生牡蛎、夏枯球化痰消肿散结；土茯苓、黄芩清热解毒；郁金行气化痰；诸药共奏滋养肝肾，活血化痰，通痹散结之效。临床观察表明，中医药治疗该病比西医有明显的优势，而且副作用较小。

2. 健脾补肾，祛寒化湿，软坚散结治疗脾肾阳虚，寒湿互结，经络痹阻型硬肿病。

夏某某，女，51 岁，已婚，湖南省郴州市某单位职工。门诊病例。

主诉：颈项及两侧肩部对称性肿胀 6 年。

患者 6 年前后项部出现数个栗子大结节，质硬，未明确诊断，多方诊治无效，皮疹逐渐增大，延及肩部、背部。半年前皮疹增大至两个手掌大小，弥漫性非凹陷性肿胀，伴活动受限。

既往史：2 型糖尿病病史 11 年，未正规治疗，血糖控制不佳，最高空腹血糖 17mmol/L，最高餐后血糖 30mmol/L。3 个月前至当地内分泌科就诊，予口服二甲双胍，0.5g，每日 2 次，皮下注射门冬胰岛素 30 注射液，早 22IU、晚 20IU，血糖控制可。其母患 2 型糖尿病。家族中无硬肿病史。

查体：体形偏胖，各系统检查未见明显异常。皮肤检查：颈背上部见淡红色非凹陷性弥漫性肿胀，高出皮面，边界欠清，正常皮纹消失，表面呈轻微橘皮样外观，带蜡样光泽，触之质硬，其上毛发正常，无发红、发热，无压痛，未触及血管搏动。

辅助检查：①空腹血糖：6.0mmol/L，早餐后 2h 血糖：7.5mmol/L。②腹部彩超：提示脂肪肝。③心电图：正常。④皮损组织病理检查：表皮大致正常；真皮浅层毛细血管周围稀疏的淋巴细胞及组织细胞浸润，真皮胶原略显增生。⑤阿新蓝染色：真皮下方胶原间可见黏液样物质。

西医诊断：糖尿病性硬肿病。

初诊（2017 年 9 月 7 日）：患者感觉颈背上部、肩部发木、发紧，肩部厚重，双臂背伸、外展活动及头部左右转动受限。颈背上部见淡红色弥漫性肿胀，高出皮面，边界欠清，正常皮纹消失，表面呈轻微橘皮样外观，带蜡样光泽，触之质硬，食纳正常，大便溏软，小便清长，舌体胖大，舌边有齿印及瘀点，舌下脉络青紫，舌苔灰腻，脉沉弦而滑。

辨证：脾肾阳虚，寒湿互结，经络痹阻。

治法：健脾补肾，祛寒化湿，软坚散结。

主方：柔肤散结饮加减。

处方：煅牡蛎 20g，皂角刺 10g，白芥子 10g，鹿角胶（烊化）10g，黄芪 30g，川芎 10g, 炒白术 10g, 白芍 15g, 郁金 10g, 桂枝 10g, 姜炭 10g, 浙贝母 15g, 炙甘草 6g。7 剂, 水煎服, 每日 1 剂, 分 2 次服。

二诊(2017 年 9 月 15 日): 患者颈背部皮肤开始变软, 可见皮肤皱褶。有效守方, 原方 30 剂, 煎服法同前。

三诊(2017 年 10 月 20 日): 患者双臂背伸、外展活动好转, 局部皮肤紧硬有所缓解, 表皮可提捏, 大便正常, 舌体较胖大, 舌边齿印及瘀点减少, 舌苔灰薄。处方: 煅牡蛎 30g, 皂角刺 10g, 白芥子 10g, 鹿角胶(烊化)10g, 黄芪 30g, 川芎 10g, 炒白术 20g, 白芍 15g, 郁金 10g, 桂枝 10g, 姜炭 6g, 浙贝母 15g, 炙甘草 6g。30 剂, 煎服法同前。

四诊(2017 年 11 月 24 日): 患者颈背肿胀消退, 局部皮肤紧硬有明显缓解, 有的已现正常皮纹, 表皮可提捏, 舌体稍胖, 舌边齿印及瘀点明显减少, 舌苔薄白。处方: 黄芪 20g, 鹿角胶(烊化)6g, 当归 10g, 白芥子 10g, 水蛭 5g, 川芎 15g, 红花 10g, 莪术 10g, 皂角刺 10g, 肉桂 10g, 牡蛎 30g, 海藻 15g, 僵蚕 10g, 鬼箭羽 15g, 补骨脂 10g。用上方做丸药每日以开水送服, 连续 5 个月后病情稳定而停药。随访 3 年未复发。

按: 外感风寒湿邪是硬肿病的主要病因, 先天禀赋不足或情志失调、饮食劳倦是其发病的内在因素。基本病机是外邪侵袭, 致使痰浊瘀血阻滞皮肤经络, 导致皮肤失养而成。该患者患有 2 型糖尿病 11 年, 未经正规治疗, 血糖控制不佳, 导致机体素质下降, 又体形偏胖, 大便溏软, 舌体胖大, 舌苔灰腻, 脉沉弦而滑, 是痰湿所为; 皮肤表面呈轻微橘皮样外观, 舌边有瘀点, 舌下脉络青紫, 脉沉弦, 此乃血瘀所致。辨证属脾肾阳虚, 寒湿互结, 经络痹阻。治疗当健脾补肾, 祛寒化湿, 软坚散结。方用柔肤散结饮加减。方中黄芪、炒白术补气健脾; 桂枝、姜炭、鹿角胶温阳补肾; 川芎、白芍养血柔肝活血; 浙贝母、煅牡蛎化痰散结; 皂角刺、白芥子、郁金活血化痰散结; 甘草补中又调和诸药。诸药配伍, 以健脾补肾, 祛寒化湿, 软坚散结而建功。

三、干燥综合征(2 例)

1. 滋补肝肾, 消瘀止痛, 化痰散结治疗肝肾阴虚, 经络痹阻, 痰瘀互结型干燥综合征。

郭某某, 女, 48 岁, 已婚, 长沙市某单位职工。门诊病例。

主诉: 反复口眼干燥伴四肢关节疼痛 4 年。

患者于 4 年前出现口眼干燥, 伴四肢关节疼痛, 起初未予重视, 症状逐渐加重, 曾在当地医院就诊, 查抗核抗体谱: ANA 阳性, 抗 SS-A、SS-B 抗体阳性。唇腺活检: 灶性淋巴细胞浸润。诊断为"干燥综合征", 予泼尼松等治疗,关节疼痛好转,但口干、眼干症状无明显缓解,遂停药。

既往史:慢性胃炎病史3年。对青霉素过敏。

查体:猖獗龋,双手食指、中指近端指间关节压痛阳性,皮温皮色正常,屈伸稍受限。

西医诊断:干燥综合征。

初诊(2013年7月16日):患者口干,吃固体食物需用水送,易出汗,双目干涩无泪,四肢关节疼痛,手指皮肤发红,散在红斑,时隐时现,睡眠欠佳,大便干结,小便正常,舌质干红,舌无苔少津,脉沉细弦。

辨证:肝肾阴虚,经络痹阻,痰瘀互结。

治法:滋补肝肾,消瘀止痛,化痰散结。

主方:清燥解结饮加减。

处方:蒲公英15g,山慈菇15g,玄参10g,麦冬10g,生地黄10g,当归10g,红景天10g,甘草6g,青葙子10g,鬼箭羽20g,紫草10g,五味子15g,夜交藤20g。10剂,水煎服,每日1剂,分2次服。

二诊(2013年7月27日):患者自觉服药后口眼干燥略有缓解,关节疼痛有所减轻,睡眠好转。查舌脉同前。有效守方,原方30剂,煎服法同前。

三诊(2013年8月30日):患者服药后,口眼干燥症状已明显好转,说话时不用频频饮水,双目干涩,但不需每日频繁点眼药水。处方:蒲公英10g,山慈菇10g,玄参10g,麦冬10g,生地黄10g,当归10g,红景天15g,甘草6g,青葙子10g,鬼箭羽15g,紫草10g,五味子10g,西洋参3g。30剂,煎服法同前。

四诊(2013年9月30日):患者服药后,口眼干燥症状已大部分消失,舌质稍红,舌苔薄白,脉沉细。以前方做丸药服用,随访至今无恙。

按:干燥综合征是一种以口眼干燥为特征,主要累及外分泌腺的慢性自身免疫性疾病。中医学中早有类似症状的描述,如《证治准绳·伤燥》说:"阴中伏火,日渐煎熬,血液衰耗,使燥热转为诸病,在外则皮肤皴裂,在上则咽鼻生干,在中则水液虚少而烦渴,在下则肠胃枯涸,津不润而便难,在手足则萎弱无力。"该病患者多为中老年人,女性多见,其发病或加重往往与过度疲劳、绝经、情志激惹密切相关,临床常见口眼干燥、齿松脱落、关节肿痛等气阴或肝肾不足之象,可伴见口舌生疮、反复腮腺肿痛等燥毒痰瘀内结之象。因此,该病发病的关键在于"阴虚燥毒"。阴虚和燥毒相互为患,致病症胶着反复。本病多见于女性,而"女子以肝为先天",肝肾阴亏,阴液生成不足,复感燥毒,内灼阴津,使津液更亏,阳亢难制,两者互为因果,恶性循环,终致阴阳俱虚,痰瘀内结,变证丛生。本病是一种以肝肾阴虚为本,燥毒亢盛为标的虚实夹杂的疾病。治疗当以滋养肝肾,清燥解毒为基本原则。但因其病程漫长,症状复杂,故其邪正虚实并非一成不变。急性期病情突出表现为燥毒炽盛的标象,但根本还是虚中夹实,标实本虚;而慢性期是久病为虚,虚中有实。治疗本病,切记虚为该病之本,应始终坚持扶正重于祛邪的指导思想,即使急性期本着"急则治其标"的原则,采用大剂清燥解毒药,也不忘顾护阴液。慢性迁延期分型论治,以扶正固本为基本原则,滋阴清燥为主要治则贯穿始终,并时时注意顾护阴津。

本例患者反复口眼干燥伴四肢关节疼痛4年,症状逐渐加重,易出汗,双目干涩无泪,手指皮肤发红,散在红斑,时隐时现,睡眠欠佳,大便干结,舌质干红,舌无苔少津,脉沉细弦,证属肝肾阴虚,经络痹阻,痰瘀互结。治疗当滋补肝肾,消瘀止痛,化痰散结。方用清燥解结饮加减。方中蒲公英、山慈菇、青葙子清热解毒,消肿散结;鬼箭羽、紫草清热凉血,通经散结;玄参、当归养阴生津,活血解毒;麦冬、生地黄凉血养阴,滋养肝肾;红景天补气益血,祛湿通痹;夜交藤、五味子养心益气,安神定志;甘草缓急止痛,调和诸药。诸药配伍,共奏滋补肝肾,消瘀止痛,化痰散结之效。

2. 滋阴补气,健脾化湿,化瘀散结治疗气阴两虚,湿困脾胃,痰瘀互结型干燥综合征。

藏某某,女,52岁,已婚,湖南省汨罗市某单位干部。门诊病例。

主诉:口眼干燥伴全身关节疼痛2年。

患者2年前因口眼干燥伴全身关节疼痛,在长沙某医院诊断为"干燥综合征"。近半月来口干加重,咽痒或痛,易发口腔溃疡。

既往史:1996年确诊桥本甲状腺炎。

西医诊断:干燥综合征。

初诊(2005年8月21日):患者咽干略痛,口干舌燥,眼干,动则汗出,双手心发热,时恶寒,全身关节疼痛,心悸,纳差,左上腹胀满,时有肠鸣腹痛,失眠多梦,大便先干后溏,日行2次,腹痛则便,小便清长,唇干红,舌干黯红,有裂纹,苔薄少津,脉沉弦而细。

辨证:气阴两虚,湿困脾胃,痰瘀互结。

治法:滋阴补气,健脾化湿,化瘀散结。

主方:清燥解结饮加减。

处方:蒲公英15g,山慈菇15g,厚朴10g,麦冬10g,生地黄10g,当归10g,红景天10g,青葙子10g,鬼箭羽20g,太子参30g,枣皮15g,茯苓30g,甘草6g。10剂,水煎服,每日1剂,分2次服。

二诊(2005年8月30日):患者服药后感恶寒消失,咽痛减轻,余症亦好转。处方：太子参30g，山慈菇15g，厚朴10g，麦冬10g，当归10g，红景天10g，青葙子10g，鬼箭羽20g，枣皮15g，茯苓30g，神曲20g，陈皮12g，甘草3g。30剂，煎服法同前。

三诊（2005年10月3日）：患者服药后症状明显减轻，唇淡红，舌质黯红，裂纹减少，苔薄白。前方继服30剂。

四诊（2005年11月5日）：患者服药后症状基本消失。此后，以前方做丸药服用。随访至今病情稳定。

按：祖国医学对本病的认识，多从整体出发，将其归属于"燥症"范畴，以"燥毒症"名之。然本病之燥，远非一般六淫之燥，又不同于单纯阴液亏虚。盖燥为热之渐，火为热之盛，燥邪可化热生火，而津伤阴亏尤能致燥，两者互为因果。又古人云"斯人也而有斯疾也"，禀赋不足才是发病的内在原因。因此，阴虚燥盛之体质，加之反复感受温热病邪，干扰了人体津液的生成、转化与敷布。津液乃人身体液之总称，其敷布于体表，能润泽皮毛肌肤，其流行于体内能滋灌脏腑，其输注于孔窍能濡养眼耳口鼻诸窍，其流注于关节能使之柔润滑利。一旦津液敷布受阻，燥由此生。《黄帝内经》曰："燥胜则干。"阴虚液燥是本病的主要病理基础。

本例患者既往患有桥本甲状腺炎，身体素质差，又咽干略痛，口干舌燥，眼干，动则汗出，双手心发热，时恶寒，全身关节疼痛，心悸，纳差，左上腹胀满，时有肠鸣腹痛，失眠多梦，大便先干后溏，小便清长，唇干红，舌干黯红，有裂纹，苔薄少津，脉沉弦而细，是气阴两虚，湿困脾胃，痰瘀互结所致。治疗当滋阴补气，健脾化湿，化瘀散结。方用清燥解结饮加减。方中麦冬、生地黄、当归、枣皮滋养肝肾之阴；太子参、红景天、茯苓、甘草补气祛湿；蒲公英、山慈菇、青葙子、鬼箭羽清热解毒，活血散结；厚朴、茯苓理气祛湿健脾。诸药配伍而建功。

四、结节性红斑（2例）

1. 清热解毒，利湿化斑，凉血散结治疗湿热内侵，毒热互结，阻滞肌肤型结节性红斑。

龚某某，女，34岁，已婚，湖南省长沙市某大学老师。门诊病例。

主诉：发热、双小腿红斑伴疼痛15天。

患者15天前腹痛腹泻，在当地医院按急性肠炎服药治疗后腹泻消失，之后发热，体温38.7℃，伴有咽痛，双小腿肌肉、双膝关节疼痛。

查体：咽部充血，扁桃体无肥大，心肺腹无异常，双小腿多发对称性红斑，直径约0.5~1.5cm，高出皮肤，压痛明显，四肢关节及肌肉无肿胀，无压痛。

辅助检查：血常规：血红蛋白 11.2g/L，红细胞 4.05×10^{12}/L，白细胞 11×10^9/L，中性粒细胞 73.21%，淋巴细胞 26.36%，血小板 312×10^9/L。血沉 32mm/1h，C反应球蛋白 8.75mg/L。胸片：心肺膈未见异常。

西医诊断：结节性红斑。

初诊（2012年12月15日）：患者发热，体温 38.5℃，伴有咽痛，口干口苦，双小腿肌肉及双膝关节疼痛，双小腿伸侧红斑，高出皮肤，灼热疼痛，大便干结，小便色黄，舌质红，舌苔黄腻，脉弦滑而数。

辨证：湿热内侵，毒热互结，阻滞肌肤。

治法：清热解毒，利湿化斑，凉血散结。

主方：化斑散结饮加减。

处方：金银花15g，玄参15g，生地黄15g，赤芍15g，紫草15g，薏苡仁20g，法半夏9g，络石藤15g，川牛膝12g，陈皮12g，连翘10g，甘草5g。5剂，水煎服，每日1剂，分2次服。嘱其注意休息，多饮温开水。

二诊（2012年12月21日）：患者服药后发热减轻，体温 37.3℃，无咽痛，未再出现新的红斑，疼痛减轻，大便溏软，舌质红，舌苔黄，脉弦滑而数。处方：金银花15g，当归15g，茯苓15g，炒白术20g，白鲜皮15g，川芎10g，黄芪15g，薏苡仁30g，法半夏9g，紫草12g，陈皮12g。7剂，水煎服，每日1剂，分2次服。

三诊（2012年12月28日）：患者小腿红斑减少，部分红斑消失，留有轻微色素沉着，无发热及关节肌肉疼痛，大便正常，舌尖红，舌苔薄黄，脉弦细。邪热渐去，正气尚未恢复。治疗以益气养血通络为法。处方：党参20g，当归15g，黄芪20g，丹参15g，鸡血藤15g，赤小豆20g，川牛膝15g，通草5g，茯苓15g，炒白术20g，甘草6g。10剂，水煎服，每日1剂，分2次服。

四诊（2013年1月9日）：患者小腿红斑消失，部分留有轻微色素沉着，自觉舒适，大便正常，舌质淡红，舌苔薄白，脉弦缓。邪热已去，正气尚未完全恢复。治疗以益气养血为法。以参苓白术丸及知柏地黄丸善后而愈。随访1年无恙。

按： 结节性红斑是一种以皮肤血管炎和脂膜炎为病理基础所引起的结节性皮肤病，属血管炎范畴。该病好发于青年女性，皮损多发生于下肢，尤以小腿伸侧多见，系对称性红斑结节性损害，可有疼痛和压痛，病因目前尚未完全明了，可能与细菌、病毒等感染及药物因素、免疫异常有关。《黄帝内经》说"正气存内，邪不可干""邪之所凑，其气必虚"。结节性红斑主要是由于正气不足，气血失调，卫外不固，风、寒、湿、毒侵袭，正邪相搏，蕴蒸于肌肤，故见红斑。结节性红斑的发病原因主要有内因和外因，内因是由于患者先天禀赋不足，或后天失养，或病后体虚，易感受外邪；外因主要是风、寒、湿、毒邪。故很多患者发病前曾受风、寒、湿邪侵袭，或有肠炎、结核感染病史，外邪是发病的重要条件。结节性红斑的病理基础主要是湿热内蕴，兼见瘀血、痰浊。湿热与正气相搏，发于肌肤则为红斑；湿热痹阻经络，气血不通，故见关节疼痛；又热邪灼伤津液，化湿成痰浊而瘀结形成肿核、红斑。

本例患者是先天禀赋不足，又后天失养，复受外邪入侵，于15天前出现腹痛腹泻，是湿热之邪侵袭胃肠所致。之后又出现发热，伴有咽痛，双小腿肌肉、双膝关节疼痛，双小腿伸侧红斑，高出皮肤，灼热疼痛等症，是湿热与正气相搏，发于肌肤所致。湿热痹阻经络，气血不通，故见关节疼痛；热邪灼伤津液，化湿成痰浊而瘀结形成红斑。治疗当清热解毒，利湿化斑，凉血散结。方用化斑散结饮加减。方中金银花、连翘清热解毒，散结止痛；玄参、生地黄清热养阴，凉血止痛；赤芍、川牛膝、紫草清热凉血，活血止痛；薏苡仁、法半夏祛湿化痰，软坚散结；络石藤、陈皮清热除湿，通络散结；甘草清热解毒，调和诸药。诸药合用以清热解毒，利湿化斑，凉血散结而建奇功。

2. 健脾补气，豁痰散结，温经通络治疗脾虚气弱，痰瘀互结，阻滞络脉型结节性红斑。

傅某某，女，38岁，已婚，湖南省醴陵市某单位干部。门诊病例。

主诉：发现双下肢红斑样结节5年，再发伴双下肢疼痛、发热7月。

患者自述5年前（约产后半年），不明原因双下肢小腿伸侧出现散在黄豆大小红斑样结节，未经治疗，2周后自行消失。今年3月上症再现，结节较以前增加，持续1月仍不消散，且伴见双下肢困痛、乏力，夜间双小腿发热。曾在某三甲医院行小腿部红斑病理活检，确诊为"结节性红斑"，一直口服泼尼松治疗，但症状未见明显好转。经他人介绍而来我科就诊。

西医诊断：结节性红斑。

初诊（2012年10月11日）：患者发热，体温37.8℃，双小腿肌肉及膝关节疼痛，双小腿伸侧见多个新旧混合的红斑，其中两个已融合并溃烂。患者体胖，精神不振，肢体困乏，食纳欠佳，失眠多梦，大便溏软，小便清长，舌质淡红，舌体偏胖，舌边有齿印，舌苔灰腻，脉沉细而弱。

辨证：脾虚气弱，痰瘀互结，阻滞络脉。

治法：健脾补气，豁痰散结，温经通络。

主方：化斑散结饮合六君子汤加减。

处方：黄芪15g，人参（另煎）6g，白术15g，茯苓15g，金银花15g，当归10g，制没药10g，桂枝10g，浙贝母10g，连翘10g，薏苡仁15g，半夏10g，陈皮10g。

7剂,水煎服,每日1剂,分2次服。

二诊(2012年10月19日):患者服药后发热消退,精神好转,肢体困乏消失,小腿肌肉及膝关节疼痛减轻,溃烂的红斑创面已愈合,其他结节明显缩小变软。有效守方,原方10剂,煎服法同前。

三诊(2012年10月30日):患者精神好,小腿肌肉及膝关节疼痛基本消失,其他结节样红斑全部消散,舌质淡红,舌体稍胖,舌边齿印减少,舌苔灰薄,脉象较前有力。处方:黄芪15g,党参20g,白术15g,茯苓15g,金银花15g,当归10g,制没药10g,桂枝6g,浙贝母10g,薏苡仁15g,半夏10g,陈皮10g。20剂,煎服法同前。

四诊(2012年11月22日):患者精力充沛,舌质淡红,舌边齿印明显减少,舌苔薄白,脉沉缓。嘱继服香砂六君子丸巩固治疗,3个月后停药。随访5年未再复发。

按: 结节性红斑属中医"瓜藤缠""湿毒流注""血痹"范畴。发病率低,多见于青年女性,多产后发病,初起以春秋季节多发,好发于小腿伸侧,结节色红或暗红,稍高出皮面,大小不等,按之疼痛,可自愈,日久发作可无季节规律,结节样红斑可新旧并存,初起者色红,日久者色暗红,甚则结节可融合发生溃烂。

《黄帝内经》云:"治病必求于本。"治病不求其本,非其治也。现代药理研究认为,补气药具有提高机体免疫力的作用,活血化瘀药具有降低炎症时毛细血管的通透性,减少炎症渗出,改善局部血液循环,促进炎症吸收,减轻炎症反应,并使病灶局限化等作用。本例患者症见精神不振,肢体困乏,双小腿伸侧多个新旧混合的结节样红斑,其中两个已融合并溃烂,舌质淡红,舌体偏胖,舌苔灰腻,脉沉细而弱,证属脾虚气弱,痰瘀互结,阻滞络脉。治疗当健脾补气,豁痰散结,温经通络。方用化斑散结饮合六君子汤加减。方中黄芪、人参、白术、茯苓益气健脾;当归、制没药活血化瘀止痛;桂枝、浙贝母、陈皮温经通络,豁痰散结;金银花、连翘清热解毒通络;薏苡仁、半夏利湿散结。治疗既重视局部特征,又考虑整体病因,则药证相应,使多年顽疾终获痊愈。

五、荨麻疹(2例)

1. 温补脾肺,调和营卫,通络散结治疗脾肺虚损,阻滞肌肤,寒湿互结型荨麻疹。

游某某,男,32岁,已婚,湖南省长沙市某机关干部。门诊病例。

主诉:反复发作全身风团5年。

　　患者于 1993 年起感头晕头痛,继则全身风团,在当地医院就诊,给予氯雷他定治疗后好转,此后反复发作。1 月前吹风遇冷后再次发作,此次发病初期发热、咽痛、咳嗽,热退后感头晕,全身又起风团,遇冷后瘙痒加剧,心烦不安。

　　查体:全身皮肤可见散在大小不等的风团,色潮红,风团之间可见抓痕及血痂。

　　西医诊断:慢性荨麻疹急性发作。

　　初诊(1998 年 4 月 19 日):患者反复发作全身风团已 5 年,每吹风或遇冷后感咽痛、咳嗽、头晕乏力、全身又起风团、瘙痒加剧。就诊时患者全身皮肤可见大小不等的风团,色晦黯,食纳欠佳,大便溏软,小便清长,舌质较淡,舌苔灰腻,脉沉弦而细。

　　辨证:脾肺虚损,阻滞肌肤,寒湿互结。

　　治法:温补脾肺,调和营卫,通络散结。

　　主方:煦肤解结饮加减。

　　处方:地骨皮 15g,桑白皮 10g,五加皮 10g,姜皮 10g,当归 10g,陈皮 15g,大腹皮 10g,黄芪 20g,茯苓皮 10g,甘草 6g。5 剂,水煎服,每日 1 剂,分 2 次服。

　　二诊(1998 年 4 月 25 日):患者服药后症状明显减轻,风团消失,食纳正常。处方:地骨皮 15g,桑白皮 10g,五加皮 10g,姜皮 10g,当归 10g,陈皮 15g,黄芪 15g,茯苓皮 10g,白术 10g,甘草 6g。5 剂,煎服法同前。

　　三诊(1998 年 5 月 5 日):患者食纳正常,舌质淡红,舌苔薄白,脉沉缓。已获临床痊愈。随访 2 年未再复发。

　　按:荨麻疹是由皮肤、黏膜小血管扩张及渗透性增加而出现的一种局限性水肿反应,俗称"风疹块""鬼饭疙瘩"。本病相当于中医的"瘾疹"。一般分急性及慢性两大类。其发病多因七情内伤,机体阴阳失调、营卫失和,导致卫外不固,复感风邪而诱发。或因过食膏粱厚味、荤腥动风之物,致脾胃滞热,再感风邪而发。若平素体弱,气血不足,气虚生湿,血虚生风;或反复发作,气血被耗,风邪侵袭而致。

　　本例患者反复发作全身风团 5 年,1 月前吹风遇冷后感咽痛、咳嗽、头晕,全身又起风团,遇冷后瘙痒加剧,就诊时患者全身皮肤可见大小不等的风团,色晦黯,食纳欠佳,大便溏软,小便清长,舌质较淡,舌苔灰腻,脉沉弦而细,是脾肺虚损,阻滞肌肤,寒湿互结所致。治疗当温补脾肺,调和营卫,通络散结。方用煦肤解结饮加减。方中黄芪、姜皮、五加皮补肺温脾,益气疏风;当归、大腹皮、陈皮养血行气,宽中和营;地骨皮、桑白皮、茯苓皮健脾宣肺,祛湿止痒;甘草健脾和中,调和诸药。诸药配伍而建奇功。

2. 滋阴养血，疏风清热，通络散结治疗阴虚血热，风热结聚，脉络痹阻型荨麻疹。

左某某，男，64岁，已婚，湖南省长沙市某厂工人。门诊病例。

主诉：反复发作全身风团4年余。

患者于1995年1月29日因关节疼痛难忍而自行服用"去痛片"后，全身皮肤起风团，局部红肿。入某医院住院，诊断为"荨麻疹"。经用氯雷他定、泼尼松等治疗后，风团消退而出院，此后反复发作。此次因食螃蟹又复发，先后以中西药物治疗效果不佳而来本院。

查体：全身皮肤可见散在大小不等的风团，奇痒，色潮红，风团之间可见抓痕及血痂。

西医诊断：慢性荨麻疹急性发作。

初诊（1999年11月14日）：患者全身风团，皮肤奇痒，每入被窝或遇热后痒甚，颜面潮红，口干喜饮，失眠盗汗，五心发热，头昏乏力，食纳较差，小便稍黄，大便较干，全身皮肤泛发风团，色潮红，局部发热，舌质红绛，舌干少苔，脉沉细稍数。

辨证：阴虚血热，风热结聚，脉络痹阻。

治法：滋阴养血，疏风清热，通络散结。

主方：凉血解结饮加减。

处方：紫草15g，虎杖15g，赤芍10g，生地黄24g，当归15g，陈皮15g，茯苓15g，牡丹皮10g，甘草6g。5剂，水煎服，每日1剂，分2次服。

二诊（1999年11月20日）：患者服药后症状明显减轻，风团消失，食纳好转。阴血始充，虚风渐消。有效守方，原方5剂，煎服法同前。

三诊（1999年11月26日）：患者皮肤风团消失，食纳增进，舌质淡红，舌苔薄白，脉沉缓。阴血渐充，虚风已消。处方：西洋参（另煎）6g，当归10g，丹参10g，玄参15g，天冬15g，茯苓10g，酸枣仁10g，黄芪15g，白鲜皮15g，甘草6g。7剂，煎服法同前。

四诊（1999年12月5日）：患者食纳正常，舌质淡红，舌苔薄白，脉沉缓。已获临床痊愈。随访5年无恙。

按：本例患者全身皮肤间发风团4年余，局部皮肤奇痒，口干喜饮，失眠盗汗，五心发热，头昏乏力，食纳较差，小便稍黄，大便较干，舌质红绛，舌干少苔，脉沉细稍数。患者属阴虚血热，风热结聚，脉络痹阻所致。由于阴虚血热，肌肤失养，故局部皮肤发热、瘙痒；肾水不足，不能济心火，故口干喜饮、失眠盗汗。治疗当滋阴养血，疏风清热，通络散结。方用凉血解结饮加减。方中生地黄、当归滋阴养血，柔肝息风；陈皮、茯苓、甘草疏肝和胃，补气健脾；紫草、虎杖清热凉血，通络解痉；牡丹皮、赤芍凉血疏风，活血化瘀。诸药合用，以滋阴养血，疏风通络，通络散结，则风自灭矣。

六、湿疹(2例)

1. 清热解毒，凉血化湿，散结通络治疗湿热袭表，毒热互结，阻滞络脉型湿疹。

彭某某，男，42岁，已婚，湖南省安化县某单位干部。门诊病例。

主诉：全身皮肤丘疹、瘙痒3年。

患者3年前起背部出现丘疹，伴瘙痒，抓破后流出黄水结痂。逐渐延及腰部、胸腹等处。曾在当地医院就诊，注射溴化钙、服用抗过敏药物效果欠佳。患者腰背、胸腹皮肤轻度潮红，有散在红色丘疹，如小米或高粱米大小，下腹部呈大片集簇性排列，夹杂有小水疱，部分丘疹抓破，有少量渗出及结痂。

西医诊断：泛发性亚急性湿疹。

初诊(1996年4月5日)：患者全身皮肤丘疹，伴瘙痒，抓破后流出黄水结痂。以腰部、胸腹为甚，烦躁易怒，口苦咽干，口渴喜冷饮，食纳减少，小便短赤，大便稍干，舌边尖红，舌苔黄燥，脉沉弦而滑。

辨证：湿热袭表，毒热互结，阻滞络脉。

治法：清热解毒，凉血化湿，散结通络。

主方：化湿散结饮加减。

处方：白鲜皮15g，龙胆草10g，黄芩10g，茜草15g，秦艽10g，紫草15g，厚朴6g，猪苓10g，茯苓10g，苍术6g，甘草6g。7剂，水煎服，每日1剂，分2次服。湿疹粉(藁本、龙胆草各2份，虎杖、花椒、冰片各1份，研细末以麻油调成糊状)外搽患处。

二诊(1996年4月13日)：患者用药后症状明显减轻，食纳好转，大便正常。风热始祛，湿邪渐消。有效守方，原方15剂，煎服法同前。湿疹粉外搽患处。

三诊(1996年4月28日)：患者食纳增进，偶见新生丘疹，舌质稍红，舌苔薄黄，脉沉弦。风热渐祛，湿邪渐消。处方：龙胆草10g，虎杖15g，栀子10g，紫草15g，地肤子10g，白鲜皮15g，生地黄15g，牡丹皮10g，薏苡仁15g，青蒿15g，甘草6g。30剂，煎服法同前。

四诊(1996年5月28日)：患者皮肤瘙痒已不明显，食纳正常，舌质稍红，舌苔薄白，脉沉弦。风热已祛，湿邪渐消。处方：龙胆草10g，茜草15g，栀子10g，紫草15g，地肤子10g，白鲜皮15g，生地黄15g，当归10g，薏苡仁15g，荆芥10g，甘草6g。30剂，煎服法同前。

五诊(1996年6月30日)：患者皮损消退，食纳正常，余无不适。已获临床痊愈。随访4年无恙。

按：湿疹是一种常见的皮肤病，中医学对此早有论述，如《医宗金鉴》中有很多类似湿疹症状的论治，"浸淫疮"条下"此证初生如疥，瘙痒无时，蔓延不止，抓津黄水，浸淫成片，由心火脾湿受风而成"。不论属哪型湿疹，凡皮红起疹，多属火盛；瘙痒灼热，多夹风邪；渗出分泌物过多，必是脾胃湿热；溃疡日久定会导致血虚；如果日轻夜重，烦躁不安者，多为阴血耗损，肝火上扰所致。

本例患者发病3年，背部皮肤出现丘疹，伴瘙痒，流少量黄水，是湿热阻于经络所致。因为湿热，故局部皮肤潮红，并累及腰及胸腹部，口渴喜饮，小便短赤，大便稍干，舌边尖红，舌苔黄燥，脉弦而滑。由于夹有风邪，故全身皮肤起丘疹而瘙痒。治疗当清热解毒，凉血化湿，散结通络。方用化湿散结饮加减。方中龙胆草、黄芩清热泻火，疏肝燥湿；紫草、茜草滋阴凉血，清热止痒；秦艽、白鲜皮清热疏风，祛湿止痒；猪苓、茯苓健脾和中，祛湿消肿；厚朴、苍术化湿健脾，祛风导滞；甘草清热解毒，调和诸药。配合湿疹粉外搽，以加强清热疏风、凉血止痒而获效。

2. 疏风化湿，活血凉肝，散结通络治疗湿热袭肝，痰热结聚，痹阻经络型湿疹。

奚某某，男，52岁，已婚，湖南省湘西州某单位干部。门诊病例。

主诉：全身皮肤丘疹、瘙痒40余天。

患者40余天前背部出现丘疹，伴瘙痒，尤以夜晚为甚，抓破后流出黄水，逐渐延及腰部、胸腹等处。曾在当地医院就诊，注射溴化钙、服用抗过敏药物效果欠佳而来我院。

既往史：患高血压病10余年。

查体：腰背及胸腹部皮肤轻度潮红，有散在红色丘疹，如小米或高粱米大小，下腹部呈大片集簇性排列，夹杂有小水疱，部分丘疹抓破，有少量渗出及结痂。

西医诊断：泛发性急性湿疹。

初诊（1998年2月10日）：患者腰背及胸腹部皮肤丘疹，伴瘙痒，胸腹部可见集簇性丘疹，夹杂有小水疱，部分丘疹抓破，有少量渗出及结痂，尤以下腹部为甚，烦躁易怒，口苦咽干，口渴喜冷饮，食纳减少，小便短赤，大便稍干，舌边尖红，有瘀点瘀斑，舌苔黄燥，脉沉弦而涩。

辨证：湿热袭肝，痰热结聚，痹阻经络。

治法：疏风化湿，活血凉肝，散结通络。

主方：凉血祛结饮加减。

处方：龙胆草10g，黄芩10g，秦艽10g，茵陈15g，紫草15g，地肤子15g，生地黄 15g，当归 10g，川芎 10g，赤芍 15g，甘草 6g。7 剂，水煎服，每日 1 剂，分 2 次服。湿疹粉外搽患处。

二诊（1998 年 2 月 18 日）：患者用药后症状明显减轻，大便稍干，食纳好转。有效守方，原方 15 剂，煎服法同前。湿疹粉外搽患处。

三诊（1998 年 3 月 6 日）：患者食纳增进，偶见新生丘疹，舌质稍红，舌苔薄黄，脉沉弦稍数。风热始祛，湿邪渐消。处方：龙胆草 10g，黄芩 10g，栀子 10g，紫草 15g，地肤子 10g，白鲜皮 15g，生地黄 15g，牡丹皮 10g，薏苡仁 15g，荆芥 10g，甘草 6g。20 剂，煎服法同前。湿疹粉外搽患处。

四诊（1998 年 3 月 28 日）：患者皮肤瘙痒已基本消失，食纳正常，舌质稍红，舌苔薄白，脉沉弦。风热渐祛，湿邪渐消。处方：龙胆草 10g，茜草 15g，栀子 10g，紫草 15g，地肤子 10g，白鲜皮 15g，生地黄 15g，当归 10g，薏苡仁 15g，荆芥 10g，甘草 6g。30 剂，煎服法同前。湿疹粉外搽患处。

五诊（1998 年 4 月 29 日）：患者皮损消退，食纳正常，余无不适。风热已祛，湿邪渐消。处方：黄芪 20g，茜草 15g，胡麻仁 15g，紫草 15g，地肤子 10g，白鲜皮 15g，生地黄 15g，当归 10g，薏苡仁 15g，荆芥 10g，大枣 10g，甘草 6g。做丸药回家服用 3 个月而获痊愈。随访 4 年无恙。

按：湿疹是由多种内外因素引起的浅层真皮及表皮炎症。病因复杂，与变态反应有一定关系。急性期以丘疹、疱疹为主，有渗出倾向；慢性期以苔藓样变为主，易反复。本病在我国医籍中有类似病名，如"奶癣""旋耳疮""四弯风"等。究其病因多为饮食不节，损伤脾胃，脾为湿热所困，运化失职，又兼腠理不固，外湿侵入，阻于经络，发为湿疹。

本例患者发病已 40 余天，腰背及胸腹部皮肤丘疹，伴瘙痒，流少量黄水，是湿热阻络所为。因为湿热较重，故烦躁易怒，口苦咽干，口渴喜冷饮，小便短赤，大便稍干，舌边尖红，舌苔黄燥，脉数。由于湿热阻滞经络，故见皮肤丘疹，伴瘙痒，夹有小水疱。治疗当疏风化湿，活血凉肝，散结通络。方用凉血祛结饮加减。方中龙胆草、黄芩、茵陈清热泻火，疏肝止痒；紫草、秦艽清热胜湿，祛风止痒；生地黄、当归滋阴养血，凉血疏风；川芎、赤芍活血化瘀，凉血祛风；地肤子清热疏风，祛湿止痒；甘草清热解毒，健脾利湿。再配合湿疹粉外搽，加强清热疏风、凉血止痒。两法合用，而获良效。

七、白塞病（2 例）

1. 健脾养肾，清热解毒，祛湿散结治疗脾肾两虚，湿毒内蕴，毒热互结型白塞病。

史某某，女，28 岁，已婚，湖南省郴州市某单位干部。住院病例。

主诉：反复口腔及会阴部溃疡 5 年。

患者自述 5 年前一次外出旅游后，发现眼部炎症，口腔出现大小不等的溃疡，自觉疼痛，继则会阴部也感疼痛，经检查发现也有溃疡，住当地医院经用激素治疗而痊愈。此后常发作，逐渐加重。近 1 年来虽辗转多家医院经中西药治疗，溃疡一直未完全愈合。近 1 个月来伴有发热，身体疲乏，食纳不佳，大便干燥，遂来我院就诊。

既往史：发现贫血已 12 年。

查体：T 38.5℃，P 78 次 /min，BP 118/74mmHg，R 19 次 /min。

慢性病容，神志清楚，检查合作，精神不佳；双眼结膜充血，上下嘴唇、上下牙龈及口颊部可见数个约绿豆或黄豆大小之溃疡；咽稍红，双侧扁桃体 I 度肥大，双侧下颌及颈部可扪及数个黄豆大小之淋巴结，有轻压痛；腹平软，左下腹有轻压痛，肝脾未扪及；会阴部、左侧大阴唇偏下方有蚕食样溃疡，左侧小阴唇可见 5 个绿豆或黄豆大小之溃疡，右侧小阴唇可见 3 个黄豆大小之溃疡，表面颜色暗淡，有少量脓性分泌物，阴蒂水肿，尿道口红肿，自觉疼痛剧烈，行走困难。

辅助检查：①心电图：窦性心律；偶发房性早搏。②血常规：血红蛋白 124g/L，红细胞 4.6×10^{12}/L，白细胞 6.1×10^9/L，中性粒细胞 65%，淋巴细胞 27%，嗜酸性粒细胞 5%，单核细胞 3%。

西医诊断：白塞病。

初诊（1996 年 9 月 9 日）：患者反复出现口腔及会阴部溃疡，饮水进食均疼痛，口渴喜饮，全身乏力，午后低热，食欲减退，夜寐不安，上下嘴唇、上下牙龈及口颊部可见数个约绿豆或黄豆大小之溃疡，咽稍红，双侧扁桃体 I 度肥大，小便短赤，大便干燥，舌质淡红，舌苔白腻，脉沉弦而细。

辨证：脾肾两虚，湿毒内蕴，毒热互结。

治法：健脾养肾，清热解毒，祛湿散结。

主方：愈疡祛结饮加减。

处方：茵陈 15g，茯苓 15g，炒白术 12g，薏苡仁 15g，白芍 10g，土茯苓 15g，当归 10g，女贞子 10g，车前子 15g，黄柏 10g，苍术 6g，厚朴 6g，陈皮 5g。7 剂，水煎服，每日 1 剂，分 2 次服。按摩：足三里、三阴交、中脘、关元、中极、膀胱俞、脾俞、肾俞等穴。

二诊（1996 年 9 月 17 日）：患者经治疗后嘴唇、牙龈、口颊部、会阴部溃疡已缩小，其他症状减轻。有效守方，原方 10 剂，煎服法同前。按摩：穴位同前。

三诊（1996 年 9 月 28 日）：患者经治疗后症状进一步减轻，食纳增进，舌质稍红，舌苔薄白，脉沉细。湿毒始祛，三焦渐通。处方：茯苓 15g，炒白术

12g, 薏苡仁 15g, 白芍 10g, 土茯苓 15g, 当归 10g, 女贞子 10g, 五倍子 9g, 怀山药 15g, 苍术 6g, 厚朴 6g, 陈皮 5g。20 剂, 煎服法同前。按摩: 穴位同前。

四诊(1996 年 10 月 22 日): 患者服药后诸症明显减轻, 溃疡继续缩小。湿毒渐祛, 三焦渐通, 尚有阴虚。处方: 茯苓 15g, 炒白术 12g, 薏苡仁 15g, 白芍 10g, 土茯苓 15g, 当归 10g, 女贞子 10g, 墨旱莲 15g, 怀山药 15g, 苍术 6g, 五倍子 9g, 陈皮 5g。10 剂, 煎服法同前。按摩: 穴位同前。

五诊(1996 年 11 月 3 日): 患者精力充沛, 食纳正常, 舌质淡红, 舌苔薄白, 脉沉缓。前方做丸药服用 3 个月, 病情稳定。随访 3 年未复发。

按: 白塞病是一种病因不明的血管炎。典型表现有复发性口腔溃疡、会阴部溃疡和眼色素膜炎组成眼 - 口 - 生殖器三联征。此病是一种全身性疾病, 可累及皮肤、黏膜、眼、关节、消化系统、心血管系统、泌尿系统、神经系统等。本病与《金匮要略》中所描述的"狐惑"一症相似。所谓狐惑就是指本病的症状狐疑惑乱不定, 而且还具有"蚀于喉为惑""蚀于阴为狐"的区别。本病多因肝肾阴虚或脾肾阴虚致湿热郁阻经脉所致。又由于患者体质各异, 临床症状特点不同, 故必须抓住本病的实质再结合每个患者的特点进行辨证施治。

本例患者反复口腔及会阴部溃疡 5 年, 曾用激素治疗好转, 但停药后即复发, 而且溃疡比以前更严重。类似狐惑中的"阴蚀"症, 属湿热邪毒内蕴, 而以湿毒为主。治疗当以健脾养肾, 清热解毒, 祛湿散结。方用愈疡祛结饮加减。方中当归、女贞子、白芍滋肝补肾, 育阴除烦; 茯苓、白术、薏苡仁健脾补中, 清热利湿; 苍术、厚朴燥湿健脾, 行气消积; 茵陈、黄柏清热解毒, 燥湿利水; 土茯苓、车前子清热解毒, 利尿下浊; 陈皮健脾和胃, 行气燥湿。配合按摩增强脾胃运化之功, 以利除湿。两法合用, 内外兼治, 以奏健脾养肾, 清热解毒, 祛湿散结之效。

2. 滋养肝肾, 凉血解毒, 化痰散结治疗肝肾阴虚, 瘀毒内蕴, 痰瘀互结型白塞病。

朴某某, 男, 54 岁, 已婚, 湖南省常德市某单位职工。住院病例。

主诉: 反复口腔及阴茎、龟头溃疡 11 年余。

患者从 1987 年 2 月起双眼红赤肿痛, 视物不清, 继而口、舌、齿龈糜烂疼痛, 阴茎、龟头蚀烂溃疡, 阴囊肿大。曾在当地医院用青霉素、红霉素等抗生素治疗, 病情时好时坏。1989 年 2 月起病情逐渐加重, 发热持续不退, 而入某三甲医院就诊, 诊断为"白塞病", 以激素治疗后好转, 此后反复发作。最近上述症状加重而再次入某三甲医院就诊。

查体：R 22/min，T 38℃，P 90 次 /min，BP 148/90mmHg。

患者口腔黏膜、口唇、上下齿龈糜烂，舌尖处有一大小约 0.5cm×0.3cm 之溃疡，周围散在多数小溃疡；双眼结膜充血，分泌物甚多；上下肢皮肤可见散在的结节性红斑和红色丘疹，有的皮疹融合成片；阴茎、龟头糜烂，流脓渗水，并有散在的小溃疡，阴囊肿大如拳，糜烂破溃，有脓性渗出物，有压痛。

西医诊断：白塞病。

西医治疗：激素等治疗，效果欠佳。经他人介绍而来我科就诊。

初诊（1998 年 4 月 9 日）：患者口、舌、齿龈糜烂，饮水进食均疼痛，口渴喜饮，双眼视物不清，全身乏力，午后低热，食欲减退，夜寐不安，上下嘴唇，上下牙龈及口颊部可见数个约绿豆或黄豆大小之溃疡，咽稍红，双侧扁桃体Ⅰ度肥大，阴茎、龟头蚀烂溃疡，阴囊肿大，小便短赤，大便干燥，舌红稍绛，舌苔薄白，脉沉细稍数。

辨证：肝肾阴虚，瘀毒内蕴，痰瘀互结。

治法：滋养肝肾，凉血解毒，化痰散结。

主方：敛疡除结饮加减。

处方：紫花地丁 15g，金银花 15g，玄参 10g，生地黄 15g，北沙参 15g，当归 10g，牡丹皮 10g，山茱萸 15g，天花粉 15g，黄芪 15g，瓦楞子 20g。7 剂，水煎服，每日 1 剂，分 2 次服。

二诊（1998 年 4 月 17 日）：患者病情显著好转，发热已退，口、舌、齿龈糜烂明显减轻，双眼红肿已消，无分泌物，视物清楚，精神亦好转。有效守方，原方 15 剂，煎服法同前。

三诊（1998 年 5 月 5 日）：患者病情进一步好转，症状部分消失，皮肤丘疹、结节性红斑亦消失，但外阴糜烂溃疡仍未尽消。处方：紫花地丁 15g，金银花 15g，生地黄 15g，北沙参 15g，当归 10g，牡丹皮 10g，山茱萸 15g，天花粉 15g，黄芪 15g，瓦楞子 20g。30 剂，煎服法同前。并用苦参 50g 煎汤，外洗前阴。共 15 剂。

四诊（1998 年 6 月 8 日）：患者症状基本消失，食纳正常，夜卧安稳，二便自调。前方加减做丸药服用 5 个月，病情稳定。随访 3 年未复发。

按：本例患者反复口腔及会阴部溃疡 11 年，曾用激素治疗好转，但停药后即复发，而且溃疡比以前更严重，证属肝肾阴虚，瘀毒内蕴，痰瘀互结。治疗当滋养肝肾，凉血解毒，化痰散结。方用敛疡除结饮加减。方中山茱萸、生地黄、当归滋养肝肾，育阴除烦；北沙参、天花粉宣肺滋阴，益气养胃；瓦楞子配天花粉软坚化痰，消肿散结；黄芪健脾利湿，补气解毒；紫花地丁、金银花清热解毒，利湿消肿；牡丹皮清热凉血，活血散瘀；瓦楞子配山茱萸益肾养肝，消肿敛疮。并用苦参煎水，外洗前阴。内外兼治，以奏滋养肝肾，凉血解毒，化痰散结之效。

八、系统性红斑狼疮（2 例）

1. 养肝益肾，清热解毒，通络散结治疗肝肾阴虚，毒热互结，邪阻经络型系统性红斑狼疮。

王某某，女，14 岁，学生，湖南省浏阳市某乡人。门诊病例。

主诉：四肢关节疼痛、发热半年余。

患者于 2002 年 11 月起感四肢关节疼痛，继则发热，体温 38℃左右，伴有面部红斑，唇舌起泡。在某医院就诊，经检查诊断为"系统性红斑狼疮"，应用泼尼松等药物治疗效果欠佳而来我院就诊。

既往史：体健，否认肝炎、结核等传染病史。

查体：T 38.8℃，P 118 次 /min，BP 112/73mmHg，R 22 次 /min。

慢性病容，神清合作；巩膜皮肤无黄染，面部红斑，头颅无畸形；颈软，无抵抗感，气管居中，甲状腺不大；胸廓对称，呼吸 22 次 /min，双肺呼吸音清晰；心界不大，心率 118 次 /min，无杂音；腹平软，无压痛，肝脾未扪及，双肾区轻叩痛；双下肢无水肿，四肢未见畸形，病理反射未引出；肛门及外生殖器未查。

辅助检查：①尿常规：黄色清亮，蛋白（++），颗粒管型（++）/LP，糖（−），红细胞 0～2/HP，白细胞 0～3/HP。②血常规：血红蛋白 88g/L，红细胞 $3.26×10^{12}$/L，白细胞 $3.20×10^9$/L，中性粒细胞 68%，淋巴细胞 32%。③血沉：51mm/1h。④狼疮全套：抗 ANA 抗体（+），均质型 1∶160，ds-DNA 抗体（+），抗双链 DNA 抗体（−）。⑤肾功能：尿素 6.2mmol/L，血肌酐 136μmol/L，尿酸 350μmol/L。⑥免疫全套：补体 C3 1 016μg/ml，补体 C4 150μg/ml，IgG 1 870mg/100ml，IgA 214mg/100ml，IgM 114mg/100ml，IgG 1 960mg/100ml。

西医诊断：系统性红斑狼疮；狼疮性肾炎。

西医治疗：口服泼尼松、羟氯喹。

初诊（2003 年 5 月 12 日）：患者长期低热，面部红斑，唇舌起泡，头晕乏力，耳鸣脱发，腰酸膝软，口干不欲饮，目涩，手足心热，全身关节疼痛，食纳减少，大便干燥，小便短赤，月经 4 月未潮，舌质红绛，舌苔黄燥，脉左关弦，双尺细数。

辨证：肝肾阴虚，毒热互结，邪阻经络。

治法：养肝益肾，清热解毒，通络散结。

主方：解毒敛疮饮加减。

处方：北沙参 15g，麦冬 15g，生地黄 15g，黄芪 20g，牡丹皮 8g，枸杞子

15g,金银花 15g,秦艽 15g,鹿衔草 10g,当归 10g,虎杖 15g,甘草 6g。5 剂,水煎服,每日 1 剂,分 2 次服。

二诊(2003 年 5 月 17 日):患者服药后发热、全身疼痛均减轻,食纳好转,口干不喜饮,舌质红绛,舌苔稍黄,脉左关弦,双尺细数。有效守方,原方 5 剂,煎服法同前。

三诊(2003 年 5 月 22 日):患者服药后体温正常,其他症状明显减轻,舌质红绛,舌苔薄黄,脉左关稍弦,双尺较细数。邪热始祛,肝肾阴虚。处方:北沙参 15g,麦冬 15g,生地黄 15g,黄芪 20g,牡丹皮 8g,枸杞子 15g,金银花 15g,秦艽 15g,鹿衔草 10g,当归 10g,乌梢蛇 10g,甘草 6g。7 剂,煎服法同前。

四诊(2003 年 5 月 29 日):患者服药后面部红斑减少,其他症状进一步减轻,稍有口干,食纳增加,舌质稍红,舌苔稍黄,脉弦细。邪热渐祛,肝肾阴虚。处方:北沙参 15g,麦冬 15g,黄芪 20g,玫瑰花 10g,枸杞子 15g,金银花 15g,秦艽 15g,鹿衔草 10g,当归 10g,乌梢蛇 10g,甘草 6g。7 剂,煎服法同前。

五诊(2003 年 6 月 6 日):患者服药后面部红斑明显减少,其他症状进一步减轻,稍有口干,食纳正常,舌质稍红,舌苔稍黄,脉弦细。邪热渐祛,肝肾阴液渐充。有效守方,前方 15 剂,煎服法同前。

六诊(2003 年 6 月 21 日):患者服药后偶感关节痛,余症消失,食纳正常,月经已来潮,舌质稍红,舌苔薄白,脉弦细。邪热渐祛,肝肾阴液较充。处方:北沙参 15g,麦冬 15g,黄芪 20g,玫瑰花 10g,枸杞子 15g,土茯苓 15g,秦艽 15g,鹿衔草 10g,当归 10g,乌梢蛇 10g,甘草 6g。20 剂,煎服法同前。此后,以上方做丸药每日早晚服用,连续服用 9 个月,未再复发。随访至今,病情稳定。

按:系统性红斑狼疮是一种累及全身多系统的自身免疫性疾病,血清出现多种自身抗体,有明显的免疫紊乱。多数中医医家将本病归于"阴阳毒""温毒发斑""蝴蝶丹""鬼脸疮"等范畴。与《黄帝内经》所言"五体痹""五脏痹"十分相似。究其病因多由于先天禀赋不足,或因七情内伤,劳累过度,或因房事失节,致阴阳气血失于平衡,气血运行不畅,气滞血瘀,经络阻滞为其内因;热毒入侵,燔灼阴血,瘀阻经络,伤于脏腑,蚀于筋骨,为其外因。

本例患者四肢关节疼痛,继则发热,伴有面部红斑,是热毒阻络,导致肝肾阴虚所致。由于热毒伤肾,肾虚无以固摄,加之热毒内侵,瘀血内阻,致关门开阖失司,下元不固,精微下泄,形成蛋白尿。精微外流,致使阴精更亏,使病久缠绵难愈。而长期应用激素可促使内火亢盛,消灼阴液,更加重肝肾阴虚。狼疮肾的发生以肝肾阴虚、肾精不足为本,故临床症状有长期低热,腰酸膝软,耳鸣脱发,口干目涩,手足心热,舌质红绛,双尺脉细数。热毒内侵,瘀血阻络，故全身关节疼痛，面部红斑，唇舌起疱，大便干燥，小便短赤，舌苔黄燥，脉左关弦。治疗当养肝益肾，清热解毒，通络散结。方用解毒敛疮饮加减。方中金银花、虎杖清热解毒，消痰散瘀；北沙参、麦冬、生地黄、枸杞子滋养肝肾，益阴生津；秦艽、鹿衔草清热利湿，缓急止痛；当归、牡丹皮养血生津，活血化瘀；黄芪、甘草补气和中，清热解毒。诸药配伍，共成养肝益肾，清热解毒，通络散结之功。

2. 清热解毒，活血养阴，通络散结治疗毒热入里，阻滞经脉，气滞血瘀型系统性红斑狼疮。

常某某，女，34 岁，已婚，湖南省常德市某单位干部。住院病例。

主诉：全身关节疼痛、发热 1 年余。

患者于 1994 年 6 月初感手指关节疼痛，继则全身关节疼痛，在当地医院按"风湿性关节炎"治疗后曾一度好转。1995 年 3 月底开始出现低热，面部出现红斑，继则发热不退，体温持续在 38.8℃左右，全身关节疼痛，入当地医院检查后初步诊断为"系统性红斑狼疮"，以激素治疗后发热消退，余症好转而出院。1996 年 4 月中旬起全身关节疼痛加剧，低热缠绵，面部红斑，手足瘀点，斑疹斑块暗红，双手时白时紫，口糜口疮，遂来院就诊。病程中食纳减少，小便短赤，大便较干。

既往史：体健，无高血压病，否认肝炎、结核等传染病史。

查体：T 37.8℃，P 96 次/min，BP 106/62mmHg，R 21 次/min。

慢性病容，神清合作；面部红斑，口糜口疮，手足瘀点累累，斑疹斑块呈暗红色，双手呈紫色；胸廓对称，呼吸 21 次/min，双肺呼吸音清晰；心率 96 次/min，心前区有轻度吹风样杂音；腹平软，无明显压痛，肝在右肋下 0.5cm，质地中等，有轻压痛，脾未扪及，双肾区无叩痛；双下肢无水肿，病理反射未引出；肛门及外生殖器未查。

辅助检查：①心电图：窦性心动过速。②尿常规：黄色清亮，蛋白（+），颗粒管型（+）/LP，糖（−），红细胞（−）/HP，白细胞 0～1/HP。③血常规：血红蛋白 73g/L，红细胞 $3.26×10^{12}$/L，白细胞 $3.8×10^9$/L，中性粒细胞 71%，淋巴细胞 24%，嗜酸性粒细胞 5%。④免疫全套：补体 C3 1 026μg/ml，补体 C4 320μg/ml，IgG 1 860mg/100ml，IgA 205mg/100ml，IgM 106mg/100ml，IgG 1 860mg/100ml。⑤狼疮全套：抗 ANA 抗体（+），均质型 1∶320，ds-DNA 抗体（−），抗双链 DNA 抗体（+）。⑥肾功能：尿素 7.8mmol/L，血肌酐 162μmmol/L，尿酸 405μmmol/L。⑦大便常规：黄色稍干，原虫（−），潜血试验（−）。

西医诊断：系统性红斑狼疮。

西医治疗:口服泼尼松。

初诊(1996年4月27日):患者低热缠绵,全身关节疼痛,面部红斑,手足瘀点及暗红斑,双手时白时紫,口糜口疮,头晕目眩,耳鸣耳闭,疲乏无力,腰酸膝软,食纳减少,月经色黯,经量较少,小便短赤,大便稍干,舌质黯红,有瘀斑瘀点,舌苔灰腻,脉弦细而数。

辨证:毒热入里,阻滞经脉,气滞血瘀。

治法:清热解毒,活血养阴,通络散结。

主方:消斑愈疮饮加减。

处方:金银花15g,玄参15g,生地黄15g,当归12g,丹参15g,川芎10g,赤芍15g,鸡血藤20g,秦艽15g,乌梢蛇10g,土茯苓20g,甘草6g。7剂,水煎服,每日1剂,分2次服。

二诊(1996年5月5日):患者服药后症状改善,发热及全身关节疼痛均减轻,食纳好转,舌质黯红,有瘀斑瘀点,舌苔灰腻,脉弦细而数。有效守方,原方10剂,煎服法同前。

三诊(1996年5月17日):患者服药后体温下降至37.4℃,其他症状明显减轻,食纳增加,舌质黯红,有瘀斑瘀点,舌苔白腻,脉细而数。毒热始祛,气滞血瘀。处方:前方去金银花。10剂,煎服法同前。

四诊(1996年5月28日):患者服药后体温正常,其他症状进一步减轻,舌质黯红,有瘀点,舌苔白腻。毒热渐祛,气血渐通。有效守方,前方20剂,煎服法同前。

五诊(1996年6月20日):患者服药后面部红斑变淡,其他症状进一步减轻,稍有口干,食纳正常,二便自调,舌质黯红,瘀斑瘀点减少,舌苔白腻,脉弦细而数。毒热渐祛,气血较通。患者要求出院。处方:前方加黄芪20g。30剂,煎服法同前。

六诊(1996年7月22日):患者服药后时感关节疼痛,余症进一步减轻,食纳正常,二便自调,舌质黯红,稍有瘀斑,舌苔白厚,脉弦细而数。毒热渐祛,气血较通。处方:玄参15g,生地黄15g,当归12g,黄芪20g,茯苓15g,川芎10g,赤芍15g,玫瑰花10g,鸡血藤20g,秦艽15g,土茯苓20g,甘草6g。30剂,煎服法同前。此后,以上方加枸杞子15g,做丸药每日早晚服用,连续服用1年病情平稳。随访5年无恙。

按:本例患者全身关节疼痛1年余,低热缠绵,是毒热入里,阻滞经脉,气滞血瘀所致。由于毒热壅盛,阻滞经络,故全身关节疼痛,月经量少;因为瘀热发于肌肤,故见面部红斑,手足有暗红色斑疹斑块,双手时白时紫,舌质黯红,有瘀斑瘀点,脉弦;瘀热深蕴营血,伤及血络,腐烂肌肤,出现口糜口疮;

瘀热伤及肾络，故有小便短赤。治疗当清热解毒，活血养阴，通络散结。方用消斑愈疮饮加减。方中玄参、生地黄清热解毒，凉血养阴；当归、鸡血藤活血通络，凉血养阴；丹参、川芎、赤芍活血化瘀，通络止痛；金银花、土茯苓清热解毒，祛湿消肿；秦艽、乌梢蛇祛风通络，清热止痛；甘草补气和中，调和诸药。诸药合用而建功。

九、痤疮（2例）

1. 清热利湿，解毒消结治疗湿热上炎，阻络结聚型痤疮。

俞某某，男，21岁，未婚，湖南省湘阴县人。门诊病例。

主诉：面部局部红肿发热，并形成脓疮。

患者于1995年12月初开始面部起丘疹，局部发热、红肿，有的化脓形成脓疮，脓出后消退，留有瘢痕。曾先后在当地医院经中西药物多方治疗未见明显好转，遂来我院就诊。病程中食纳减少，小便色黄，大便稀溏。

查体：患者前额、面部、鼻梁皮肤粗糙，呈褐色，有瘢痕；局部皮肤可见散在高粱米至黄豆大小高低不平之丘疹、脓疱、囊肿，局部皮肤有灼热感。

西医诊断：痤疮。

初诊（1998年4月5日）：就诊时，患者面部皮肤灼热、疼痛，时有瘙痒，前额、面部、鼻梁皮肤粗糙，呈褐色，有瘢痕；局部皮肤可见高粱米至黄豆大小高低不平之丘疹、脓疱、囊肿；口干口苦，食纳无味，小便色黄，大便稀溏，舌质深红，舌苔黄腻，脉弦滑而数。

辨证：湿热上炎，阻络结聚。

治法：清热利湿，解毒消结。

主方：银英解结饮加减。

处方：金银花15g，连翘10g，土茯苓20g，黄芩10g，牛蒡子10g，皂角刺10g，薏苡仁20g，茜草10g，白鲜皮15g，牡丹皮10g，甘草6g。5剂，水煎服，每日1剂，分2次服。

二诊（1998年4月10日）：患者服药后症状明显减轻，未见新的丘疹形成，食纳好转，大便稍溏。有效守方，原方5剂，煎服法同前。

三诊（1998年4月15日）：患者服药后症状进一步减轻，未见新的丘疹形成，脓疱减少，囊肿消退，食纳增进，舌质较红，舌苔稍黄，脉滑而数。湿热初祛，颜面经络始通。处方：金银花15g，连翘10g，土茯苓20g，黄芩10g，紫花地丁10g，皂角刺10g，薏苡仁20g，茯苓15g，白鲜皮15g，黄芪20g，牡丹皮10g，甘草6g。7剂，煎服法同前。

四诊（1998年4月22日）：患者服药后症状进一步改善，脓疱、囊肿均在进一步消退,食纳正常,舌质稍红,舌苔稍黄,脉弦而数。湿热渐祛,颜面经络渐通。有效守方,前方7剂,煎服法同前。

五诊(1998年4月29日):患者服药后症状减轻,脓疱基本消退,囊肿大部分已消失,舌质稍红,舌苔稍黄,脉弦细数。湿热渐祛,颜面经络较通。处方:金银花15g,山药15g,土茯苓20g,黄芩10g,当归10g,皂角刺10g,薏苡仁20g,茯苓15g,白鲜皮15g,黄芪15g,牡丹皮10g,甘草6g。10剂,煎服法同前。

六诊(1998年5月9日):患者服药后脓疱、囊肿已基本消退,食纳好,舌质稍红,舌苔薄黄,脉弦细数。湿热已祛,颜面经络较通。处方:金银花15g,山药15g,土茯苓20g,虎杖15g,当归10g,皂角刺10g,薏苡仁20g,茯苓15g,白鲜皮15g,黄芪15g,牡丹皮10g,甘草6g。10剂,煎服法同前。

七诊(1998年5月20日):患者服药后诸症消除,食纳正常,舌质淡红,舌苔薄白,脉沉缓。前方做丸药服1月而痊愈。随访5年无恙。

按:痤疮是青春期常见的毛囊皮脂腺慢性炎症性疾病,好发于面部,常伴有皮脂溢出。本病属中医"肺风粉刺",俗称"酒刺""青春疙瘩"。该病形于外而根于内,其与脾胃心肺之经络联系密切。究其病因,或过食膏粱厚味,使脾胃受纳、运化失常,积热上熏于肺,导致肺热,而心火克肺金,又心主血,故必致血热,使气血交阻聚结于脉络而发为痤疮;或风冷之邪外犯,客于肺卫,郁久化热,使气血凝滞结聚于脉络而发为痤疮。

本例患者家住湘阴,地处洞庭湖边,气候潮湿,其人又嗜好辛辣,多脾胃湿热。由于湿热,故有面部皮肤灼热、疼痛,口干口苦,食纳无味,小便色黄,大便稀溏,舌质深红,舌苔黄腻,脉滑数等症。患者罹患该病已2年余,久病入络,导致血瘀,湿热与瘀血结聚形成脓疱,故临床见症有前额、面部、鼻梁皮肤起脓疱、囊肿。治疗当清热利湿,解毒消结。方用银英解结饮加减。方中金银花、连翘清热疏风解毒;紫花地丁清热解毒;土茯苓、黄芩清热泻火解毒;白鲜皮祛湿散结,抑制皮肤腺管内细菌生长,减少游离脂肪酸的生成,去除痤疮的主要原因;皂角刺祛风通络,驱邪外出,排除皮内有害物质;薏苡仁健脾利湿;茜草、牡丹皮凉血活血;甘草调和诸药。诸药合用以建清热利湿,解毒消结之功。

2. 清热疏风,凉血散结治疗风热袭肺,阻络成结型痤疮。
姜某某,女,21岁,未婚,湖南省长沙市某大学学生。门诊病例。
主诉:面部瘙痒疼痛。
患者于2年前起前额及面部起丘疹,伴瘙痒、疼痛,先后经中西药物多方治疗效果欠佳而来医院就诊。

查体：患者面部及前额皮肤可见密集的毛囊性红色丘疹，并有高粱米大小的结节和黄豆大小的囊肿掺杂其中；眉弓上及鼻翼处脂溢明显。

西医诊断：寻常痤疮。

初诊（1984年5月5日）：就诊时，患者前额、面部、鼻梁皮肤可见高粱米至黄豆大小高低不平之丘疹、囊肿，局部皮肤灼热，口干喜冷饮，食纳较差，大便干结，舌尖较红，舌苔黄，脉弦数。

辨证：风热袭肺，阻络成结。

治法：清热疏风，凉血散结。

主方：银英解结饮加减。

处方：桑叶10g，菊花10g，连翘12g，薄荷10g，紫草15g，牡丹皮10g，茜草10g，黄芩10g，皂角刺10g，蝉蜕6g，生地黄15g，甘草6g。5剂，水煎服，每日1剂，分2次服。

二诊（1984年5月10日）：患者服药后症状明显减轻，未见新的丘疹形成，食纳好转，大便稍干。有效守方，原方7剂，煎服法同前。

三诊（1984年5月17日）：患者服药后症状进一步减轻，丘疹、囊肿均有所消退，食纳增进，舌质稍红，舌苔稍黄，脉弦数。风热始祛，肺火渐消。处方：桑叶10g，菊花10g，金银花15g，紫草15g，当归10g，茜草10g，黄芩10g，皂角刺10g，蝉蜕6g，生地黄15g，甘草6g。7剂，煎服法同前。

四诊（1984年5月24日）：患者服药后丘疹已消失，囊肿进一步消退，舌质稍红，舌苔稍黄，脉弦数。风热渐祛，肺火渐消。处方：桑叶10g，金银花15g，紫草15g，牡丹皮10g，黄芪10g，黄芩10g，皂角刺10g，白鲜皮15g，生地黄15g，甘草6g。7剂，煎服法同前。

五诊（1984年6月2日）：患者服药后囊肿大部分已消退，食纳好，舌质稍红，舌苔稍黄，脉弦细数。风热渐祛，肺火渐消。处方：金银花15g，山药15g，土茯苓20g，黄芩10g，当归10g，皂角刺10g，薏苡仁20g，茯苓15g，白鲜皮15g，黄芪15g，牡丹皮10g，甘草6g。10剂，煎服法同前。

六诊（1984年6月12日）：患者服药后囊肿已消退，食纳好，舌质稍红，舌苔薄白，脉弦细数。风热已祛，肺火渐消。处方：金银花15g，山药15g，土茯苓20g，菊花10g，当归10g，皂角刺10g，薏苡仁20g，茯苓15g，白鲜皮15g，黄芪15g，牡丹皮10g，甘草6g。10剂，煎服法同前。

七诊（1984年6月22日）：患者服药后诸症消除，食纳正常，舌质淡红，舌苔薄白，脉沉而细。风热已祛，肺火渐平。前方做丸药服2月而痊愈。随访5年无恙。

按：痤疮是青年人常见的疾病。《外科大成·酒刺》云："肺风，由肺经血热郁滞不行而生酒刺也。"本例患者嗜好辛辣肥甘，导致脾胃湿热积滞，湿热久郁则随气上炎于肺；加之风冷之邪外犯肺卫，湿热与外邪结聚发为痤疮，故前额、面部、鼻梁皮肤可见高粱米至黄豆大小高低不平之丘疹、囊肿，局部皮肤灼热，口干喜冷饮，食纳较差，大便干结，舌尖较红，舌苔黄，脉弦数。治疗当清热疏风，凉血散结。方用银英解结饮加减。方中桑叶、菊花、金银花、黄芩清泻肺经积热；紫草、牡丹皮凉血活血，配生地黄养阴凉血；皂角刺祛风消肿，配桑叶、蝉蜕、菊花祛风散热；甘草调和诸药。诸药合用，以清热疏风，凉血散结而获良效。

十、过敏性紫癜（2例）

1. 清热散结，益气养阴治疗血热互结，气阴两虚型过敏性紫癜。

王某某，女，16岁，未婚，湖南省临澧县某中学学生。门诊病例。

主诉：发现双下肢皮疹2月。

患者于2个月前发现双下肢有针尖大小的紫红点，稍痒，按之不褪色，未引起注意，以后逐渐增多。曾到当地医院住院，诊断为"过敏性紫癜"，经用中西药物治疗而好转出院。10天后又复发而来本院。

查体：T 38.8℃，躯干及双下肢皮肤可见散在针尖大小的紫红色斑疹，按之不褪色，皮损高出皮面，表面光滑。

西医诊断：过敏性紫癜。

初诊（2009年11月8日）：就诊时，患者躯干及双下肢皮肤可见散在针尖大小的紫红色斑疹，稍痒，按之不褪色，皮损高出皮面，表面光滑，疲乏无力，腰酸膝软，食纳一般，口干不喜饮，月经量少，经色淡红，小便短赤，大便稍干，舌红少津，舌苔薄黄，脉左寸稍弦，双关尺细数。

辨证：血热互结，气阴两虚。

治法：清热散结，益气养阴。

主方：消斑愈疮饮加减。

处方：紫草15g，西洋参（含服）6g，赤芍10g，当归10g，生地黄10g，金银花10g，黄芩8g，牡丹皮10g，甘草6g。5剂，水煎服，每日1剂，分2次服。

嘱：服药期间忌食辛辣、虾蟹及焦燥食物。

二诊（2009年11月13日）：患者服药后紫红色斑疹已消退，皮肤不痒，精神好转，口干减轻，舌红少津，舌苔薄黄，脉细数。热邪渐祛，气阴两虚。处方：紫草15g，西洋参（含服）6g，赤芍10g，当归10g，生地黄10g，金银花10g，牡丹皮10g，麦冬15g，甘草6g。5剂，煎服法同前。

三诊（2009年11月18日）：其父代述：患者服药后诸症消除，一切如常。随访4年无恙。

按：过敏性紫癜是一种累及毛细血管和小血管的血管炎，皮肤和黏膜均可出现瘀点，可伴有关节、腹部及肾脏的症状。本病属中医"阳斑"范畴。中医认为该病多因血热兼感风邪所致，血热与风邪相搏，壅盛毒聚，迫血妄行，血溢脉外，瘀滞凝聚而发为阳斑。

本例患者症状始于2个月前，突发双下肢密集性紫红色斑疹，稍痒，按之不褪色，经用中西药物治疗好转出院而后复发，伴疲乏无力，口干，腰酸膝软，月经量少，经色淡红，舌红少津，脉左寸稍弦，双关尺细数，是热毒伤阴耗液，阴损及气所致。治疗当清热散结，益气养阴。方用消斑愈疮饮加减。方中紫草、赤芍、牡丹皮清热凉血；金银花、黄芩清热解毒；当归、生地黄滋阴养血；西洋参、甘草补益元气。诸药合用，以建清热散结，益气养阴之功。

2. 清热凉血，养阴散结治疗风热互结，血热阴虚型过敏性紫癜。

奚某某，男，26岁，已婚，湖南省长沙市某单位干部。门诊病例。

主诉：胸腹及下肢瘙痒10天。

患者于10天前突然感胸腹及双下肢皮肤瘙痒，继而发现有红点，按之不褪色。曾到某医院就诊，诊断为"过敏性紫癜"，经用抗过敏药物治疗而好转。1周后因吃鱼而复发，遂来院就诊。病程中食纳正常，小便短赤，大便干结。

查体：胸腹及双下肢皮肤可见散在针尖大小的紫红色斑疹，按之不褪色，皮疹高出皮面，表面较光滑。

西医诊断：过敏性紫癜。

初诊（1978年5月12日）：就诊时，患者胸腹及双下肢皮肤可见散在针尖大小的紫红色斑疹，瘙痒，按之不褪色，皮损高出皮面，表面光滑，口干喜冷饮，食纳正常，小便短赤，大便干结，舌尖红，舌苔薄黄，脉弦数。

辨证：风热互结，血热阴虚。

治法：清热凉血，养阴散结。

主方：消斑愈疮饮加减。

处方：桑叶10g，菊花10g，紫草15g，赤芍10g，牡丹皮10g，黄芩10g，连翘10g，当归10g，生地黄15g，芦根15g，甘草6g。5剂，水煎服，每日1剂，分2次服。嘱：服药期间忌食辛辣及虾蟹等食物。

二诊（1978年5月17日）：患者服药后紫红色斑疹已消退，皮肤不痒，口干减轻，舌质淡红，舌苔薄黄，脉弦数。风热渐祛，阴血尚虚。处方：桑叶10g，菊花10g，紫草15g，赤芍10g，牡丹皮10g，连翘10g，当归10g，生地黄15g，芦根15g,甘草6g。5剂,煎服法同前。

三诊(1978年5月22日):患者服药后诸症消除,舌质淡红,舌苔薄白,脉弦缓。已获临床痊愈。随访5年无恙。

按: 本例患者突发胸腹及双下肢皮肤紫红色斑疹,瘙痒,伴口干,舌尖红,舌苔薄黄,脉弦数。此乃外感风热与体内血热相搏,损伤络脉而致。治疗当清热凉血,养阴散结。方用消斑愈疮饮加减。方中连翘、黄芩清热解毒;紫草、赤芍、牡丹皮清热凉血;桑叶、菊花疏风止痒;当归、生地黄、芦根滋阴养血;甘草清热解毒并调和诸药。诸药合用以清热凉血,养阴散结而获良效。

第十五章 经筋结证

一、风湿性关节炎（1例）

清热化湿，活络止痛治疗湿热阻络，三焦不畅型风湿性关节炎。

颜某某，女，16岁，未婚，湖南省常德市某中学学生。住院病例。

主诉：反复发热、关节痛2月余。

患者于1993年3月底因淋雨受凉后，当天下午即感发热，体温37.5℃左右，伴有手指关节痛，继则全身多关节疼痛，在当地卫生院就诊，服用中西药物治疗效果欠佳。1993年5月底开始体温上升，关节疼痛加剧，遂来院就诊。

查体：T 38.8℃，P 96次/min，BP 106/62mmHg，R 22次/min。

急性发热病容，神清合作，精神较软弱；咽红，双侧扁桃体Ⅱ度肥大；胸廓对称，双肺呼吸音清晰，心率96次/min；腹平软，无压痛，肝脾未扪及，肾区无叩痛；四肢多关节红肿，有明显压痛。

辅助检查：①心电图：窦性心动过速。②血常规：血红蛋白122g/L，红细胞3.26×10^{12}/L，白细胞10.26×10^9/L，中性粒细胞68%，淋巴细胞25%，单核细胞4%，嗜酸性粒细胞3%。③血沉：67mm/1h。

西医诊断：风湿热（风湿性关节炎）。

西医治疗：青霉素抗炎，吲哚美辛止痛；请中医会诊。

初诊（1993年6月5日）：患者发热，全身关节疼痛，四肢多关节红肿，有明显压痛，腰膝酸痛，头晕脑涨，心烦不适，口干舌燥，喜进冷饮，食纳较差，小便短赤，大便较干，舌质较红，舌苔黄腻，脉弦数。

辨证：湿热阻络，三焦不畅。

治法：清热化湿，活络止痛。

主方：祛风解结饮加减。

处方：苦杏仁10g，白豆蔻9g，独活10g，青风藤15g，厚朴6g，薏苡仁15g，茯苓15g，法半夏10g，黄芩10g，防己15g，土鳖虫10g，延胡索10g。3剂，水煎服，每日1剂，分2次服。针刺：曲池、外关、大椎、血海、阳陵泉、悬钟。

二诊（1993 年 6 月 8 日）：患者服药后症状改善，体温下降至 37.8℃，关节仍痛，食纳好转，舌质较红，舌苔黄腻，脉弦数。有效守方，原方 5 剂，煎服法同前。针刺：穴位同前。

三诊（1993 年 6 月 13 日）：患者服药后体温下降至 37.3℃，其他症状明显减轻，食纳增加，舌质较红，舌苔稍黄，脉弦稍数。湿热始祛，三焦渐通。处方：苦杏仁 10g，白豆蔻 9g，独活 10g，青风藤 15g，厚朴 6g，薏苡仁 15g，茯苓 15g，法半夏 10g，山药 20g，防己 15g，鸡血藤 15g，延胡索 10g。5 剂，煎服法同前。针刺：穴位同前。

四诊（1993 年 6 月 18 日）：患者服药后体温已正常，其他症状进一步减轻，稍有口干，舌质稍红，舌苔白腻，脉细数。湿热渐祛，三焦渐通。处方：黄芪 20g，茯苓 15g，山药 15g，生地黄 15g，苦杏仁 10g，白豆蔻 9g，鸡血藤 15g，秦艽 15g，乌梢蛇 10g，土茯苓 20g，薏苡仁 10g，甘草 6g。7 剂，煎服法同前。针刺：穴位同前。

五诊（1993 年 6 月 25 日）：患者服药后症状进一步减轻，关节已不痛，复查血沉降至 20mm/1h，食纳正常，二便自调，舌质较红，舌苔稍黄，脉稍弦细。湿热已祛，三焦渐通。要求出院。处方：黄芪 20g，茯苓 15g，山药 15g，生地黄 15g，白豆蔻 8g，鸡血藤 15g，秦艽 15g，乌梢蛇 10g，土茯苓 20g，薏苡仁 10g，甘草 6g。20 剂，带药回家调养。

六诊（1993 年 7 月 16 日）：患者服药后余症消失，食纳正常，二便自调，舌苔薄白，脉弦缓。已获临床痊愈。随访 4 年无恙。

按：风湿热是一种结缔组织疾病，侵袭全身各种组织器官，特别是心脏、关节、中枢神经系统、皮肤及皮下组织。本病属中医"痹症"。本例患者因淋雨受凉，致寒湿内伏，入里化热。因寒湿入里化热，故临床见症发热，口干舌燥，喜进冷饮，小便短赤，大便较干，四肢多关节红肿，有明显压痛，舌质较红，舌苔黄腻，脉弦数；又湿热阻滞经络，不通则痛，故全身关节疼痛，四肢多关节红肿，有明显压痛，腰膝酸痛，脉弦。治疗当清热化湿，活络止痛。方用祛风解结饮加减。方中苦杏仁苦温，善开上焦，宣通肺气；白豆蔻芳香苦辛，配黄芩能宣中焦，和畅肠胃；薏苡仁甘淡，配茯苓益脾渗湿，疏导下焦，配法半夏、厚朴苦温燥湿，配防己辛寒除湿；独活、青风藤疏风通络，祛湿止痛；土鳖虫破血散结，配延胡索理气止痛。再配合针刺以加强通经络、止疼痛的作用，两法配合而建功。

二、类风湿关节炎（2例）

1. 温阳补虚，散寒化湿，活血散结治疗肝肾虚损，寒湿阻络，痰瘀互结型类风湿关节炎。

佘某某，女，58岁，已婚，湖南省长沙市某单位干部。门诊病例。

主诉：四肢多关节疼痛4年。

患者自述4年前无明显诱因出现四肢关节疼痛，以双肘关节、双腕关节、双手近端指间关节及双踝关节为主，后逐渐出现双手晨僵，多个手指关节梭形肿胀，每遇天气变化时疼痛加重，外院多次诊断为"类风湿关节炎"。服来氟米特片，10mg，每日1次；甲氨蝶呤，7.5mg，每周1次；叶酸，4mg，每日1次；美洛昔康片，7.5mg，每日1次。经3个月治疗，症状较前稍有好转，但是出现恶心、腹痛、口中不和等明显副作用，因不能耐受西药而自行停药。2周前疼痛明显加重，遂来我院寻求中医治疗。

辅助检查：①血常规：血红蛋白12.2g/L，红细胞3.26×10^{12}/L，白细胞10.26×10^9/L，中性粒细胞68%，淋巴细胞25%，单核细胞4%，嗜酸性粒细胞3%。②风湿全套：类风湿因子48.40IU/ml，C反应蛋白54.00mg/L，抗链球菌溶血素O试验61.62IU/ml，血沉67mm/1h。③红外热像仪：双手及手指均呈深蓝色改变；足背及足趾均呈偏低温改变。意见：类风湿关节炎可能性大。

西医诊断：类风湿关节炎。

初诊（2001年4月9日）：患者四肢关节疼痛，身软乏力，精神软弱，嗜睡，经休息不能缓解，恶心呕吐，口中黏腻不爽，腹痛，食欲减退，小便清长，大便黏滞，舌质淡白，舌边有瘀点，舌苔白腻，脉沉细。

辨证：肝肾虚损，寒湿阻络，痰瘀互结。

治法：温阳补虚，散寒化湿，活血散结。

主方：舒筋祛结饮加减。

处方：独活10g，桑寄生20g，僵蚕12g，青风藤15g，当归15g，白芍15g，黄芪20g，茯苓15g，杜仲15g，延胡索10g，川乌（先煎）4g，桂枝10g。7剂，水煎服，每日1剂，分2次服。针加灸：曲池、外关、大椎、血海、阳陵泉、悬钟。

二诊（2001年4月17日）：患者服药后症状改善，关节疼痛减轻，食纳好转，舌质淡红，舌苔白腻，脉沉细。有效守方，原方10剂，煎服法同前。针加灸：穴位同前。

三诊（2001年4月27日）：疼痛已明显减轻，感胃脘稍胀，食纳增加，舌苔白稍厚，脉弦稍细。痰瘀渐祛，经筋渐通。处方：独活10g，桑寄生20g，肿节风12g，青风藤15g，当归15g，白芍10g，黄芪20g，炒白术15g，杜仲15g，党参 20g, 露蜂房 10g, 桂枝 10g, 防己 15g。10 剂, 煎服法同前。针加灸: 穴位同前。

四诊 (2001 年 5 月 8 日): 疼痛已明显减轻, 食纳增加, 舌苔薄白, 脉弦稍细。痰瘀渐祛, 经筋渐通。处方: 淫羊藿 12g, 青风藤 15g, 当归 15g, 独活 10g, 白芍 10g, 黄芪 30g, 炒白术 20g, 防己 15g, 鸡血藤 30g, 陈皮 9g, 露蜂房 10g, 桂枝 6g, 桑寄生 15g。20 剂, 煎服法同前。针加灸: 穴位同前。

五诊 (2001 年 5 月 28 日): 关节肿痛基本缓解, 晨僵时间缩短, 食纳增加, 舌苔薄白, 脉弦稍细。痰瘀渐祛, 经筋渐通。处方: 淫羊藿 12g, 续断 15g, 当归 15g, 独活 10g, 白芍 10g, 黄芪 20g, 炒白术 15g, 防己 15g, 鸡血藤 30g, 陈皮 9g, 桂枝 6g, 桑寄生 15g。30 剂, 煎服法同前。此后, 以上方做丸药连服 5 个月后, 患者关节肿胀已消失, 关节功能明显改善, 复查血沉 20mm/1h。随访 1 年未复发。

按: 类风湿关节炎是临床常见的慢性免疫性疾病, 在我国的发病率约为 0.132%～0.136%。其特征表现为进行性滑膜炎症与关节破坏, 其典型临床表现包括局部关节疼痛、肿胀、晨僵、类风湿结节、关节软骨破坏、贫血等, 同时伴有一般的炎症表现, 如发热、皮下结节及淋巴结肿大等。中医认为, 类风湿关节炎的发病既有内因又有外因, 内因是指诸虚内存, 正气不足, 此因为本; 外因是指风、寒、湿、热诸邪, 此因为标。两者相互作用, 相互联系, 才有了类风湿关节炎复杂、纷繁的病情表现。中医治疗类风湿关节炎以内服中药为主, 此外, 针灸、药浴、中药熏蒸、敷贴疗法、矿泉浴、穴位注射、离子导入、经穴埋线、激光穴位照射、刮痧等外治疗法亦有很好的疗效。

本例患者四肢关节疼痛, 身软乏力, 精神软弱, 嗜睡, 经休息不能缓解, 恶心呕吐, 口中黏腻不爽, 腹痛, 食欲减退, 小便清长, 大便黏滞, 舌质淡白, 舌边有瘀点, 舌苔白腻, 脉沉细, 是寒湿阻络, 痰瘀互结所致。治疗当温阳补虚, 散寒化湿, 活血散结。方用舒筋祛结饮加减。方中黄芪、茯苓补中益气, 健脾祛湿; 当归、白芍养血柔肝, 活血通络; 桑寄生、杜仲养血柔肝, 祛风止痛; 独活、僵蚕、青风藤通经祛湿, 散寒止痛; 川乌、桂枝、延胡索温通经络, 化湿止痛。配合针加灸, 以增加温通经络、散寒祛湿止痛的作用。内外治疗结合, 而获良好疗效。

2. 清热化湿, 祛瘀止痛治疗湿热交融, 痰瘀互结型类风湿关节炎。

瞿某某, 女, 39 岁, 已婚, 湖南省长沙市某单位职工。门诊病例。

主诉: 四肢关节肿痛 3 年, 加重 1 周。

患者于 3 年前出现双手、双膝关节肿胀、热痛, 自行口服中成药(具体不详)治疗,症状未见改善,近1周来症状加重,为求进一步诊治而来门诊。

辅助检查:①风湿全套:类风湿因子(+),抗 CCP 抗体(+),抗核抗体谱(−),C 反应蛋白 28mg/L,血沉 40mm/1h。②红外热像仪:双手及手指均呈深蓝色改变;足背及足趾均呈偏低温改变。意见:类风湿关节炎可能性大。

西医诊断:类风湿关节炎。

初诊(1996 年 2 月 5 日):患者双手、双膝关节肿痛、晨僵、活动受限,无口干、发热、光过敏、口腔溃疡,睡眠、饮食尚可,小便黄,大便正常,舌质黯红,舌边有瘀斑,舌苔黄腻,脉沉滑而数。

辨证:湿热交融,痰瘀互结。

治法:清热化湿,祛瘀止痛。

主方:舒筋祛结饮加减。

处方:薏苡仁 25g,当归 15g,苍术 15g,黄柏 10g,白芍 15g,桃仁 10g,红花 10g,土鳖虫 15g,青风藤 15g,黄芪 30g,茯苓 20g,地龙 15g,僵蚕 15g,忍冬藤 25g,土茯苓 30g。7 剂,水煎服,每日 1 剂,分 2 次服。针刺:曲池、外关、大椎、血海、阳陵泉、悬钟。

二诊(1996 年 2 月 13 日):患者双手、双膝关节肿胀及疼痛缓解,舌脉同前。有效守方,原方 10 剂,煎服法同前。针刺:穴位同前。

三诊(1996 年 2 月 24 日):患者诉症状明显缓解,但体乏无力,舌质黯红,舌边有瘀斑,舌苔薄黄,脉沉滑稍数。处方:前方加党参 15g、白术 15g、鸡血藤 25g。20 剂,煎服法同前。针刺:穴位同前。

四诊(1996 年 3 月 16 日):患者服药后上述症状基本缓解。复查:C 反应蛋白 7mg/L,血沉 18mm/1h。处方:薏苡仁 25g,当归 15g,苍术 15g,白芍 15g,鸡血藤 15g,全蝎 5g,青风藤 15g,黄芪 30g,茯苓 20g,僵蚕 15g,忍冬藤 25g,土茯苓 30g。针刺:穴位同前。患者以上方随证加减继续服用 3 个月,配合针刺治疗,病情稳定。

按:患者以四肢关节肿痛 3 年,加重 1 周而就诊。主症为双手、双膝多关节肿痛,结合病史及实验室检查,诊断为类风湿关节炎。究其病因,是由于外感湿邪侵入络脉、经脉,阻碍气血的运行而致气机阻滞,内生瘀血、湿毒,留滞筋骨。由于外感湿邪侵入后,痹阻肢节筋骨,郁而化热,故双膝关节肿胀、热痛。证为湿热交融,痰瘀互结。治疗当清热化湿,祛瘀止痛。故以舒筋祛结饮加减。方中桃仁、红花、土鳖虫活血化瘀;忍冬藤、青风藤祛风通络;黄柏、茯苓、土茯苓清热利湿;地龙、僵蚕祛风通络,解毒散结;黄芪、当归、白芍扶正祛邪,行血通络;苍术、薏苡仁化湿健脾。加用针刺以加强扶正祛邪、行血通络的作用,进一步增强清热化湿、祛瘀止痛的功能。两法配合而建功。

三、强直性脊柱炎（2例）

1. 温阳化湿，散结止痛治疗寒湿互结，痰瘀阻络型强直性脊柱炎。

赵某某，女，41岁，已婚，湖南省株洲市某单位职工。门诊病例。

主诉：腰痛伴行走不利5月余，加重20余天。

患者5个多月前因多日天气阴冷潮湿而出现腰骶部疼痛，伴晨僵、行走不利、畏寒喜暖等症状。遂于当地医院就诊，服用多种非甾体镇痛剂治疗，效果不佳，近20天不适症状加重而来院就诊。

查体：腰肌僵硬，骶髂关节及L_4-L_5棘突、棘突旁压痛，可扪及条索状隆起，腰部前屈、后伸、侧弯受限，双"4"字试验（+）。

辅助检查：①风湿全套：C反应蛋白10.2mg/L，抗链球菌溶血素O试验（-），类风湿因子（-），HLA-B27（+），血沉86mm/1h。②X片：骶髂关节边缘模糊，有硬化，可见囊样变，髋关节间隙略增宽。③红外热像仪：颈部、背部、两上臂呈偏高温改变；腰骶部呈深蓝色改变。意见：符合强直性脊柱炎。

西医诊断：强直性脊柱炎。

初诊（1997年4月12日）：患者腰骶部疼痛，隐痛绵绵，畏寒喜暖，夜间加重，筋骨乏力，翻身困难，俯仰不利，伴晨僵，行走不利，食纳不佳，大便溏薄，小便清长，舌质淡红，舌边有瘀点瘀斑，舌苔白腻，脉沉弦而涩。

辨证：寒湿互结，痰瘀阻络。

治法：温阳化湿，散结止痛。

主方：畅督祛结饮加减。

处方：独活10g，川乌（先煎）4g，姜黄10g，蕲蛇10g，厚朴9g，川芎9g，黄芪20g，当归15g，薏苡仁15g，炒白术15g，川牛膝15g，青风藤15g，白芍15g。5剂，水煎服，每日1剂，分2次服。针加灸：大椎、命门、肾俞、环跳、阳陵泉、委中、八髎。

二诊（1997年4月18日）：患者服药后症状明显改善，腰骶痛、僵硬及畏寒喜暖等症状明显减轻，现以髋关节疼痛、活动不利为主，食纳好转，大便溏软，小便清长。处方：独活10g，姜黄10g，蕲蛇10g，厚朴9g，川芎9g，黄芪20g，当归10g，薏苡仁15g，炒白术15g，川牛膝15g，白芍15g，淫羊藿15g。10剂，煎服法同前。针加灸：穴位同前。

三诊（1997年4月30日）：患者服药后症状进一步改善，腰骶痛、僵硬症状较前明显减轻，髋关节疼痛好转、活动较前灵活，食纳较前好转，大便稍软，小便清长，舌质红，舌边瘀点瘀斑较前减少，舌苔白稍厚，脉弦细稍涩。处方：独活10g，姜黄10g，厚朴9g，川芎9g，当归10g，狗脊15g，薏苡仁15g，炒白术 15g，川牛膝 15g，白芍 15g，淫羊藿 15g，桑寄生 20g，续断 15g，茯苓 15g。15 剂，煎服法同前。针加灸：穴位同前。

四诊（1997 年 5 月 16 日）：患者腰骶痛、僵硬症状已进一步减轻，髋关节稍疼痛、活动欠利。舌质淡红，舌苔白，脉弦。处方：独活 10g，姜黄 10g，厚朴 9g，川芎 9g，当归 10g，狗脊 15g，薏苡仁 15g，炒白术 15g，川牛膝 15g，白芍 15g，淫羊藿 15g，桑寄生 20g，续断 15g，茯苓 15g。20 剂，煎服法同前。针刀治疗：以恢复髋关节功能、消除囊样变及条索状隆起为主，选取双髋关节囊样变及条索状隆起前侧点、外侧点、后外侧点及双 L_4-L_5 关节突点等 10 个部位，行纵行疏通剥离松解法。

五诊（1997 年 6 月 8 日）：患者腰骶痛、髋关节痛已基本消失，活动改善，舌质淡，舌苔薄，脉弦缓。查体：腰背肌无僵硬、压痛不明显，双"4"字试验（-），条索状隆起已消失。以前方做丸药继服半年，病情稳定。随访 3 年，患者腰骶疼痛已不显。

按：强直性脊柱炎是一种危害极大的全身性疾病，属于典型的脊柱关节性疾病之一，临床研究统计，该病约占脊柱疾病的 10%，且近年来其发病率存在明显上升的趋势，严重威胁患者脊柱功能健康。该病具有一定的遗传倾向，致病因素多与泌尿生殖系统感染相关，多见于男性，同时伴随有不同程度的腰、颈、胸段脊柱关节和韧带以及骶髂关节的炎症和骨化。

强直性脊柱炎属中医"骨痹""肾痹"等范畴。《素问·痿论篇》曰："肾主身之骨髓。"肾精充实，则骨髓生化有源，骨骼得到髓之滋养而坚韧有力，耐得劳作。如肾精亏虚，则骨骼脆弱无力，不耐久立、劳作，腰膝酸痛，甚至不能屈伸。督脉为"阳脉之海"，与腰脊为病有关。《素问·骨空论篇》曰"督脉者……贯脊属肾……夹脊抵腰中""督脉为病，脊强反折"。脊柱为病，首当责之于督脉。肾精不足，督脉空疏，经脉瘀滞，邪因虚生。痰、瘀、湿、浊着于督脉，阻于经络，流注脊柱，充塞关节，深入骨骱脊髓，则脊背疼痛。疾病由浅入深，从轻到重，终致脊柱强直，驼背以成。

本例患者腰骶部疼痛，隐痛绵绵，畏寒喜暖，夜间加重，筋骨乏力，翻身困难，俯仰不利，伴晨僵，行走不利，食纳不佳，大便溏薄，小便清长，舌质淡红，舌边有瘀点瘀斑，舌苔白腻，脉沉弦而涩。症属寒湿互结，痰瘀阻络。治疗当温阳化湿，散结止痛。方以畅督祛结饮加减，方中独活、川乌温阳祛湿，通络止痛；川芎、当归、白芍补血养血，活血止痛；姜黄温筋散寒，通络止痛；川牛膝补益肝肾，强筋壮骨；黄芪、炒白术温中益气，健脾祛湿；薏苡仁补肾健脾，利湿消肿；蕲蛇、青风藤祛湿通经，通络止痛；厚朴行气导滞，健脾祛湿。诸药合用，共建温阳化湿，散结止痛之功。配合针灸及微创针刀技术来缓解腰部及髋关节的拘挛疼痛，获得良好的治疗效果。

2. 滋养肝肾，清热祛湿，活血散结治疗肝肾虚损，阴虚火旺，痰瘀互结型强直性脊柱炎。

易某某，男，44岁，已婚，湖南省浏阳市某单位职工。门诊病例。

主诉：腰痛伴行走不利5年余，加重10余天。

患者5年前起因淋雨后出现腰骶部疼痛，自服感冒药后疼痛减轻，继则出现乏力，翻身困难，俯仰不利，伴晨僵，行走困难。遂于当地医院就诊，服用多种非甾体镇痛剂治疗，症状时轻时重。最近10余天症状加重而来我院就诊。

查体：腰肌僵硬，骶髂关节及 L_4-L_5 棘突、棘突旁压痛，可扪及条索状隆起，腰部前屈、后伸、侧弯受限，双"4"字试验（+）。风湿全套：C反应蛋白12.2mg/L，抗链球菌溶血素O试验（-），类风湿因子（-），HLA-B27（+），血沉74mm/1h。X片：骶髂关节边缘模糊，有硬化，可见囊样变，髋关节间隙略变窄。红外热像仪：颈部、背部呈偏高温改变；腰骶部呈偏低温改变。意见：符合强直性脊柱炎。

西医诊断：强直性脊柱炎。

初诊（2001年3月12日）：患者腰骶及双髋疼痛，呈灼痛或刺痛，腰膝酸软，五心烦热，夜间加重，筋骨乏力，翻身困难，俯仰不利，伴晨僵，行走不利，头晕目眩，口干口苦，食纳不佳，大便干结，小便稍黄，舌质红绛少津，舌边有瘀点，舌苔薄黄，脉沉细而涩。

辨证：肝肾虚损，阴虚火旺，痰瘀互结。

治法：滋养肝肾，清热祛湿，活血散结。

主方：舒督散结饮加减。

处方：知母10g，络石藤15g，薏苡仁15g，水蛭4g，蜈蚣1条，黄连6g，杜仲15g，银柴胡6g，山茱萸15g，女贞子12g，秦艽15g，厚朴9g，甘草3g。5剂，水煎服，每日1剂，分2次服。针刺：大椎、命门、肾俞、环跳、阳陵泉、委中、承山、八髎。

二诊（2001年3月18日）：患者腰骶、双髋疼痛好转，腰膝酸软、五心烦热、筋骨乏力均减轻，小便黄，大便稍干，舌质红绛少津，舌边有瘀点，舌苔薄黄。处方：前方加丹参15g。7剂，煎服法同前。针刺：穴位同前。

三诊（2001年3月26日）：患者腰骶、双髋疼痛明显好转，余症均明显减轻。处方：知母10g，络石藤15g，薏苡仁15g，水蛭4g，蜈蚣1条，黄连6g，杜仲15g，银柴胡6g，山茱萸15g，女贞子12g，秦艽15g，厚朴9g，鳖甲15g，甘草3g。10剂，煎服法同前。针刺：穴位同前。

四诊（2001 年 4 月 10 日）：患者腰骶、颈背稍感疼痛，余症基本消失。舌质红少津，舌边瘀点进一步减少，舌苔薄白，脉沉细稍涩。处方：知母 10g，络石藤 15g，山药 15g，薏苡仁 15g，茯苓 15g，杜仲 15g，白芷 6g，地骨皮 20g，桑寄生 20g，鳖甲 15g，丹参 15g，陈皮 6g，甘草 3g。20 剂，煎服法同前。针刀治疗：以恢复髋关节功能、消除囊样变为主，选取双髋关节囊前及条索状隆起侧点、外侧点、后外侧点及双 L_4-L_5 关节突点等 8 个部位，纵行疏通剥离松解法。

五诊（2001 年 5 月 22 日）患者腰骶、双髋疼痛基本消失。前方做丸药继服 3 月善后。针刀治疗：手法同前，穴位根据痛点而定。随访 5 年，患者腰骶、双髋疼痛已不显，能胜任工作。

按：强直性脊柱炎是一种病因不明的具有致畸性的慢性疑难杂症，目前尚无根治方法。本病属中医"痹证""大偻"范畴。现代中医多从"热毒"和"痰瘀"治疗本病。脊柱炎的病程分为三期：活动期、缓解期和晚期。采用不同的治法，分阶段治疗，临床效果显著。针对强直性脊柱炎之根本在于肾督亏虚，因此补肾强督治其本在每一个患者身上都有体现。应重视顾护后天之本，遣方用药时加苍术、白术、法半夏、砂仁、陈皮、茯苓等益气健脾、理气和胃之药，以减轻苦寒之中药及西药损伤肠胃。治疗本病，应善于循经辨证用药，根据疼痛部位选药，直达病所。颈项痛者，常用葛根、羌活、姜黄、川芎等；下肢痛者，常用独活、川牛膝；上肢痛者，常用威灵仙、羌活、桑枝；胸胁痛者，常用香附、郁金等药入肝经；腰脊背痛者，常用狗脊、鹿角霜、葛根、羌活、独活等药入督脉、膀胱经；足后跟痛者，常用续断、桑寄生、淫羊藿、川牛膝等药入肾经。治疗强直性脊柱炎时，在辨证论治的基础上加用药对以提高临床疗效，如乳香配没药行气活血，散瘀止痛；桂枝配姜黄温经散寒，破血行气，化瘀止痛；羌活配独活散寒祛风，通痹止痛等。常获事半功倍之效。

本例患者因腰痛伴行走不利 5 年余，加重 10 余天而就诊。患者腰骶及双髋疼痛，呈灼痛或刺痛，腰膝酸软，五心烦热，夜间加重，筋骨乏力，翻身困难，俯仰不利，伴晨僵，行走不利，头晕目眩，口干口苦，食纳不佳，大便干结，小便稍黄，舌质红绛少津，舌边有瘀点，舌苔薄黄，脉沉细而涩。证属肝肾虚损，阴虚火旺，痰瘀互结。治法为滋养肝肾，清热祛湿，活血散结。方用舒督散结饮加减。方中杜仲、山茱萸、女贞子滋养肝肾，强筋健骨；秦艽、黄连、知母清热除湿，通络止痛；薏苡仁、银柴胡健脾利湿，清热除烦；水蛭、蜈蚣破血逐瘀，通经止痛；络石藤通经活络，除湿止痛；厚朴健脾祛湿，下气消积；甘草补中益气，调和诸药。再配合针刺及针刀治疗，以加强滋养肝肾、清热祛湿、活血散结而建功。

四、肌筋膜炎(2例)

1. 散寒化湿,活血散结治疗寒湿阻络,痰瘀胶结型肌筋膜炎。

王某某,女,26岁,未婚,湖南省长沙市某学校老师。门诊病例。

主诉:背部及肩关节疼痛2月,加重5天。

患者于2009年3月淋雨后出现背部及肩关节疼痛,自服感冒药效果不佳,改用大活络丸并贴膏药治疗后症状稍减轻。5天前症状加重,遂来医院就诊。

查体:肩背部有固定压痛,背部肌肉僵硬,可触及条索状及囊状结节(大的约1.2cm×0.7cm),局部有明显压痛。

辅助检查:红外热像仪:颈部、肩背部呈偏低温改变。意见:符合肌筋膜炎。

西医诊断:颈背肌筋膜炎。

初诊(2009年5月2日):患者背部及肩关节疼痛,抬肩、平举双手时背部疼痛加剧,穿脱衣服困难,翻身受限,俯仰不利,夜寐不佳,食纳无味,大便溏软,小便清长,舌质淡,舌边有齿印并夹青色瘀点,舌苔白腻,脉弦紧。

辨证:寒湿阻络,痰瘀胶结。

治法:散寒化湿,活血散结。

主方:舒筋解结饮加减。

处方:独活10g,桑寄生15g,秦艽15g,防风10g,葛根15g,羌活10g,当归10g,白芍15g,白术15g,细辛3g,桂枝9g,炙甘草6g。3剂,水煎服,每日1剂,分2次服。针加灸:水沟、身柱、腰阳关、大椎、肩髎、阳陵泉、外关、肩髃。

二诊(2009年5月6日):患者经治疗后疼痛逐渐减轻,肩背部有轻度固定压痛,背部肌肉僵硬,可触及条索状及囊状结节,抬肩、穿脱衣服、翻身均较自如,食纳较好,大便正常,小便清长。处方:黄芪15g,独活10g,桑寄生15g,秦艽15g,防风10g,葛根15g,羌活10g,当归10g,白芍15g,白术15g,桂枝9g,伸筋草10g,炙甘草6g。5剂,煎服法同前。针加灸:穴位同前。

三诊(2009年5月12日):患者自述疼痛已明显减轻,肩背部稍有压痛,背部肌肉僵硬,可触及条索状及囊状结节,食纳正常。处方:黄芪15g,独活10g,桑寄生15g,秦艽15g,葛根15g,威灵仙15g,当归10g,白芍15g,白术15g,桂枝9g,伸筋草10g,炙甘草6g。5剂,煎服法同前。针刀治疗:以消除条索状及囊状结节为主,选取肩背部囊前及条索状隆起侧点、外侧点、后外侧点等8个部位,行纵行疏通剥离法。半年后随访,患者身体健康,上症未再出现,条索状及囊状结节已消失。

按:颈背肌筋膜炎又称颈背肌纤维组织炎、颈背肌筋膜疼痛综合征。本病是由多种因素导致颈背部筋膜肌肉内的血管收缩、缺血、微循环障碍、渗出、水肿而形成的非特异性的无菌性炎症。颈背肌筋膜炎属中医"痹症"范畴，素体虚弱，正气不足，腠理不密，卫外不固，是引起痹病的内在因素。《灵枢·终始》曰："手屈而不伸者，其病在筋，伸而不屈者，其病在骨，在骨守骨，在筋守筋。"《济生方·诸痹门》说："皆因体虚，腠理空疏，受风寒湿气而成痹也。"治疗原则为祛风、散寒、除湿，舒经通络，益气养血，补养肝肾，扶正祛邪，标本兼顾。舒筋解结饮具有补养肝肾、益气养血、祛风散寒、温经和络的作用。方中独活祛下身下之湿，羌活祛上身之湿；秦艽、防风、细辛舒筋活络，祛风除湿；桑寄生、白术补气养肝，强筋健骨；当归、白芍补血活血，柔肝强筋；葛根、桂枝引药入经，通经活络，祛除风湿；甘草健脾祛湿，调和诸药。再配合针加灸，以加强温筋活络、祛风除湿的作用；又运用针刀治疗，更进一步温经通络、祛风散寒、通利血脉，并能促使局部血管扩张，促进血液和淋巴循环，改善微循环，以改善病损处代谢障碍，从而对颈背肌筋膜炎有镇痛消肿散结的作用。

2. 清热化湿，祛痰散结治疗湿热阻络，痰湿结聚型肌筋膜炎。

王某某，女，28岁，已婚，湖南省浏阳市某单位干部。门诊病例。

主诉：腰髋部疼痛2月。

患者于2005年4月受凉后出现腰骶部及髋关节疼痛，在当地医院诊治，服用中西药物效果不佳，遂来医院就。

查体：腰髋部无畸形，腰骶部有固定压痛，腰髋部肌肉僵硬，可触及囊状结节（大的约1.0cm×0.5cm），有压痛。

辅助检查：①X线检查：腰骶及骨盆部均无异常。②红外热像仪：肩背部呈偏低温改变，腰髋部呈偏高温改变。意见：腰髋部肌筋膜炎。

西医诊断：腰髋部肌筋膜炎。

初诊（2005年6月5日）：患者腰髋部灼痛，抬腿、扭腰时腰髋部疼痛加剧，穿脱衣服困难，夜寐较差，口干口苦，食纳无味，大便干结，小便黄赤，舌质红，舌苔黄腻，脉弦紧而数。

辨证：湿热阻络，痰湿结聚。

治法：清热化湿，祛痰散结。

主方：大秦艽汤加减。

处方：秦艽15g，当归10g，石膏20g，白术15g，独活10g，黄芩9g，白芍15g，生地黄10g，白芷15g，伸筋草15g，薏苡仁15g，川芎10g，甘草6g。5剂，水煎服，每日1剂，分2次服。针刺：大椎、命门、肾俞、环跳、阳陵泉、委中、承山、八髎、阿是穴。

二诊（2005 年 6 月 11 日）：施治后，患者疼痛明显减轻，抬腿、扭腰及穿脱衣服较自如，夜寐较好，食纳好转，大便正常，小便稍黄。处方：秦艽 15g，当归 10g，白术 15g，独活 10g，黄芩 6g，白芍 15g，生地黄 10g，白芷 10g，茯苓 15g，伸筋草 10g，薏苡仁 15g，甘草 6g。5 剂，煎服法同前。针刺：穴位同前。患者拒绝针刀治疗，教其对囊状结节进行按摩，每日 2 次。半年后随访，患者身体健康，上症未再出现，囊状结节已基本消失。

按： 腰腿痛（腰髋部肌筋膜炎）是一种常见的疾病，多见于青壮年群体，由于该病起病突然，且疼痛明显，患者不仅身体需要承受较强烈的疼痛，心理还需承担巨大压力，给其身心造成严重的不良影响。当前治疗该病的手段较为多样，治疗时需依照患者实际情况选取适宜的治疗手段。中医认为腰腿痛属"痹证""腰痛"等范畴。由经脉阻滞、久积劳损、外感风邪等原因所致瘀血停留、气血瘀滞，进而引起疼痛的发生；又或者是因为久病虚耗、先天不足、年老体衰等引起的肾精亏虚、气血不足所致。

本例患者腰髋部灼痛，抬腿、扭腰时腰髋部疼痛加剧，穿脱衣服困难，夜寐较差，口干口苦，食纳无味，大便干结，小便黄赤，舌质红，舌苔黄腻，脉弦紧而数，是湿热阻络，痰湿结聚所致。治疗当清热化湿，祛痰散结。以大秦艽汤为基本方加减。方中秦艽、石膏、黄芩清热除湿；白术、薏苡仁健脾利湿；独活、白芷、伸筋草散寒祛湿止痛；当归、川芎养血活血，柔肝止痛；白芍、生地黄益肾补肝，强筋壮骨；甘草补中气，调诸药。再配合自我按摩，以加强清热化湿、祛痰散结而建功。

五、淋巴结炎（2 例）

1. 疏肝健脾，清热解毒，化痰散结治疗肝郁脾虚，湿热阻络，痰热互结型颈部淋巴结炎。

柴某某，女，32 岁，已婚，湖南省浏阳市某单位职工。门诊病例。

主诉：发现颈部包块伴疼痛半月。

患者半月前发现颈部包块伴疼痛，曾在当地医院就诊，颈部彩超示：双侧颈部Ⅰ～Ⅲ区均可见数个低回声结节，形态规则，边界清晰，皮髓质分界清晰，其内可探及少量血流信号，左侧较大者约 15mm×6mm，右侧较大者约 18mm×7mm。提示：双侧颈部Ⅰ～Ⅲ区多发淋巴结肿大（形态回声未见明显异常）。建议观察或活检。患者惧怕手术，遂来医院寻求中医治疗。

西医诊断：颈部淋巴结炎。

初诊（2017 年 10 月 11 日）：患者颈部淋巴结肿大，触诊软，活动度可，轻压痛，皮温及皮色正常，自觉腹部胀满，嗳气，平素急躁易怒，口干口苦，食纳正常,睡眠尚好,大便干结,小便短赤,舌质黯红,舌苔薄黄,脉弦紧而数。

辨证:肝郁脾虚,湿热阻络,痰热互结。

治法:疏肝健脾,清热解毒,化痰散结。

主方:消肿解结饮加减。

处方:金银花15g,蒲公英15g,菊花10g,牡蛎30g,当归15g,香附10g,姜厚朴9g,生地黄15g,牡丹皮10g,甘草6g。5剂,水煎服,每日1剂,分2次服。

二诊(2017年10月16日):患者诉腹部胀满感减轻,但仍存在有气上冲之感,考虑患者胃炎病史,恐药中寒凉之品伤其脾胃之气,调整方药。处方:原方去金银花、牡丹皮,加旋覆花(布包)10g、白术20g、陈皮10g。5剂,煎服法同前。

三诊(2017年10月22日):患者诉胃脘部胀满及气上冲感基本消失,舌质淡红,舌苔薄白,脉弦缓。有效守方,前方5剂,煎服法同前。

四诊(2017年10月28日):患者精力充沛,诉腹部胀满及胃脘部不适已消失。复查颈部彩超:双侧颌下可见多个中低回声结节,边界清晰,部分结节呈类圆形,其内可见少量血流信号,右侧较大者约4.2mm×3.1mm,左侧较大者约4.2mm×3.3mm。提示:双侧颈部多发淋巴结肿大。

按:该患者以颈部包块就诊,是肝郁脾虚,湿热阻络,痰热互结所致。治疗当疏肝健脾,清热解毒,化痰散结。方用消肿解结饮加减。方中金银花、蒲公英清热解毒,祛湿消肿;菊花、香附疏风柔肝,行气解郁;姜厚朴调和脾胃,理气化湿;生地黄、当归养阴清热,凉血活血;牡丹皮、牡蛎活血化瘀,软坚散结;甘草清热解毒,调和诸药。诸药配伍,共奏疏肝健脾,清热解毒,化痰散结之效。

2. 清热解毒,凉血祛湿,化痰散结治疗风热内蕴,湿热阻络,痰热互结型颈部淋巴结炎。

丁某某,女,15岁,未婚,湖南省长沙市某中学学生。门诊病例。

主诉:发现左侧颈部包块伴发热20余天。

20余天前患者左侧颈部出现1个包块,约鹌鹑蛋大小,有压痛,局部无发红、破溃等,至当地医院查彩超:左侧颈部实质性包块,大小约3cm×3.4cm(肿大淋巴结可能)。予注射头孢抗感染治疗7天,效果不明显,后改服阿奇霉素10余天,效果欠佳。患者出现发热,体温39.0℃,自服布洛芬后体温渐降。患者为寻求中医治疗而来我院就诊。

既往史:有慢性扁桃体炎病史。

查体:扁桃体Ⅲ度肥大。左侧颈部有1包块,质地中等偏硬,边界清晰,不活动,压痛明显,颈部活动受限;双侧颈部可扪及数枚绿豆大小肿大淋巴结。

辅助检查:①血常规:白细胞 $13.2 \times 10^9/L$,中性粒细胞 85%。②C - 反应蛋白:40mg/L。

西医诊断:急性颈部淋巴结炎;慢性扁桃体炎。

初诊(2017 年 4 月 11 日):患者发热,体温 38.6℃,咽及左侧颈部疼痛,左侧颈部肿大,压痛明显,口干口苦,食纳较差,睡眠尚可,大便偏干,小便色赤,舌质较红,舌苔黄腻,脉滑数。

辨证:风热内蕴,湿热阻络,痰热互结。

治法:清热解毒,凉血祛湿,化痰散结。

主方:消肿解结饮加减。

处方:金银花 15g,紫花地丁 15g,菊花 15g,牡蛎 30g,柴胡 10g,牛蒡子 10g,连翘 10g,醋香附 10g,姜厚朴 10g,生地黄 15g,牡丹皮 10g,甘草 6g。3 剂,水煎服,每日 1 剂,分 2 次服。

二诊(2017 年 4 月 15 日):患者颈部包块明显缩小,症状减轻,食纳正常,睡眠尚可,大便正常。有效守方,原方加黄芪 15g,继服 3 剂而愈。

按:急性颈部淋巴结炎属中医"颈痈"范畴,又称"夹喉痈",俗称"痰毒"。由于风热湿毒之邪从口鼻而入,邪毒蕴结,郁久化火,壅塞肌肤之间,痰毒互阻,结块而肿所致的一种急性疾病。"颈痈"之名最早见于《素问·病能论篇》,书中记载:"有病颈痈者,或石治之,或针灸治之,而皆已。"《疡科心得集》所述:"盖以疡科之证,在上部者,俱属风温、风热,风性上行故也……"本病多属实、属热,兼有气滞或血瘀,故方用消肿解结饮加减。方中金银花性味甘寒,入肺、心、胃、大肠经,善于清热解毒疗疮;连翘性味苦微寒,归肺、心、胆经,长于泻火解毒,消痈散结,二者均为"疮家圣药"。紫花地丁、菊花、牛蒡子清热解毒,其中菊花为治疗疔疮肿毒之上品,《本草正义》誉紫花地丁为"痈肿疔毒通用之药"。患者发热,加柴胡以疏风散热,清解少阳之邪;醋香附、姜厚朴理气化痰消瘀;生地黄、牡丹皮活血凉血祛瘀;甘草和中解毒,调和诸药。诸药合用,共达清热解毒,凉血祛湿,化痰散结之功效。

六、痛风性关节炎(1例)

清热利湿,通经止痛,化痰散结治疗湿热内蕴,阻滞经络,痰热互结型痛风性关节炎。

欧某某,男,39 岁,已婚,湖南省宁乡市某单位职工。门诊病例。

主诉:右踝肿痛反复发作 8 年,右膝肿痛半个月。

患者 8 年前出现右踝关节疼痛,局部红肿,未予重视,3 天后自行缓解,此后经常于饮酒后突然出现关节肿痛,疼痛剧烈,于当地医院检查,化验血尿酸596μmol/L,诊断为"痛风性关节炎",几年来曾口服西药及中药汤剂治疗,但效果不理想。此次发作持续 1 个月,右踝关节肿痛,夜间痛甚,口服双氯芬酸钠缓释片后疼痛减轻,停药后疼痛明显,影响活动,半个月前出现右膝关节肿痛。患者为寻求中医治疗而来我院就诊。

既往史:高血压病史 2 年,未系统用药治疗。发现脂肪肝 1 年余。否认糖尿病史。

查体:右踝关节、右膝关节肿胀,局部皮温稍高。

辅助检查:①血沉:55mm/1h。②C 反应蛋白:36.5mg/L。③血尿酸:605μmol/L。④尿常规:pH 5.5,镜下检查未见异常。⑤血常规及肝肾功能正常。

西医诊断:痛风性关节炎。

初诊(2015 年 9 月 18 日):患者右踝、右膝关节肿痛,活动受限,饮食正常,睡眠尚可,大便秘结,小便短赤,舌质红,舌苔黄腻,脉弦滑。

辨证:湿热内蕴,阻滞经络,痰热互结。

治法:清热利湿,通经止痛,化痰散结。

主方:消肿解结饮加减。

处方:忍冬藤 15g,紫花地丁 15g,蒲公英 15g,络石藤 15g,土鳖虫 15g,醋香附 10g,牡丹皮 10g,黄柏 15g,苍术 15g,薏苡仁 20g,地龙 15g,川牛膝15g,甘草 6g。3 剂,水煎服,每日 1 剂,分 2 次服。

二诊(2015 年 9 月 22 日):患者服药后自觉右踝、右膝关节疼痛明显减轻,关节活动较前灵活,舌脉同前。处方:前方加秦皮 20g。7 剂,煎服法同前。

三诊(2015 年 9 月 29 日):患者服药后关节疼痛消失,关节活动自如。处方:前方去菊花,加白术 15g、山茱萸 15g,健脾补肾。20 剂,煎服法同前。此后,患者以上方随证加减服 3 个月,其间未出现关节疼痛。半年后改做丸药服用,嘱饮食控制。随访 3 年,无关节疼痛发作。

按:痛风性关节炎为嘌呤代谢紊乱引起。湿浊瘀阻,停着经隧,导致关节肿痛。治疗应清热利湿,通经止痛,化痰散结。故以消肿解结饮加减治疗。方中忍冬藤、络石藤通络止痛;取四妙勇安汤中紫花地丁、蒲公英、忍冬藤清热解毒。痛风日久,绝非一般祛风除湿、通络止痛等草木之品所能奏效,必须借助血肉有情之虫类药土鳖虫、地龙以搜剔钻透、通闭解结;牡丹皮、川牛膝泄浊化瘀,凉血止痛;黄柏、苍术、薏苡仁利尿泄热,消肿止痛;醋香附理气散结;甘草调和诸药。诸药配合而建功。

七、颈椎病（3例）

1. 散寒祛湿，益气养血治疗寒湿阻络，气血不足型颈椎病。

王某某，女，28岁，已婚，湖南省长沙市某单位工人。住院病例。

主诉：左侧肩颈痛10天。

患者自述10天前起突感左侧肩颈痛，呈酸痛感，有时由上臂向下放射至前臂和手指，偶有手指麻痛。近2天上述症状加重，呈放射性疼痛，颈部活动受限，而于2003年4月12日背送入院。

既往史：体健，否认高血压病史，否认肝炎、结核等传染病史。

查体：T 36.7℃，P 72次/min，BP 98/72mmHg，R 20次/min。

急性痛苦病容，神志清楚，检查合作，发育正常，营养中等，形体消瘦；浅表淋巴结无肿大，气管居中，甲状腺不大；胸廓对称，呼吸20次/min，双肺呼吸音清晰，未闻及干湿啰音；心界不大，心率72次/min，律齐，无杂音；腹平软，肝脾未扪及，双肾区无叩痛；双下肢无畸形及水肿。颈肩部情况：颈项肌肉较紧张，左侧颈部平颈第5、7颈椎处有明显压痛，牵拉试验（+），压颈试验（+）。

辅助检查：①颈椎正侧位片：颈椎生理曲度变直，第3、4、6颈椎后缘增生；C_3/C_4、C_4/C_5、C_6/C_7椎间隙变窄。②颈椎MRI：颈椎退行性病变；C_3/C_4、C_4/C_5、C_6/C_7椎间盘明显突出；C_5/C_6椎间盘向后轻度膨出。③血常规：血红蛋白138g/L，红细胞$4.36×10^{12}$/L，白细胞$6.0×10^9$/L，血小板$157×10^9$/L，中性粒细胞65.8%，淋巴细胞34.2%，嗜酸性粒细胞2%。④尿常规：黄色清亮，蛋白（-），糖（-），红细胞（-）/HP，白细胞（-）/HP。⑤大便常规：原虫（-），潜血试验（-）。

西医诊断：颈椎病（神经根型）；颈椎退行性病变。

初诊（2003年4月12日）：左侧肩颈痛，呈牵扯性疼痛，颈部活动受限，四肢不温，活动迟缓，身疲体乏，食纳较差，大便溏薄，日行1～2次，小便清长，舌质淡红，舌苔白滑，脉弦紧而滑。查体：颈项肌肉较紧张，颈椎稍向左侧弯曲，不能转侧，左侧颈部平颈第5、6、7颈椎处有明显压痛，牵拉试验（+），压颈试验（+）。

辨证：寒湿阻络，气血不足。

治法：散寒祛湿，益气养血。

主方：舒颈散结饮加减。

处方：当归10g，桂枝10g，川乌（先煎）4g，白芍15g，羌活10g，厚朴9g，延胡索10g，黄芪15g，茯苓15g，葛根15g，伸筋草15g，甘草6g。3剂，水煎服,每日1剂,分2次服。针刺:大椎、风府、肩髃、身柱、曲池、外关、三间、阿是穴等。

二诊(2003年4月15日):患者治疗后症状明显好转,肩颈痛减轻,颈部活动改善。寒邪始祛,湿气始消,气血虚损。有效守方,原方5剂,煎服法同前。针刺:穴位同前。

三诊(2003年4月20日):患者经治疗后症状大部分消失,稍感肩颈痛,舌质淡红,舌苔薄白,脉沉弦。寒邪渐祛,湿气始消,气血尚虚。处方:当归10g,桂枝10g,川乌(先煎)3g,白芍15g,羌活10g,厚朴9g,延胡索10g,黄芪15g,茯苓15g,葛根15g,伸筋草15g,甘草6g。5剂,煎服法同前。针刺:穴位同前。

四诊(2003年4月25日):患者经治疗后症状已基本消失,舌质淡红,舌苔薄白,脉沉缓。寒邪已祛,湿气渐消,气血较虚。处方:当归10g,桂枝10g,白芍15g,羌活10g,白术15g,延胡索10g,黄芪15g,茯苓15g,葛根15g,伸筋草15g,甘草6g。20剂,煎服法同前。带药回家调养而愈。随访5年无恙。

按:颈椎病是指颈椎间盘退行性改变及继发性椎间关节退行性改变,导致邻近组织受累而引起的相应症状和体征。最常发生于 C_5/C_6、C_6/C_7 和 C_3/C_4 部位。该病属中医"肩颈痛""眩晕""头痛"等范畴。

本例患者左侧肩颈痛,呈牵扯性疼痛,并由上臂向下放射至前臂和手指,偶有手指麻痛,颈部活动受限,四肢不温,活动迟缓,身疲体乏,食纳较差,大便溏薄,小便清长。查体:颈项肌肉较紧张,左侧颈部平颈第5、6、7颈椎处有明显压痛,牵拉试验(+),压颈试验(+)。此乃寒湿阻络,气血不足所致。治疗当散寒祛湿,益气养血。方用舒颈散结饮加减。方中桂枝、川乌、羌活散表里之寒湿,温通经脉;当归、白芍补血养血,和营止痛;黄芪、茯苓、甘草补气温中,健脾祛湿;葛根、伸筋草活血通脉,祛风止痛;厚朴、延胡索行气祛湿,通脉止痛;甘草清热解毒,调和诸药。配合针刺加强疗效。两法配合以散寒祛湿,益气养血而建功。

2. 平肝潜阳,活血化瘀治疗肝阳上亢,心血瘀阻型颈椎病。

易某某,男,54岁,已婚,湖南省长沙市某单位干部。住院病例。

主诉:头痛头晕10余年,加重伴心悸心慌5天。

患者自述10余年前起感头痛头晕,伴有耳鸣、眼花,曾在单位医务室测量血压为156/95mmHg,以后常服降压药维持治疗。近5天上述症状加重,感心悸心慌,眼睑乏力,视物模糊,颈项疼痛,而于2002年10月18日抬送入院。病程中食纳减少。

查体:T 37.2℃,P 128次/min,BP 176/98mmHg,R 20次/min。

急性痛苦病容，神志清楚，检查合作，发育正常，营养中等，形体稍胖；浅表淋巴结无肿大，气管居中，甲状腺不大；胸廓对称，呼吸 20 次 /min，双肺呼吸音清晰，未闻及干湿啰音；心界不大，心率 128 次 /min，律齐，无杂音；腹平软，肝脾未扪及，双肾区无叩痛。颈肩部情况：右侧颈部平颈第 5、6 颈椎处有明显压痛，牵拉试验（-），压颈试验（-）。

辅助检查：①颈椎正侧位片：颈椎生理曲度变直；第 3、4、5、6 颈椎可见唇状骨质增生；C_4/C_5、C_5/C_6、C_6/C_7 椎间隙变窄。②颈椎 MRI：颈椎退行性病变；C_4/C_5、C_6/C_7 椎间盘向后明显突出；C_5/C_6 椎间盘向后轻度突出。③尿常规：黄色清亮，蛋白（-），糖（-），红细胞（-）/HP，白细胞（-）/HP。④血常规：血红蛋白 136g/L，红细胞 $4.56×10^{12}$/L，白细胞 $5.8×10^9$/L，血小板 $157×10^9$/L，中性粒细胞 66.8%，淋巴细胞 33.2%。⑤大便常规：（-）。

西医诊断：颈椎病（交感神经型）；颈椎间盘突出症；高血压病（极高危）。

初诊（2002 年 10 月 18 日）：患者头痛头晕，伴有心悸心慌，耳鸣眼花，眼睑乏力，视物模糊，颈项疼痛，时有恶心、干呕，口干舌燥，烦躁易怒，食纳减少，大便秘结，小便短赤，舌质红绛，舌边有瘀点，舌苔黄腻，脉弦数。查体：右侧颈部平颈第 5、6 颈椎处有明显压痛。

辨证：肝阳上亢，心血瘀阻。

治法：平肝潜阳，活血化瘀。

主方：利颈解结饮加减。

处方：当归 10g，生地黄 15g，生石决明 20g，桃仁 10g，红花 10g，柴胡 15g，赤芍 15g，枳壳 8g，全蝎 6g，钩藤 15g，瓜蒌 10g，甘草 6g。3 剂，水煎服，每日 1 剂，分 2 次服。针刺：大椎、风府、肩髃、神门、内关、膻中、身柱等穴。

二诊（2002 年 10 月 21 日）：患者经治疗后症状明显好转，头痛头晕、心悸心慌均减轻。有效守方，原方 5 剂，煎服法同前。针刺：穴位同前。

三诊（2002 年 10 月 26 日）：患者经治疗后症状大部分消失，稍感头晕，舌质红绛，舌边有瘀点，舌苔薄黄，脉弦数。肝气渐平，瘀血渐祛。处方：当归 10g，生地黄 15g，决明子 15g，桃仁 10g，生山楂 10g，柴胡 15g，白芍 10g，何首乌 15g，钩藤 15g，瓜蒌 10g，甘草 6g。5 剂，煎服法同前。针刺：穴位同前。

四诊（2002 年 11 月 1 日）：患者经治疗后症状已基本消失，舌质红绛，舌边稍有瘀点，舌苔薄黄，脉沉弦。肝气已平，瘀血渐祛。处方：当归 10g，生地黄 15g，何首乌 15g，牛膝 15g，杜仲 15g，柴胡 15g，赤芍 10g，枳壳 8g，钩藤 15g，瓜蒌 10g，黄芪 15g，甘草 6g。15 剂，带药回家调养而愈。随访 5 年无恙。

按：本例患者患高血压病已 10 余年，素有肝肾阴虚。肾主骨生髓，今肝肾阴虚，骨与关节失于濡养，从而发生退行性病变。因为肝肾阴虚，阴损及阳，阳气不足，则血液运行不畅，从而导致气滞血瘀，形成心血瘀阻，临床症见心悸心慌、舌质红绛、舌边有瘀点、脉弦等。又肝肾阴虚，则肝阳亢盛，故有头痛头晕，烦躁易怒，颈项疼痛，颈部平颈第5、6颈椎处有明显压痛，时有恶心、干呕，口干舌燥，大便秘结，小便短赤，舌苔黄腻。由于肝肾阴虚，肝风内动，上扰神明，故见头晕、耳鸣、眼花、视物模糊等症。治疗当平肝潜阳，活血化瘀。方用利颈解结饮加减。方中生地黄、当归养阴生津，补脑充髓；生石决明、全蝎平肝潜阳，舒筋通络；桃仁、红花、赤芍活血祛瘀止痛；柴胡、枳壳行气止痛；瓜蒌、枳壳化痰通络止痛；钩藤、全蝎舒筋活络止痛；甘草调和诸药。配合针刺而获良效。

3. 滋养肝肾，平肝潜阳，活血化瘀治疗肝肾阴虚，肝阳亢盛，兼有血瘀型颈椎病。

谢某某，女，48岁，已婚，湖南省浏阳市某单位工人。住院病例。

主诉：头痛头晕6年余，加重5天。

患者自述于6年前起感头痛头晕，伴有耳鸣、眼花，记忆力减退，曾在当地医院检查：BP 140/92mmHg，诊断为"高血压病"，常服用尼群地平等降压药以维持治疗。近5天上述症状加重，伴有眩晕，视物运转，不能起床伴颈肩痛。在当地医院按"梅尼埃病"治疗效果不显，而于2003年10月7日抬送入院。病程中食纳较差，小便短少，大便秘结。

既往史：患高脂血症8年余，否认肝炎、结核等传染病史。

查体：T 36.7℃，P 76次/min，BP 142/88mmHg，R 20次/min。

急性痛苦病容，神志清楚，检查合作，发育正常，营养中等，形体消瘦；浅表淋巴结无肿大，气管居中，甲状腺不大；胸廓对称，呼吸20次/min，双肺呼吸音清晰，未闻及干湿啰音；心界向左下稍扩大，心率76次/min，律齐，无杂音；腹平软，肝脾未扪及，双肾区无叩痛；双下肢无畸形，未见水肿；肛门及外生殖器未查。颈肩部情况：颈项肌肉较紧张，右侧颈部平颈第6、7颈椎处有轻压痛，牵拉试验（+），压颈试验（+）。

辅助检查：①颈椎MRI：颈椎退行性病变，C_4/C_5、C_5/C_6椎间盘明显突出，C_6/C_7椎间盘向后轻度突出。②血常规：血红蛋白126g/L，红细胞$4.56×10^{12}$/L，白细胞$6.2×10^9$/L，血小板$137×10^9$/L，中性粒细胞66.4%，淋巴细胞33.6%。③尿常规：黄色清亮，蛋白（−），糖（−），红细胞（−）/HP，白细胞（−）/HP。④大便常规：原虫（−），潜血试验（−）。

西医诊断：颈椎病（椎动脉型）；颈椎间盘突出症；高血压病（高危）。

初诊（2003年10月8日）：患者眩晕，视物运转，不能起床，伴有头晕，耳鸣,眼花,记忆力减退,五心发热,食纳较差,小便黄少,大便秘结,舌质红绛,舌边有瘀斑,舌苔黄腻,脉沉弦而数。查体:颈项肌肉较紧张,颈椎稍向右侧弯曲,不能转侧,右侧颈部平颈第6、7颈椎处有轻压痛。

辨证:肝肾阴虚,肝阳亢盛,兼有血瘀。

治法:滋养肝肾,平肝潜阳,活血化瘀。

主方:天麻钩藤饮加减。

处方:天麻10g,钩藤10g,生石决明15g,黄芩10g,白芍15g,川牛膝10g,杜仲15g,桃仁10g,僵蚕10g,全蝎6g,葛根15g,甘草6g。3剂,水煎服,每日1剂,分2次服。针刺:大椎、风府、肩髃、风池、身柱、内关、太冲、气海等穴。

二诊(2003年10月11日):患者经治疗后症状明显好转,眩晕、肩颈痛减轻,颈部活动改善。有效守方,原方5剂,煎服法同前。针刺:穴位同前。

三诊(2003年10月16日):患者经治疗后症状大部分消失,稍感头晕,舌边有瘀斑,舌苔薄黄,脉沉弦。肝阳渐平,瘀血始祛,肝肾阴虚。处方:天麻10g,钩藤20g,黄芩10g,白芍15g,何首乌15g,川牛膝10g,杜仲15g,桃仁10g,全蝎6g,葛根15g,甘草6g。5剂,煎服法同前。针刺:穴位同前。

四诊(2003年10月21日):患者经治疗后症状已基本消失,舌边稍有瘀斑,舌苔薄白,脉沉弦。肝阳渐平,瘀血渐祛,阴血渐复。处方:天麻10g,钩藤20g,白芍15g,何首乌15g,川牛膝10g,杜仲15g,桃仁10g,桑椹子15g,葛根15g,甘草6g。10剂,带药回家调养;并嘱常按摩大椎、风府、肩髃、三阴交、风池、内关、太冲、太溪等穴。

五诊(2003年11月1日):患者经治疗后症状已消失,舌边稍有瘀斑,舌苔薄白,脉沉缓。肝阳已平,瘀血渐祛,阴血已复。已获临床痊愈,嘱继续按摩。随访5年无恙。

按: 本例患者患高血压病已6年余,导致肝肾阴虚,肝阳上亢。随着年龄增长,机体衰老,肝肾精血不足,骨与关节失去正常濡养而发生退行性病变。此乃肝肾阴虚,肝阳亢盛所致。由于肝阳上亢,扰乱神明,故患者眩晕,视物运转;又肝阳化火,故小便黄少,大便秘结,舌苔黄腻,脉弦而数。因为肝肾阴虚,阴精不能上奉于头窍,故耳鸣、眼花,记忆力减退;阴血不能濡养四肢百骸,故颈项肌肉较紧张,不能转侧,五心发热。由于血瘀,故舌边有瘀斑,脉沉弦。治疗当滋养肝肾,平肝潜阳,活血化瘀。方用天麻钩藤饮加减。方中天麻、钩藤平肝息风;石决明重镇潜阳;川牛膝引药下行;黄芩苦寒清热;杜仲祛风湿,益肝肾;桃仁、葛根活血化瘀;僵蚕、全蝎通络息风;白芍养血柔肝;甘草调和诸药。配合针刺加强疗效。诸法配合,以成滋养肝肾,平肝潜阳,活血化瘀之功。

八、腰椎间盘突出症（3例）

1. 散寒解表，导痰通瘀治疗寒湿袭表，痰瘀阻络型腰椎间盘突出症。

曹某某，男，48岁，已婚，湖南省衡山县某中学教师。住院病例。

主诉：右侧腰腿痛5年余，加重10天。

患者自述于5年前因搬重物不慎损伤腰部，即感右侧腰腿痛，呈胀痛或牵扯样痛，时自右臀部放射至足跟，活动时加重。在当地医院诊断为"坐骨神经痛"，经口服地巴唑、布洛芬、维生素B_1配合牵引等治疗好转。此次发作于10天前，因受凉后上述症状加重，疼痛剧烈，夜不能寐，伴有恶寒、咳嗽、吐白色泡沫痰，四肢不温，不能活动，需卧床休息（咳嗽、喷嚏等活动受到限制），遂于2004年5月5日由家属抬送入院。病程中，患者大便溏泄，日行1~2次，小便清长。

既往史：身体一般，无高血压及冠心病病史，否认肝炎、结核等传染病史。

查体：T 36.8℃，P 72次/min，BP 104/72mmHg，R 23次/min。

急性痛苦病容，神志清楚，检查合作，发育正常，营养中等，形体较胖；浅表淋巴结无肿大，气管居中，甲状腺不大；胸廓对称，呼吸23次/min，双肺呼吸音粗糙，未闻及干湿啰音；心界不大，心率72次/min，律齐，未闻及杂音；腹平软，肝脾未扪及，双肾区无叩痛；双下肢无畸形，未见水肿；肛门及外生殖器未查。腰椎稍向右侧弯曲，L_3/L_4、L_4/L_5棘突下有明显压痛，右臀部明显压痛；直腿抬高试验及加强试验均阳性。

辅助检查：①腰椎正侧位片：腰椎生理曲度变直，L_3/L_4、L_4/L_5椎间隙稍变窄。②CT：L_3/L_4、L_4/L_5椎间盘向后明显突出；L_5/S_1椎间盘向后轻度突出。③血常规：血红蛋白138g/L，红细胞$4.36×10^{12}$/L，白细胞$6.0×10^9$/L，血小板$157×10^9$/L，中性粒细胞65.8%，淋巴细胞34.2%。④尿常规：黄色清亮，蛋白（-），糖（-），红细胞（-）/HP，白细胞（-）/HP。⑤大便常规：原虫（-），潜血试验（-）。

西医诊断：腰椎间盘突出症。

初诊（2004年5月5日）：患者右侧腰腿剧痛，呈胀痛或牵扯样痛，时自右臀部放射至足跟，夜不能寐，伴有右腿发麻，恶寒，咳嗽，吐白色泡沫痰，四肢不温，不能活动，需卧床休息，大便溏泄，日行1~2次，小便清长，舌质淡红，舌苔灰白，脉弦紧。查体：腰椎稍向右侧弯曲，L_3/L_4、L_4/L_5棘突下有明显压痛，右臀部明显压痛；直腿抬高试验及加强试验均阳性。

辨证：寒湿袭表，痰瘀阻络。

治法：散寒解表，导痰通瘀。

主方:畅腰解结饮加减。

处方:当归 10g,乳香(布包)10g,川牛膝 15g,厚朴 10g,川芎 10g,独活 10g,伸筋草 15g,浙贝母 15g,白芍 15g,黄芪 15g,延胡索 10g。5 剂,水煎服,每日 1 剂,分 2 次服。针刺:肾俞、委中、腰阳关、环跳、承山、秩边、阿是穴等。

二诊(2004 年 5 月 10 日):患者经治疗后症状明显好转,腰腿痛减轻,恶寒、咳嗽消失。寒湿始祛,痰瘀渐消。原方加鹿角霜 10g,5 剂,煎服法同前。针刺:穴位同前。

三诊(2004 年 5 月 15 日):患者经治疗后症状大部分消失,稍感腰痛,舌质淡红,舌苔薄白,脉沉弦。寒湿渐祛,痰瘀渐消。处方:当归 10g,乳香(布包)10g,川牛膝 15g,厚朴 10g,川芎 10g,独活 10g,鹿角霜 10g,白术 15g,浙贝母 15g,白芍 15g,黄芪 15g,延胡索 10g。5 剂,煎服法同前。针刺:穴位同前。

四诊(2004 年 5 月 20 日):患者经治疗后症状已基本消失,舌质淡红,舌苔薄白,脉沉缓。寒湿已祛,痰瘀渐消。处方:当归 10g,白芍 15g,独活 10g,党参 15g,牛膝 12g,续断 15g,菟丝子 15g,黄芪 15g,杜仲 15g,延胡索 10g。10 剂,带药回家调养而获临床痊愈。随访 4 年无恙。

按:腰椎间盘突出症主要指下腰椎,即 L_4/L_5、L_5/S_1 和 L_3/L_4 的椎间盘纤维环破裂和髓核组织突出,压迫和刺激相应水平一侧或两侧的坐骨神经根所引起的一系列症状和体征。本病属中医"腰痛""痹症"范畴。早在《素问·痹论》中就有记载:"风寒湿三气杂至,合而为痹也。其风气胜者为行痹,寒气胜者为痛痹,湿气胜者为着痹也。"

本例患者初感右侧腰腿剧痛,呈胀痛或牵扯样痛,时自右臀部放射至足跟,夜不能寐,伴有右腿发麻,近 10 天因受凉后疼痛加剧,伴有恶寒、咳嗽、吐白色泡沫痰,四肢不温,活动受限,大便溏泄,日行 1～2 次,小便清长,舌质淡红,舌苔灰白,脉弦紧。腰椎稍向右侧弯曲,L_3/L_4、L_4/L_5 棘突下有明显压痛,右臀部明显压痛;直腿抬高试验及加强试验均阳性。患者形体较胖,肥人多痰,又因搬重物,损伤腰部,导致气滞血瘀,痰瘀阻络;加之受凉后致寒邪袭表。治疗当散寒解表,导痰通瘀。方用畅腰解结饮加减。方中乳香、川芎活血化瘀,通络止痛;当归、白芍养血柔肝,活血止痛;伸筋草散寒祛湿,化瘀止痛;厚朴、独活燥湿利水,通络止痛;浙贝母、延胡索化痰祛湿,行气通络;川牛膝、黄芪补气养肾,壮腰伸筋。配合针刺加强疗效。两法合用,以建奇功。

2. 清热祛湿,导滞通瘀治疗湿热阻滞,经脉不通型腰椎间盘突出症。

季某某,男,56 岁,已婚,湖南省长沙县某厂工人。住院病例。

主诉：左侧腿痛 20 天。

患者自述于 20 天前因不慎扭伤腰部，即感左侧腿痛，开始呈胀痛，逐渐加重，继则呈牵扯样痛，时自左臀部放射至左小腿或足跟，伴有腿麻，活动受限。曾在当地医院服用止痛药效果不显，遂于 2000 年 11 月 18 日由家属扶送入院。病程中食纳正常，大便秘结。

既往史：患高血压病 5 年，否认肝炎、结核等传染病史。

查体：T 36.9℃，P 75 次 /min，BP 142/90mmHg，R 20 次 /min。

急性痛苦病容，神志清楚，检查合作，发育正常，营养中等，形体稍胖；浅表淋巴结无肿大，气管居中，甲状腺不大；胸廓对称，呼吸 20 次 /min，双肺呼吸音清晰，未闻及干湿啰音；心界不大，心率 75 次 /min，律齐，无杂音；腹平软，肝脾未扪及，双肾区无叩痛；双下肢无畸形，未见水肿；肛门及外生殖器未查。腰椎稍向左侧弯曲，L_4/L_5、L_5/S_1 棘突下有明显压痛，左臀部轻压痛，左小腿明显压痛；直腿抬高试验及加强试验均阳性。

辅助检查：①腰椎正侧位片：腰椎生理曲度变直，L_2～L_5 椎体可见唇状骨质增生；L_4/L_5、L_5/S_1 椎间隙稍变窄。②CT：L_3/L_4 椎间盘向后轻度膨出；L_4/L_5 及 L_5/S_1 椎间盘向后明显突出。③尿常规：黄色清亮，蛋白（−），糖（−），红细胞（−）/HP，白细胞（−）/HP。④血常规：血红蛋白 142g/L，红细胞 $4.25×10^{12}$/L，白细胞 $5.2×10^9$/L，血小板 $104×10^9$/L，中性粒细胞 67.6%，淋巴细胞 32.4%。

西医诊断：腰椎间盘突出症。

初诊（2000 年 11 月 19 日）：患者左侧腿痛，呈胀痛或牵扯样痛，时自左臀部放射至左侧小腿或足跟，伴有腿麻，活动受限，食纳正常，小便色黄，尿量不多，大便秘结，舌质红绛，舌苔黄腻，脉弦滑。查体：腰椎稍向左侧弯曲，L_4/L_5、L_5/S_1 棘突下有明显压痛，左臀部轻压痛，左小腿明显压痛；直腿抬高试验及加强试验均阳性。

辨证：湿热阻滞，经脉不通。

治法：清热祛湿，导滞通瘀。

主方：畅腰解结饮加减。

处方：当归 10g，乳香（布包）10g，川牛膝 15g，薏苡仁 15g，浙贝母 15g，赤芍 15g，黄芪 15g，延胡索 10g，厚朴 10g，忍冬藤 15g，甘草 6g。5 剂，水煎服，每日 1 剂，分 2 次服。针刺：肾俞、委中、环跳、阳陵泉、承山、悬钟、阿是穴等。

二诊（2000 年 11 月 24 日）：患者经治疗后症状明显好转，腿痛减轻，大便通畅。有效守方，原方 5 剂，煎服法同前。针刺：穴位同前。

三诊（2000 年 11 月 30 日）：患者经治疗后症状大部分消失，稍感腿痛，舌质淡红,舌苔薄白,脉沉弦。湿热渐祛,经脉始通。处方:知母 10g,连翘 10g,黄芪 15g,当归 10g,川牛膝 15g,红花 8g,秦艽 15g,苍术 10g,菟丝子 15g,薏苡仁 15g,延胡索 10g,甘草 6g。5 剂,煎服法同前。针刺:穴位同前。

四诊(2000 年 12 月 6 日):患者经治疗后症状已基本消失,舌质淡红,舌苔薄白,脉沉缓。湿热已祛,经脉渐通。处方:当归 10g,白芍 15g,薏苡仁 20g,党参 15g,川牛膝 12g,续断 15g,菟丝子 15g,黄芪 15g,杜仲 15g,大枣 10g。10 剂,带药回家调理而愈。随访 4 年无恙。

按: 本例患者感左侧腿痛,呈胀痛或牵扯样痛,时自左臀部放射至左侧小腿或足跟,伴有腿麻,活动受限,食纳正常,小便色黄,尿量不多,大便秘结,舌质红绛,舌苔黄腻,脉弦滑。腰椎稍向左侧弯曲,L_4/L_5、L_5/S_1 棘突下有明显压痛,左臀部轻压痛,左小腿明显压痛;直腿抬高试验及加强试验均阳性。此乃湿热阻滞,经脉不通所致。治疗当清热祛湿,导滞通瘀。方用畅腰解结饮加减。方中忍冬藤清热疏风;赤芍、乳香活血化瘀止痛;当归、川牛膝养血活血;薏苡仁、浙贝母清热祛湿;厚朴、延胡索行气止痛利湿;黄芪、甘草补气和中,健脾祛湿。配合针刺加强疗效。两法合用,以奏清热祛湿,导滞通瘀之功。

3. 补肝益肾,导滞通络治疗肝肾亏损,络脉不通型腰椎间盘突出症。

祝某某,女,57 岁,已婚,湖南省长沙市某厂干部。住院病例。

主诉:右腿痛 1 月余,加重 2 天。

患者自述于 1 个月前出现右腿疼痛,由右臀部放射至右侧小腿及足跟,呈酸胀或麻木感,曾在当地某医院就诊,诊断为"坐骨神经痛",经口服止痛药及外贴膏药治疗效果欠佳。近 2 天症状加重,疼痛剧烈,活动受限,腰膝酸软,喜热怕凉,常在夜间痛醒,于 2001 年 4 月 16 日入院。病程中食纳稍减,小便色清,尿量较多,大便正常。

既往史:患慢性胃炎已 20 余年,否认肝炎、结核等传染病史。

查体:T 36.5℃,P 76 次/min,BP 102/60mmHg,R 20 次/min。

急性痛苦病容,神志清楚,检查合作,发育正常,营养中等,形体稍瘦,面色㿠白,呻吟不止;浅表淋巴结无肿大,气管居中,甲状腺不大;胸廓对称,呼吸 20 次/min,双肺呼吸音清晰,未闻及干湿啰音;心界不大,心率 76 次/min,律齐,未闻及杂音;腹平软,上腹中部有轻压痛,肝脾未扪及,双肾区无叩痛;双下肢无畸形,未见水肿;肛门及外生殖器未查。腰椎稍向右侧弯曲,L_3/L_4、L_4/L_5、L_5/S_1 棘突下有明显压痛,右腿屈伸困难,右臀部明显压痛,右小腿压痛;直腿抬高试验及加强试验均阳性。

辅助检查：①腰椎正侧位片：腰椎生理曲度变直，L_1、$L_3 \sim L_5$ 椎体可见唇状骨质增生；L_3/L_4、L_4/L_5、L_5/S_1 椎间隙稍变窄。② CT：L_3/L_4、L_4/L_5 及 L_5/S_1 椎间盘向后明显突出。③血常规：血红蛋白 132g/L，红细胞 4.05×10^{12}/L，白细胞 4.2×10^9/L，血小板 $10^2 \times 10^9$/L，中性粒细胞 66.7%，淋巴细胞 33.3%。④尿常规：黄色清亮，蛋白（-），糖（-），红细胞（-）/HP，白细胞（-）/HP。

西医诊断：腰椎间盘突出症。

初诊（2001 年 4 月 17 日）：患者右腿疼痛，由右臀部放射至右侧小腿及足跟，呈酸胀或麻木感，伴有耳鸣，腰膝酸软，活动受限，食纳稍减，小便色清，尿量较多，大便正常，舌质红绛，舌苔薄白，脉弦细而弱。查体：腰椎稍向右侧弯曲，L_3/L_4、L_4/L_5、L_5/S_1 棘突下有明显压痛，右腿屈伸困难，右臀部明显压痛，右小腿压痛；直腿抬高试验及加强试验均阳性。

辨证：肝肾亏损，络脉不通。

治法：补肝益肾，导滞通络。

主方：畅腰解结饮加减。

处方：当归 10g，乳香（布包）10g，川牛膝 15g，厚朴 10g，川芎 10g，独活 10g，浙贝母 15g，白芍 15g，黄芪 15g，延胡索 10g，茯苓 15g，桑寄生 15g，秦艽 15g，甘草 6g。5 剂，水煎服，每日 1 剂，分 2 次服。针刺：身柱、肾俞、委中、环跳、太溪、腰阳关、承山、足三里等穴。

二诊（2001 年 4 月 22 日）：患者经治疗后症状明显改善，腿痛减轻，食纳增加。有效守方，原方 5 剂，煎服法同前。针刺：穴位同前。

三诊（2001 年 4 月 28 日）：患者经治疗后症状大部分消失，稍感腿痛，舌质红绛，舌苔薄白，脉弦细而弱。络脉渐通，肝肾亏损。处方：独活 10g，桑寄生 15g，党参 15g，黄芪 15g，细辛 3g，当归 10g，白芍 15g，川芎 10g，杜仲 15g，川牛膝 15g，茯苓 15g，延胡索 10g，甘草 6g。5 剂，煎服法同前。针刺：穴位同前。

四诊（2001 年 5 月 4 日）：患者经治疗后症状已基本消失，舌质淡红，舌苔薄白，脉沉缓。络脉较通，肝肾稍亏。处方：当归 10g，白芍 15g，桑寄生 15g，黄芪 15g，续断 15g，川芎 10g，杜仲 15g，川牛膝 15g，茯苓 15g，延胡索 10g，甘草 6g。10 剂，带药回家调理而愈。随访 4 年无恙。

按：本例患者感右腿痛已 1 月余，加重 2 天，由右臀部放射至右侧小腿及足跟，呈酸胀或麻木感，腰膝酸软，活动受限，食纳稍减，小便色清，尿量较多，大便正常，舌质红绛，舌苔薄白，脉弦细而弱。腰椎稍向右侧弯曲，L_3/L_4、L_4/L_5、L_5/S_1 棘突下有明显压痛，右腿屈伸困难，右臀部明显压痛，右小腿压痛；直腿抬高试验及加强试验均阳性。此乃肝肾亏损，络脉不通所致。治疗当补肝益肾，导滞通络。方用畅腰解结饮加减。方中川牛膝、桑寄生补益肝肾，强筋壮骨；当归、白芍、川芎养血活血，消瘀止痛；茯苓、黄芪、甘草扶正益气，健脾祛湿；独活、浙贝母祛湿消肿，搜风蠲痹，使邪外出；秦艽、乳香祛风活络，通痹止痛；厚朴、延胡索行气活血，散结止痛。再配合针刺加强疗效。两法配合，以奏补肝益肾，导滞通络之效。

第十六章 疫 毒 结 证

一、急性腮腺炎（2例）

1. 清热解毒，平肝消结治疗疫毒炽盛，肝火亢盛型急性腮腺炎。

苏某某，女，7岁，湖南省长沙县某小学学生。门诊病例。

主诉：高热、腮部肿痛2天。

其母代述，患儿2天前起恶寒发热，伴有头痛，继则右侧腮部肿胀疼痛，咀嚼困难，在当地医疗站打针、服药治疗效果不佳。昨日起发热加重，伴有呕吐而来院就诊。病程中食纳减少，小便短赤，大便未解。

查体：右侧腮部隆起，质地较硬，有压痛，边界不明显，双眼结膜充血。

辅助检查：血常规：血红蛋白116g/L，红细胞4.96×10^{12}/L，白细胞6.12×10^{9}/L，中性粒细胞55%，淋巴细胞41%，单核细胞3%，嗜酸性粒细胞1%。

西医诊断：急性腮腺炎。

初诊（1993年3月6日）：患儿高热，面赤唇红，右侧腮部胀痛，质地硬，有压痛，咀嚼困难，恶心呕吐，头痛心烦，口渴喜冷饮，食纳减少，小便短赤，大便未解，舌边尖红，舌苔黄燥，脉左弦数，右滑数。

辨证：疫毒炽盛，肝火亢盛。

治法：清热解毒，平肝消结。

主方：畅腮解结饮加减。

处方：石膏10g，龙胆草6g，板蓝根6g，黄芩6g，金银花10g，紫花地丁6g，柴胡6g，浙贝母6g，枳实5g，牡丹皮5g，甘草3g。3剂，水煎服，每日1剂，分2次服。青黛适量、冰片少许，以醋调成糊状外敷。

二诊（1993年3月9日）：患儿家属代诉，上方服完第1剂，汗出热解，头痛减轻。服完第3剂，患儿体温已降至37.8℃，小便色黄，大便已解，舌边尖红，舌苔黄燥，脉左弦数，右滑数。疫毒始散，肝火渐消。有效守方，原方3剂，煎服法同前。

三诊（1993年3月12日）：患儿体温已正常，腮部肿胀已消退，食纳增加，精神转好，舌苔薄黄，脉弦细稍数。疫毒渐散，肝火渐消。处方：太子参 8g，板蓝根 6g，麦冬 8g，金银花 10g，南沙参 8g，柴胡 6g，浙贝母 6g，枳实 5g，牡丹皮 5g，甘草 3g。3 剂，煎服法同前。善后而愈。随访 3 年无恙。

按：流行性腮腺炎是由腮腺炎病毒所引起的急性呼吸道传染病，主要发生在儿童和青少年。腮腺炎病毒除侵犯腮腺外，尚能引起脑膜炎、睾丸炎、卵巢炎和胰腺炎等。该病俗称"痧腮"，与中医"冬温""春温""风温"等相似。

本例为春温外袭，壅滞少阳络脉，导致腮肿疼痛。因温热炽盛，故临床见症有高热，面赤唇红，口渴喜冷饮，小便短赤，大便数日不解，舌边尖红，舌苔黄燥，脉弦而数。治疗当清热解毒，平肝消结。方用畅腮解结饮加减。方中石膏、黄芩、龙胆草清热泻火，凉血解毒；板蓝根、紫花地丁、金银花清热解毒，消肿止痛；柴胡、枳实清热疏风，解郁止痛；牡丹皮凉血活血，化瘀消肿；浙贝母化痰消痰，软坚散结；甘草清热解毒，补气和中。再配合青黛、冰片外敷加强疗效。两法合用，以奏清热解毒，平肝消结之效。

2. 清热凉营，解毒散结治疗毒热炽盛，心火上炎型急性腮腺炎。

黄某某，男，11 岁，湖南省宁乡市某小学学生。住院病例。

主诉：高热、双侧腮部肿痛 3 天。

其母代述，患儿 3 天前起发热，伴有双侧腮部肿胀疼痛，咀嚼困难，在当地卫生院打针、服药治疗效果不佳。昨日起发热加重而来院就诊。

查体：T 40.2℃，双侧腮部隆起，质地较硬，有明显压痛，边界不明显。

辅助检查：血常规：血红蛋白 123g/L，红细胞 4.86×10^{12}/L，白细胞 9.12×10^9/L，中性粒细胞 56%，淋巴细胞 40%，大单核细胞 3%，嗜酸性粒细胞 1%。

西医诊断：急性腮腺炎。

初诊（1983 年 12 月 6 日）：患儿高热，体温 40.2℃，面赤唇红，神志欠清，双侧腮部隆起、肿痛，质地硬，有压痛，咀嚼困难，恶心呕吐，头痛，口渴喜冷饮，不思饮食，小便短赤，大便未解，舌质较红，舌苔黄燥，脉弦滑而数。

辨证：毒热炽盛，心火上炎。

治法：清热凉营，解毒散结。

主方：营腮解结饮加减。

处方：水牛角（先煎）10g，板蓝根 8g，生石膏（布包）15g，金银花 10g，连翘 8g，紫花地丁 6g，黄连 3g，淡竹叶 6g，生地黄 8g，玄参 6g，紫雪散（冲兑）2g，甘草 5g。3 剂，水煎服，每日 1 剂，分 2 次服。青黛适量，冰片少许，以醋调成糊状外敷。

二诊（1983 年 12 月 9 日）：患儿家属代诉，上方服完第 1 剂，汗出热解，头痛减轻。服完第 3 剂，患儿体温已降至 37.6℃，神志已清，小便色黄，大便已解，舌质较红，舌苔薄黄，脉细数。毒热始祛，心神渐安。有效守方，原方 3 剂，煎服法同前。

三诊（1983 年 12 月 13 日）：患儿体温正常，双侧腮部肿胀消退，食纳正常，精神转佳，舌质稍红，舌苔薄黄，脉细而数。毒热渐祛，心神较安。处方：生地黄 8g，白芍 10g，金银花 10g，连翘 8g，太子参 10g，沙参 8g，淡竹叶 6g，浙贝母 8g，麦冬 8g，陈皮 5g，甘草 5g。3 剂，煎服法同前。

四诊（1983 年 12 月 17 日）：患儿诸症消除，食纳正常，舌质淡红，舌苔薄白，脉细缓。毒热已祛，心神较安。处方：生地黄 8g，白芍 10g，连翘 8g，太子参 10g，沙参 8g，黄芪 8g，浙贝母 8g，麦冬 8g，陈皮 5g，甘草 5g。3 剂，煎服法同前。善后而愈。随访 4 年无恙。

按：本例患者病情较为严重，是冬温外袭，阻滞络脉，导致腮肿疼痛。由于温热炽盛，故临床见症有高热，体温 40.2℃，面赤唇红，神志欠清，口渴喜冷饮，小便短赤，大便数日不解，舌质较红，舌苔黄燥，脉弦滑而数；又邪热内陷厥阴，侵犯包络，故有头痛，神志欠清；又因邪热阻滞经络，故见双侧腮部隆起、肿痛，咀嚼困难；由于邪热滞于中焦，气机不畅，故有恶心呕吐，不思饮食，小便短赤，大便不通。治疗当清热凉营，解毒散结。方用营腮解结饮加减。方中生石膏、黄连清心泻火，祛湿消肿；板蓝根、紫花地丁清热解毒，通络止痛；金银花、连翘疏风活络，清热解毒；淡竹叶清热泻火，除烦止渴；水牛角清热凉营，散瘀解毒；生地黄、玄参滋阴养血，清热凉营；紫雪散清热解毒，镇痉开窍；甘草清热解毒，调和诸药。再配青黛适量，冰片少许外敷，以加强疗效。诸法合用，以奏清热凉营，解毒散结之效。

二、流行性脑脊髓膜炎（2 例）

1. 清营解毒，凉血益阴治疗冬温侵袭，气阴两燔型流行性脑脊髓膜炎。

胡某某，女，11 岁，湖南省长沙县某小学学生。住院病例。

主诉：头痛、发热 1 天。

其母代述，患儿昨日下午起诉头痛剧烈，继则感恶寒发热，呕吐多次，当即去卫生院就诊，服药疗效欠佳。于 1978 年 12 月 7 日上午 9 时转来医院。病程中进食较少，小便短赤，大便未解。

既往史：体健，第 2 胎，足月平产，否认肝炎、结核等传染病史。

查体：T 39.8℃，P 112 次 /min，BP 102/70mmHg，R 32 次 /min。

发育正常，营养中等，急性热性病容，神志昏迷，精神软弱；巩膜皮肤无黄染，胸腹部及四肢皮肤均有散在瘀点；浅表淋巴结无肿大；头颅无畸形，双眼结膜充血,瞳孔等大等圆,对光反射存在;颈项强直,气管居中,甲状腺不大;胸廓对称,呼吸 32 次 /min,双肺呼吸音粗糙,未闻及干湿啰音;心界不大,心率 112 次 /min,律齐,无杂音;腹平软,无压痛及反跳痛,肝脾未扣及,双肾区无叩痛;肛门及外生殖器未查;四肢关节无红肿;克尼格征阳性。

辅助检查:①血常规:血红蛋白 108g/L,红细胞 $3.04×10^{12}/L$,白细胞 $24.62×10^9/L$,中性粒细胞 83%,淋巴细胞 12%,嗜酸性粒细胞 5%。②尿常规:黄色清亮,蛋白(−),糖(−),红细胞(+)/HP,白细胞(−)/HP。③大便常规:黄色软便,黏液(−)/HP,白细胞(−)/HP,脓球(−)/HP。

西医诊断:流行性脑脊髓膜炎(普通型)。

西医治疗:青霉素及磺胺嘧啶抗感染,对症处理;急请中医会诊。

初诊(1978 年 12 月 7 日):患儿高热,头痛如裂,恶心呕吐,口渴喜冷饮,不能进食,面目红赤,神志昏迷,精神软弱,烦躁不安,时有谵语,胸腹部及四肢皮肤均可见散在瘀点,大便 2 日未解,小便短赤,舌质鲜红,舌苔薄黄,脉弦而数。

辨证:冬温侵袭,气阴两燔。

治法:清营解毒,凉血益阴。

主方:清营汤加减。

处方:水牛角(先煎)15g,生地黄 10g,玄参 8g,石膏(布包)15g,淡竹叶 5g,金银花 12g,连翘 9g,黄芩 9g,牡丹皮 9g,甘草 5g,安宫牛黄散(冲兑)3g。3 剂,水煎服,每日 1 剂,分 2 次服。

二诊(1978 年 12 月 11 日):患儿家属代述,上方服完第 1 剂,患儿热势明显下降,从早到晚体温均在 37.8～38.5℃之间,尿量增加。服完第 2 剂,患儿体温控制在 37.8℃左右,小便色黄,大便已解,脉弦细而数。温邪始祛,气阴两虚。有效守方,原方 3 剂,煎服法同前。

三诊(1978 年 12 月 15 日):患儿体温降至正常,余症均明显减轻,可进食稀饭,疲乏无力,舌质稍红,舌苔薄黄,脉细数。温邪渐祛,气阴两虚。处方:水牛角(先煎)15g,生地黄 10g,淡竹叶 3g,金银花 12g,黄芪 10g,白芍 10g,茯苓 10g,麦冬 10g,陈皮 9g,甘草 5g。5 剂,煎服法同前。

四诊(1978 年 12 月 20 日):患儿食纳正常,精力充沛,舌苔薄白,脉沉缓。温邪已祛,气阴稍虚。处方:生地黄 10g,淡竹叶 3g,莲肉 10g,黄芪 12g,白芍 10g,茯苓 10g,麦冬 8g,陈皮 6g,甘草 5g。3 剂,煎服法同前。已获临床痊愈。随访 3 年无恙。

按:流行性脑脊髓膜炎,是由脑膜炎奈瑟菌引起的经呼吸道传播的一种化脓性脑膜炎。其主要临床表现为突发高热,剧烈头痛,频繁呕吐,皮肤黏膜瘀点和脑膜刺激征，严重者可有败血症休克及脑实质损害，脑脊液呈化脓性改变。本病属中医"冬温""春温"及"头痛"范畴。

本例患儿突发高热、头痛如裂，此乃冬温侵袭，损伤阴津所致。因为阴虚，阳必凑之，又气有余便是火，火入血室，血不循经，而随逆气而妄行，上升者出入头窍，下陷者出于二便，虽有在经在腑之分，但都是心肝受热所致。心为营血之主，心火旺则血不宁；肝为藏血之室，肝火旺则血不守。故临床见症有高热，头痛如裂，面目红赤，神志昏迷，精神软弱，烦躁不安，时有谵语，胸腹部及四肢皮肤均有散在瘀点。由于火旺，故舌红苔黄，脉弦而数。治疗当清营解毒，凉血益阴。方用清营汤加减。方中石膏、黄芩清热解毒；金银花、连翘疏风解毒；水牛角清热定惊；淡竹叶清心和营；玄参、生地黄养阴清营；牡丹皮凉血止血；安宫牛黄散清热凉营开窍；甘草调和诸药。诸药联用，以建清营解毒，凉血益阴之功。

2. 清热解毒，凉营息风治疗气血两燔，热厥风动型流行性脑脊髓膜炎。

侯某某，男，9岁，湖南省宁乡市某小学学生。住院病例。

主诉：发热、头痛半天。

其母代述，患儿凌晨3点左右开始恶寒发热，继则头痛，伴有头昏，上腹及双下肢疼痛，口渴喜饮，频频作呕，不思饮食，当即去医疗站就诊，服用止痛药及消炎药疗效欠佳；至上午9点10分出现寒战，体温升高，达39.9℃，神志欠清，精神萎靡，四肢抽动，而于1978年2月17日上午10时转来医院。病程中未能进食。

既往史：身体健康，第1胎，足月平产，否认肝炎、结核等传染病史。

查体：T 40℃，P 132次/min，BP 68/32mmHg，R 36次/min。

发育正常，营养中等，急性热性重病容，神志昏迷，精神萎靡；巩膜皮肤无黄染，全身皮肤出血点明显，并有散在瘀斑；浅表淋巴结无肿大；头颅无畸形，双眼结膜充血，两侧均有出血点，瞳孔等大，对光反射存在；颈项强直，气管居中，甲状腺不大；胸廓对称，呼吸36次/min，双肺呼吸音粗糙，未闻及干湿啰音；心界不大，心率132次/min，律齐，无杂音；腹平软，肝脾未扪及，双肾区无叩痛；四肢抽搐，关节无红肿；克尼格征阳性；肛门及外生殖器未查。

辅助检查：①血常规：血红蛋白126g/L，红细胞$3.84×10^{12}$/L，白细胞$21.42×10^9$/L，中性粒细胞82%，淋巴细胞14%，嗜酸性粒细胞4%。②尿常规：黄色清亮，蛋白(−)，糖(−)，红细胞(−)/HP，白细胞(−)/HP。③大便常规：黄色软便，黏液(−)/HP，白细胞(−)/HP，脓球(−)/HP。

西医诊断：流行性脑脊髓膜炎（败血症型）。

西医治疗：以青霉素及磺胺嘧啶抗感染，去甲肾上腺素升压及对症处理；并急请中医会诊。

初诊（1978年2月17日）：患儿高热寒战，头痛头昏，恶心呕吐，面目红赤，神志昏迷，精神萎靡，烦躁不安，时有谵语，四肢抽搐，双眼结膜均有出血点，全身皮肤出血点明显，并有散在瘀斑，口渴喜饮，不能进食，大便未解，小便短赤，舌质红绛，舌苔薄白，脉细欲绝。

辨证：气血两燔，热厥风动。

治法：清热解毒，凉营息风。

主方：凉营解结饮加减。

处方：水牛角（先煎）15g，生地黄8g，赤芍8g，牡丹皮8g，生石决明15g，全蝎3g，淡竹叶3g，金银花8g，连翘8g，葛根10g，甘草5g，紫雪散（冲兑）2g。3剂，水煎服，每日1剂，分3次服。

二诊（1978年2月20日）：其母代述，上方服完第1剂，患儿热势有所下降，从早到晚体温均在38.1～38.6℃之间，头痛减轻，尿量增加。服完第2剂，患者体温已控制在37.9℃左右，抽搐停止，神志转清，小便色黄，大便已解，脉转细数。邪热始祛，营血渐安。有效守方，原方3剂，煎服法同前。

三诊（1978年2月23日）：患儿体温降至正常，余症均明显减轻，可进食稀饭，但感疲乏无力，舌质稍红，舌苔薄黄，脉细稍数。邪热渐祛，营血渐安。处方：水牛角（先煎）15g，白参（另煎）5g，生地黄10g，白芍10g，牡丹皮8g，金银花10g，葛根10g，茯苓10g，麦冬8g，陈皮5g，甘草5g。3剂，煎服法同前。

四诊（1978年2月26日）：患儿食纳正常，精神转佳，舌质稍红，舌苔薄黄，脉细稍沉。邪热已祛，气阴稍虚。家属要求出院。处方：白参（另煎）5g，生地黄8g，白芍10g，山药10g，金银花10g，茯苓10g，麦冬10g，陈皮6g，甘草5g。5剂，带药回家调养。

五诊（1978年3月5日）：患儿症状消除，食纳正常，舌质淡红，舌苔薄白，脉沉缓。已获临床痊愈。随访3年无恙。

按：本例患儿突然发病，四肢抽搐，此乃冬温入里，耗气伤阴所致。因邪热炽盛，故临床见症有高热，口渴喜饮，面目红赤，烦躁不安，小便短赤，舌质红；疫邪损伤络脉，故见全身皮肤瘀点，并有散在瘀斑，舌质红；邪热入营，扰乱神明，故神志昏迷，烦躁不安，时有谵语；疫邪伤阴，引动肝风，故临床见症有高热，四肢抽搐，舌质红绛。治疗当清热解毒，凉营息风。方用凉营解结饮加减。方中金银花、连翘清热解毒，疏风活络；水牛角、生地黄清热凉营，散瘀解毒；生石决明、全蝎清热凉血，息风止痉；赤芍、牡丹皮凉血活血，通络消瘀；淡竹叶、葛根清热泻火，凉营清心；甘草清热解毒，调和诸药。全程以凉营解结饮祛温毒、清血热、滋阴液，再加紫雪散以凉营血、止惊厥；诸药配合，以建清热解毒，凉营息风之功。

三、乙型脑炎（3 例）

1. 清热解毒，凉营息风治疗暑热侵营，伤阴动风型乙型脑炎。

江某某，男，7 岁，湖南省湘潭市某小学学生。住院病例。

主诉：高热、抽搐 3 天。

其母代述，患儿 3 天前突起发热，伴有头痛身疼，继则抽搐。在当地医院服药、打针治疗效果不佳而来院。

既往史：身体一般，易感冒，第 1 胎，足月平产，否认肝炎、结核等传染病史。

查体：T 39.9℃，P 136 次 /min，BP 112/67mmHg，R 26 次 /min。

发育正常，营养欠佳，急性热性病容，神志昏迷；巩膜皮肤无黄染；浅表淋巴结无肿大；头颅无畸形，颜面及四肢时有抽搐，双眼结膜充血，右侧瞳孔大于左侧瞳孔；颈硬，有抵抗感，气管居中，甲状腺不大；胸廓对称，呼吸 26 次 /min，双肺呼吸音粗糙，肺部未闻及干湿啰音；心界不大，心率 136 次 /min，律齐，无杂音；腹平软，无明显压痛，肝脾无肿大，双肾区无叩痛；双下肢未见畸形及水肿；双侧克尼格征阳性，布鲁津斯基征弱阳性；肛门及外生殖器未查。

辅助检查：①血常规：血红蛋白 93g/L，红细胞 $4.86×10^{12}$/L，白细胞 $9.40×10^9$/L，中性粒细胞 66%，淋巴细胞 34%。②尿常规：黄色清亮，蛋白（－），糖（－），红细胞（－）/HP，白细胞（－）/HP。③大便常规：稀，原虫（－），潜血试验（－）。

西医诊断：流行性乙型脑炎。

西医治疗：对症处理；急请中医会诊。

初诊（1977 年 7 月 6 日）：患儿高热，面红耳赤，烦躁不安，伴有头痛身疼，神志昏迷，颜面及四肢时有抽搐，恶心呕吐，不能进食，大便数日未解，小便短赤，舌质鲜红，舌苔黄燥，脉洪而数。

辨证：暑热侵营，伤阴动风。

治法：清热解毒，凉营息风。

主方：凉营解结饮加减。

处方：水牛角（先煎）15g，生地黄 8g，赤芍 8g，牡丹皮 8g，生石决明 15g，全蝎 3g，淡竹叶 3g，金银花 8g，连翘 8g，葛根 10g，甘草 5g，紫雪散（冲兑）1g。3 剂，水煎服，每日 1 剂，分 3 次服。止痉散（蜈蚣、全蝎、蝉蜕研细末）搽牙。

二诊（1977 年 7 月 9 日）：患儿家属代述，上方服完第 1 剂，患儿热势明显下降，从早到晚体温均在 37.6～38.2℃之间，抽搐减轻，尿量增加。服完第 2 剂，患儿体温已控制在 37.8℃左右，抽搐停止，小便色黄，大便正常，舌红绛少津,脉转细数。暑热渐祛,营阴渐复。原方再进5剂。

三诊(1977年7月15日):患儿体温降至正常,神志清醒,余症均明显减轻,可进食稀饭,舌质稍红,舌苔薄黄,脉细数。暑热渐祛,阴血渐复。停用止痉散。处方:白参(另煎)3g,生地黄8g,玄参8g,黄芪8g,金银花8g,牡丹皮6g,白芍8g,茯苓8g,麦冬8g,沙参8g,陈皮5g,甘草3g。5剂,煎服法同前。

四诊(1977年7月21日):患儿食纳正常,精神转佳,舌苔薄白,脉沉缓。暑热已祛,阴血渐复。遂以参苓白术散及六味地黄丸加减善后而愈。随访3年无恙。

按:流行性乙型脑炎是以脑实质炎症为主要病变的中枢神经系统急性传染病。临床以高热、意识障碍、抽搐、病理反射及脑膜刺激征为特征。它是夏秋季节多发于儿童的传染病。该病与中医"暑温""暑风""暑厥"相似。

本例患儿高热,头痛身疼,神志昏迷,时有抽搐,舌苔黄燥,脉洪而数。此乃暑热外袭,客于营分所致。由于暑热外袭,阻滞经脉,故头痛身疼;暑热耗气伤阴,故烦躁不安,脉细数;暑热蕴久,故高热,烦躁不安,面红耳赤,大便数日未解,小便短赤,舌苔黄燥,脉洪而数。暑热入营,伤阴耗气,上扰神明,故神志昏迷,烦躁不安,时有抽搐。暑热壅盛,中焦气机不畅,故恶心呕吐,不能进食。治疗当清热解毒,凉营息风。方用凉营解结饮加减。方中金银花、连翘清热解毒;水牛角、生地黄清热养阴;紫雪散、生石决明、全蝎息风止惊;赤芍、牡丹皮凉血活血;淡竹叶、葛根凉营清心;甘草解毒,调和诸药。配合止痉散搽牙意在加强息风止痉之效。两者配合,以成清热解毒、凉血和营、醒脑开窍、息风止痉之功。

2. 清热解暑,凉营息风治疗暑温袭肺,损伤气营型乙型脑炎。

姚某某,女,10岁,湖南省浏阳市某小学学生。住院病例。

主诉:高热、抽搐3天。

其母代述,患儿于3天前突感头痛发热,恶心呕吐,伴咳嗽,不能进食,继则神志昏迷,颜面及四肢时有抽搐。在当地卫生院服药、打针治疗效果不佳而来院。

既往史:身体健康,第1胎,足月平产,否认肝炎、结核等传染病史。

查体:T 40.1℃,P 128次/min,BP 96/58mmHg,R 25次/min。

发育正常,营养中等,急性热性病容,神志昏迷;巩膜皮肤无黄染;浅表淋巴结无肿大;头颅无畸形,颜面及四肢时有抽动,双眼结膜稍充血,左侧瞳孔大于右侧瞳孔;颈项强直,气管居中,甲状腺不大;胸廓对称,呼吸25次/min,双肺呼吸音粗糙,双肺可闻及细湿性啰音;心界不大,心率128次/min,律齐,无杂音；腹平软，无压痛，肝脾无肿大，双肾区无叩痛；双下肢无水肿，未见畸形；双侧克尼格征阳性，布鲁津斯基征阳性；肛门及外生殖器未查。

辅助检查：①胸片：两肺纹理增粗紊乱，双下肺可见云雾状小片状阴影。②血常规：血红蛋白122g/L，红细胞$4.68×10^{12}$/L，白细胞$9.24×10^9$/L，中性粒细胞68%，淋巴细胞32%。③尿常规：黄色清亮，蛋白（-），糖（-），红细胞（-）/HP，白细胞0~1/HP。④大便常规：黄软，原虫（-），潜血试验（-）。

西医诊断：流行性乙型脑炎；急性支气管肺炎。

西医治疗：补液、抗感染及对症处理；急请中医会诊。

初诊（1980年8月1日）：患儿高热，头痛身疼，恶心呕吐，不能进食，神志昏迷，颜面及四肢时有抽搐，烦躁不安，面红耳赤，大便较干，小便短赤，舌质较红，舌苔黄腻，脉左弦濡，右濡数。

辨证：暑温袭肺，损伤气营。

治法：清热解暑，凉营息风。

主方：银翘白虎汤加减。

处方：生石膏（布包）10g，生地黄8g，玄参8g，金银花8g，黄芩6g，虎杖8g，蜈蚣5g，全蝎3g，浙贝母6g，苦杏仁6g，牡丹皮6g，甘草5g。3剂，水煎服，每日1剂，分3次服。止痉散（蜈蚣、全蝎、蝉蜕研细末）搽牙。

二诊（1980年8月5日）：患儿家属代述，经治疗后患儿体温下降，从早到晚体温均在37.4~38.1℃之间，抽搐次数减少，咳嗽减轻，神志转清，小便色黄，大便正常。暑热始祛，痰湿渐消。原方去虎杖、蜈蚣，再进3剂。

三诊（1980年8月9日）：患儿体温降至正常，余症均明显减轻，可进食稀饭，精神软弱，舌质稍红，舌苔薄黄，脉弦细稍数。暑热渐祛，痰湿渐消，气阴两虚。处方：白参（另煎）3g，黄芪10g，白芍10g，虎杖8g，茯苓8g，麦冬8g，生地黄8g，金银花8g，全蝎3g，浙贝母8g，苦杏仁6g，南沙参8g，甘草5g。3剂，煎服法同前。

四诊（1980年8月12日）：患儿食纳正常，余症基本消失，精神较软弱，舌质稍红，舌苔薄白，脉弦细稍数。暑热已祛，痰湿渐消，气阴不足。家属要求出院。处方：白参（另煎）3g，黄芪10g，白芍10g，山药8g，茯苓8g，麦冬8g，生地黄8g，地骨皮8g，苦杏仁6g，南沙参8g，甘草5g。5剂，带药回家调养。

五诊（1980年8月18日）：复查胸片：基本正常。患儿余症消失，食纳正常，舌苔薄白，脉沉缓。已获痊愈。以六味地黄丸善后，随访3年安然无恙。

按：本例患儿高热，头痛身疼，神志昏迷，颜面及四肢时有抽搐，不能进食。此乃暑温袭肺，损伤气营所致。暑热阻滞经脉，故头痛身疼；暑热壅盛，故高热，烦躁不安，面红耳赤，大便较干，小便短赤；暑热煎熬成痰，故舌苔黄腻,脉弦濡;暑热耗气伤阴,故脉濡数;暑热入营,扰乱神明,则神志昏迷;暑热伤阴,引动肝风,则颜面及四肢时有抽搐。治疗当清热解暑,凉营息风。方用银翘白虎汤加减。方中生石膏、金银花、黄芩、虎杖清热解毒;生地黄、玄参清热养阴;蜈蚣、全蝎息风止痉;浙贝母、苦杏仁宣肺化痰;牡丹皮凉血养阴;甘草解毒,调和诸药。配合止痉散搽牙,意在加强息风止痉之效;两者配合以清热解暑,凉营息风而建功。

3. 清热解毒,凉营息风治疗暑风侵营,伤阴动风型乙型脑炎。

张某某,男,11岁,湖南省株洲市人。住院病例。

主诉:高热、抽搐8天。

其母代述,患儿于8天前突起发热,伴有头痛身疼,继则抽搐。在当地卫生院服药、打针治疗效果不佳而来院。

既往:身体一般,易感冒,第1胎,足月平产,否认肝炎、结核等传染病史。

查体:T 39.8℃,P 134次/min,BP 112/67mmHg,R 25次/min。

发育正常,营养欠佳,急性热性病容,神志昏迷;巩膜皮肤无黄染;浅表淋巴结无肿大;头颅无畸形,颜面及四肢时有抽搐,双眼结膜充血,右侧瞳孔大于左侧瞳孔;颈硬,有抵抗感,气管居中,甲状腺不大;胸廓对称,呼吸25次/min,双肺呼吸音粗糙,肺部未闻及干湿啰音;心界不大,心率134次/min,律齐,无杂音;腹平软,无明显压痛,肝脾无肿大,双肾区无叩痛;双下肢未见畸形及水肿;双侧克尼格征阳性,布鲁津斯基征弱阳性;肛门及外生殖器未查。

辅助检查:①血常规:血红蛋白93g/L,红细胞4.86×10^{12}/L,白细胞9.40×10^9/L,中性粒细胞66%,淋巴细胞34%。②尿常规:黄色清亮,蛋白(-),糖(-),红细胞(-)/HP,白细胞(-)/HP。③大便常规:稀,原虫(-),潜血试验(-)。

西医诊断:流行性乙型脑炎。

西医治疗:补液及对症处理;急请中医会诊。

初诊(1978年8月6日):患儿高热,伴有头痛身疼,面红耳赤,烦躁不安,神志昏迷,颜面及四肢时有抽搐,恶心呕吐,不能进食,唇舌干燥,大便数日未解,小便短赤,舌质鲜红,舌苔黄燥,脉洪而数。

辨证:暑风侵营,伤阴动风。

治法:清热解毒,凉营息风。

主方:凉营解结饮加减。

处方:水牛角(先煎)15g,生地黄8g,赤芍8g,牡丹皮8g,生石决明15g,全蝎3g,淡竹叶3g,金银花8g,连翘8g,葛根10g,甘草3g,紫雪散(冲兑)2g。2剂,水煎服,每日1剂,分3次服。止痉散(蜈蚣、全蝎、蝉蜕研细末)搽牙。

二诊（1978 年 8 月 9 日）：患儿家属代述，上方服完第 1 剂，患儿热势下降，从早到晚体温均在 37.6～38℃之间，抽搐停止，尿量明显增加。服完第 2 剂，患儿体温已控制在 37.5℃左右，抽搐停止，小便色黄，大便正常，舌红绛，脉转细数。暑热渐祛，营阴渐复。原方再进 2 剂。

三诊（1978 年 8 月 12 日）：患儿体温降至正常，神志转清，余症均明显减轻，可进食稀饭，舌质稍红，舌苔薄黄，脉细数。暑热渐祛，阴血渐复。处方：白参（另煎）3g，生地黄 8g，玄参 8g，黄芪 8g，金银花 8g，牡丹皮 6g，白芍 8g，茯苓 8g，麦冬 8g，沙参 8g，陈皮 5g，甘草 3g。5 剂，煎服法同前。

四诊（1978 年 8 月 18 日）：患儿食纳正常，精神转佳，舌苔薄白，脉沉缓。暑热已祛，阴血渐复。遂以参苓白术散及六味地黄丸加减善后而愈。随访 3 年无恙。

按：本例患儿高热，头痛身疼，神志昏迷，颜面及四肢时有抽搐，舌苔黄燥，脉洪而数。此乃暑风外袭，客于营分所致。由于暑风外袭，阻滞经脉，故头痛身疼；暑风耗气伤阴，故唇舌干燥，烦躁不安，脉数；暑风蕴久，故高热，烦躁不安，面红耳赤，唇舌干燥，大便数日未解，小便短赤，舌苔黄燥，脉洪而数。暑风入营，伤阴耗气，上扰神明，故神志昏迷，烦躁不安，时有抽搐。暑热壅盛，中焦气机不畅，故恶心呕吐，不能进食。治疗当清热解毒，凉营息风。方用凉营解结饮加减。方中金银花、连翘清热解毒；水牛角、生地黄、玄参清热养阴；蜈蚣、全蝎息风止痉；牡丹皮凉血活血；甘草解毒，调和诸药。配合止痉散搽牙意在加强息风止痉、醒脑开窍的作用；两者配合，以成清热解毒、凉血和营、醒脑开窍、息风止痉之功。

四、钩端螺旋体病（3 例）

1. 清热解暑，凉血养阴治疗暑热袭肺，损络伤阴型钩端螺旋体病。

田某某，男，44 岁，已婚，湖南省长沙县某单位干部。住院病例。

主诉：发热、身痛 5 天。

患者于 5 天前起感恶寒发热，伴有头痛，咳嗽，吐白泡沫痰，在家服用感冒药无效，然后去医疗站打退烧针（药名不详），效果不佳。继则发热加重，体温 39.5℃，咳嗽频作，痰中带血丝或血块，日轻夜重，全身酸痛，以腰及小腿为甚，疲乏无力，遂来院就诊。病程中不思饮食，小便量少，呈浓茶色，日行 3～5 次，大便数日未解。

既往史：身体健康，否认结核、肝炎等传染病史。半月前曾参加夏收。

查体：T 39.6℃，P 112 次/min，BP 108/70mmHg，R 28 次/min。

发育正常，营养中等，急性热性重病容，神志模糊，精神极度软弱，烦躁不安，呻吟不止，检查欠合作；巩膜皮肤无黄染，双眼结膜中度充血；颈软，气管居中，甲状腺不大；上胸部潮红，胸廓对称，呼吸较促，呼吸 28 次 /min，双肺呼吸音粗糙，双下肺可闻及细湿性啰音；心界不大，心率 112 次 /min，律齐，无杂音；腹平软，左下腹有轻压痛，肝脾未扪及，双侧肾区明显叩痛；双侧腋下及右腹股沟可扪及 5 个黄豆或蚕豆大小之淋巴结，质软，有轻压痛；双下肢无水肿，双侧腓肠肌有明显压痛，病理反射未引出；肛门及外生殖器未查。

辅助检查：①胸片：两肺纹理增粗紊乱，右下肺可见 2 个云雾状小片状阴影。②血常规：血红蛋白 108g/L，红细胞 3.94×10^{12}/L，白细胞 18.36×10^9/L，中性粒细胞 83%，淋巴细胞 14%，嗜酸性粒细胞 3%。③尿常规：黄色清亮，蛋白（+），糖（−），红细胞 2～3/HP，白细胞（++）/HP。④大便常规：黄色软便，原虫（−），潜血试验（−）。⑤肝功能：黄疸指数 5 单位，碘（++），凡登白试验直接（−），间接（−），麝香草酚浊度 2 单位，麝香（草酚）絮状（+），脑磷脂 4 小时（+），14 小时（++），谷丙转氨酶 23.5U/L，谷草转氨酶 21U/L。

西医诊断：钩端螺旋体病（肺出血型）；肺部感染。

西医治疗：予抗感染、维生素 B 及维生素 C 治疗；并急请中医会诊。

初诊（1978 年 8 月 13 日）：患者高热，神志模糊，精神软弱，呻吟不止，烦躁不安，上胸部潮红，呼吸急促，伴有头痛，咳嗽，吐白泡沫夹黄痰，痰中带血块，全身酸痛，以双小腿疼痛明显，恶心欲呕，日轻夜重，不思饮食，口干口苦，喜进冷饮，小便短赤，大便数日未解，舌质鲜红，舌苔黄燥，脉洪数。

辨证：暑热袭肺，损络伤阴。

治法：清热解暑，凉血养阴。

主方：祛螺解毒饮加减。

处方：石膏（布包）20g，知母 12g，金银花 15g，连翘 10g，黄芩 10g，仙鹤草 15g，生地黄 15g，麦冬 15g，侧柏叶 15g，白茅根 20g，苦杏仁 10g，浙贝母 10g，甘草 3g。2 剂，水煎服，每日 1 剂，分 2 次服。

二诊（1978 年 8 月 15 日）：患者经治疗后症状改善，体温下降至 38.2℃，咳嗽及全身酸痛减轻，能进食稀粥，舌质较红，舌苔稍黄，脉弦数。暑湿始祛，正气尚虚。有效守方，原方 3 剂，煎服法同前。

三诊（1978 年 8 月 18 日）：患者经治疗后体温降至正常，咳嗽消失，稍有白痰，全身稍感酸痛，食纳增进，舌质稍红，舌苔薄黄，脉弦细。暑热渐祛，余热未尽，正气尚虚。处方：金银花 15g，苦杏仁 10g，知母 10g，麦冬 15g，百合 15g，黄芪 15g，生地黄 15g，天花粉 15g，山药 15g，薏苡仁 15g，桔梗 8g，甘草 3g。3 剂，煎服法同前。

四诊（1978 年 8 月 22 日）：复查胸片：两肺纹理稍粗。尿常规：黄色清亮，蛋白(-),糖(-),红细胞(-)/HP,白细胞(-)/HP。患者症状消除,食纳正常,舌质淡红,舌苔薄白,脉沉缓。暑热已祛,正气稍虚。已获临床痊愈。随访2年无恙。

按: 钩端螺旋体病是由有致病力的钩端螺旋体所致的一种自然疫源性急性传染病。重者可并发肺出血、黄疸出血、肾功能衰竭或脑膜炎。本病属中医"暑风""暑湿""暑厥"及"疫疠"等范畴。其来势凶险,每见高热身痛,疼痛以腰及小腿为甚,可见咳血、衄血、便血和尿血,或见肌肤色黄者。湖南地处东南,气候潮湿温暖,易致湿热之邪为患;又湖南人嗜好辛辣、喜贪凉饮冷,导致脾胃气机失调,故常见寒湿或湿热为患。

本例患者乃暑热袭肺,损络伤阴所致。因暑热炽盛,临床症见高热不退,口干喜冷饮,烦躁不安,舌质鲜红,舌苔黄燥,脉洪数;暑热侵袭肺卫,损伤脉络,暑常夹湿,故咳嗽吐痰,痰中带血;暑湿阻络,经脉不通,故全身酸痛,尤以小腿明显;暑湿凝聚于经脉形成瘰疬,故双侧腋下及右腹股沟可扪及淋巴结。治疗当清热解暑,凉血养阴。方用祛螺解毒饮加减。方中石膏、黄芩清热泻火,祛湿消肿;金银花、连翘清热解毒,疏风通络;侧柏叶、仙鹤草、白茅根清热消肿,凉血止血;麦冬、生地黄、知母凉血养阴,清热止血;苦杏仁、浙贝母清热化痰,化湿消肿;甘草清热解毒,调和诸药。诸药合用,清热解暑,凉血养阴而建功;随后改用扶正祛邪之法,使机体得以尽快恢复健康。

2. 清热解毒,利湿除黄,补气滋阴治疗湿热内蕴,阻滞三焦,气阴两虚型钩端螺旋体病。

瞿某某,女,27岁,已婚,湖南省湘潭县某单位职工。住院病例。

主诉:发热身痛5天,全身皮肤发黄3天。

患者于1979年8月6日起感恶寒发热,伴有头身酸痛,尤以腰及两小腿疼痛明显,疲乏无力,腰腿酸软,时有恶心呕吐,在当地卫生院服药、打针治疗效果欠佳,8月9日渐至全身皮肤发黄而来院。病程中不思饮食,小便量少,每日约400~600ml,呈浓茶色,日行3~5次,大便数日未解。

既往史:身体健康,否认肝炎、结核等传染病史。半月前曾参加夏收。

查体:T 39.9℃,P 118次/min,BP 70/44mmHg,R 27次/min。

发育正常,营养中等,急性热性重病容,精神软弱,时有呻吟,烦躁不安,神志朦胧,检查欠合作;巩膜皮肤中度黄染,双眼结膜中度充血,瞳孔等大等圆,对光反射存在;咽红,双侧扁桃体Ⅱ度肥大;颈软,气管居中;上胸部皮肤潮红,双肺呼吸音粗糙,未闻及干湿啰音;心率118次/min,心尖区可闻及Ⅰ级吹风样杂音;腹平软,右下腹轻压痛,肝脾未扪及,双侧肾区明显叩痛;右腋下及左腹股沟可扪及3个黄豆或蚕豆大小之淋巴结,轻压痛;双下肢无水肿,双侧腓肠肌有明显压痛;病理反射未引出。

辅助检查:①心电图:窦性心动过速,ST-T改变提示心肌病变。②胸片:双肺纹理增粗且紊乱。③尿常规:黄色清亮,蛋白(++),糖(-),红细胞1~2/HP,白细胞(++)/HP。④血常规:血红蛋白123g/L,红细胞$3.86×10^{12}$/L,白细胞$20.36×10^9$/L,中性粒细胞85%,淋巴细胞12%,嗜酸性粒细胞3%。⑤肝功能:黄疸指数:总胆红素12μmol/L,碘(-),凡登白试验直接(-),间接(+),麝香草酚浊度3单位,麝香(草酚)絮状(-),脑磷脂4小时(++),14小时(+),谷丙转氨酶165.5U/L。⑥大便常规:黑色软便,原虫(-),潜血试验(±)。

西医诊断:钩端螺旋体病(黄疸并急性肾功能衰竭型);急性心肌炎。

西医治疗:予抗感染、升压及对症等治疗;并急请中医会诊。

初诊(1979年8月11日):患者神志朦胧,烦躁不安,高热,体温39.9℃,身热无汗,全身酸痛,尤以腰及小腿明显,皮肤巩膜黄染,双眼结膜充血,咽红,上胸部皮肤潮红,右腋下及左腹股沟可扪及淋巴结,轻压痛,双下肢有明显压痛,舌质鲜红,舌苔黄腻,脉弦滑而数。

辨证:湿热内蕴,阻滞三焦,气阴两虚。

治法:清热解毒,利湿除黄,补气滋阴。

主方:祛螺解毒饮加减。

处方:石膏(布包)30g,知母12g,金银花15g,茵陈15g,黄芩10g,白茅根20g,牡丹皮10g,车前子15g,白参(另煎)10g,生地黄15g,麦冬15g,甘草5g。2剂,水煎服,每日1剂,分2次服。

二诊(1979年8月13日):患者服药后症状改善,体温下降至37.8℃,乏力及腰腿痛减轻,食纳好转,小便增多,大便已解,舌质较红,舌苔薄黄,脉弦细稍数。湿热始祛,三焦渐通。有效守方,原方2剂,煎服法同前。

三诊(1979年8月15日):患者服药后症状消除,食纳增进,舌质稍红,舌苔薄白,脉沉细缓。湿热渐祛,三焦较通。处方:知母12g,金银花15g,生地黄15g,山药15g,茯苓15g,牡丹皮10g,猪苓15g,山茱萸12g,白参(另煎)6g,生地黄15g,麦冬15g,甘草5g。5剂,煎服法同前。

四诊(1979年8月20日):尿常规:未见异常。肝功能:基本正常。患者症状消除,食纳正常,舌质淡红,舌苔薄白,脉沉缓。已获临床痊愈。随访4年无恙。

按:明代医家张介宾认为黄疸"总不出阴阳二证,大多阳证多实,阴证多虚"。本例患者发热身痛5天,全身皮肤发黄3天,乃湿热内蕴,阻滞三焦所致。由于三焦阻滞不通,故上焦肺卫不能宣发,中焦脾胃不能运化,下焦肾与膀胱不能通利。因为热盛，故患者高热，身热无汗，小便量少，呈浓茶色，大便数日未解，上胸部皮肤潮红，双眼结膜充血，咽红，舌质鲜红，脉弦数。由于湿重，故皮肤黄染，舌苔黄腻，脉滑而数。又湿热阻滞中焦，故有恶心呕吐，不思饮食。因为湿热阻滞经络，气血运行不畅，故全身酸痛；又湿热熏蒸肝胆，致胆汁外溢于肌肤，故见发黄；湿热郁久，伤阴耗气，导致气阴两虚，故疲乏无力，腰腿酸软，脉数。治疗当清热解毒，利湿除黄，补气滋阴。方用祛螺解毒饮加减。方中石膏、黄芩清热泻火；茵陈清热利湿退黄；金银花、牡丹皮清热解毒；白茅根凉血止血；麦冬、生地黄、知母养阴清热；车前子清热利尿；白参大补元气；甘草调和诸药。诸药配伍，以建清热解毒，利湿除黄，补气滋阴之功。

3. 清热解毒，化痰散结治疗暑热袭表，痰热互结型钩端螺旋体病。

奚某某，男，32岁，已婚，湖南省湘潭市某厂工人。住院病例。

主诉：发热、身痛7天。

患者于7天前起感头痛，伴恶寒发热，有轻度咳嗽，腹痛腹泻，大便日行3～4次，为黄色稀便，无明显里急后重，未见黏液便。在家服用藿香正气丸后腹泻停止。但昨日下午起发热加重，头痛明显，恶寒，寒战，全身肌肉酸痛，以小腿更为明显，不思饮食，疲乏无力，遂来院就诊。病程中小便量少，呈浓茶色。

既往史：身体健康，否认肝炎、结核等传染病史。半月前曾参加夏收。

查体：T 39.9℃，P 94次/min，BP 116/78mmHg，R 25次/min。

发育正常，营养中等，急性热性病容，神清合作，精神较软弱，时而呻吟，烦躁不安；巩膜皮肤无黄染，双眼结膜充血，瞳孔等大等圆，对光反射存在；咽红，双侧扁桃体无肥大；颈软，气管居中，甲状腺不大；左颌下及右腹股沟可扪及5个黄豆或蚕豆大小之淋巴结，有轻压痛；上胸部皮肤潮红，胸廓对称，双肺呼吸音增粗，右下肺可闻及细湿啰音；心率94次/min，律齐；腹平软，左下腹轻压痛，肝在右肋下0.5cm可扪及，质地中等，无压痛，脾未扪及，双侧肾区轻叩痛；双下肢无水肿，双侧腓肠肌明显压痛，病理反射未引出；肛门及外生殖器未查。

辅助检查：①胸片：两肺纹理增粗，右下肺可见云雾状小片状阴影。②血常规：血红蛋白96g/L，红细胞4.3×10^{12}/L，白细胞18.90×10^9/L，中性粒细胞87%，嗜酸性粒细胞13%。③尿常规：黄色清亮，蛋白（−），糖（−），红细胞0～1/HP，白细胞（−）/HP。④大便常规：黄色软便，原虫（−），潜血试验（−）。

西医诊断：钩端螺旋体病（流感伤寒型）；肺部感染。

西医治疗：予抗感染、维生素B及维生素C治疗；急请中医会诊。

初诊(1979年8月15日)：患者恶寒，寒战，高热，体温39.9℃，咳嗽，吐白泡沫夹稠痰，口干喜饮，全身酸痛，尤以腰及小腿明显，疲乏无力，不思饮食，小便不多，呈浓茶色，大便数日未解，舌质鲜红，舌苔黄腻，脉洪而数。

辨证：暑热袭表，痰热互结。

治法：清热解毒，化痰散结。

主方：祛螺解毒饮加减。

处方：金银花15g，连翘10g，芦根15g，牛蒡子10g，石膏(布包)30g，知母10g，大青叶10g，麦冬15g，苦杏仁10g，浙贝母10g，甘草5g。2剂，水煎服，每日1剂，分2次服。

二诊(1979年8月17日)：患者经治疗后症状改善，体温下降至38.5℃，咳嗽及腰腿痛减轻，食纳好转，舌质较红，舌苔薄黄，脉细而数。邪热始祛，痰湿渐消。有效守方，原方2剂，煎服法同前。

三诊(1979年8月19日)：患者经治疗后体温正常，症状大部分消除，稍感疲乏，食纳正常，舌质稍红，舌苔薄白，脉沉细。邪热渐祛，痰湿渐消，正气较虚。处方：党参15g，黄芪10g，山药15g，生地黄15g，麦冬15g，沙参15g，茯苓12g，莲肉15g，砂仁8g，陈皮8g，甘草5g。3剂，煎服法同前。

四诊(1979年8月22日)：患者复查：除肺纹理稍粗外，余未见异常。食纳正常，精力充沛，舌质淡红，舌苔薄白，脉沉缓。邪热已祛，痰湿已消，正气稍虚。已获临床痊愈。随访4年无恙。

按：本例患者发热、身痛7天，乃暑热袭表，痰热互结所致。因为暑热袭表，故有恶寒，发热，全身酸痛，咳嗽，吐白泡沫痰。由于暑热夹湿，故有腹痛腹泻，疲乏无力，不思饮食，舌质鲜红，舌苔黄腻，脉洪而数。治疗当清热解毒，化痰散结。方用祛螺解毒饮加减。方中金银花、连翘、大青叶清热解毒疏风；石膏、知母清热泻火；麦冬、芦根清热养阴；苦杏仁、浙贝母、甘草止咳化痰；牛蒡子清热疏表。诸药配伍，以清热解毒，化痰散结而建功。

五、流行性出血热(3例)

1. 清热解毒，凉血养阴治疗热入营血，伤络损阴型流行性出血热。

肖某某，男，32岁，已婚，湖南省某县中学教师。住院病例。

主诉：发热、全身疼痛6天。

患者于6天前起感恶寒发热，伴全身疼痛，以眼眶及腰部为甚，心中不适，曾在当地卫生院服用感冒药效果不佳。近日来发热加重，头晕头痛，烦躁不安，恶心呕吐，不能进食，遂来医院就诊。病程中小便量少，呈浓茶色。

既往史：身体健康，半月前曾去过郊外。

查体：T 40.1℃，P 122 次/min，BP 126/72mmHg，R 27 次/min。

发育正常，形体消瘦，急性热性重病容，酒醉面容，神志模糊，精神软弱，检查欠合作，烦躁不安，四肢冰凉；颈及上胸部皮肤潮红，胸部及双腋下可见数十个针头大小之瘀点；双眼结膜中度充血，瞳孔等大等圆，对光反射存在；颈软，无抵抗感；呼吸 27 次/min，双肺呼吸音粗糙，未闻及干湿啰音；心界不大，心率 122 次/min，律齐，无杂音；腹平软，无明显压痛，肝脾无肿大，右肾区轻叩痛；双下肢无水肿，未见畸形；克尼格征、布鲁津斯基征阴性；肛门及外生殖器未查。

辅助检查：①心电图：窦性心动过速。②胸片：两肺纹理增粗且紊乱。尿常规：黄色清亮，蛋白（+），糖（-），红细胞 0～1/HP，白细胞 0～2/HP。③血常规：血红蛋白 118g/L，红细胞 4.36×10^{12}/L，白细胞 10.8×10^9/L，中性粒细胞 77%，淋巴细胞 23%。④大便常规：黑色软便，原虫（-），潜血试验（±）。

西医诊断：流行性出血热（少尿期）。

西医治疗：予抗感染、维生素 B 及维生素 C 治疗；急请中医会诊。

初诊（1978 年 12 月 11 日）：患者高热，面红目赤，神志模糊，头晕头痛，全身酸楚，以眼眶及腰部为甚，时有鼻衄，恶心呕吐，腹痛腹泻，不能进食，唇舌干燥，颈及上胸部潮红，胸部及双腋下可见瘀点，小便量少，呈浓茶色，大便呈糊状，颜色较黑，舌质红绛，舌苔黄燥，脉洪而数，重按无力。

辨证：热入营血，伤络损阴。

治法：清热解毒，凉血养阴。

主方：清营解结饮加减。

处方：水牛角（先煎）30g，黄连 5g，生地黄 15g，玄参 10g，麦冬 15g，小蓟 15g，白茅根 20g，金银花 15g，连翘 10g，茯苓 15g，车前草 15g，猪苓 15g，甘草 6g。2 剂，水煎服，每日 1 剂，分 2 次服。

二诊（1978 年 12 月 13 日）：患者服药后热势明显下降，从早到晚体温均在 37.8～38.6℃之间，神志转清，身痛减轻，尿量增加，能进食稀饭，大便转黄，舌质红绛，舌苔稍黄，脉转细数。有效守方。原方 3 剂，煎服法同前。

三诊（1978 年 12 月 16 日）：患者体温降至正常，食纳增进，余症均明显减轻，仍疲乏无力，舌质稍红，舌苔薄黄，脉细数。邪热已去，余邪未尽，正气尚虚。处方：白参（另煎）6g，生地黄 15g，玄参 10g，麦冬 15g，白茅根 15g，淡竹叶 8g，茯苓 15g，猪苓 15g，鳖甲 12g，怀山药 15g，甘草 6g。7 剂，煎服法同前。

四诊（1978 年 12 月 23 日）：患者服药后诸症消失，复查血常规、尿常规未见异常。食纳正常，精神转佳，舌苔薄白，脉沉缓。遂以参苓白术散加减善后而愈。随访 3 年安然无恙。

按：流行性出血热是一种自然疫源性疾病。临床表现为发热、休克、充血、出血和急性肾功能损害等。该病属中医"温病"范畴。以冬春季为多，故常以"冬温""春温"命名。湖南气候潮湿，冬季寒冷，有利于疫毒的滋生。本例患者乃感受冬温，导致热入营血所致。疫毒郁久化热，故高热不止，小便量少，呈浓茶色，舌质红绛，舌苔黄燥，脉洪而数；疫毒侵营，扰乱神明，则见神志模糊，烦躁不安；热伤阴血，故见鼻衄，双眼结膜充血，颈及上胸部潮红，胸部及双腋下可见瘀点，大便色黑；疫毒阻络，经脉不通，故有全身疼痛，以头、眼眶及腰部为甚；疫毒蕴于三焦，气机不畅，故恶心呕吐，腹痛腹泻，小便量少，大便呈糊状。治疗当清热解毒，凉血养阴。方用清营解结饮加减。方中水牛角、生地黄清热凉营，化瘀解毒；玄参、生地黄、麦冬养阴凉血，清热止血；黄连、金银花、连翘清热解毒，祛湿消肿；小蓟、白茅根清热凉血，通络止血；茯苓、猪苓健脾利湿，泄热消肿；车前草、甘草清热解毒，凉血利尿。诸药配伍，以清热解毒，凉血养阴而获良好效果。

2. 清热解毒，补气滋阴治疗疫毒内侵，耗伤气阴型流行性出血热。
刘某某，男，49岁，已婚，湖南省某县某单位职工。住院病例。
主诉：发热、全身疼痛8天。
患者于8天前起感畏寒发热，伴有全身疼痛，以头、眼眶及腰部为甚，心中不适，食纳减少。曾在当地医疗站治疗，效果不佳。今日发现小便频数，尿量增多，疲乏无力，遂来医院就诊。
既往史：身体一般，易感冒，否认肝炎、结核等传染病史。两周前曾去过乡下。
查体：T 39.8℃，P 114次/min，BP 68/30mmHg，R 26次/min。
发育正常，形体消瘦，精神软弱，急性热性病容，神志尚清楚；颈及上胸部潮红，胸部及双腋下可见数个针头大小之瘀点；浅表淋巴结无肿大；双眼结膜中度充血；颈软，无抵抗感；胸廓对称，呼吸26次/min，双肺呼吸音粗糙，未闻及干湿啰音；心界不大，心率114次/min，律齐，无杂音；腹平软，无压痛，肝脾无肿大，右肾区叩痛；双下肢无水肿，未见畸形；克尼格征、布鲁津斯基征阴性。
辅助检查：①心电图：窦性心动过速，ST-T改变提示心肌病变。②胸片：双肺纹理增粗且紊乱。③尿常规：黄色清亮，蛋白(++)，糖(−)，红细胞0～2/HP，白细胞1～2/HP。④血常规：血红蛋白108g/L，红细胞$3.86×10^{12}$/L，白细胞$6.70×10^9$/L，中性粒细胞75%，淋巴细胞25%。⑤大便常规：稀，原虫(−)，潜血试验(−)。

西医诊断：流行性出血热（低血压并多尿期）；急性心肌炎。

西医治疗：予抗感染及对症处理；并请中医会诊。

初诊（1978 年 11 月 11 日）：患者高热，伴有畏寒，全身疼痛，以头、眼眶及腰部为甚，恶心呕吐，食纳减少，疲乏无力，面色苍白，形体消瘦，精神软弱，胸部及双腋下可见瘀点，今日起小便频数，尿量增多，舌质红绛，舌苔黄燥，中有裂纹，脉沉细而数。

辨证：疫毒内侵，耗伤气阴。

治法：清热解毒，补气滋阴。

主方：清营解结饮加减。

处方：水牛角（先煎）30g，生地黄 15g，太子参 30g，玄参 15g，麦冬 15g，竹叶心 6g，金银花 15g，连翘 10g，益智仁 10g，桑螵蛸 10g，黄连 5g，甘草 8g。2 剂，水煎服，每日 1 剂，分 3 次服。

二诊（1978 年 11 月 13 日）：患者服药后热势明显下降，体温在 37.4～38.1℃之间，身痛减轻，尿量明显减少，能进食稀饭，大便正常，舌质红绛，舌苔黄燥，中有裂纹，脉沉细稍数。疫毒始祛，气阴两虚。有效守方，原方 3 剂，煎服法同前。

三诊（1978 年 11 月 16 日）：患者体温降至正常，余症均明显减轻，食纳增进，舌质稍红，舌苔薄黄，脉沉细。疫毒渐祛，气阴较虚。处方：生地黄 15g，太子参 30g，麦冬 15g，竹叶心 6g，金银花 15g，桑椹子 12g，山药 20g，莲肉 15g，白芍 15g，白术 10g，甘草 8g。3 剂，煎服法同前。

四诊（1978 年 11 月 19 日）：复查心电图：大致正常。患者食纳正常，精神转佳，舌苔薄白，脉沉细而缓。疫毒已祛，气阴稍虚。遂以六味地黄汤加减善后而愈。随访 2 年安然无恙。

按：本例患者是疫毒内侵，耗伤气阴所致。由于疫毒炽盛，故高热不止，心中不适，颈及上胸部潮红，舌质红绛，舌苔黄燥，中有裂纹，脉数；疫毒阻滞经脉，故全身疼痛，以头、眼眶及腰部为甚；疫毒损伤络脉，故见双眼结膜充血，颈及上胸部潮红，胸部及双腋下瘀点；疫毒耗伤气阴，故面色苍白，精神软弱，舌质红绛，舌苔黄燥，中有裂纹，脉细数；又气不摄阴，故小便频数，尿量增多。治疗当清热解毒，补气滋阴，兼以摄遗。根据叶桂所谓"入营犹可透热转气"的原则，方选清营解结饮加减，方中水牛角、生地黄清热凉血，祛营分热；黄连、竹叶心清热解毒除烦，泄气分之邪；玄参、麦冬滋阴养血；太子参补中益气，使气阴回复；金银花、连翘清热解毒；益智仁、桑螵蛸补肾固精摄遗；甘草解毒，调和诸药。诸药配伍，以清热解毒，补气滋阴而建功。

3. 清热解毒, 养阴益气治疗疫毒互结, 耗伤气阴型流行性出血热。

文某某, 男, 42 岁, 已婚, 湖南省株洲市某单位职工。住院病例。

主诉: 发热、身疼 7 天。

患者于 7 天前起感恶寒发热, 伴有全身疼痛, 以头部、眼眶及腰部为甚, 在家服用感冒药效果不佳, 近日发热加重, 心烦不适, 恶心呕吐, 疲乏无力, 不能进食, 遂来医院就诊。病程中小便量少, 色如浓茶, 大便数日未解。

既往: 身体健康, 否认肝炎、结核等传染病史。

查体: T 39.9℃, P 120 次/min, BP 64/32mmHg, R 24 次/min。

发育正常, 营养欠佳, 急性热性重病容, 面色苍白, 神志模糊, 精神萎靡, 烦躁不安, 检查欠合作, 身有微汗, 四肢冰凉; 巩膜皮肤无黄染; 浅表淋巴结无肿大; 头颅无畸形, 双眼结膜重度充血, 瞳孔等大等圆, 对光反射存在; 颈软, 无抵抗感, 气管居中, 甲状腺不大; 颈及上胸部潮红, 胸背部及双腋下可见多个针头大小之瘀点; 胸廓对称, 呼吸 24 次/min, 双肺呼吸音粗糙, 未闻及干湿啰音; 心界不大, 心率 120 次/min, 律齐, 无杂音; 腹平软, 无压痛, 肝脾无肿大, 右肾区轻叩痛; 双下肢无水肿, 未见畸形; 肛门及外生殖器未查。

辅助检查: ①心电图: 窦性心动过速。②胸片: 两肺纹理增粗而紊乱。③尿常规: 黄色清亮, 酸性, 蛋白(+++), 糖(-), 红细胞 1~3/HP, 白细胞 0~4/HP。④血常规: 血红蛋白 88g/L, 红细胞 3.46×10^{12}/L, 白细胞 6.20×10^9/L, 中性粒细胞 75%, 淋巴细胞 22%, 嗜酸性粒细胞 3%。⑤大便常规: 原虫(-), 潜血试验(±)。

西医诊断: 流行性出血热(低血压并少尿期)。

西医治疗: 补液、升压及对症处理; 并请中医会诊。

初诊(1978 年 11 月 26 日): 患者恶寒发热, 全身疼痛, 以头部、眼眶及腰部为甚, 恶心呕吐, 不思饮食, 口干舌燥, 喜进冷饮, 小便短赤, 大便数日未解, 唇色黯红, 舌质红绛, 舌苔黄燥, 脉细数而弱。

辨证: 疫毒互结, 耗伤气阴。

治法: 清热解毒, 养阴益气。

主方: 清营解结饮加减。

处方: 白参(另煎)10g, 知母 10g, 玄参 15g, 麦冬 15g, 黄芪 30g, 石膏(布包)30g, 黄芩 10g, 虎杖 15g, 金银花 15g, 连翘 10g, 牡丹皮 10g, 木通 10g, 甘草 8g。2 剂, 水煎服, 每日 1 剂, 分 3 次服。

二诊(1978 年 11 月 28 日): 患者服药后症状明显减轻, 体温下降至 38.2℃, 能进食稀饭, 大便已解, 舌绛少津, 脉细数。疫毒始祛, 气阴两虚。有效守方。原方 3 剂, 煎服法同前。

三诊（1978 年 12 月 1 日）：患者体温降至正常，余症均明显减轻，食纳增进，疲乏无力，舌质稍红，舌苔薄黄，脉细数。疫毒渐祛，气阴较虚。处方：白参（另煎）8g，黄芪 20g，连翘 10g，牡丹皮 10g，白芍 15g，怀山药 15g，茯苓 10g，生地黄 15g，麦冬 15g，竹茹 9g，莲肉 15g，甘草 5g。5 剂，煎服法同前。

四诊（1978 年 12 月 6 日）：复查尿常规：未见异常。患者余症消除，食纳正常，精力充沛，舌质淡红，舌苔薄白，脉沉缓。疫毒已祛，气阴稍虚。以参苓白术散加减善后而愈。随访 3 年安然无恙。

按：本例患者乃疫毒互结，耗伤气阴所致。疫毒阻滞经脉，故全身疼痛，尤以头部、眼眶及腰部为甚；疫毒耗气伤阴，故面色苍白，神志模糊，精神萎靡，四肢冰凉，脉细数；疫毒郁久化热，故高热不止，烦躁不安，口干舌燥，喜进冷饮，小便短赤，舌苔黄燥，脉数；疫毒损伤络脉，故双眼结膜充血，颈及上胸部潮红，胸背部及双腋下瘀点。治疗当清热解毒，养阴益气。方用清营解结饮加减。方中石膏、黄芩、虎杖清热解毒；金银花、连翘清热疏风；白参、黄芪大补元气；玄参、麦冬滋阴养血；知母、牡丹皮清热凉血；木通、甘草清热利尿。诸药合用而建奇功。

六、流行性感冒（2 例）

1. 清热解表，疏风宣肺，祛痰解结治疗风热袭表，肺气不宣，痰热互结型流行性感冒。

柳某某，男，60 岁，已婚，湖南省长沙市某单位干部。门诊病例。

主诉：发热、咽痛 4 天。

患者自述 4 天前吹空调后即感发热，体温 39.1℃，咽喉疼痛，疲乏，咳嗽，吐白泡沫夹黄稠痰。遂至某医院急诊室就诊，检查：体温 39.4℃。血常规：血红蛋白 137g/L，红细胞 4.76×10^{12}/L，白细胞 4.25×10^9/L，中性粒细胞 67%，淋巴细胞 31%，嗜酸性粒细胞 2%。诊断为"流行性感冒""慢性扁桃体炎急性发作"，给予阿莫西林及更昔洛韦等抗感染并配合物理降温治疗 3 天，效果欠佳，遂来我院门诊。

既往史：有慢性扁桃体炎病史 5 年。

西医诊断：流行性感冒；慢性扁桃体炎急性发作。

初诊（2011 年 7 月 13 日）：患者高热，体温 39.6℃，咽喉疼痛，疲乏无力，咳嗽，吐白泡沫夹黄稠痰，口干喜冷饮，食纳无味，睡眠不佳，小便较黄，大便正常，舌质较红，舌苔薄黄，脉浮而数。

辨证：风热袭表，肺气不宣，痰热互结。

治法：清热解表，疏风宣肺，祛痰解结。

主方:桑野解表饮加减。

处方:桑叶10g,野菊花10g,桔梗10g,苦杏仁10g,连翘10g,浙贝母15g,大青叶15g,葛根15g,荆芥10g,金银花15g,南沙参15g,甘草6g。2剂,水煎服,每日1剂,分2次服。

二诊(2011年7月16日):患者服药后症状明显改善,体温降至正常,余症已基本消失,精神好转,食纳增加,舌质淡红,舌苔薄白,脉弦稍数。表热已退,气阴失调。处方:桑叶9g,菊花9g,麦冬15g,生地黄12g,百合15g,浙贝母10g,何首乌15g,葛根15g,钩藤10g,决明子12g,南沙参15g,甘草6g。3剂,煎服法同前。

三诊(2011年7月20日):患者症状已消除,精神好转,食纳正常,舌质淡红,舌苔薄白,脉沉缓。以参苓白术散善后,并嘱加强体育锻炼。

按:流行性感冒简称流感,是流感病毒引起的急性呼吸道传染病。其临床特征为呼吸道症状较轻,而发热与乏力等中毒症状较重。其病因为病毒感染。该病不仅具有较强的传染性,而且可引起严重并发症,应积极防治。中医根据本病症状的不同分为风寒、风热两大类,以及夹暑、夹湿等兼症。

本例患者因受凉后引起高热、疲乏、咳嗽,是风邪袭表后,郁而化热所致。因感受风邪,故患者吐白泡沫痰,脉浮;又由于风邪化热阻络,故有发热,夹黄稠痰,咽喉疼痛,口干喜冷饮,小便较黄,舌质较红,舌苔薄黄,脉数。邪热犯肺,肺气不宣,故咳嗽。邪热阻于中焦,气机不畅,故食纳无味;邪热上扰神明,故睡眠较差。治疗当清热解表,疏风宣肺,祛痰解结。方用桑野解表饮加减。方中桑叶、荆芥、野菊花疏风解表,宣散风热;桔梗、苦杏仁、浙贝母清咽利膈,止咳化痰;连翘、大青叶、金银花清热解毒,疏风解表;葛根、南沙参清热解表,生津止渴;甘草清热解毒,调和诸药。诸药配伍,共成清热解表,疏风宣肺,祛痰解结之功。

2. 清热燥湿,理气化浊,宣肺解表治疗暑湿袭表,湿热内蕴,肺气失宣型流行性感冒。

魏某某,男,22岁,未婚,湖南省某大学学生。门诊病例。

主诉:恶寒发热、全身疼痛4天。

患者自述4天前因游泳后未及时更衣,当晚即感全身疼痛,高热恶寒,体温39.6℃,疲乏无力。自服藿香正气丸,但效果不佳。遂至某医院急诊室就诊,检查:体温39.4℃。血常规:血红蛋白128g/L,红细胞4.66×10^{12}/L,白细胞4.45×10^9/L,中性粒细胞64%,淋巴细胞31%,单核细胞3%,嗜酸性粒细胞2%。诊断为"流行性感冒""急性扁桃体炎",给予头孢及更昔洛韦等抗感染并配合物理降温治疗 3 天效果欠佳,遂来院看中医门诊。

西医诊断:流行性感冒;急性扁桃体炎。

初诊(2007 年 8 月 8 日):患者发热重,体温 39.5℃,恶寒轻,头痛肢楚,疲乏无力,咽喉疼痛,心烦不眠,恶心欲呕,食纳较差,小便黄赤,大便较干,舌尖较红,舌苔黄腻,脉弦滑而数。

辨证:暑湿袭表,湿热内蕴,肺气失宣。

治法:清热燥湿,理气化浊,宣肺解表。

主方:解暑散湿饮加减。

处方:柴胡 10g,葛根 15g,黄连 6g,藿香 10g,法半夏 10g,苦杏仁 10g,薏苡仁 15g,茯苓 15g,厚朴 6g,薄荷 6g,甘草 6g。2 剂,水煎服,每日 1 剂,分 2 次服。

二诊(2007 年 8 月 10 日):患者服药后症状明显减轻,体温降至正常,余症已基本消失,精神稍差,舌质稍红,舌苔薄黄,脉弦微数。余热未尽,病后体虚。处方:淡竹叶 8g,葛根 15g,麦冬 15g,南沙参 15g,黄芪 15g,桔梗 6g,玉竹 15g,茯苓 15g,白芍 10g,甘草 6g。2 剂,煎服法同前。

三诊(2007 年 8 月 12 日):患者症状已消除,食纳正常,精神饱满,舌质淡红,舌苔薄白,脉沉缓,已获临床痊愈。随访 1 年无恙。

按:本例患者恶寒发热、全身疼痛 4 天,属暑湿袭表,湿热内蕴,肺气失宣所致。由于暑湿袭表,故患者恶寒,全身疼痛;又夹有内热,故发热重,咽喉疼痛,心烦不眠,小便黄赤,大便较干,舌质较红,舌苔黄腻,脉弦滑而数。治疗当清热燥湿,理气化浊,宣肺解表。方用解暑散湿饮加减。方中葛根、柴胡清热解肌,疏风解表;藿香、薄荷疏风通络,祛湿解表;黄连清热泻火,燥湿除烦;薏苡仁、茯苓健脾益气,利湿通淋;法半夏、苦杏仁清热宣肺,化痰止咳;厚朴、甘草降气和中,祛湿解毒。诸药配伍,共成清热燥湿,理气化浊,宣肺解表之功。

七、带状疱疹(2 例)

1. 清热泻火,疏肝利胆,解毒散结治疗风邪上犯,湿热互结,阻滞经络型带状疱疹。

王某某,女,34 岁,已婚,湖南省长沙市某单位干部。门诊病例。

主诉:头痛 10 余天。

患者自 2000 年 3 月下旬开始感明显头痛,在某医院就诊,拟"神经血管性头痛",给予服用布洛芬、维生素 B_1 等治疗,效果欠佳而来医院。

查体:左后侧头部可见散在密集成簇、大小不等的水疱,集簇成群,呈带状排列,色暗红,有明显触痛。基底为紫红斑,充血,周围轻度红色浸润,未见破溃及糜烂面。

西医诊断:带状疱疹。

初诊(2000年4月12日):患者感左侧后头部明显烧灼样痛,时呈针刺样或牵扯样痛,局部可见小颗粒,双眼胀痛,口干喜冷饮,食纳无味,烦躁易怒,小便黄赤,大便干结,舌边尖红,舌苔黄腻,脉弦滑而数。

辨证:风邪上犯,湿热互结,阻滞经络。

治法:清热泻火,疏肝利胆,解毒散结。

主方:排毒护肤饮加减。

处方:菊花15g,连翘10g,柴胡10g,黄芩10g,黄连6g,赤芍15g,生地黄15g,延胡索10g,车前草10,芦根15g,甘草6g。5剂,水煎服,每日1剂,分2次服。以阿昔洛韦眼药水外搽局部皮肤。

二诊(2000年4月17日):患者经治疗后头痛明显减轻,部分疱疹已干燥结痂,食纳好转,大便通畅。风热始祛,肝胆经络渐通。处方:菊花15g,连翘10g,黄芩10g,土茯苓15g,赤芍10g,生地黄15g,延胡索10g,黄芪15g,芦根15g,甘草6g。5剂,煎服法同前。

三诊(2000年4月22日):部分疱疹已干燥结痂,头痛已基本消失,食纳增进,舌质稍红,舌苔薄黄,脉弦细。风热渐祛,肝胆经络较通。处方:柴胡10g,黄芪15g,黄芩10g,大青叶10g,赤芍10g,生地黄15g,北沙参15g,延胡索10g,木通10g,薏苡仁15g,甘草6g。3剂,煎服法同前。

四诊(2000年4月25日):患者服药后诸症消除,食纳正常,舌质淡红,舌苔薄白,脉沉细。风热已祛,肝胆经络已通。处方:柴胡6g,知母9g,麦冬12g,白芍10g,生地黄15g,北沙参15g,陈皮10g,当归10g,薏苡仁15g,甘草6g。3剂善后而痊愈。随访3年无恙。

按:带状疱疹是病毒感染所引起的一种常见急性疱疹性皮肤病,中医称之为"缠腰丹""蜘蛛丹""缠腰火丹""蛇丹"等。本病常急性发作,因剧烈疼痛,患者异常痛苦。本病可因情志内伤,导致肝胆火亢盛;或因脾湿久郁,湿热内蕴;或外感毒邪而诱发。

带状疱疹在头面、躯干及四肢均可发生。本例疱疹发生在后头部,隐蔽在头发之下,故易被遗漏而误诊。医者,仁心也,作为医师应随时具有"如履薄冰"的心境,小心细致,尽心尽责地为患者服务。该患者是湿热与肝火搏结,致肝火夹湿上犯头顶所致。因湿热阻络,不通则痛,故症见头部烧灼样痛,时呈针刺样或牵扯样痛,伴有双眼胀痛;由于热毒蕴于血分,则发红斑;湿热凝聚,不得疏泄,则起水疱;湿热内蕴,故口干喜冷饮,食纳无味,烦躁易怒，小便黄赤，大便干结，舌边尖红，舌苔黄腻，脉弦滑而数。治疗当清热泻火，疏肝利胆，解毒散结。方用排毒护肤饮加减。方中黄芩、黄连清热泻火，疏肝通络；柴胡、连翘、菊花疏肝通络，清热解毒；延胡索、柴胡疏肝理气，通络止痛；赤芍、生地黄活血凉血，化瘀止痛；芦根凉血生津，清热除烦；车前草、甘草清热解毒，凉血利尿。诸药配伍，以成清热泻火，疏肝利胆，解毒散结之功。

2. 疏肝利胆，清热化痰，开窍散结治疗肝阳上扰，痰热互结，阻滞清窍型带状疱疹。

蔡某某，男，21岁，未婚，湖南省长沙市某大学学生。门诊病例。

主诉：右前额疼痛5天余。

患者自1999年3月初起感右前额疼痛、瘙痒，继则出现淡红色丘疹，有的成堆，逐渐增多，向头顶及右眼睑蔓延，右眼焮肿流泪，视物模糊，周围皮肤肿胀、灼热，呈针刺样疼痛，夜不能寐，遂来院就诊。

查体：右前额可见淡红色丘疹，有的成堆，右眼睑肿胀流泪，周围皮肤肿胀，有少量水疱，未见破溃及糜烂。

西医诊断：带状疱疹。

初诊（1999年3月9日）：患者右前额及右眼疼痛、瘙痒，呈针刺样疼痛，右前额丘疹累累，形如云片，右上眼睑可见淡红色的丘疹及水疱，有的成堆，有明显触痛，目赤肿痛，焮肿津脂，口干喜冷饮，心烦闷热，夜不能寐，食纳较差，大便已5日未解，小便黄赤，舌边尖红，舌苔黄燥，脉弦而数。

辨证：肝阳上扰，痰热互结，阻滞清窍。

治法：疏肝利胆，清热化痰，开窍散结。

主方：排毒护肤饮加减。

处方：菊花15g，牛蒡子10g，黄芩10g，连翘12g，柴胡10g，法半夏10g，牡丹皮10g，玄参10g，夏枯草10g，延胡索10g，甘草6g。3剂，水煎服，每日1剂，分2次服。以阿昔洛韦眼药水外搽局部皮肤。

二诊（1999年3月12日）：患者经治疗后疼痛明显减轻，食纳好转，大便已解。风热始祛，肝胆经络渐通。处方：菊花15g，牛蒡子10g，黄芩10g，连翘12g，栀子10g，玄参10g，15g，牡丹皮10g，法半夏10g，香附10g，甘草6g。5剂，煎服法同前。

三诊（1999年3月19日）：患者部分疱疹已干燥结痂，疼痛已基本消失，食纳增进，舌边尖稍红，舌苔薄黄，脉弦稍数。风热渐祛，肝胆经络较通。处方：生地黄15g，黄芪15g，茯神10g，当归10g，白芍15g，麦冬15g，菊花15g，牡丹皮 10g,栀子 10g,延胡索 10g,甘草 6g。3 剂,煎服法同前。3 剂善后而痊愈。随访 2 年无恙。

按:本例是风热袭表,致肝火上扰阻遏清窍所致。由于肝经热盛,火热上炎,故丘疹累累,发于颜面,形如云片,刺痛且痒,小便黄赤;又肝火上逆,兼夹湿热,故目赤肿痛,焮肿津脂,心烦闷热,舌边尖红,舌苔黄燥,脉弦而数。本病发于颜面者较少见,且已波及眼部,又正值发展阶段,若毒邪扩散,将侵犯角膜,有造成失明的危险。治疗当用疏肝利胆,清热开窍之法。方用排毒护肤饮加减。方中菊花、牛蒡子、连翘疏风解表;柴胡、黄芩疏肝清热解毒;玄参、牡丹皮清热凉血养阴;法半夏、延胡索、夏枯草行气化痰止痛;甘草清热利尿。诸药合用,以奏疏肝利胆,清热化痰,开窍散结之效。

八、手足口病(2 例)

1. 疏散风热,解表通络治疗风热袭表,温邪阻络型手足口病。

费某某,女,2 岁,湖南省长沙市某幼儿园小朋友。门诊病例。

主诉:发热 2 天,手、足、臀部起疱疹 1 天。

其母代述,患儿于 2 天前突起发热,体温 38.5℃,流鼻涕,咳嗽;1 天前手掌、足底、臀部及大腿内侧出现皮疹和水疱,手足痒痛,食纳较差,遂来院寻求中医治疗。病程中食纳减少,大便 2 日未解。

西医诊断:手足口病。

初诊(1993 年 3 月 8 日):患儿发热,流涕,咳嗽,口痛流涎,恶心呕吐,手掌、足底、臀部及大腿内侧出现皮疹和水疱,手足痒痛,烦躁不安,口渴喜冷饮,食纳减少,小便短赤,大便未解,舌边尖红,舌苔薄黄,脉浮数而滑。

辨证:风热袭表,温邪阻络。

治法:疏散风热,解表通络。

主方:银翘散加减。

处方:金银花 5g,连翘 3g,淡竹叶 2g,桔梗 2g,荆芥 3g,葛根 10g,淡豆豉 3g,牛蒡子 3g,蝉蜕 3g,甘草 3g。2 剂,水煎服,每日 1 剂,分 2 次服。以西瓜霜及青黛散外用

二诊(1993 年 3 月 10 日):家属代述,上方服完第 1 剂,汗出热解,诸症减轻。服完第 2 剂,患儿体温已降至 37.5℃,疱疹渐消,小便色黄,大便已解,舌边尖稍红,舌苔薄黄,脉细数。风热始散,脉络渐通。处方:金银花 5g,连翘 3g,太子参 5g,砂仁 2g,神曲 3g,麦冬 5g,芦根 5g,陈皮 3g,甘草 3g。2 剂,煎服法同前。

三诊(1993 年 3 月 12 日):患儿体温已正常,疱疹已消退,食纳增加,精神

转好，舌苔薄白，脉细稍数。风热已散，脉络畅通。处方：太子参 5g，连翘 3g，白术 3g，砂仁 2g，神曲 3g，麦冬 5g，山药 5g，陈皮 3g，甘草 3g。3 剂善后而愈。

按：手足口病是一种以手足肌肤、口咽部疱疹为主要症状的急性儿童传染性疾病。该病最早在 1957 年由新西兰 Seddon 加以描述，我国于 1981 年在上海始见本病，主要病原为柯萨奇病毒 A 组 16 型（CA16）和肠道病毒 71 型（EV71）。该病属中医"时疫""温病"范畴。

本例为风热袭表，温邪阻络而成。因感受风温，故临床见症有发热，体温 38.5℃，烦躁不安，口渴喜冷饮，小便短赤，大便未解，舌边尖红，舌苔薄黄，脉浮数；因温热阻络，故有流涕，咳嗽，口痛流涎，恶心呕吐，手掌、足底、臀部及大腿内侧出现皮疹和水疱，手足痒痛。治疗当疏散风热，解表通络。方用银翘散加减。方中金银花、连翘清热解毒，配伍淡竹叶以加强清热之功；荆芥、淡豆豉辛凉轻散解表；桔梗、甘草、牛蒡子宣肺解表，祛风痰，利咽喉；葛根、蝉蜕清热透疹。再配合外用西瓜霜及青黛散以加快疱疹的消退。两法合用而获效。

2. 清热解表，疏风祛湿治疗风湿袭表，湿热阻络型手足口病。
仇某某，男，3 岁，湖南省长沙市某幼儿园小朋友。门诊病例。
主诉：发热 3 天，口腔、手、足、臀部起疱疹 2 天。

其母代述，患儿于 3 天前突起发热，体温 38.8℃，流清鼻涕，咳嗽，吐白泡沫痰，继则流口水，口腔、手掌、足底、臀部、大腿内侧及会阴部出现皮疹和水疱，手足痒痛，不能进食，遂来院就诊。病程中食纳减少，小便短赤，大便 3 日未解。

查体：T 38.9℃，急性热性病容，精神软弱；口腔两颊黏膜、唇内、舌边及软腭可见散在红斑与疱疹；呼吸 28 次 /min，双肺呼吸音粗糙，未闻及干湿啰音；手掌、足底、臀部、大腿内侧及会阴部可见散在红斑与疱疹，疱疹呈卵圆形或圆形，时有痒痛。

西医诊断：手足口病。

初诊（2012 年 3 月 8 日）：患儿发热，鼻塞，流清鼻涕，咽痒，咳嗽，吐白泡沫痰，口痛流涎，恶心呕吐，手掌、足底、臀部、大腿内侧及会阴部出现皮疹和水疱，手足痒痛，烦躁不安，口渴喜冷饮，不能进食，小便短赤，大便 3 日未解，舌边尖红，舌苔黄腻，脉弦滑而数。

辨证：风湿袭表，湿热阻络。
治法：清热解表，疏风祛湿。
主方：竹叶柳蒡汤加减。

处方：金银花5g，连翘3g，玄参3g，佩兰3g，淡竹叶2g，桔梗2g，荆芥3g，薄荷3g，葛根10g，薏苡仁5g，牛蒡子3g，蝉蜕3g，甘草3g。2剂，水煎服，每日1剂，分2次服。

二诊（2012年3月10日）：患儿家属代述，上方服完第1剂，汗出热解，诸症减轻。服完第2剂，患儿体温已降至37.6℃，疱疹渐消，小便色黄，大便已解，舌质稍红，舌苔较黄，脉弦细稍数。风热渐散，湿邪渐消。处方：金银花5g，玄参3g，佩兰3g，苍术3g，砂仁2g，神曲3g，麦冬5g，芦根5g，陈皮3g，蝉蜕2g，甘草3g。2剂，煎服法同前。

三诊（2012年3月12日）：患儿体温已正常，疱疹已消退，食纳增加，精神转好，舌苔薄白，脉细缓。风热已散，湿邪已消。处方：太子参5g，玄参3g，苍术3g，砂仁2g，神曲3g，麦冬5g，芦根5g，陈皮3g，山药5g，甘草3g。3剂善后而愈。

按：本例是风湿袭表，湿热阻络所致。因感受风邪，故鼻塞，流清鼻涕，咽痒，咳嗽，吐白泡沫痰，口痛流涎，脉弦。因风湿化热，故临床见症有发热，烦躁不安，口渴喜冷饮，小便短赤，大便不解，舌边尖红，舌苔黄，脉数。又由于夹湿，故见恶心呕吐，手掌、足底、臀部、大腿内侧及会阴部出现水疱，舌苔腻，脉滑。治疗当清热解表，疏风祛湿。方用竹叶柳蒡汤加减。方中金银花、连翘清热解毒；佩兰、淡竹叶清热化湿；荆芥、薄荷轻散解表；桔梗、甘草、牛蒡子宣肺解表，祛风痰，利咽喉；薏苡仁健脾祛湿；葛根、蝉蜕清热透疹；玄参清热养阴。

九、肝炎（4例）

1. 清热利湿，解郁散结治疗湿热互结，肝郁气滞型急性无黄疸性肝炎。

柳某某，男，19岁，未婚，湖南省南县农民。住院病例。

主诉：发热、右胁胀痛半月。

患者于1982年6月底起感轻度发热，继则右胁胀痛，伴有恶心，腹胀腹泻，大便呈糊状，日行1～3次。在当地卫生院服用退热、止泻药效果不佳，日渐消瘦，疲乏无力，遂来院就诊。病程中食欲减退，小便量少，色如浓茶。

既往：身体健康，否认结核等传染病史。

查体：T 38.6℃，P 82次/min，BP 94/56mmHg，R 22次/min。

发育正常，营养中等，急性发热病容，神清合作；巩膜皮肤无黄染；浅表淋巴无肿大；双眼结膜无充血；颈软，气管居中，甲状腺不大；胸廓对称，双肺呼吸音清晰，双肺未闻及干湿啰音；心界不大，心率82次/min，律齐，无杂音；腹部饱满，无明显压痛，肝在右肋下3cm可扪及，质地中等，有轻触痛，脾在左肋下 1.5cm 可扪及,质软,无触痛,双侧肾区无叩痛;双下肢无水肿,病理反射未引出;肛门及外生殖器未查。

辅助检查:①血常规:血红蛋白 118g/L,红细胞 $4.50×10^{12}$/L,白细胞 $7.40×10^9$/L,中性粒细胞 74%,淋巴细胞 22%,嗜酸性粒细胞 4%。②尿常规:黄色清亮,蛋白(−),糖(−),红细胞(−)/HP,白细胞(−)/HP。③肝功能:黄疸指数(溶血),碘(+),凡登白试验直接(±),间接(+),麝香草酚浊度 4 单位,麝香(草酚)絮状(++),脑磷脂 4 小时(++),14 小时(+++),谷丙转氨酶 234.5U/L。④大便常规:黄色软便,原虫(−),潜血试验(−)。

西医诊断:急性无黄疸性肝炎。

西医治疗:补液及对症治疗;请中医会诊。

初诊(1982 年 7 月 17 日):患者发热,右胁胀痛,疲乏无力,形体消瘦,口干喜冷饮,厌油腻,食欲减退,恶心呕吐,腹胀腹泻,大便呈糊状,日行 1~3 次,小便量少,色如浓茶,舌边鲜红,舌苔黄腻,脉左沉弦,右弦滑。

辨证:湿热互结,肝郁气滞。

治法:清热利湿,解郁散结。

主方:柴胡疏肝散加减。

处方:田基黄 20g,佩兰 15g,香附 10g,柴胡 10g,枳壳 10g,赤芍 12g,川芎 10g,茯苓 15g,甘草 6g。3 剂,水煎服,每日 1 剂,分 2 次服。

二诊(1982 年 7 月 20 日):患者服药后症状改善,体温下降,胁痛及口干均减轻,食纳增加,精神好转,舌质较红,舌苔稍黄,脉左沉弦,右弦稍滑。湿热始祛,肝气渐舒。有效守方,原方 5 剂,煎服法同前。

三诊(1982 年 7 月 25 日):患者服药后体温正常,食纳增加,舌质稍红,舌苔薄黄,脉左沉微弦,右弦稍滑。湿热渐祛,肝气渐舒。处方:田基黄 20g,佩兰 10g,香附 10g,柴胡 10g,赤芍 10g,薏苡仁 20g,茯苓 15g,甘草 6g。5 剂,煎服法同前。

四诊(1982 年 7 月 30 日):患者症状基本消除,食纳正常,舌质淡红,舌苔薄白,脉沉细而缓。湿热已祛,肝气渐舒。处方:田基黄 20g,佩兰 10g,郁金 10g,党参 15g,山药 15g,赤芍 10g,薏苡仁 15g,茯苓 15g,黄芪 15g,陈皮 10g,甘草 6g。20 剂,带药回家调养。

五诊(1982 年 8 月 22 日):复查肝功能:黄疸指数 5 单位,碘(−),凡登白试验直接(−),间接(−),麝香草酚浊度 2 单位;麝香(草酚)絮状(+),脑磷脂 4 小时(−),14 小时(+),谷丙转氨酶 26.5U/L。患者症状消除,食纳正常,舌质淡红,舌苔薄白,脉沉而缓。湿热已祛,肝气条达。处方:田基黄 20g,佩兰 10g,党参 15g,山药 15g,赤芍 10g,薏苡仁 15g,茯苓 15g,黄芪 15g,陈皮

10g, 甘草 6g。30 剂, 服后而愈。随访 3 年无复发。

按: 病毒性肝炎是由多种肝炎病毒引起的, 以肝脏炎症和坏死病变为主的一组传染病。临床以疲乏、食欲减退、肝脏肿大、肝功能异常为主要表现, 部分病例出现黄疸, 无症状感染常见。肝炎属于中医"黄疸""胁痛"等范畴。《灵枢·五邪》说: "邪在肝, 则两胁中痛。"《素问·藏气法时论》说: "肝病者, 两胁下痛引少腹。"究其病因, 本病或因情志失调, 气机郁结, 肝失条达, 气阻络痹而成胁痛; 或气郁日久, 气滞血凝, 瘀血停积, 阻塞脉络而致胁痛; 或因久病体虚, 劳欲过度, 精血亏损, 肝阴不足, 血虚不能养肝, 使络脉失养亦能致胁痛。

本例患者发热、右胁胀痛半月, 是湿热互结, 阻于中焦, 气机不畅, 经络不通所致。由于湿热阻络, 故患者发热, 口干喜冷饮, 厌油腻, 食欲减退, 恶心呕吐, 腹泻, 大便呈糊状, 日行 1～3 次, 小便量少, 色如浓茶; 因为肝郁气滞, 故右胁胀痛, 腹胀不适, 疲乏无力, 脉弦。治疗当清热利湿, 解郁散结。方用柴胡疏肝散加减。方中田基黄、佩兰清热解毒, 渗湿利水; 香附、枳壳、柴胡理气疏肝, 和中解郁; 赤芍、川芎活血化瘀, 配甘草缓急止痛; 茯苓、甘草健脾祛湿。诸药合用而建功。

2. 清热解毒, 益气散结治疗痰热胶结, 肺脾气虚型急性黄疸性肝炎。

刘某某, 男, 16 岁, 未婚, 湖南省浏阳市中学生。住院病例。

主诉: 发热、皮肤黄染 15 天, 咳嗽气促 5 天。

患者于 1982 年 6 月中旬起感畏寒发热, 疲乏无力, 厌油腻, 食欲减退, 恶心干呕, 腹胀腹泻, 大便呈糊状, 日行 1～3 次, 小便色黄, 尿量减少, 渐见皮肤发黄, 曾在当地卫生院服药治疗, 效果不佳; 至 7 月 2 日发热加重, 出现咳嗽气促而来院。

既往: 身体健康, 否认结核等传染病史。

查体: T 39.2℃, P 126 次/min, BP 90/62mmHg, R 26 次/min。

发育正常, 营养欠佳, 急性发热病容, 神志清楚, 精神萎靡; 巩膜皮肤中度黄染; 胸廓对称, 呼吸运动加快, 呼吸 26 次/min, 双肺呼吸音粗糙, 双下肺可闻及湿性啰音; 心界不大, 心率 126 次/min; 腹部饱满, 肝在右肋下 3.5cm 可扪及, 质地中等, 有触痛, 脾肋下未扪及, 双侧肾区无叩痛; 双下肢无水肿, 病理反射未引出; 肛门及外生殖器未查。

辅助检查: ①血常规: 血红蛋白 128g/L, 红细胞 3.68×10^{12}/L, 白细胞 6.84×10^9/L, 中性粒细胞 72%, 淋巴细胞 24%, 嗜酸性粒细胞 4%。②尿常规: 黄色清亮, 蛋白 (-), 糖 (-), 红细胞 (-)/HP, 白细胞 (-)/HP。③肝功能: 黄疸指

数 13 单位，碘（＋），凡登白试验直接（＋），间接（＋），麝香草酚浊度 8 单位，麝香（草酚）絮状（＋＋＋），脑磷脂 4 小时（＋），14 小时（＋＋），谷丙转氨酶 538U/L。④大便常规：黄色软便，原虫（－），潜血试验（－）。

西医诊断：急性黄疸性肝炎；肺部感染。

西医治疗：予肝乐及维生素护肝，青霉素抗感染；请中医会诊。

初诊（1982 年 7 月 7 日）：患者发热，咳嗽气促，吐黄色稠痰，巩膜皮肤黄染，色黄如橘，精神萎靡，疲乏无力，口干喜冷饮，厌油腻，食欲减退，恶心干呕，右胁胀痛，腹胀腹泻，大便呈糊状，日行 1～3 次，小便短赤，舌质鲜红，舌苔黄腻，脉沉濡而数。

辨证：痰热胶结，肺脾气虚。

治法：清热解毒，益气散结。

主方：藿朴夏苓汤加减。

处方：藿香 10g，法半夏 10g，茵陈 15g，薏苡仁 15g，南沙参 15g，猪苓 12g，厚朴 5g，郁金 10g，白豆蔻 10g，苦杏仁 10g，茯苓 15g，甘草 6g。3 剂，水煎服，每日 1 剂，分 2 次服。

二诊（1982 年 7 月 10 日）：患者服药后症状改善，咳嗽气促及腹泻均减轻，大便日行 1～2 次，食纳好转，舌质稍红，舌苔薄黄，脉弦细数。痰热始祛，肺脾气虚。有效守方，原方 5 剂，煎服法同前。

三诊（1982 年 7 月 15 日）：患者服药后咳嗽及腹胀消失，微见黄疸，食纳正常，舌质稍红，舌苔薄黄，脉弦细。痰热渐祛，肺脾之气始复。处方：党参 15g，黄芪 15g，南沙参 15g，麦冬 15g，田基黄 15g，郁金 10g，丹参 15g，浙贝母 10g，茯苓 15g，甘草 5g。7 剂，煎服法同前。

四诊（1982 年 7 月 22 日）：患者诸症消除，食纳增进，舌质淡红，舌苔薄白，脉沉缓。痰热已祛，肺脾之气渐复。处方：党参 15g，黄芪 15g，南沙参 15g，麦冬 15g，田基黄 15g，陈皮 10g，丹参 15g，浙贝母 10g，茯苓 15g，甘草 5g。15 剂，带药回家调养。

五诊（1982 年 8 月 12 日）：复查肝功能：黄疸指数 6 单位，碘（＋），凡登白试验直接（－），间接（－），麝香草酚浊度 3 单位，麝香（草酚）絮状（＋），脑磷脂 4 小时（－），14 小时（－），谷丙转氨酶 36U/L。以前方加减善后而愈。随访 4 年无恙。

按：《灵枢·论疾诊尺》曰："身痛而色微黄，齿垢黄，爪甲上黄，黄疸也。"究其病因病机，或因时邪外袭，郁而不达，湿热蕴结于脾胃，既不能通过小便而下泄，又不能通过汗液而散解，故湿得热而益深，热因湿而愈盛，终由脾胃而熏蒸于肝胆，致胆汁溢于肌肤形成黄疸；或因酒食不节，损伤脾胃，以致运化功能失常，湿浊内生，郁而化热，湿热交蒸，熏染肌肤发为黄疸；或因劳伤过度，素体脾胃虚弱，亦能导致中阳不振，运化失司，寒湿阻滞发为阴黄。

本例患者起病即有发热，渐见皮肤发黄。如清代名医叶桂所说："脉沉，湿热在里，郁蒸发黄，中痞恶心……三焦病也。"因湿热不能宣泄，上犯肺卫，故见咳嗽气促；患者罹病半月，致脾肺气虚，故有食欲减退，精神萎靡，脉濡；湿热阻于中焦，气机不畅，故右胁胀痛，腹部胀满，大便溏薄；湿热交蒸，故发热，口干喜冷饮，舌苔黄腻。治当清热解毒，益气散结。方用藿朴夏苓汤加减。方中藿香、茵陈清热解毒，祛湿除黄；法半夏、苦杏仁宣肺化湿以祛痰；茯苓、甘草补气健脾；郁金、厚朴理气疏肝；猪苓、薏苡仁、白豆蔻健脾利湿；南沙参润肺止咳。诸药配伍，合用而建功。

3. 清肝利胆，祛湿和中治疗肝胆湿热，壅阻中焦型急性黄疸性肝炎。

霍某某，男，18岁，未婚，湖南省浏阳市农民。住院病例。

主诉：发热10天，皮肤发黄5天。

患者于10天前起感全身不适，疲乏无力，继则发热，厌油腻，食欲不振，伴有恶心呕吐，腹胀嗳气，5天前见皮肤发黄，在家服药无效而来院。病程中小便色黄，尿量减少，大便数日未解。

既往史：身体健康，否认结核等传染病史。

查体：T 38.2℃，P 80次/min，BP 100/62mmHg，R 20次/min。

发育正常，营养中等，急性发热病容，神志清楚，检查合作，精神较软弱；巩膜皮肤中度黄染；颈软，气管居中，甲状腺不大；胸廓对称，双肺呼吸音清晰，双肺未闻及干湿啰音；心界不大，心率80次/min，律齐；腹部稍饱满，右上腹有轻压痛，肝在右肋下3.0cm可扪及，质地中等，有触痛，脾肋下未扪及；双侧肾区无叩痛；双下肢无水肿，病理反射未引出；肛门及外生殖器未查。

辅助检查：①血常规：血红蛋白124g/L，红细胞3.65×10^{12}/L，白细胞6.74×10^{9}/L，中性粒细胞67%，淋巴细胞31%，嗜酸性粒细胞2%。②尿常规：黄色清亮，蛋白（−），糖（−），红细胞（−）/HP，白细胞（−）/HP。③肝功能：黄疸指数11单位，碘（+），凡登白试验直接（±），间接（+），麝香草酚浊度16单位，麝香（草酚）絮状（+++），脑磷脂4小时（++），14小时（++），谷丙转氨酶547U/L。④大便常规：黄色软便，原虫（−），潜血试验（−）。

西医诊断：急性黄疸性肝炎。

西医治疗：予肝乐及维生素口服；请中医会诊。

初诊（1981年6月22日）：患者发热，巩膜皮肤黄染，右胁胀痛，腹部稍饱满，有轻压痛，肝区有触痛，口干喜冷饮，腹胀烦闷，恶心干呕，厌油腻，食纳无味,小便黄赤,大便数日未解,舌质鲜红,舌苔黄腻,脉沉弦而滑。

辨证:肝胆湿热,壅阻中焦。

治法:清肝利胆,祛湿和中。

主方:茵陈五苓散加减。

处方:茵陈15g,栀子10g,田基黄20g,茯苓15g,猪苓15g,白术10g,郁金10g,厚朴5g,泽泻10g,甘草6g。3剂,水煎服,每日1剂,分2次服。

二诊(1981年6月25日):患者服药后症状改善,发热、黄染及腹胀均减轻,食纳好转,大便稍干,小便黄,舌质较红,舌苔黄稍腻,脉沉弦而滑。湿热始祛,肝气渐舒。有效守方,原方5剂,煎服法同前。

三诊(1981年6月30日):患者服药后诸症明显减轻,食纳正常,舌质稍红,舌苔薄黄,脉弦细。湿热渐祛,肝气渐舒。处方:茵陈15g,栀子15g,田基黄20g,郁金10g,柴胡10g,丹参15g,茯苓15g,白术10g,陈皮9g,甘草6g。5剂,煎服法同前。

四诊(1981年7月6日):患者症状消除,食纳增进,舌质稍红,舌苔薄黄,脉沉弦。湿热渐祛,肝气较舒。处方:茵陈15g,田基黄20g,郁金10g,柴胡10g,丹参15g,茯苓15g,白术10g,薏苡仁15g,陈皮8g,甘草6g。7剂,煎服法同前。

五诊(1981年7月13日):患者症状消除,食纳正常,舌质稍红,舌苔薄白,脉沉缓。湿热已祛,肝气较舒。以前方加减善后而愈。随访4年无恙。

按:本例患者发热10天,皮肤发黄5天,此乃湿热外袭,蕴于中焦,湿得热而益深,热因湿而愈盛,由脾胃而熏蒸肝胆,致胆汁外泄,溢于肌肤而成黄疸。湿热壅盛,故临床见症有发热,口干喜冷饮,恶心干呕,小便黄赤,大便数日不解,巩膜皮肤黄染,舌质鲜红,舌苔黄腻,脉滑。湿热壅滞肝胆,致肝气郁滞,故有右胁胀痛,腹胀,腹部饱满,脉沉弦等症。治疗当清肝利胆,祛湿和中。遵照清代医家吴瑭"诸黄疸,小便短者,茵陈五苓散主之"。方用茵陈五苓散加减。方中茵陈、栀子、田基黄清肝泻胆,除湿退黄;郁金、厚朴疏肝解郁;茯苓、白术健脾利湿;猪苓、泽泻、甘草利湿和中。诸药合用而建功。

4. 清肝利胆,祛湿散结治疗湿热互结,壅阻肝胆型急性黄疸性肝炎。

蔡某某,男,21岁,未婚,湖南省某高校学生。住院病例。

主诉:发热9天,皮肤发黄3天。

患者9天前起感全身不适,继则发热,食欲不振,伴有腹胀嗳气,3天前见皮肤发黄,在家服药无效而来院。病程中小便色黄,尿量减少,大便2日未解。

既往史:身体健康,否认结核等传染病史。

查体：T 37.8℃，P 78 次 /min，BP 106/62mmHg，R 19 次 /min。

发育正常，营养中等，急性发热病容，神志清楚，检查合作，精神较软弱；巩膜皮肤中度黄染；颈软，气管居中，甲状腺不大；胸廓对称，双肺呼吸音清晰，双肺未闻及干湿啰音；心界不大，心率 78 次 /min，律齐；腹部稍饱满，右上腹有轻压痛，肝在右肋下 2.5cm 可扪及，质地中等，有触痛，脾肋下未扪及，双侧肾区无叩痛；双下肢无水肿，病理反射未引出；肛门及外生殖器未查。

辅助检查：①血常规：血红蛋白 124g/L，红细胞 4.35×10¹²/L，白细胞 5.64×10⁹/L，中性粒细胞 66%，淋巴细胞 30%，嗜酸性粒细胞 4%。②尿常规：黄色清亮，蛋白（-），糖（-），红细胞（-）/HP，白细胞（-）/HP。③肝功能：黄疸指数 12 单位，碘（+），凡登白试验直接（±），间接（+），麝香草酚浊度 15 单位，麝香（草酚）絮状（+++），脑磷脂 4 小时（++），14 小时（++），谷丙转氨酶 545U/L。④大便常规：黄色软便，原虫（-），潜血试验（-）。

西医诊断：急性黄疸性肝炎。

西医治疗：予肝乐及维生素口服；请中医会诊。

初诊（1978 年 6 月 22 日）：患者发热，巩膜皮肤黄染，右胁胀痛，腹部稍饱满，有轻压痛，肝区有触痛，口干喜冷饮，腹胀烦闷，恶心干呕，厌油腻，食纳无味，小便黄赤，大便数日未解，舌质鲜红，舌苔黄腻，脉沉弦而滑。

辨证：湿热互结，壅阻肝胆。

治法：清肝利胆，祛湿散结。

主方：茵陈五苓散加减。

处方：茵陈 15g，栀子 10g，鸡骨草 20g，茯苓 15g，猪苓 15g，白术 10g，郁金 10g，厚朴 5g，泽泻 10g，甘草 6g。3 剂，水煎服，每日 1 剂，分 2 次服。

二诊（1978 年 6 月 25 日）：患者服药后症状改善，发热、黄染及腹胀均减轻，食纳好转，大便稍干，小便黄，舌质较红，舌苔黄稍腻，脉沉弦而滑。湿热始祛，肝气渐舒。有效守方，原方 5 剂，煎服法同前。

三诊（1978 年 6 月 30 日）：患者服药后诸症明显减轻，食纳正常，舌质稍红，舌苔薄黄，脉弦细。湿热渐祛，肝气渐舒。处方：茵陈 15g，栀子 15g，鸡骨草 20g，郁金 10g，柴胡 10g，丹参 15g，茯苓 15g，白术 10g，陈皮 9g，甘草 6g。5 剂，煎服法同前。

四诊（1978 年 7 月 6 日）：患者症状消除，食纳增进，舌质稍红，舌苔薄黄，脉沉弦。湿热渐祛，肝气较舒。处方：茵陈 15g，鸡骨草 20g，郁金 10g，柴胡 10g，丹参 15g，茯苓 15g，白术 10g，薏苡仁 15g，陈皮 8g，甘草 6g。7 剂，煎服法同前。

五诊（1978 年 7 月 13 日）：患者症状消除，食纳正常，舌质稍红，舌苔薄白,脉沉缓。湿热已祛,肝气较舒。以前方加减善后而愈。随访 4 年无恙。

按：本例患者发热 9 天,皮肤发黄 3 天,此乃湿热互结,壅阻肝胆所致。湿热壅盛,故临床见症有发热,口干喜冷饮,恶心干呕,小便黄赤,大便数日不解,巩膜皮肤黄染,舌质鲜红,舌苔黄腻,脉滑。湿热壅滞肝胆,致肝气郁滞,故有右胁胀痛,腹胀,腹部饱满,脉沉弦等症。治疗当清肝利胆,祛湿散结。方用茵陈五苓散加减。方中茵陈、栀子、鸡骨草清肝泻胆,除湿退黄;郁金、厚朴疏肝解郁;茯苓、白术健脾利湿;猪苓、泽泻、甘草利湿和中。诸药合用而建功。

十、痢疾（4 例）

1. 清热利湿,导滞散结治疗湿热内袭,湿食结聚型急性细菌性痢疾。

唐某,男,27 岁,已婚,湖南省邵阳市某单位职工。住院病例。

主诉：发热、腹泻 1 天。

患者于昨天起突感恶寒发热,伴有寒战,继则腹痛腹泻,里急后重,大便日行 10 余次,开始为稀便,后为脓血及黏液便,疲乏无力,遂来院就诊。病程中不思饮食,小便短赤。

既往史：身体健康,否认肝炎、结核等传染病史。

查体：T 39.6℃,P 98 次/min,BP 102/63mmHg,R 22 次/min。

发育正常,营养中等,急性热性病容,神志清楚,检查合作,精神软弱;皮肤弹性差,巩膜皮肤无黄染;浅表淋巴结无肿大;头颅无畸形,双眼结膜充血;颈软,无抵抗感,气管居中,甲状腺不大;胸廓对称,呼吸 22 次/min,双肺呼吸音粗糙,未闻及干湿啰音;心界不大,心率 98 次/min,律齐,无杂音;腹平软,左下腹有明显压痛,无反跳痛,肠鸣音亢进,肝脾无肿大,双肾区无叩痛;双下肢未见畸形及水肿;双侧克尼格征、布鲁津斯基征阴性;肛门及外生殖器未查。

辅助检查：①血常规：血红蛋白 127g/L,红细胞 4.58×10^{12}/L,白细胞 16.20×10^9/L,中性粒细胞 79%,淋巴细胞 29%,单核细胞 2%。②尿常规：黄色清亮,蛋白(-),糖(-),红细胞 0~1/HP,白细胞 0~2/HP。③大便常规：脓血黏液便,脓球(+++)/HP,潜血试验(++)。

西医诊断：急性细菌性痢疾。

西医治疗：补液及对症处理;并请中医会诊。

初诊（1978 年 7 月 2 日）：患者高热,体温 39.6℃,面红目赤,伴恶寒寒战,腹痛腹泻,里急后重,大便日行 10 余次,有脓血及黏液,腹痛拒按,嗳气频作,烦躁不安,口干喜冷饮,不思饮食,小便短赤,舌质鲜红,舌苔黄腻,脉滑而数。

辨证：湿热内袭,湿食结聚。

治法：清热利湿，导滞散结。

主方：白头翁汤加减。

处方：秦皮10g，黄柏10g，黄连5g，白头翁15g，陈皮10g，神曲10g，麦芽15g，茯苓15g，白芍15g，甘草6g。2剂，水煎服，每日1剂，分2次服。

二诊（1978年7月4日）：患者服药后体温下降至37.8℃，腹泻次数减少，可进食稀饭，小便转清，舌质较红，舌苔稍黄，脉滑稍数。湿热始祛，食滞渐消，肠胃功能紊乱。处方：秦皮10g，黄连5g，白头翁15g，麦芽15g，神曲10g，茯苓15g，薏苡仁15g，白芍15g，甘草5g。2剂，煎服法同前。

三诊（1978年7月6日）：患者服药后体温降至正常，大便每日2次，食纳增进，小便清长，舌质淡红，舌苔薄黄，脉细数。湿热渐祛，食滞渐消，肠胃功能渐复。处方：秦皮10g，黄连5g，白头翁10g，党参20g，神曲10g，茯苓15g，薏苡仁20g，白芍15g，甘草6g。3剂，煎服法同前。

四诊（1978年7月9日）：复查大便常规：未见异常。患者大便正常，舌质淡红，舌苔薄白，脉沉缓。湿热已祛，食滞已消，肠胃功能已复。已获临床痊愈。

按：细菌性痢疾，简称菌痢，是由侵袭性大肠杆菌、空肠弯曲菌、志贺菌等病原菌感染引起的肠道传染病。

痢疾多因暑邪所致。暑常夹湿，故痢疾的辨证首当辨别湿和热的程度，同时还要注意有无夹表和夹滞。本例患者乃暑湿与食滞结聚，阻于胃肠致中焦气机不畅而发为痢疾。由于热邪壅阻，故患者高热，下脓血便，烦躁不安，口干喜冷饮，小便短赤，面红目赤，舌红，苔黄，脉滑数。因为湿邪内侵，故症见发热恶寒，下利黏液，苔腻，脉滑。又暑湿与食滞结聚，阻滞经络，故有腹痛腹泻，里急后重，下利脓血及黏液，腹痛拒按，嗳气频作，不思饮食，舌苔黄腻，脉滑而数。治疗当清热利湿，导滞散结。方用白头翁汤加减。方中黄柏泻大肠火于下焦；黄连泻胃火于中焦；白头翁、秦皮清肠胃之火；神曲、麦芽消积导滞；茯苓、陈皮健脾化湿和中；白芍柔肝坚阴；甘草调和诸药。诸药合用，以清热利湿，导滞散结而建功。

2. 解热消食，化湿散结治疗湿食不节，湿热互结型急性细菌性痢疾。

朱某，男，29岁，未婚，湖南省某县农民。住院病例。

主诉：腹痛、腹泻2天。

患者于前天起感恶寒发热，自觉鼻塞，时打喷嚏，继而腹痛腹泻，里急后重，大便日行10余次，开始为稀便，继则为黏液便，夹带少量脓血，身心疲惫，四肢无力，于今日来院就诊。病程中不思饮食，小便短黄。

既往史：身体一般，易感冒，否认肝炎、结核等传染病史。

查体：T 38.9℃，P 90 次/min，BP 112/65mmHg，R 22 次/min。

发育正常，营养中等，急性病容，神志清楚，精神较软弱；皮肤弹性一般，巩膜皮肤无黄染；浅表淋巴结无肿大；头颅无畸形，双眼结膜无充血；颈软，无抵抗感，气管居中，甲状腺不大；胸廓对称，呼吸 22 次/min，双肺呼吸音粗糙，未闻及干湿啰音；心界不大，心率 90 次/min，无杂音；腹部稍隆起，左下腹有轻压痛，无反跳痛，肠鸣音稍亢进，肝脾无肿大，双肾区无叩痛；双下肢未见畸形，无水肿；肛门及外生殖器未查。

辅助检查：①血常规：血红蛋白 105g/L，红细胞 3.96×10^{12}/L，白细胞 11.20×10^9/L，中性粒细胞 78%，淋巴细胞 21%，单核细胞 1%。②尿常规：黄色清亮，蛋白(−)，糖(−)，红细胞(−)/HP，白细胞 0～1/HP。③大便常规：脓血黏液便，黏液(+++)/HP，白细胞(+)/HP，脓球 0～1/HP。

西医诊断：急性细菌性痢疾。

西医治疗：补液，对症处理；并请中医会诊。

初诊（1978 年 10 月 11 日）：患者轻度恶寒发热，自觉鼻塞，时打喷嚏，腹痛腹泻，里急后重，大便日行 10 余次，开始为稀便，继则为黏液便，夹少量脓血，身心疲惫，四肢无力，不思饮食，小便黄少，舌质稍红，舌苔灰腻，脉弦滑而数。

辨证：湿食不节，湿热互结。

治法：解热消食，化湿散结。

主方：葛根芩连汤加减。

处方：葛根 15g，黄芩 10g，黄连 6g，白芍 15g，紫苏 10g，生姜 10g，厚朴 6g，藿香 10g，神曲 10g，茯苓 15g，甘草 5g。2 剂，水煎服，每日 1 剂，分 2 次服。

二诊（1978 年 10 月 13 日）：患者服药后体温下降至 37.4℃，腹泻次数减少，可进食稀饭，小便转清，舌质淡红，舌苔灰薄，脉弦稍滑。表寒始散，湿热渐祛，肠胃功能紊乱。处方：葛根 15g，黄连 6g，白芍 15g，白术 10g，厚朴 6g，藿香 10g，神曲 10g，茯苓 15g，甘草 5g。2 剂，煎服法同前。

三诊（1978 年 10 月 15 日）：患者服药后体温降至正常，大便每日 2 次，食纳增进，小便清长，舌质淡红，舌苔薄白，脉沉细。表寒渐散，湿热渐祛，肠胃功能渐恢复。处方：党参 15g，薏苡仁 15g，白芍 15g，白术 10g，厚朴 6g，藿香 10g，神曲 10g，茯苓 15g，甘草 5g。3 剂，煎服法同前。

四诊（1978 年 10 月 18 日）：复查大便常规：已正常。患者舌质淡红，舌苔薄白，脉沉缓。表寒已散，湿热已祛，肠胃功能已恢复。已获临床痊愈。

按：痢疾，《黄帝内经》称之为"肠澼"，《金匮要略》名之为"下利"，《诸病源候论》有"赤白痢""血痢""脓血痢""热痢"等名称。究其原因，或因暑湿、疫毒侵袭肠胃，湿热郁蒸，肠胃气血阻滞，暑湿与疫毒相搏结，化为脓血而成痢疾；或因饮食不节，或啖不洁之品，而其人又好肥甘厚味，素有湿热内结，湿热蕴蒸，腑气阻滞，气血凝滞，化为脓血而成热痢。

本例患者起病2天，感恶寒发热，继而腹痛腹泻，里急后重，大便日行10余次，始为稀便，继则下黏液及血便，鼻塞，打喷嚏，舌质稍红，舌苔灰腻，脉弦滑而数，是暑湿伏于体内，又新感寒邪，致暑湿寒邪与胃肠的饮食结聚所致。治疗当解热消食，化湿散结。方用葛根芩连汤加减。方中葛根解肌清热；黄芩、黄连清泄里热，苦坚肠胃以止痢；紫苏、生姜、藿香祛寒解表化湿；厚朴、茯苓、甘草燥湿健脾；白芍柔肝坚阴；神曲消积和胃。诸药配伍，以奏解热消食，化湿散结之功。

3. 祛湿化滞，补气养阴治疗食湿积滞，气阴两衰型急性中毒性痢疾。

孙某，女，54岁，已婚，湖南省长沙县人。住院病例。

主诉：腹泻2天。

患者于2天前起感恶寒发热，继则腹痛腹泻，里急后重，大便日行8~10次，开始为稀便，继则便脓血及黏液。在当地医疗站服止泻药效果不佳。今起发热加重，体温39.8℃，精神萎靡，于今日上午9点来院就诊。病程中未能进食，小便量少。

既往史：患慢性胃炎已20余年，否认肝炎、结核等传染病史。

查体：T 39.8℃，P 116次/min，BP 58/20mmHg，R 24次/min。

发育中等，形体消瘦，急性热性重病容，面色苍白，神志欠清，嗜睡，精神萎靡；皮肤花斑，弹性较差，四肢厥冷，巩膜皮肤无黄染；浅表淋巴结无肿大；头颅无畸形，颈软，无抵抗感，气管居中，甲状腺不大；胸廓对称，呼吸24次/min，双肺呼吸音清晰，未闻及干湿啰音；心界不大，心率116次/min，律齐，无杂音；腹平软，剑突下及左下腹有轻压痛，无反跳痛，肝脾未扪及，双肾区无叩痛；双下肢未见畸形及水肿；肛门及外生殖器未查。

辅助检查：①血常规：血红蛋白124g/L，红细胞$4.26×10^{12}$/L，白细胞$18.20×10^9$/L，中性粒细胞82%，淋巴细胞17%，单核细胞1%。②尿常规：黄色清亮，蛋白(-)，糖(-)，红细胞0~1/HP，白细胞(-)/HP。③大便常规：黏液脓血便，黏液(+++)/HP，白细胞(++)/HP，脓球(++++)/HP。

西医诊断：急性中毒性痢疾；感染性休克。

西医治疗：消旋氯霉素抗感染，升压，对症处理；急请中医会诊。

初诊（1979年9月6日）：患者恶寒发热，体温39.8℃，腹痛腹泻，里急后重，大便日行8~10次，呈脓血及黏液便，面色苍白，嘴唇发绀，神志欠清，精神萎靡,形体消瘦,皮肤花斑,弹性较差,四肢厥冷,不能进食,小便量少,舌红少津,舌苔灰腻,脉细欲绝。

辨证:食湿积滞,气阴两衰。

治法:祛湿化滞,补气养阴。

主方:肉苁蓉汤加减。

处方:肉苁蓉 30g,附片(先煎)6g,白参(另煎)10g,炮姜 10g,当归 10g,白芍 15g,茯苓 15g,甘草 3g。2 剂,水煎服,每日 1 剂,分 2 次服。

二诊(1979 年 9 月 8 日):患者服药后体温下降至 38.3℃,腹泻次数减少,小便增加,舌红少津,舌苔稍黄,脉濡细。湿热始散,食滞渐消,气阴两虚。有效守方,原方 2 剂,煎服法同前。

三诊(1979 年 9 月 10 日):患者服药后大便正常,食纳增进,小便清长,舌质淡红,舌苔薄黄,脉濡细。湿热渐散,食滞渐消,气阴不足。处方:肉苁蓉 30g,白术 10g,白参(另煎)10g,山药 15g,当归 10g,白芍 15g,茯苓 15g,薏苡仁 15g,陈皮 6g,甘草 3g。3 剂,煎服法同前。

四诊(1979 年 9 月 13 日):复查大便常规:黄色软便,黏液(-)/HP,白细胞(-)/HP,脓球(-)/HP。患者诸症消除,舌质淡红,舌苔薄白,脉沉缓。湿热已散,食滞已消,气阴稍虚。已获临床痊愈。

按:本例患者患慢性胃炎已 20 余年,素有脾气虚弱,又感受湿邪,致湿食结聚,阻于中焦所致。因湿食结聚,中焦气机不畅,故临床有腹痛腹泻,里急后重,大便日行 8~10 次,呈脓血及黏液便;湿食结聚,郁久化热,故有发热,体温高达 39.8℃,大便带脓血及黏液;湿食为患,耗气损阴,致气阴两衰,故临床有面色苍白,神志欠清,精神萎靡,形体消瘦,皮肤花斑,弹性较差,四肢厥冷,舌红少津,脉细欲绝。治疗当祛湿化滞,补气养阴。遵吴瑭之法,以肉苁蓉汤加减主之。方中肉苁蓉补阳中之阴;附片补阴中之阳;白参、炮姜补脾胃之阳气;当归、白芍滋养肝肾之阴;茯苓、甘草利湿健脾。诸药配伍,共收祛湿化滞,补气养阴之功。

4. 健脾益气,利湿导滞治疗脾胃虚弱,湿食积滞型慢性细菌性痢疾。

谢某,女,38 岁,已婚,湖南省耒阳市人。住院病例。

主诉:反复发作腹痛、腹泻 4 月余。

患者自述 4 个月前起感腹痛腹泻,大便为黏液状,日行 2~4 次,在当地医院服药后缓解。以后反复发作,大便时干时稀,呈黏液状或脓血便,伴有头晕,疲乏无力,遂来院就诊。病程中食纳较差,小便清长。

既往史:患慢性胃炎 10 余年,否认肝炎、结核等传染病史。

查体：T 36.5℃，P 86 次 /min，BP 102/67mmHg，R 22 次 /min。

发育正常，营养中等，形体消瘦，慢性病容，面色苍白，神志清楚，精神较差；皮肤弹性一般，巩膜皮肤无黄染；浅表淋巴结无肿大；头颅无畸形，颈软，无抵抗感，气管居中，甲状腺不大；胸廓对称，呼吸 22 次 /min，双肺呼吸音清晰，未闻及干湿啰音；心界不大，心率 86 次 /min，律齐，无杂音；腹平软，剑突下有轻压痛，左下腹亦有轻压痛，肝脾未扪及，双肾区无叩痛；双下肢未见畸形及水肿；肛门及外生殖器未查。

辅助检查：①血常规：血红蛋白82g/L，红细胞 3.04×10^{12}/L，白细胞 10.42×10^9/L，中性粒细胞 76%，淋巴细胞 22%，单核细胞 2%。②尿常规：黄色清亮，蛋白（−），糖（−），红细胞（−）/HP，白细胞（−）/HP。③大便常规：黏液便，黏液（++）/HP，白细胞（++）/HP，脓球（+）/HP。

西医诊断：慢性细菌性痢疾；营养不良性贫血。

西医治疗：消旋氯霉素抗感染，补液，对症处理；并请中医会诊。

初诊（1978 年 9 月 7 日）：患者反复发作腹痛腹泻已 4 月余，大便时干时稀，呈黏液状或脓血便，里急后重，伴有头晕，疲乏无力，腹平软，剑突下及左下腹有轻压痛，腹痛喜按，食纳较差，形体消瘦，面色苍白，四肢欠温，小便清长，舌质淡红，舌苔灰厚，根部稍腻，脉濡弱。

辨证：脾胃虚弱，湿食积滞。

治法：健脾益气，利湿导滞。

主方：四君子汤加减。

处方：红参（另煎）8g，白术 10g，茯苓 15g，炮姜 9g，广木香 5g，陈皮 10g，焦神曲 10g，苍术 10g，白芍 10g，甘草 6g。2 剂，水煎服，每日 1 剂，分 2 次服。

二诊（1978 年 9 月 9 日）：患者服药后腹泻次数减少，小便增加，舌质淡红，舌苔灰薄，脉濡细。湿邪始祛，食积渐消，脾胃功能虚弱。有效守方，原方 3 剂，煎服法同前。

三诊（1978 年 9 月 12 日）：患者服药后食纳增进，诸症均明显减轻，舌质淡红，舌苔薄白，脉沉细。湿邪渐祛，食积渐消，脾胃功能渐复。处方：红参（另煎）8g，白术 15g，茯苓 15g，炮姜 6g，山药 15g，陈皮 8g，焦神曲 10g，莲肉 15g，肉豆蔻 8g，白芍 10g，甘草 6g。3 剂，煎服法同前。

四诊（1978 年 9 月 15 日）：复查大便常规：未见异常。患者症状已消除，食纳增进，舌质淡红，舌苔薄白，脉沉缓。湿邪已祛，食积渐消，脾胃功能渐复。以参苓白术丸善后而愈。随访 3 年无恙。

按：本例患者素有慢性胃炎，脾气虚损可知，此乃正虚邪恋，是脾胃气虚，兼有湿食积滞所为。由于脾气虚弱，运化失司，故症见食纳较差，形体消瘦，面色苍白，四肢欠温，舌质淡红，脉濡弱等。因为湿食积滞，故临厕腹痛里急，大便时干时稀，夹有黏液或带脓血，舌苔灰腻。治疗当健脾益气，利湿导滞。方用四君子汤加减。方中红参大补元气；白术、茯苓、苍术健脾利湿；炮姜、焦神曲温胃止泻；广木香、陈皮理气导滞；白芍柔肝坚阴；甘草和中，配白芍止痛。诸药配伍，合用而建功。

第十七章 妇科结证

一、月经量少（4例）

1. 活血化瘀，滋补肝肾治疗气滞血瘀，肝肾虚损型月经量少。

沈某，女，38岁，已婚，湖南省湘潭市某单位职工。门诊病例。

主诉：月经量少5月余。

初诊（2007年11月27日）：患者自述5个月前起发现月经量少，每次来潮，1~2天即干净，呈暗红色，时有紫红色血块流出，血块排出后觉舒，经期乳房胀痛，小腹胀满，时有下腹坠胀，痛不喜按，腰酸腿软，心烦失眠，口干口苦，烦躁易怒，喜进冷饮，在家服用加味逍遥丸无效，遂来我院门诊就诊。病程中小便短赤，大便稍干，舌质淡红，舌边紫黯，舌苔薄黄，脉沉细稍涩。

辨证：气滞血瘀，肝肾虚损。

治法：活血化瘀，滋补肝肾。

主方：益脾消斑饮加减。

处方：当归10g，熟地黄15g，枸杞子15g，杜仲15g，怀牛膝15g，肉桂粉（冲服）2g，红参（含服）6g，白术10g，山药15g，白芍15g，菟丝子12g，陈皮6g。5剂，水煎服，每日1剂，分2次服。

二诊（2007年12月2日）：患者服药后症状已明显好转，烦躁易怒、口干口苦均明显减轻。瘀血渐消，肝肾阴虚始复。有效守方，原方7剂，煎服法同前。

三诊（2007年12月9日）：患者服药后症状已进一步好转，心烦失眠、烦躁易怒、口干口苦等症已基本消失，小便稍黄，大便正常，舌质淡红，舌边稍紫黯，舌苔薄白，脉沉细。瘀血渐消，肝肾阴虚渐复。处方：西洋参（泡水服）6g，当归10g，熟地黄10g，桃仁9g，牡丹皮10g，柴胡10g，白芍15g，山药15g，茯神15g，炒栀子10g，香附9g，续断15g，甘草6g。10剂，煎服法同前。

四诊（2007年12月20日）：患者服药后，月经已按时来潮，经量明显增加，5天干净，初呈暗红色，继则鲜红，偶有暗红色小血块流出，经期稍有乳房胀痛，小腹稍有胀满，余症已消除，舌质淡红，舌边稍紫，舌苔薄白，脉沉细缓。

瘀血已消,肝肾阴阳已和。处方:党参 15g,当归 10g,熟地黄 10g,黄芪 15g,牡丹皮 10g,柴胡 10g,白芍 15g,山药 15g,茯神 15g,香附 9g,续断 15g,甘草 6g。15 剂,煎服法同前。

五诊(2008 年 1 月 7 日):患者月经按时来潮,经量正常,色泽鲜红,乳房及小腹痛均已消除,舌质淡红,舌苔薄白,脉沉缓。已获临床痊愈。随访 4 年无恙。

按:月经量少是指月经周期如常,而月经量减少,或行经时间缩短,排出量少于平日。究其发病原因,多为营阴不足,血海空虚,或冲任受阻,血行不畅所致。临床常见有血虚、血瘀或虚实夹杂等。

本例月经量少已 5 个月,是肝肾阴虚,兼有血瘀所为。肝藏血,肾藏精,今肝肾阴虚,精血不足,血海空虚,无以充盈冲任,故月经量少,每次来潮,1～2 天即干净,舌质淡红,脉沉细。由于血瘀,脉络不通,故临床见证有暗红色血块流出,血块排出后觉舒,痛不喜按,舌边紫黯,脉涩。又因肝肾阴虚,阴虚则生内热,故有心烦失眠,烦躁易怒,口干口苦,喜进冷饮,小便短赤,大便稍干,舌苔黄等。又血为气之母,阴血不足,则气失濡养,导致气虚,气虚则固摄无能,故下腹坠胀。治疗当活血化瘀,滋补肝肾。方用益脾消斑饮加减。方中西洋参补气养阴;当归、熟地黄、白芍养阴益血,柔肝滋肾;桃仁、牡丹皮凉血活血化瘀;柴胡、香附行气疏肝;茯神宁心安神;炒栀子疏肝清热;续断补肾强腰;甘草调和诸药。诸药配伍,共奏活血化瘀,滋补肝肾之功。

2. 滋阴养血,补益冲任治疗阴血虚损,冲任不足型月经量少。

白某某,女,39 岁,已婚,湖南省长沙县某镇人。门诊病例。

主诉:月经量少 8 月余。

初诊(2012 年 6 月 8 日):患者自述 8 个月前开始月经量减少,未予重视。近 3 个月来月经过少,每次来点滴即止,颜色清淡,曾在当地医院服中药无明显效果。此次月经来潮,除上述症状外,伴有小腹空痛,头晕眼花,耳鸣心悸,腰膝酸软,皮肤干燥,手足麻木,口干不喜饮,小便正常,大便较干,舌质淡红,舌光无苔,脉沉细而弱。

辨证:阴血虚损,冲任不足。

治法:滋阴养血,补益冲任。

主方:祛瘀生血饮加减。

处方:西洋参(泡水服)6g,山药 15g,茯苓 15g,当归 10g,熟地黄 10g,白芍 15g,枸杞子 15g,山茱萸 10g,女贞子 15g,桑椹子 15g,陈皮 8g,甘草 6g。5 剂,水煎服,每日 1 剂,分 2 次服。

二诊(2012年6月13日)：患者服药后症状已明显好转，头晕眼花、耳鸣心悸、腰膝酸软、口干均明显减轻。阴血始充，冲任较足。有效守方，原方5剂，煎服法同前。

三诊(2012年6月20日)：患者症状已进一步好转，头晕眼花、耳鸣心悸、腰膝酸软已基本消失，二便自调，舌质淡红，舌苔薄白，脉沉细。阴血渐充，冲任较足。处方：西洋参(泡水服)6g，山药15g，茯苓15g，当归10g，熟地黄10g，白芍15g，枸杞子15g，山茱萸10g，女贞子15g，麦冬15g，陈皮8g，甘草6g。7剂，煎服法同前。

四诊(2012年7月1日)：患者自述月经已按时来潮，经量明显增加，4天干净，初呈淡红色，继则鲜红，经期小腹空痛等基本消失，舌质淡红，舌苔薄白，脉沉稍细。阴血较足，冲任渐充。处方：西洋参(泡水服)6g，黄芪20g，茯苓15g，当归10g，熟地黄10g，白芍15g，枸杞子15g，山茱萸10g，女贞子15g，麦冬15g，陈皮8g，甘草6g。20剂，煎服法同前。

五诊(2012年8月5日)：患者月经按时来潮，经量正常，色鲜红，经期小腹不痛，舌质淡红，舌苔薄白，脉沉缓。已获痊愈。随访3年无恙。

按：本例月经量少已8个月，是阴血虚损，冲任不足所致。由于阴血虚损，机体失于濡养，上不能濡养清窍，故见头晕眼花，耳鸣心悸，舌光无苔，口干不喜饮；下不能濡润躯体及四肢，故腰膝酸软，皮肤干燥，手足麻木，脉细弱。又由于冲任不足，则任带亏虚，故月经量少，每次来潮，点滴即止，颜色清淡；小腹空痛，亦是冲任不足的表现。治疗当滋阴养血，补益冲任。方用祛瘀生血饮加减。方中西洋参补气养阴；山药、茯苓健脾补中；当归、熟地黄、白芍养阴益血，柔肝滋肾；枸杞子、山茱萸、女贞子、桑椹子滋阴养血，补益肝肾；陈皮、甘草健脾和中，使补而不腻。诸药配伍，共成滋阴养血，补益冲任之功。

3. 疏肝健脾，解郁降火治疗肝郁脾虚，气郁化火型月经量少。

章某，女，46岁，已婚，湖南省岳阳市某单位干部。门诊病例。

主诉：月经量少、腰腹痛2年，加重伴失眠4个月。

初诊(2009年4月26日)：患者自述2年前开始发现月经量减少，初起以为是正常现象，未予重视，后来月经量愈来愈少，2～3天即可干净，颜色暗红，经期乳房胀痛，小腹胀满，烦躁不安，曾在当地医院就诊，服中药40余剂效果欠佳。近4个月经量过少，每次来潮，点滴即止，颜色较红，小腹坠胀，腰酸腿软，四肢无力，烦躁易怒，口干口苦，失眠多梦，精神疲乏，食纳不佳，小便短赤，大便稍干，舌边较红，舌苔薄黄，左脉弦细，右脉沉细。

辨证：肝郁脾虚，气郁化火。

治法：疏肝健脾，解郁降火。

主方：消瘀散核饮加减。

处方：柴胡 10g，栀子 10g，牡丹皮 10g，茯神 15g，白术 10g，当归 10g，白芍 15g，香附 10g，酸枣仁（打碎）15g，知母 10g，杜仲 15g，夜交藤 15g，甘草 6g。5 剂，水煎服，每日 1 剂，分 2 次服。

二诊（2009 年 5 月 2 日）：患者服药后症状已明显改善，烦躁易怒、口干口苦、失眠多梦均明显减轻。肝火初平，脾气渐复。有效守方，原方 7 剂，煎服法同前。

三诊（2009 年 5 月 10 日）：患者症状进一步改善，烦躁易怒、口干口苦已基本消失，睡眠大为改善，小便较黄，大便正常，舌边稍红，舌苔稍黄，脉沉弦而细。肝火渐平，脾气渐复。处方：柴胡 10g，栀子 10g，牡丹皮 10g，茯神 15g，白术 10g，当归 10g，白芍 15g，香附 10g，酸枣仁（打碎）15g，知母 10g，杜仲 15g，夜交藤 15g，生地黄 15g，甘草 6g。7 剂，煎服法同前。

四诊（2009 年 5 月 17 日）：患者月经已按时来潮，经量明显增加，5 天干净，初呈暗红色，继则鲜红，经期乳房及小腹胀痛已基本消失，小便转清，大便正常，舌质淡红，舌苔薄白，脉沉弦稍细。肝气渐达，脾气回复。处方：柴胡 10g，栀子 10g，牡丹皮 10g，茯神 15g，白术 10g，当归 10g，白芍 15g，黄芪 15g，酸枣仁（打碎）15g，知母 10g，杜仲 15g，夜交藤 15g，生地黄 15g，甘草 6g。20 剂，煎服法同前。

五诊（2009 年 6 月 9 日）：患者月经按时来潮，经量已正常，色鲜红，经期无不适，舌质淡红，舌苔薄白，脉沉缓。已获痊愈。随访 3 年无恙。

按：本例患者月经量少、腰腹痛 2 年，加重伴失眠 4 个月，是肝郁脾虚，气郁化火所致。肝主疏泄，恶抑郁，今肝气抑郁，则气机不畅，故患者经行不畅，经期乳房作胀，小腹坠胀，烦躁易怒，脉弦。又肝郁化火，故临床出现烦躁易怒，口干口苦，失眠多梦，小便短赤，大便稍干，舌边红，舌苔黄等。肝气抑郁，横逆侮土，导致脾虚，脾失健运，故有精神疲乏，腰酸腿软，四肢无力，食纳不佳，脉细。月经量少，点滴即止，有两方面原因：一是由于肝气抑郁，气机不畅，致脉络欠通；二是脾虚，气虚不能推动血液运行而致。治疗当疏肝健脾，解郁降火。方用消瘀散核饮加减。方中当归、白芍、知母养血柔肝；柴胡、香附疏肝解郁；茯神、白术、甘草培补脾土；栀子、牡丹皮清肝凉血；酸枣仁、夜交藤配茯神宁心定志；杜仲补肝肾，壮筋骨。诸药配伍，合而建功。

4. 补气益血，濡养冲任治疗气血两虚，冲任不足型月经量少。

任某某，女，34 岁，已婚，湖南省宁乡市某单位职工。门诊病例。

主诉：月经量少6个月，加重伴乏力2个月。

初诊（2008年9月9日）：患者自述6个月前开始月经量减少，3～4天即可干净，颜色较淡，曾在当地医院服中药20余剂效果不佳。近2个月来经量过少，每次来潮不到1天即干净，色清淡如水，小腹空坠，腰膝酸软，头晕眼花，气短懒言，疲乏无力，不思饮食，口干不喜饮，五心发热，小便正常，大便较少，舌淡无苔，脉沉细而弱。

辨证：气血两虚，冲任不足。

治法：补气益血，濡养冲任。

主方：祛瘀生血饮加减。

处方：西洋参（含服）6g，白术10g，茯苓15g，山药15g，当归10g，白芍15g，川芎10g，熟地黄10g，枸杞子15g，阿胶（烊化）10g，柴胡6g，甘草5g。5剂，水煎服，每日1剂，分2次服。

二诊（2008年9月15日）：患者服药后症状已明显改善，气短懒言、疲乏无力、头晕眼花、五心发热均明显减轻，食纳及口干均有改善。气血始复，冲任不足。有效守方，原方7剂，煎服法同前。

三诊（2008年9月22日）：患者症状进一步改善，食纳正常，口已不干，二便自调，舌苔薄白，脉沉细稍弱。气血渐复，冲任虚弱。处方：西洋参（含服）6g，白术10g，茯苓15g，黄芪20g，当归10g，白芍15g，女贞子10g，熟地黄10g，枸杞子15g，阿胶（烊化）10g，陈皮6g，甘草5g。7剂，煎服法同前。

四诊（2008年9月29日）：患者月经已按时来潮，经量明显增加，6天干净，色由淡红至鲜红，症状已大部分消失，食纳正常，舌苔薄白，脉沉细稍弱。气血已复，冲任较充足。处方：西洋参（含服）6g，白术15g，茯苓15g，黄芪20g，当归10g，白芍15g，女贞子10g，熟地黄10g，枸杞子15g，桑椹子15g，陈皮6g，甘草5g。20剂，煎服法同前。

五诊（2008年10月20日）：患者月经按时来潮，经量正常，颜色鲜红，余无不适，舌质淡红，舌苔薄白，脉沉缓。气血已复，冲任充足。已获临床痊愈。随访3年无恙。

按：本例患者月经量少已6个月，加重伴乏力2月，是气血两虚，冲任不足所为。气为血之帅，血为气之母，今气血两虚，不能濡养冲任，致血室空虚，故患者经来量少。由于气虚，运化失司，故临床有气短懒言，疲乏无力，小腹空坠，腰膝酸软，头晕眼花，不思饮食，舌淡，脉沉弱。又因血虚，五脏六腑、四肢百骸失养，故月经色清淡如水，口干不喜饮，五心发热，舌淡无苔，脉细。治疗当补气益血，濡养冲任。方用祛瘀生血饮加减。方中西洋参、白术、茯苓、山药补脾益肾，使先后天之气充足；当归、阿胶、白芍补血滋阴；熟地黄、枸杞子滋养肝肾,使阴血恢复;川芎行气活血;柴胡理气疏肝,既能升气,又使补而不滞;甘草调和诸药。诸药配伍,以奏补气益血,濡养冲任之功。

二、月经过多(2例)

1. 补中益气,健脾摄血治疗中气虚损,脾不摄血型月经过多。

杨某某,女,39岁,湖南省醴陵市某单位干部。门诊病例。

主诉:月经量增多数年。

初诊(2008年4月18日):患者自述数年前开始月经量增多,曾在当地中医院就诊,服用补中益气丸及当归丸效果不佳。近3个月来,不仅经量增多,且行经时间延长,每次约10~14天才干净,颜色清淡,四肢软弱,头晕眼花,疲乏无力,气短懒言,面色㿠白,食少纳呆,小腹空坠,小便清长,大便量少,舌质淡红,舌苔薄白而润,脉虚而弱。

辨证:中气虚损,脾不摄血。

治法:补中益气,健脾摄血。

主方:举元摄血饮加减。

处方:红参(另煎)8g,黄芪20g,炙甘草6g,升麻5g,白术15g,山药15g,白扁豆15g,艾叶8g,阿胶(烊化)10g,海螵蛸15g。5剂,水煎服,每日1剂,分2次服。

二诊(2008年4月23日):患者服药后症状已明显好转,四肢软弱、疲乏无力、气短懒言均明显减轻,舌质淡红,舌苔薄白稍润,脉虚而弱。中气始复,脾阳渐升。有效守方,原方7剂,煎服法同前。

三诊(2008年4月30日):患者症状进一步改善,四肢软弱、疲乏无力、气短懒言已基本消失,舌质淡红,舌苔薄白,脉沉稍弱。中气渐复,脾阳渐升。处方:红参(另煎)8g,黄芪20g,炙甘草6g,升麻5g,白术15g,山药15g,白扁豆15g,艾叶8g,阿胶(烊化)10g,当归身10g,海螵蛸15g。7剂,煎服法同前。

四诊(2008年5月8日):患者月经按期来潮,经量已明显减少,8天已干净,余症基本消除。中气较足,脾阳已振。处方:红参(另煎)8g,黄芪20g,炙甘草6g,升麻5g,白术15g,山药15g,白扁豆15g,阿胶(烊化)10g,当归身10g,枸杞子15g,海螵蛸15g。20剂,煎服法同前。

五诊(2008年6月15日):患者月经来潮,经量已正常,呈鲜红色,5天已干净,余症已消除。已获临床痊愈。随访3年无恙。

按: 月经周期不变,排经量超过正常,或行经时间延长,经量亦因此而增多,称为"月经过多"。本病多为冲任失守,血海不固所致。

本例患者月经量多已数年,是中气虚损,脾不摄血所致。由于脾主运化,今中气不足，运化无能，故患者有四肢软弱、疲乏无力、气短懒言、面色㿠白、食少纳呆、脉虚而弱等症。又脾统血，今脾气不足，统摄无权，故月经量多，行经时间延长，小腹空坠，小便清长，舌苔薄白而润。治疗当补中益气，健脾摄血。方用举元摄血饮加减。方中红参、黄芪大补元气；白术、山药、白扁豆、炙甘草健脾化湿；艾叶、阿胶、海螵蛸育阴而摄血；升麻升阳举气。诸药配伍，共成补中益气，健脾摄血之功。

2. 清热疏肝，凉血养阴治疗阴虚血热，冲任失司型月经过多。

柴某某，女，43岁，已婚，湖南省岳阳市某单位干部。门诊病例。

主诉：月经量多5年，加重5个月。

初诊（2009年6月15日）：患者自述5年前开始月经量增多，腰腹胀痛，疲乏无力，烦躁易怒，曾在当地医院就诊，服用中药数十剂，无明显效果。近5个月来不仅月经量多，且月经过期不止，色深红或紫黯而黏稠，时有小血块流出，伴有双侧乳房胀痛，小腹胀满，腰膝酸软，心烦不适，口渴不欲饮，面红唇干，五心发热，小便短赤，大便稍干，舌边较红，舌苔黄燥，脉弦细而数。

辨证：阴虚血热，冲任失司。

治法：清热疏肝，凉血养阴。

主方：先期汤加减。

处方：当归10g，生地黄15g，白芍15g，黄柏8g，知母10g，黄连5g，阿胶（烊化）10g，艾叶8g，香附10g，川芎9g，甘草6g。5剂，水煎服，每日1剂，分2次服。

二诊（2009年6月20日）：患者服药后症状已明显好转，月经已干净，腰腹痛减轻，心烦口渴、烦躁易怒均好转。风热始祛，肝气始平，阴血不足。有效守方，原方7剂，煎服法同前。

三诊（2009年6月28日）：患者服药后症状进一步好转，余症已基本消除，但觉疲乏，小便清长，大便正常，舌质淡红，舌苔薄黄，脉弦细。风热渐祛，肝气渐平，阴血不足。处方：当归10g，生地黄15g，白芍15g，黄芪15g，知母10g，黄连3g，阿胶（烊化）10g，女贞子15g，墨旱莲10g，牡丹皮9g，甘草6g。7剂，煎服法同前。

四诊（2009年7月6日）：患者月经已按期来潮，经量已明显减少，7天已干净，诸症基本消除，舌质淡红，舌苔薄白，脉弦细而缓。风热渐祛，肝气渐平，阴血较足。处方：西洋参（含服）6g，当归10g，生地黄15g，白芍15g，黄芪15g，知母10g，黄连2g，桑椹子15g，女贞子15g，墨旱莲10g，牡丹皮9g，甘草6g。20剂，煎服法同前。

五诊(2009年7月27日):患者月经按期来潮,经量正常,6天已干净,余症已消除。舌质淡红,舌苔薄白,脉沉而缓。风热已祛,肝气已平,阴血充足。已获临床痊愈。随访3年余无恙。

按:本例患者月经量多已5年,加重5个月,是阴虚血热,冲任失司所致。由于阴血虚损,故患者有心烦口渴,面红唇干,五心发热,小便短赤,大便稍干,舌苔黄燥,脉数等。又阴虚生内热,迫血妄行,故月经量多,过期不止,颜色深红或紫黯,质较黏稠,时有小血块流出。因为阴血匮乏,冲任不足,血海空虚,经行不畅,不通则痛,故患者双侧乳房胀痛,小腹胀满。治疗当清热疏肝,凉血养阴。方用先期汤加减。方中生地黄、白芍凉血养阴;黄柏、知母、黄连清热泻火;当归、香附、川芎活血行气,消壅而止痛;阿胶、艾叶止血固经;甘草调和诸药。诸药配伍,以建清热疏肝,凉血养阴之功。

三、经行先后无定期(2例)

1. 疏肝解郁,调和冲任治疗肝气抑郁,冲任失调型经行先后无定期。

齐某,女,32岁,已婚,湖南省长沙县某镇人。门诊病例。

主诉:月经先后无定期5年余,加重伴腹痛3月。

初诊(2008年8月16日):患者自述5年前起出现月经或先或后,经行不畅,伴有小腹胀满,嗳气不适,食纳较差,在当地医院就诊,先后服用中药30余剂,未见明显效果。近3个月来上述症状加重,经前及经期乳房胀痛,小腹胀满,连及两胁,胸闷不舒,时欲叹息,精神郁闷不乐,口干口苦,食纳较差,舌边较红,舌苔薄黄,脉沉而弦。

辨证:肝气抑郁,冲任失调。

治法:疏肝解郁,调和冲任。

主方:消瘀散核饮加减。

处方:柴胡10g,茯苓15g,白术15g,当归10g,白芍15g,香附10g,续断10g,生地黄15g,陈皮9g,大枣10g,甘草6g。5剂,水煎服,每日1剂,分2次服。

二诊(2008年8月23日):患者服药后诸症好转,乳房及小腹胀痛明显减轻,食纳好转。肝气始舒,冲任功能渐复。有效守方,原方7剂,煎服法同前。

三诊(2008年9月1日):患者月经已来潮,乳房及小腹稍胀痛,余症已基本消除,舌质淡红,舌苔薄白,脉弦稍细。肝气渐舒,冲任功能渐复。处方:柴胡10g,茯苓15g,白术15g,当归10g,白芍15g,香附6g,续断10g,生地黄15g,陈皮9g,大枣10g,党参15g,女贞子15g,甘草6g。10剂,煎服法同前。

四诊(2008年9月13日):患者月经按期来潮,偶有轻度小腹胀痛,余症已消除,食纳正常,舌质淡红,舌苔薄白,脉弦稍细。肝气较舒,冲任功能渐复。处方:柴胡10g,茯苓15g,白术15g,当归10g,白芍15g,续断10g,黄芪15g,女贞子15g,陈皮9g,大枣10g,党参15g,生地黄15g,甘草6g。20剂,煎服法同前。

五诊(2008年10月8日):患者月经正常,食香纳佳,精力充沛,舌质淡红,舌苔薄白,脉沉而缓。肝气已舒,冲任功能已复。获临床痊愈。随访3年余无恙。

按:月经不按周期来潮,或先或后,称为"经行先后无定期",又称"经乱"或"月经愆期"。本病的发生,主要是气血不调,冲任功能紊乱,血海蓄溢失常所致。

本例患者月经先后无定期已5年余,加重伴腹痛3月,是肝气抑郁,冲任失调所为。由于气郁伤肝,气血运行紊乱,血海不宁,故经期或先或后。肝郁则气滞,气滞则血行不畅,经脉壅滞,故胸闷不舒,乳房及小腹胀痛,两胁胀满;叹息可以舒积气,患者胸闷不舒,故时欲叹息。肝气郁久生热,所以临床有口干口苦、舌边较红、舌苔黄等症。脉弦乃肝气郁滞之象。治疗当疏肝解郁,调和冲任。方用消瘀散核饮加减。方中柴胡、香附、陈皮疏肝解郁;茯苓、白术、大枣、甘草和中培土以疏肝;当归、白芍、生地黄养血平肝;续断补益肝肾。诸药配伍,共建疏肝解郁,调和冲任之功。

2. 补气益血,滋养冲任治疗气血虚弱,冲任不足型经行先后无定期。

顾某,女,29岁,已婚,湖南省宁乡市某镇居民。门诊病例。

主诉:月经先后无定期2年余,加重伴精神疲乏3月。

初诊(2007年10月5日):患者自述2年前起出现月经先后无定期,时提前、时推后,下腹常隐隐作痛。在当地医院就诊,服用中西药物未见明显效果。近3个月来上述症状加重,精神极度疲乏,遂来院求治。就诊时,患者诉月经先后无定期,四肢无力,不思饮食,手足麻木,五心发热,口干不欲饮,月经色淡,量少质清,面色苍白,语声低微,小便清长,大便溏薄,舌质淡红,舌边有齿印,舌苔薄白,脉虚而细。

辨证:气血虚弱,冲任不足。

治法:补气益血,滋养冲任。

主方:益脾消斑饮加减。

处方:白参(含服)8g,白术10g,杜仲15g,当归10g,熟地黄12g,山药15g,白芍15g,黄芪20g,香附10g,川芎10g,肉豆蔻10g,阿胶(烊化)10g,甘草6g。5剂,水煎服,每日1剂,分2次服。

二诊(2007年10月11日):患者服药后症状已明显改善,饮食增加,精神好转。气血渐充，冲任功能渐复，血海蓄溢增加。有效守方，原方 7 剂，煎服法同前。

三诊（2007 年 10 月 19 日）：患者月经已按期来潮，诸症已大部分消除，小便清长，大便正常，舌质淡红，舌苔薄白，脉虚较细。气血较充，冲任功能渐复，血海蓄溢较多。处方：白参（含服）6g，白术 10g，杜仲 15g，当归 10g，熟地黄 12g，山药 15g，白芍 15g，黄芪 20g，香附 10g，川芎 8g，肉豆蔻 6g，阿胶（烊化）10g，甘草 6g。7 剂，煎服法同前。

四诊（2007 年 10 月 27 日）：患者月经已按期来潮，经期稍感疲乏，舌质淡红，舌苔薄白，脉沉稍细。气血恢复，冲任功能渐平，血海蓄溢较足。处方：白参（含服）6g，白术 15g，杜仲 15g，当归 10g，熟地黄 12g，山药 15g，白芍 15g，黄芪 20g，陈皮 10g，川芎 8g，肉豆蔻 6g，阿胶（烊化）10g，大枣 6g。20 剂，煎服法同前。

五诊（2007 年 11 月 18 日）：患者月经正常，食香纳佳，精力充沛，舌质淡红，舌苔薄白，脉沉而缓。已获临床痊愈。随访 3 年余无恙。

按：本例患者月经先后无定期已 2 年余，加重伴精神疲乏 3 个月，是气血虚弱，冲任不足所致。由于气血虚弱，血海不足，胞脉失养，故小腹绵绵作痛，得按痛减。因为气血两虚，机体失于濡养，故面色苍白，舌质淡红，舌边有齿印，脉虚而细。由于气虚，故精神极度疲乏，四肢无力，不思饮食；气虚固摄无权，故小便清长，大便溏薄。因为血虚，故手足麻木，五心发热，口干不欲饮，月经色淡，量少质清。治疗当补气益血，滋养冲任。方用益脾消斑饮加减。方中白参、黄芪大补元气；白术、山药健脾益气；当归、熟地黄、白芍、阿胶滋阴养血；杜仲补益肝肾；香附、川芎理气活血止痛；甘草调和诸药。诸药配伍，共成补气益血，滋养冲任之功。

四、经行先期（2 例）

1. 清热凉血，通经散结治疗实热阻络，冲任结聚型经行先期。

傅某某，女，35 岁，已婚，湖南省长沙市某单位职工。门诊病例。

主诉：月经先期 2 年余，胸闷、经血黏稠 3 月。

初诊（2006 年 5 月 11 日）：患者自述 2 年前起出现月经先期，每次提前 10～15 天，伴有小腹胀痛，曾在当地医院就诊，先后服用中药 40 余剂，效果不佳。近 3 个月来月经量明显增多，颜色紫黯，夹有黏稠血块，心胸烦闷，口干喜冷饮，小便短赤，大便干燥，舌质鲜红，舌苔薄黄，脉滑数有力。

辨证：实热阻络，冲任结聚。

治法：清热凉血，通经散结。

主方：清经汤加减。

处方：牡丹皮 10g，地骨皮 10g，白芍 15g，熟地黄 10g，青蒿 10g，茯苓 15g，黄柏 10g，黄连 6g，玄参 12g，知母 10g，甘草 5g。5 剂，水煎服，每日 1 剂，分 2 次服。

二诊（2006 年 5 月 18 日）：患者服药后症状已明显好转，月经量明显减少，心胸烦闷及口干均明显好转。实热始消，冲任功能渐复，血海较充。有效守方，原方 7 剂，煎服法同前。

三诊（2006 年 5 月 26 日）：患者月经已按期来潮，诸症进一步减轻，小便转清，大便通畅，舌质稍红，舌苔薄白，脉弦数有力。实热渐消，冲任功能渐复，血海较充。处方：牡丹皮 10g，地骨皮 10g，白芍 15g，熟地黄 10g，青蒿 10g，茯苓 15g，黄柏 10g，地榆炭 10g，玄参 12g，知母 10g，甘草 5g，7 剂，煎服法同前。

四诊（2006 年 6 月 4 日）：患者月经已按期来潮，除经量稍多外，余已基本正常。舌质淡红，舌苔薄白，脉沉弦有力。实热已祛，气血回复，冲任功能恢复，血海较充。处方：牡丹皮 10g，党参 10g，白芍 15g，熟地黄 10g，生地黄 12g，茯苓 15g，黄柏 6g，地榆炭 10g，玄参 12g，知母 10g，甘草 5g，20 剂，煎服法同前。

五诊（2006 年 7 月 5 日）：患者月经正常，食香纳佳，精神饱满，舌质淡红，舌苔薄白，脉沉而缓。已获临床痊愈。随访 3 年余无恙。

按：月经周期提前八九天，甚至一月两至，称为"月经先期"，亦称"经期超前"或"经早"。本病发生的机理，主要是因血热和气虚等所致。

本例患者月经先期已 2 年余，胸闷、经血黏稠 3 月。此乃实热阻络，冲任结聚所致。由于实热阻络，血得热则妄行，故经来量多。血为热灼，故血色紫黯，有黏稠血块。冲任有热，壅滞诸经，故心胸烦闷，口干喜冷饮，小便短赤，大便干燥，舌质鲜红，舌苔薄黄，脉滑数有力。治疗当清热凉血，通经散结。方用清经汤加减。方中青蒿、黄柏、黄连清热泻火；牡丹皮、地骨皮、知母清热生津；白芍敛阴；茯苓宁心；熟地黄、玄参养阴生津；甘草调和诸药。诸药配伍，合奏清热凉血，通经散结之功。

2. 补气健脾，滋养冲任治疗脾气虚弱，冲任不足型经行先期。

陈某某，女，46 岁，已婚，湖南省长沙县某单位职工。门诊病例。

主诉：月经先期 3 年余，经量增多 3 月。

初诊（2006 年 4 月 11 日）：患者自述 3 年前起发现月经先期，每次提前 12～16 天来潮，伴有乳房及小腹隐隐作痛，曾在当地医院就诊，先后服用中药 20 余剂，未见明显效果。近 3 个月来经量明显增多，颜色较淡，清稀如水，面色㿠白，气短懒言，肢软无力，食纳较差，小便清长，舌质淡红，舌苔薄白而润，脉虚弱无力。

辨证：脾气虚弱，冲任不足。

治法：补气健脾，滋养冲任。

主方：益胃散结饮加减。

处方：黄芪 20g，西洋参（含服）6g，白芍 15g，白术 10g，当归 10g，茯苓 15g，山药 15g，陈皮 10g，升麻 5g，柴胡 6g，甘草 5g。5 剂，水煎服，每日 1 剂，分 2 次服。

二诊（2006 年 4 月 16 日）：患者服药后症状已明显好转，乳房及小腹痛减轻，余症均有明显好转。脾气始复，冲任渐充。有效守方，原方 5 剂，煎服法同前。

三诊（2006 年 4 月 22 日）：患者气短懒言、肢软无力等症已消除，舌质淡红，舌苔薄白，脉较有力。脾气渐复，冲任较充。处方：黄芪 20g，西洋参（含服）6g，白芍 15g，白术 10g，当归 10g，茯苓 15g，山药 15g，陈皮 10g，升麻 5g，柴胡 6g，枸杞子 15g，甘草 5g。7 剂，煎服法同前。

四诊（2006 年 5 月 9 日）：患者月经已按期来潮，余症基本消除，舌质淡红，舌苔薄白，脉沉细有力。脾气已复，冲任已充。处方：黄芪 20g，西洋参（含服）6g，白芍 15g，白术 10g，当归 10g，茯苓 15g，山药 15g，陈皮 10g，柴胡 6g，枸杞子 15g，莲肉 15g，甘草 5g。7 剂，煎服法同前。

五诊（2006 年 6 月 7 日）：患者月经正常，食纳正常，精神饱满，舌质淡红，舌苔薄白，脉沉而缓。已获临床痊愈。随访 3 年无恙。

按：本例患者月经先期已 3 年余。此乃脾气虚弱，冲任不足所为。由于脾气虚弱，气不摄血，故月经先期，经量明显增多。又脾气虚弱，脾失健运，机体失于濡养，故面色㿠白，气短懒言，肢软无力。因为中气不足，受纳无权，则食纳较差，舌质淡红，脉虚弱无力。脾气虚弱，水谷精微难以转化成血，致冲任不足，血海空虚，故经色较淡，质清稀如水。治疗当补气健脾，滋养冲任。方用益胃散结饮加减。方中黄芪、西洋参大补元气；白术、茯苓、山药健脾和中；白芍、当归养血滋阴；陈皮、柴胡理气疏肝，使补而不滞；升麻配柴胡升提阳气；甘草调和诸药。诸药配伍，合建补气健脾，滋养冲任之功。

五、经行后期（2 例）

1. 养血滋阴，补益冲任治疗阴血虚损，冲任不足型经行后期。

何某某，女，28 岁，已婚，广东省深圳市某单位干部。门诊病例。

主诉：月经后期 2 年，经量减少 2 月。

初诊(2011年4月2日):患者自述2年前开始月经后期,每2个月1次或3个月两潮。在当地医院就诊,先后服用中药数十剂,效果欠佳。近2个月来经量明显减少,色淡质清,精神软弱,四肢无力,手足麻木,五心发热,口干不欲饮,面色苍白,皮肤不润,眼花心悸,小便清长,大便稍干,舌质淡红,舌光少苔,脉虚细而弱。

辨证:阴血虚损,冲任不足。

治法:养血滋阴,补益冲任。

主方:益胃散结饮加减。

处方:西洋参(含服)6g,白术10g,茯苓15g,白芍15g,当归10g,生地黄15g,北沙参15g,麦冬15g,枸杞子15g,川楝子10g,甘草6g。5剂,水煎服,每日1剂,分2次服。

二诊(2011年4月7日):患者服药后症状明显减轻,精神好转,四肢较有力,大便正常,舌质淡红,舌苔薄白,脉虚细稍弱。阴血始复,冲任渐足。有效守方,原方7剂,煎服法同前。

三诊(2011年4月15日):患者服药后症状大部分已消失,舌质淡红,舌苔薄白,脉沉细稍弱。阴血渐复,冲任较足。处方:西洋参(含服)6g,白术10g,茯苓15g,白芍15g,当归10g,熟地黄15g,北沙参15g,麦冬15g,枸杞子15g,陈皮6g,甘草6g。原方继进7剂。

四诊(2011年4月22日):患者月经已按期来潮,诸症已消失,舌质淡红,舌苔薄白,脉沉缓。已获临床痊愈。以当归丸及参苓白术丸口服巩固2月。随访3年无恙。

按:月经周期延后八九天,甚至每隔四五十日一至的,称为"经行后期",亦称"经期退后"或"经迟"。本病发生的机理,主要是气血运行不畅,冲任受阻,以致血海不能按时满盈所致。

本例患者月经后期已2年,乃阴血虚损,冲任不足所为。由于阴血虚损,故经量减少,手足麻木,五心发热,口干不欲饮,面色苍白,皮肤不润,眼花心悸,脉虚细而弱。因为冲任不足,血海空虚,故月经延期而至,每2个月1次或3个月两潮,色淡质清。治疗当养血滋阴,补益冲任。方用益胃散结饮加减。方中西洋参、白术、茯苓补气和中;白芍、当归、生地黄养血滋阴;北沙参、麦冬、枸杞子滋养肝肾;川楝子疏肝理气,使肝气得舒,又补而不滞;甘草调和诸药。诸药配伍,使阴血充足,冲任满盈,合而建功。

2. 补气益阳,温煦冲任治疗阳气不足,冲任虚寒型经行后期。

解某某,女,35岁,已婚,江西省新余市某单位干部。门诊病例。

主诉：月经后期3年，腹痛2月。

初诊（2008年5月11日）：患者自述3年前起月经后期，每2个月1次或3个月两潮。在当地医院就诊，先后服用中药50余剂，效果不佳。近2个月来月经量少，色泽较淡，腹痛绵绵，喜温喜按，头晕耳鸣，心悸气短，四肢不温，腰膝酸软，面色苍白，小便清长，大便溏薄，舌质淡红，舌苔薄白，脉沉迟无力。

辨证：阳气不足，冲任虚寒。

治法：补气益阳，温煦冲任。

主方：益脾消斑饮加减。

处方：当归10g，熟地黄15g，枸杞子15g，杜仲15g，怀牛膝15g，肉桂粉（冲服）2g，红参（含服）6g，白术10g，山药15g，白芍15g，菟丝子12g，陈皮6g。7剂，水煎服，每日1剂，分2次服。

二诊（2008年5月19日）：患者服药后症状明显好转，四肢转温，大便已正常，舌质淡红，舌苔薄白，脉沉稍弱。阳气渐复，冲任始盈。有效守方，原方10剂，煎服法同前。

三诊（2008年5月30）：患者症状大部分已消失，舌质淡红，舌苔薄白，脉沉稍弱。阳气渐复，冲任较充。处方：当归10g，熟地黄15g，枸杞子15g，杜仲15g，肉桂粉（冲服）2g，红参（含服）6g，白术10g，山药15g，白芍15g，菟丝子12g，黄芪20g，陈皮6g。10剂，煎服法同前。

四诊（2011年6月11）：患者月经已按期来潮，诸症已基本消失，舌质淡红，舌苔薄白，脉沉稍细。阳气已复，冲任已充。处方：当归10g，熟地黄15g，枸杞子15g，杜仲15g，菟丝子15g，红参（含服）6g，白术10g，茯苓15g，白芍15g，黄芪20g，陈皮6g。20剂，煎服法同前。

五诊（2011年7月10）：患者月经按期来潮，诸症已消失，舌质淡红，舌苔薄白，脉沉缓。已获临床痊愈。随访3年无恙。

按：本例患者月经后期已3年，腹痛2月，乃阳气不足，冲任虚寒所致。由于阳气不足，阴寒内盛，阳不能化气以生血，胞宫不得温煦，故月经延后，经量减少，色淡质清，腹痛绵绵，喜温喜按，四肢不温，小便清长，大便溏薄。头为诸阳之会，阳气不足，气血不能上荣，则头晕耳鸣，心悸气短，面色苍白。腰为肾之府，阳气虚损，肾气不足，无以鼓动血脉，故腰膝酸软，舌质淡红，脉迟无力。治疗当补气益阳，温煦冲任。方用益脾消斑饮加减。方中肉桂、菟丝子温补肾阳；当归、白芍、熟地黄、枸杞子补血养阴；红参、白术、山药补气温中；杜仲补肾强筋骨；怀牛膝通经活血，陈皮理气和中，使补而不滞。诸药配伍，使阳气回复，冲任功能恢复，血海充盈，月经自然来潮。

六、功能失调性子宫出血（2例）

1. 健脾温肾，补气摄血治疗脾肾阳虚，气不摄血型功能失调性子宫出血。

王某，女，34岁，已婚，湖南省长沙市某单位干部。门诊病例。

主诉：月经紊乱1年。

初诊（1979年12月12日）：患者自去年12月起月经每先期而至，月经量多，呈鲜红或暗红色。以后出现阴道不规则流血，时而大下不止，顺腿直下而不能行动；时而淋漓不尽，缠绵数日难以干净。曾在某大医院行刮宫术，经病理组织检查为"子宫内膜增生期"，诊断为"功能失调性子宫出血"。服用己烯雌酚、铁剂等药效果一般。此后仍反复发作。就诊时，患者诉本次月经来潮已16日，仍未干净，月经量多，颜色暗红，有黑色瘀块，伴有头晕，疲乏无力，双手发麻，小腹空坠，腹痛，腰酸腿软，四肢不温，下肢浮肿，面色苍白，纳呆食少，舌质淡红，舌苔薄白，脉左弦细，右沉细而弱。

辨证：脾肾阳虚，气不摄血。

治法：健脾温肾，补气摄血。

主方：举元摄血饮加减。

处方：白参（另煎）6g，黄芪20g，炒白术15g，炒升麻5g，茯苓10g，炒艾叶10g，阿胶（烊化）10g，海螵蛸15g，地榆炭10g，菟丝子12g，炙甘草6g。5剂，水煎服，每日1剂，分2次服。按摩：百会、足三里、三阴交、关元、气海、脾俞、肾俞等穴。

二诊（1979年12月17日）：患者服药后腹痛消失，经量大减，腰酸腿软减轻，食纳增进。有效守方，原方5剂，煎服法同前。

三诊（1979年12月22日）：患者服药后头晕乏力稍存，稍有腹痛，舌质淡红，舌苔薄白，脉左弦细，右沉细稍弱。脾肾阳气渐复，中气尚虚。处方：白参（另煎）6g，黄芪20g，炒白术15g，茯苓10g，炒艾叶10g，阿胶（烊化）10g，海螵蛸15g，地榆炭10g，菟丝子12g，香附10g，炙甘草6g。5剂，煎服法同前。

四诊（1979年12月27日）：患者腹痛消失，舌质淡红，舌苔薄白，脉沉稍细。脾肾阳气已复，中气较虚。处方：白参（另煎）6g，黄芪20g，炒白术15g，茯苓10g，炒艾叶5g，阿胶（烊化）10g，海螵蛸15g，枸杞子15g，菟丝子15g，炙甘草6g。7剂，煎服法同前。

五诊（1980年1月3日）：患者自述无任何不适，舌质淡红，舌苔薄白，脉沉缓。脾肾阳气已复，中气稍虚。予归脾丸善后而愈。随访5年无恙。

按： 功能失调性子宫出血为妇科常见病。它是由于调节生殖的神经内分泌机制失常引起的异常子宫出血。常表现为月经周期长短不一，经期延长、经量过多或阴道不规则流血。本病属中医"崩漏"范畴。究其原因，不外七情刺激，冲任损伤，经期劳累，产后摄生不当，或先天肾气不足。在脏腑之中与本病关系密切者为肝、脾、肾三脏。本例患者月经量多，伴有头晕，疲乏无力，双手发麻，小腹空坠，腹痛，腰酸腿软，四肢不温，下肢浮肿，面色苍白，纳呆食少，舌质淡红，舌苔薄白，脉左弦细，右沉细而弱，是脾肾阳虚，气不摄血的表现。治疗当健脾温肾，补气摄血。方用举元摄血饮加减。方中白参、黄芪大补元气；茯苓、炒白术、炙甘草补中益气；炒升麻助中气上提；阿胶养血助阳；炒艾叶、海螵蛸、菟丝子育阴暖宫而摄血；地榆炭止血。诸药合用，再配合按摩，以加强健脾温肾，补气摄血的作用，两法相辅，而建奇功。

2. 健脾益气，补中摄血治疗中气虚弱，脾不统血型功能失调性子宫出血。

熊某某，女，40岁，已婚，湖南省长沙市某厂工人。门诊病例。

主诉：月经紊乱2年。

初诊（1988年4月16日）：患者自述1986年1月中旬起出现阴道不规则流血，时而大下不止，时而淋漓不尽，缠绵数日不干净。1987年3月25日因再次大下而在某大医院行刮宫术，经病理组织检查为"月经期子宫内膜"；妇科检查示：外阴阴道正常，宫颈光滑，宫体前倾，大小正常，活动好，无压痛。诊断为"功能失调性子宫出血"，经用西药治疗效果一般。此后仍淋漓不尽，直至1988年3月9日又大下1次，当即用纸100余张，色淡而清稀如水，经用止血药未见明显好转而来求治。就诊时，患者自觉小腹坠胀，腹痛，腰膝酸软，头痛头晕，疲乏无力，气短懒言，怔忡怯冷，面色㿠白，纳呆食少，二便自调，舌质淡红，舌苔薄白，脉虚弱。

辨证：中气虚弱，脾不统血。

治法：健脾益气，补中摄血。

主方：举元摄血饮加减。

处方：西洋参（另煎）6g，黄芪20g，炒白术15g，茯神10g，木香5g，炒升麻5g，酒当归10g，炒蒲黄（布包）10g，地榆炭10g，龙眼肉15g，酸枣仁10g，炙甘草6g。5剂，水煎服，每日1剂，分2次服。按摩：百会、足三里、三阴交、关元、气海、脾俞、肾俞等穴。

二诊（1988年4月21日）：患者服药后腹痛消失，经量减少，头晕减轻，食纳增进。有效守方，原方5剂，煎服法同前。

三诊（1988年4月26日）：患者服药后诸症明显减轻，头晕乏力稍存，舌质淡红，舌苔薄白，脉沉细。中气渐复，脾不统血。处方：西洋参（另煎）6g，黄芪20g，炒白术15g，茯神10g，木香5g，酒当归10g，地榆炭10g，龙眼肉

15g,酸枣仁10g,炙甘草6g。5剂,煎服法同前。

四诊(1988年5月1日):患者自述诸症基本消失,舌质淡红,舌苔薄白,脉沉细。中气已复,冲任已充。予归脾丸善后而愈。随访5年无恙。

按: 崩漏一证有虚有实,本案阴道不规则流血,时而大下不止,时而淋漓不尽。正如《医宗金鉴》所说:"妇人行经之后,淋沥不止,名曰经漏;经血忽然大下不止,名为经崩。"患者罹病2年余,久病必虚,又伴小腹坠胀,腰膝酸软,头痛头晕,疲乏无力,气短懒言,怔忡怯冷,纳呆食少,脉虚弱。此乃中气虚弱,脾不统血所致。治疗当健脾益气,补中摄血。方用举元摄血饮加减。方中西洋参、黄芪、炒白术、炙甘草补中益气而摄血;炒升麻助中气上提;酒当归、茯神、龙眼肉、酸枣仁甘温酸苦,养血补心安神;炒蒲黄、地榆炭凉血止血;木香理气醒脾,使补而不滞。再配合按摩,以加强疗效。两法合用,以建健脾益气,补中摄血之功。

七、闭经(2例)

1. 滋阴养血,濡养冲任治疗阴血虚损,冲任不足型闭经。

皮某,女,35岁,已婚,湖南省张家界市某单位干部。门诊病例。

主诉:未见月经7个月。

初诊(2009年3月9日):患者自述7个月前起月经未再来潮,在当地医院多次做妊娠试验检查,均为阴性,先后服用中药30余剂,效果不佳。近2个月来感头目眩晕,心悸不适,两颧潮红,五心发热,潮热盗汗,心烦不寐,皮肤干燥,唇红口干,面色苍白,小便清长,大便干燥,舌质较红,舌苔薄黄,脉沉细而数。

辨证:阴血虚损,冲任不足。

治法:滋阴养血,濡养冲任。

主方:祛瘀生血饮加减。

处方:熟地黄15g,白芍20g,山药15g,茯神15g,阿胶(烊化)10g,山茱萸12g,枸杞子15g,西洋参8g,龟板12g,麦冬15g,牡丹皮10g,甘草6g。5剂,水煎服,每日1剂,分2次服。

二诊(2009年3月16日):患者服药后症状明显好转,潮热盗汗、心烦不寐、皮肤干燥均有好转,大便已正常,舌质稍红,舌苔薄黄,脉沉细微数。有效守方,原方7剂,煎服法同前。

三诊(2009年3月23日):患者月经已来潮,症状大部分已消失,舌质淡红,舌苔薄白,脉沉细微数。阴血渐充,冲任功能始复。处方:熟地黄15g,当归10g,白芍20g,山药15g,茯神15g,阿胶(烊化)10g,山茱萸12g,枸杞子

15g,西洋参（泡水服）8g,龟板 12g,麦冬 15g,牡丹皮 10g,甘草 6g。7 剂,煎服法同前。

四诊（2009 年 4 月 7 日）：患者服药后月经已来潮,除经量偏少外,诸症均消失,舌质淡红,舌苔薄白,脉沉稍细。阴血较充,冲任功能渐复,血海较充盈。处方：熟地黄 15g,当归 10g,白芍 20g,山药 15g,茯神 15g,阿胶（烊化）10g,山茱萸 12g,枸杞子 15g,西洋参（泡水服）8g,龟板 12g,麦冬 15g,黄芪 20g,甘草 6g。20 剂,煎服法同前。

五诊（2009 年 4 月 27 日）：患者月经按期来潮,诸症已消失,舌质淡红,舌苔薄白,脉沉缓。阴血已充,冲任功能恢复,血海充盈。已获临床痊愈。随访 3 年无恙。

按：闭经是妇科疾病中的常见症状。年满 18 岁的妇女仍无月经来潮者,或以往曾建立正常月经周期,但以后因某种病理性原因而月经停止 6 个月以上者称为"闭经"。青春期前、妊娠期、哺乳期及绝经期后的月经不来潮均属生理现象。

本例患者月经已 7 个月未行,是阴血虚损,冲任不足所致。由于阴血虚损,冲任功能失常,血海空虚,无以行经,故经闭不行;阴血虚损,不能上荣于巅,故头目眩晕,面色苍白;阴血虚损,心失所养,故心悸不适,心烦不寐;阴血不足,脉络空虚,四肢百骸失养,故两颧潮红,皮肤干燥,唇红口干,五心发热,潮热盗汗,舌红,脉细而数。治疗当滋阴养血,濡养冲任。方用祛瘀生血饮加减。方中熟地黄、麦冬、枸杞子滋肾益肾;山药、西洋参、甘草益气补脾;白芍、阿胶养血滋阴;茯神宁心安神;山茱萸、龟板滋阴潜阳;牡丹皮凉血养阴。诸药配伍,使阴血充足,冲任功能恢复,血海盈满,月事自然而行。

2. 疏肝活血,益气散结治疗肝郁气滞,气血互结型闭经。

向某,女,34 岁,已婚,广西壮族自治区桂林市某单位职工。门诊病例。

主诉：月经长期不潮。

初诊（2009 年 7 月 12 日）：患者自述 1 年前起月经长期不潮,在当地医院多次做妊娠试验检查,均为阴性,先后服用中药 60 余剂,效果不佳。近 3 个月来偶感胸部胀闷,时有两胁作胀,小腹刺痛,精神郁闷,烦躁易怒,口绀唇紫,小便较黄,大便稍干,舌边紫黯,夹有瘀点,舌苔薄黄,脉沉弦而涩。

辨证：肝郁气滞,气血互结。

治法：疏肝活血,益气散结。

主方：消瘀散核饮加减。

处方：牡丹皮 10g,栀子 10g,柴胡 10g,当归 10g,赤芍 10g,白术 10g,茯苓 15g，黄芪 15g，桃仁 10g，枳壳 10g，香附 10g，甘草 6g。5 剂，水煎服，每日 1 剂，分 2 次服。

二诊（2009 年 7 月 17 日）：患者服药后月经已来潮，症状较前明显减轻，但月经量偏少。有效守方，原方 10 剂，煎服法同前。

三诊（2009 年 7 月 28 日）：患者服药后症状大部分已消失，小便转清，大便正常，舌边稍紫，夹有少量瘀点，舌苔薄白，脉沉弦而细。肝气畅达，瘀血渐祛，冲任功能渐复。处方：牡丹皮 10g，栀子 6g，柴胡 10g，当归 10g，赤芍 10g，白术 10g，茯苓 15g，黄芪 15g，桃仁 10g，女贞子 15g，香附 10g，甘草 6g。15 剂，煎服法同前。

四诊（2009 年 8 月 12 日）：患者服药后症状已消失，舌边稍有瘀点，舌苔薄白，脉沉而缓。以加味逍遥丸及当归丸善后而愈。随访 3 年无恙。

按：本例患者月经不潮已 1 年余，是肝郁气滞，气血互结所致。由于忧思恚怒，气机不畅，气不能行血，气血郁滞经脉，致冲任功能紊乱，故经闭不行。气以宣达为顺，气滞不宣，则胸部胀闷，两胁作胀，精神郁闷，烦躁易怒，脉弦。瘀血停滞，积于血海，阻碍经血下行，则小腹刺痛，舌边紫黯，夹有瘀点，脉涩。治疗当疏肝活血，益气散结。方用消瘀散核饮加减。方中柴胡、枳壳、香附疏肝解郁；当归养血柔肝；牡丹皮、桃仁、赤芍凉血活血；白术、茯苓、黄芪、甘草补气和中；栀子泻火除烦。诸药配伍，使肝气舒展，血海盈满，冲任通达，经血自行矣。

八、痛经（3 例）

1. 温经散寒，祛湿通经治疗寒湿凝聚，冲任不通型痛经。

侯某某，女，39 岁，已婚，湖南省长沙市某单位干部。门诊病例。

主诉：经前及经期小腹冷痛 9 年，加重 2 年。

初诊（2009 年 5 月 25 日）：患者自述 9 年前开始感经前及经期小腹冷痛，按之痛甚，以为是正常现象，没有在意。近 2 年上述症状加重，小腹疼痛加剧。曾在当地医院就诊，服去痛片可缓解疼痛。近来经期小腹绞痛，服去痛片效果渐差，严重影响工作，遂来求治。就诊时，患者小腹冷痛，呈阵发性绞痛，伴有恶心，时有汗出，四肢厥冷，经水量少，色暗有块，或如黑豆汁，小便清长，大便溏薄，舌边紫黯，舌苔白腻，脉沉弦而紧。

辨证：寒湿凝聚，冲任不通。

治法：温经散寒，祛湿通经。

主方：温经汤加减。

处方：红参（另煎）6g，川牛膝 10g，当归 10g，白芍 15g，桂枝 10g，牡丹皮

10g,吴茱萸 3g,香附 10g,川芎 9g,生姜 10g,甘草 6g。3 剂,水煎服,每日 1 剂,分 2 次服。

二诊(2009 年 5 月 29 日):患者服药后症状已明显好转,腹痛基本消失,出汗及四肢厥冷均减轻。寒湿始祛,冲任功能渐复,脉络始通。有效守方,原方 15 剂,煎服法同前。

三诊(2009 年 6 月 15 日):患者月经已按期来潮,除经期稍有小腹胀痛外,余症基本消除。舌质淡红,舌苔薄白,脉弦而细。寒湿渐祛,冲任功能渐复,脉络较通。处方:红参(另煎)6g,川牛膝 10g,当归 10g,白芍 15g,桂枝 3g,牡丹皮 10g,吴茱萸 1g,香附 10g,川芎 9g,菟丝子 15g,生姜 6g,甘草 6g。15 剂,煎服法同前。

四诊(2009 年 7 月 3 日):患者月经正常,食纳味香,精力充足,舌质淡红,舌苔薄白,脉沉而缓。寒湿已祛,冲任功能恢复,脉络已通。已获临床痊愈。嘱加强体育锻炼,保持心情愉快。随访 3 年无恙。

按:痛经是指妇女在行经前后或月经期出现下腹疼痛、坠胀,伴腰酸或其他不适,程度较重以致影响生活和工作质量者称为痛经。

本例患者经前及经期小腹冷痛 9 年,加重 2 年,是寒湿凝聚,冲任不通所致。由于寒湿伤及下焦,客于胞宫,致寒凝血聚,血液运行不畅,故经水量少,小腹冷痛,四肢厥冷。寒气生浊,则经来如黑豆汁,色暗有块。舌边紫黯,舌苔白腻,脉沉弦而紧,均为寒湿内闭,气血瘀滞之象。治疗当温经散寒,祛湿通经。方用《金匮要略》温经汤加减。方中吴茱萸、桂枝温经散寒;当归、白芍养血调经;牡丹皮、川牛膝、川芎活血祛瘀;红参、生姜、甘草益气和胃,使中阳生长;香附理气解郁,调经止痛。诸药配伍,共奏温经散寒,祛湿通经之效。

2. 疏肝活血,通经散结治疗肝郁血瘀,冲任瘀阻型痛经。

秦某某,女,39 岁,未婚,湖南省长沙市某大学教师。门诊病例。

主诉:经前及经期小腹胀痛 3 年,加重 5 个月。

初诊(2011 年 5 月 28 日):患者自述 3 年前开始出现经前及经期小腹胀痛,按之痛甚,没有在意。近年来腹痛加重,在当地医院就诊,服用中药数十剂,效果欠佳。近 5 个月来上述症状进一步加重,小腹疼痛剧烈,呈胀痛或刺痛感,腹痛拒按,经色紫黑,夹有血块,经水量少,淋漓不畅,胸胁胀满,口干口苦,小便较黄,大便正常,舌边紫黯,舌苔薄黄,脉左沉弦,右弦涩。

辨证:肝郁血瘀,冲任瘀阻。

治法:疏肝活血,通经散结。

主方:血府逐瘀汤加减。

处方：当归 10g，川芎 10g，赤芍 10g，桃仁 10g，红花 6g，牛膝 15g，香附 10g，枳壳 10g，延胡索 10g，柴胡 10g，甘草 6g。5 剂，水煎服，每日 1 剂，分 2 次服。

二诊（2011 年 6 月 2 日）：患者服药后症状已明显好转，腹痛减轻，胸胁胀满及口干口苦均好转，舌边稍紫黯，舌苔薄黄，脉左沉弦，右弦涩。肝气渐畅，冲任功能始复。有效守方，原方 5 剂，煎服法同前。

三诊（2011 年 6 月 25 日）：患者月经已按期来潮，除经期稍有小腹胀痛外，余症基本消除，小便转清，大便正常，舌边稍紫，舌苔薄白，脉弦而细。肝气通达，冲任功能渐复，脉络渐通。处方：当归 10g，川芎 10g，白芍 15g，红花 6g，牛膝 15g，香附 10g，知母 10g，延胡索 10g，柴胡 10g，女贞子 15g，甘草 6g。10 剂，煎服法同前。

四诊（2011 年 7 月 26 日）：患者月经已按期来潮，经前稍有小腹胀痛，余症基本消除，舌质淡红，舌苔薄白，脉弦稍细。肝气通达，冲任功能恢复，脉络较通。处方：当归 10g，墨旱莲 10g，牡丹皮 9g，白芍 15g，牛膝 15g，香附 10g，山药 15g，柴胡 10g，女贞子 15g，甘草 6g。7 剂，煎服法同前。

五诊（2011 年 8 月 25 日）：患者月经正常，食香纳佳，精力充沛，舌质淡红，舌苔薄白，脉沉而缓。已获临床痊愈。随访 2 年余无恙。

按：本例经前及经期小腹胀痛 3 年，加重 5 月，此乃肝郁血瘀，冲任瘀阻所致。由于肝郁气滞，气机不畅，故小腹胀痛，胸胁胀满，脉沉弦。因气机不畅，冲任瘀阻，脉络不通，故经水量少，淋漓不畅。由于血瘀，故小腹刺痛，经色紫黑，夹有血块，舌边紫黯，脉弦涩。治疗当疏肝活血，通经散结。方用血府逐瘀汤加减。方中当归、牛膝养血活血；桃仁、红花活血调经；川芎、赤芍活血止痛；柴胡、枳壳疏肝理气；香附、延胡索理气止痛；甘草调和诸药。诸药配伍，共建疏肝活血，通经散结之功。

3. 健脾益肾，补气养血，滋养冲任治疗脾肾气虚，生化无源，冲任不足型痛经。

季某某，女，29 岁，已婚，湖南省浏阳市某公司职工。门诊病例。

主诉：经期小腹痛 4 年，加重 3 月。

初诊（2007 年 4 月 11 日）：患者自述 4 年前起感经期小腹绵绵作痛，得按痛减，没有在意。近 3 个月来，上述症状加重，月经色淡，量少质清，面色苍白，精神疲乏，语声低微，小便清长，大便溏薄，舌质淡红，舌苔薄白，脉虚而细。

辨证：脾肾气虚，生化无源，冲任不足。

治法：健脾益肾，补气养血，滋养冲任。

主方：祛瘀生血饮加减。

处方：白参（含服）6g，白术10g，杜仲15g，当归10g，熟地黄12g，山药15g，白芍15g，黄芪20g，香附10g，川芎10g，补骨脂10g，阿胶（烊化）10g，甘草6g。5剂，水煎服，每日1剂，分2次服。

二诊（2007年4月16日）：患者服药后症状已明显好转，腹痛减轻，精神转好。气血始复，冲任渐充。有效守方，原方7剂，煎服法同前。

三诊（2007年4月25日）：患者服药后诸症已大部分消除，小便清长，大便正常，舌质淡红，舌苔薄白，脉虚较细。气血渐复，冲任稍虚。处方：白参（含服）6g，白术10g，杜仲15g，当归10g，熟地黄12g，山药15g，白芍15g，黄芪20g，香附10g，川芎8g，补骨脂8g，阿胶（烊化）10g，甘草6g。10剂，煎服法同前。

四诊（2007年5月9日）：患者月经按期来潮，腹痛消除，精神稍疲乏，舌质淡红，舌苔薄白，脉弦稍细。气血已复，冲任较足。处方：白参（含服）6g，白术15g，杜仲15g，当归10g，熟地黄12g，山药15g，白芍15g，黄芪20g，陈皮10g，川芎8g，补骨脂6g，阿胶（烊化）10g，大枣6g。20剂，煎服法同前。

五诊（2007年6月7日）：患者月经正常，食香纳佳，精力充沛，舌质淡红，舌苔薄白，脉沉而缓。已获临床痊愈。随访3年无恙。

按：本例患者经期小腹绵绵作痛已4年，加重3月。乃气血虚弱，冲任不足所为。由于气血虚弱，血海不足，胞脉失养，故小腹绵绵作痛，得按痛减。气血两虚，机体失于濡养，故面色苍白，精神疲乏，语声低微，月经色淡，量少质清。气虚固摄无权，故小便清长，大便溏薄。舌质淡红，脉虚而细，亦是气血不足的表现。治疗当健脾益肾，补气养血，滋养冲任。方用祛瘀生血饮加减。方中白参、黄芪大补元气；白术、山药健脾益气；当归、熟地黄、白芍、阿胶滋阴养血；杜仲、补骨脂补益肝肾；香附、川芎理气活血止痛；甘草调和诸药。诸药配伍，共成健脾益肾，补气养血，滋养冲任之功。

九、带下病（4例）

1. 清肝利湿，调和任带治疗湿热结聚，任带失调型带下病。

谷某某，女，36岁，已婚，湖南省汨罗市某单位职工。门诊病例。

主诉：白带量多3月余。

初诊（2005年5月9日）：患者自述3个月前起白带量多，质较黏稠，呈白色。曾在当地某医院服用中药，效果不明显。近来上述症状加重，白带呈黄色，夹有少许暗红色血丝，伴有臭秽味，且阴痒灼痛。月经多提前，经量不多，夹有血块，小腹胀痛，乳房闷胀，口苦咽干，烦躁易怒，小便色黄，大便较干，舌质黯红，舌苔黄腻，脉弦而滑。

辨证：湿热结聚，任带失调。

治法：清肝利湿，调和任带。

主方：龙胆泻肝汤加减。

处方：龙胆草 10g，栀子 10g，赤芍 10g，牡丹皮 15g，车前子（布包）15g，泽泻 10g，黄芩 10g，当归 10g，金银花 15g，黄柏 10g，土茯苓 20g，草薢 15g，甘草 6g。3 剂，水煎服，每日 1 剂，分 2 次服。

二诊（2005 年 5 月 12 日）：患者服药 2 剂后带下减少，余症皆轻。肝经湿热始祛，任带功能渐复。有效守方，原方 5 剂，煎服法同前。

三诊（2005 年 5 月 17 日）：患者服药后带下基本干净，外阴已不痒，余症基本消除，舌质稍红，舌苔薄黄，脉弦稍滑。肝经湿热渐祛，任带功能渐复。

处方：龙胆草 10g，茯苓 10g，赤芍 10g，牡丹皮 15g，车前子（布包）15g，蒲公英 10g，当归 10g，黄芪 15g，金银花 15g，黄柏 10g，土茯苓 20g，薏苡仁 15g，甘草 6g。5 剂，煎服法同前。

四诊（2005 年 5 月 22 日）：患者带下正常，心情舒畅，舌质淡红，舌苔薄白，脉沉缓。肝经湿热已祛，任带功能正常。已获临床痊愈。随访 3 年带下未再发生异常。

按：带下病是妇科常见病证，临床多表现为带下量多、色黄、有异味、阴部瘙痒等，严重影响女性的健康和正常的工作及生活。本病早在《黄帝内经》中就有记载，《素问·骨空论》中有"任脉为病……女子带下瘕聚"的记载。隋代《诸病源候论·妇人杂病诸候·带下候》明确提出了"带下病"之名。

本例患者白带量多已 3 个月，是肝经湿热，任带功能失调所为。因为肝郁乘脾，脾失健运，湿从内生，湿郁化热，湿热下注任带，使任脉不固，带脉失约，发生带下病。由于湿热注于下焦，故白带量多，色黄质稠，有臭秽味，夹有暗红色血丝，阴痒灼痛，小便黄，大便干，舌苔黄腻，脉滑。因为肝郁，疏泄失常，故月经提前，经量不多，小腹胀痛，乳房闷胀，口苦咽干，烦躁易怒，脉弦。治疗当清肝利湿，调和任带。方用龙胆泻肝汤加减。方中龙胆草泻肝胆实火；黄柏、黄芩、栀子清热泻火；当归、赤芍、牡丹皮疏肝活血，清热凉血；草薢、车前子、泽泻利水渗湿；金银花、土茯苓清热解毒；甘草调和诸药。诸药配伍，共奏清泻肝胆实火，清利下焦湿热，调和任带之功。

2. 健脾益气，升阳祛湿治疗脾气不足，任带不固型带下病。

俞某某，女，29 岁，已婚，湖南省益阳市某单位职工。门诊病例。

主诉：白带量多 9 月余。

初诊（2005 年 6 月 2 日）：患者自述 9 个月前开始白带量多，绵绵不断，呈淡白色,质较稀薄,无腥臭味,淋漓不尽。曾在当地某医院服用中药,效果欠佳。近来症状加重,四肢无力,小腹下坠,腰酸膝软,食欲减退,气短懒言,面色㿠白,月经多提前,经量增多,色泽淡红,大便溏薄,舌质淡,舌苔白腻,脉细弱。

辨证:脾气不足,任带不固。

治法:健脾益气,升阳祛湿。

主方:完带汤加减。

处方:白术15g,山药20g,党参15g,黄芪20g,菟丝子15g,车前子(布包)10g,白芍15g,柴胡10g,陈皮10g,苍术10g,黑荆芥10g。5剂,水煎服,每日1剂,分2次服。

二诊(2005年6月7日):患者服药后白带减少,小腹空坠减轻,余症皆好转。脾气始充,任带功能渐复。处方:白术15g,山药20g,党参15g,黄芪20g,菟丝子15g,白芍15g,柴胡10g,陈皮10g,苍术6g,海螵蛸15g,白豆蔻15g。7剂,煎服法同前。

三诊(2005年6月15日):患者服药后带下正常,诸症悉除,舌质淡红,舌苔薄白,脉沉缓。脾气已复,任带功能正常。以参苓白术丸善后而愈。随访3年无恙。

按:本例患者白带量多已9个月,是脾气不足,任带不固所致。由于脾气虚弱,运化失司,湿浊下注,任脉不固,带脉失约,故带下量多,绵绵不断,色淡质稀,淋漓不净;脾虚则中阳不振,故面色㿠白,气短懒言,四肢无力,小腹下坠;脾虚失运,湿滞中焦,故食欲减退;脾损及肾,脾肾虚损,故腰酸膝软,小腹下坠,月经量多;舌淡苔白腻,脉细弱均为脾虚湿困所为。治疗当健脾益气,升阳祛湿。方用完带汤加减。方中党参、黄芪补中益气;山药、白术健脾利湿;车前子利水渗湿;白芍柔肝;柴胡疏肝解郁,并升阳除湿;黑荆芥入血分,祛风胜湿;陈皮、苍术燥湿健脾;菟丝子补肾固冲。诸药配伍,以奏健脾益气,升阳祛湿之效。

3. 温补肾阳,固涩止带治疗肾阳不足,冲任虚寒型带下病。

贾某某,女,37岁,已婚,湖南省湘乡市某单位职工。门诊病例。

主诉:白带量多、腰膝酸软5月余。

初诊(2008年3月2日):患者自述5个月前开始白带量增多,质清稀如水,绵绵不断,曾在当地某医院服用中药,效果欠佳。近来上述症状加重,四肢欠温,小腹空坠,腰膝酸软,小便清长,大便稀溏,舌质淡,舌苔白润,脉沉迟而弱。

辨证：肾阳不足，冲任虚寒。

治法：温补肾阳，固涩止带。

主方：内补丸加减。

处方：鹿茸（研末冲服）3g，菟丝子15g，黄芪20g，桑螵蛸15g，沙苑子15g，杜仲15g，桑寄生20g，补骨脂10g，海螵蛸15g，肉桂粉（冲服）2g，制附子（先煎）6g，芡实15g。5剂，水煎服，每日1剂，分2次服。

二诊（2008年3月7日）：患者服药后白带减少，腰膝酸软减轻，余症皆好转。肾阳始复，冲任较温。有效守方，原方7剂，煎服法同前。

三诊（2008年3月15日）：患者服药后带下基本干净，诸症悉除，舌质淡红，舌苔薄白，脉沉缓而弱。肾阳渐复，冲任较温。处方：鹿茸（研末冲服）3g，菟丝子15g，黄芪20g，桑螵蛸15g，沙苑子15g，杜仲15g，桑寄生20g，补骨脂10g，海螵蛸15g，肉桂粉（冲服）2g，芡实15g。7剂，煎服法同前。

四诊（2005年3月22日）：患者服药后带下正常，诸症悉除，舌质淡红，舌苔薄白，脉沉稍弱。肾阳已复，冲任功能正常。处方：菟丝子15g，黄芪20g，桑螵蛸15g，沙苑子15g，杜仲15g，桑寄生20g，补骨脂10g，党参20g，白术10g，山药15g，茯苓15g，芡实15g。15剂，煎服法同前。

五诊（2005年4月8日）：患者服药后带下正常，诸症悉除，舌质淡红，舌苔薄白，脉沉缓。已获临床痊愈。随访3年带下未再发生异常。

按：本例患者白带量多、腰膝酸软5个月，是肾阳不足，冲任虚寒所为。肾阳不足，命门火衰，封藏失司，精液滑脱而下，故带下量多，绵绵不断，质清稀如水；肾阳不足，不能温煦胞宫，故小腹空坠；腰为肾之府，今肾阳不足，故腰膝酸软；阳气不能外达，故四肢欠温；肾阳不足，不能暖脾，故大便稀溏，不能下暖膀胱，则小便清长。舌质淡、舌苔白润、脉沉迟而弱均为肾阳虚之征。治疗当温补肾阳，固涩止带。方用内补丸加减。方中菟丝子、杜仲、桑寄生补肝肾，固任脉；肉桂、制附子补肾壮阳，温养命门；黄芪补气助阳；鹿茸、补骨脂温肺益肾；桑螵蛸、沙苑子补肾助阳；芡实、海螵蛸固涩止带。全方共奏温补肾阳，固涩止带之功。

4. 清热解毒，化湿止带治疗湿毒蕴结，带脉失约型带下病。

杨某，女，38岁，已婚，湖南省浏阳市某镇农民。门诊病例。

主诉：白带量多5年，加重伴小腹疼痛20天。

初诊（2006年4月5日）：患者自述5年前起出现带下量多，当时未在意。近20天感小腹间常疼痛，带下量过多，查体：T 38.7℃，下腹胀痛拒按，两侧可触到条索样硬结，压痛明显。妇检：宫颈充血，轻度糜烂，有轻触痛，子宫增大，双侧附件增厚。超声显示：盆腔积液厚约 24mm。诊断为"慢性盆腔炎急性发作"。患者因拒绝西药治疗而来门诊就诊。就诊时，白带量多，赤黄相间，有臭秽味，腹痛拒按，阴中灼痛，阴部瘙痒，口干口苦，喜进冷饮，大便干结，小便短赤，舌质鲜红，舌苔黄厚而腻，脉滑数。

辨证：湿毒蕴结，带脉失约。

治法：清热解毒，化湿止带。

主方：止带汤加减。

处方：茯苓 15g，猪苓 15g，虎杖 15g，黄柏 10g，牡丹皮 12g，赤芍 12g，蒲公英 15g，败酱草 15g，土茯苓 20g，薏苡仁 15g，生地黄 12g，白鲜皮 15g，甘草 6g。5 剂，水煎服，每日 1 剂，分 2 次服。

二诊（2009 年 4 月 10 日）：患者服药 5 剂后白带减少，小腹疼痛减轻，余症皆改善。湿热始祛，冲任功能渐复。有效守方，原方 5 剂，煎服法同前。

三诊（2009 年 4 月 18 日）：患者服药后带下正常，诸症悉除，舌质淡，舌苔薄白，脉沉缓。湿热已清，冲任功能已恢复。继以逍遥丸和八珍益母丸调理 2 周。复查超声，盆腔积液消失。随访 3 年无恙。

按：本例患者白带量多 5 年，加重伴小腹疼痛 20 天，是湿毒蕴结，带脉失约所致。湿毒蕴结，损伤冲任，秽液下流，故白带量多，赤黄相间，有腥臭味，阴中灼痛，阴部瘙痒。湿毒内蕴，故有发热，口干口苦，喜进冷饮，大便干结，小便短赤，舌质鲜红，舌苔黄厚而腻，脉滑数。腹痛拒按，亦是湿毒蕴结所为。治疗当清热解毒，化湿止带。方用止带汤加减。方中茯苓、猪苓、薏苡仁清热利湿；黄柏、虎杖清热泻火；蒲公英、败酱草、土茯苓清热解毒；牡丹皮、赤芍、生地黄清热养阴；白鲜皮清热除湿；甘草调和诸药。诸药配伍，共成清热解毒，化湿止带之功。

总之，白带是因为湿盛而火衰，肝郁而气弱，则脾土受伤，湿土之气下陷，不能化荣血为经水，反直下为白带。治宜补脾胃之气，稍佐舒肝之品，使风木不闭塞于地中，则地气自升腾于天上，脾气健而湿气消，带下自已矣！此外，保持乐观情绪，清淡饮食，坚持体育锻炼，常按摩肝、脾、肾经的腧穴，可避免白带异常的发生。

十、更年期综合征（2 例）

1. 滋养肝肾，濡养冲任治疗肝肾阴虚，血海不足型更年期综合征。

任某某，女，52 岁，已婚，湖南省长沙市单位干部。门诊病例。

主诉：月经紊乱、潮热汗出 5 月余。

初诊（2009 年 4 月 9 日）：患者自述近 5 个月来出现月经紊乱，或月经量多，或漏下淋漓，感全身潮热，曾在当地医院先后服用中药 30 余剂，效果欠佳。近 2 个月来，出现全身潮热，自汗盗汗，口干喜饮，心烦易怒，夜寐不安，头昏目眩，五心发热，腰酸膝软，两颧潮红，皮肤干燥，食纳较差，小便正常，大便干燥，舌质较红，舌苔薄黄，脉弦细而数。

辨证：肝肾阴虚，血海不足。

治法：滋养肝肾，濡养冲任。

主方：知柏地黄汤加减。

处方：生地黄 15g，山茱萸 10g，山药 15g，茯苓 15g，五味子 8g，泽泻 10g，知母 10g，西洋参（另煎）8g，黄柏 10g，麦冬 15g，牡丹皮 10g，生龙骨 20g。5 剂，水煎服，每日 1 剂，分 2 次服。

二诊（2009 年 4 月 14 日）：患者服药后症状明显减轻，潮热出汗、心烦不寐、皮肤干燥、腰酸膝软均有好转，舌质稍红，舌苔薄黄，脉弦细稍数。肝肾阴血渐充，冲任功能渐复，血海尚虚。有效守方，原方 5 剂，煎服法同前。

三诊（2009 年 4 月 21 日）：患者症状进一步减轻，舌质淡红，舌苔薄白，脉沉细微数。肝肾阴血较充，冲任功能渐复，血海较充。处方：生地黄 15g，山茱萸 10g，山药 15g，茯苓 15g，五味子 8g，黄芪 15g，知母 10g，西洋参（另煎）8g，黄柏 10g，麦冬 15g，牡丹皮 10g，浮小麦 20g。7 剂，煎服法同前。

四诊（2009 年 5 月 7 日）：患者月经按期来潮，经量偏少，诸症已基本消失，舌质淡红，舌苔薄白，脉弦细。肝肾阴血已充，冲任功能已复，血海较充。处方：熟地黄 15g，当归 10g，白芍 20g，山茱萸 10g，山药 15g，茯苓 15g，黄芪 15g，西洋参（另煎）8g，枸杞子 15g，麦冬 15g，牡丹皮 10g，浮小麦 20g。15 剂，煎服法同前。

五诊（2009 年 6 月 5 日）：患者月经按期来潮，月经量正常，诸症已消失，舌质淡红，舌苔薄白，脉沉缓。已获临床痊愈。随访 3 年无恙。

按：更年期是指妇女从性成熟期逐渐进入老年期的过渡时期，包括绝经前期、绝经期及绝经后期。绝经系指月经完全停止 1 年以上。目前，生理性绝经年龄有延后倾向，我国城市妇女的平均绝经年龄为 49.5 岁，农村妇女为 47.5 岁。约 2/3 的更年期妇女可出现一系列性激素减少所致的症状，称为更年期综合征。

本例患者月经紊乱、潮热汗出已 5 个月，是肝肾阴虚，血海不足所致。因为肝肾阴虚，故全身潮热，自汗盗汗，两颧潮红，口干喜饮，五心发热，腰酸膝软，皮肤干燥，舌质较红，脉细数。肝肾阴虚，水不润土，则脾失健运，故食纳较差。又肝肾阴虚，上不能濡养头目，故心烦易怒，夜寐不安，头昏目眩；下不能润泽冲任，致血海空虚，故月经紊乱，或月经量多，或漏下淋漓。治疗当滋养肝肾，濡养冲任。方用知柏地黄汤加减。方中生地黄、知母、西洋参、麦冬滋阴益肾；山药、茯苓健脾补中；山茱萸、五味子益肾敛阴；泽泻、黄柏清泻虚火；牡丹皮凉血活血；生龙骨平肝潜阳。诸药配伍，滋养肝肾，濡养冲任，血海盈满，月事如常矣。

2. 疏肝解郁，调和冲任治疗肝气抑郁，冲任失调型更年期综合征。

夏某某，女，49岁，已婚，湖南省邵阳市某单位干部。门诊病例。

主诉：月经紊乱、烦躁易怒1年余。

初诊（2009年4月15日）：患者自述1年前起出现月经1~2月不来，或1月两至，伴有全身不适，曾在当地医院先后服用中药数十剂，效果欠佳。近3个月来经行不畅，时有小腹胀满，嗳气不适，乳房胀痛，胸闷不舒，连及两胁，时欲叹息，精神郁郁不乐，口干口苦，喜进冷饮，烦躁易怒，食纳尚可，舌边紫红，舌苔薄黄，脉沉弦而数。

辨证：肝气抑郁，冲任失调。

治法：疏肝解郁，调和冲任。

主方：消瘀散核饮加减。

处方：柴胡10g，栀子10g，牡丹皮10g，茯神15g，白术10g，当归10g，白芍15g，香附10g，酸枣仁（打碎）15g，薄荷8g，橘核15g，甘草6g。5剂，水煎服，每日1剂，分2次服。

二诊（2009年4月20日）：患者服药后症状明显减轻，烦躁易怒、小腹胀满、嗳气不适、乳房胀痛均有好转，舌质稍红，舌苔薄黄，脉沉弦稍数。肝气渐畅，冲任功能始复。有效守方，原方5剂，煎服法同前。

三诊（2009年4月26日）：患者症状进一步减轻，舌质淡红，舌苔薄白，脉沉弦。肝气渐畅，冲任功能稍复。处方：柴胡10g，栀子10g，麦冬15g，茯神15g，白术10g，当归10g，白芍15g，香附10g，酸枣仁（打碎）15g，牡丹皮10g，橘核15g，甘草6g。10剂，煎服法同前。

四诊（2009年5月12日）：患者月经按期来潮，但经量偏少，诸症已减轻，舌质淡红，舌苔薄白，脉弦细。肝气已和，冲任功能近复。处方：柴胡10g，女贞子15g，麦冬15g，茯神15g，白术10g，当归10g，白芍15g，香附10g，酸枣仁（打碎）15g，牡丹皮10g，山药15g，甘草6g。15剂，煎服法同前。

五诊（2009年6月10日）：患者月经按期来潮，月经量正常，诸症已消失，舌质淡红，舌苔薄白，脉沉缓。已获临床痊愈。随访3年无恙。

按：本例患者月经紊乱、烦躁易怒已1年余，是肝气抑郁，冲任功能失调所致。由于肝气抑郁，气机不畅，故有小腹胀满，嗳气不适，乳房胀痛，胸闷不舒,连及两胁。气以宣达为顺,今肝郁不宣,故时欲叹息,精神郁郁不乐。郁久化热,故口干口苦,喜进冷饮,烦躁易怒,舌边紫红,舌苔薄黄,脉弦而数。治疗当疏肝解郁,调和冲任。方用消瘰散核饮加减。方中当归、白芍养血柔肝;柴胡、香附、橘核、薄荷疏肝解郁;茯神、白术、甘草培补脾土;栀子、牡丹皮清肝凉血;酸枣仁配茯神宁心定志;诸药配伍,共建疏肝解郁,调和冲任之功。

总之,月经病包括月经的周期、经量、经色、经质等的改变,以及经行腹痛、吐衄等方面。临床常见的有经行先期、经行后期、经行先后无定期、月经过多、月经量少、痛经、闭经、崩漏、经断前后诸症等。月经病的致病因素是多方面的,外感之中以寒、热、湿为主,内伤之中以忧、思、怒以及房事不节居多。但这些都是诱因,它必须在机体正气不足,气血失调的情况下,才能导致月经疾患。因此治疗月经病,应以调经治本为原则。平时注意养生很重要,建议:①保持乐观情绪;②注意饮食摄入(宜清淡);③坚持体育锻炼;④常按摩肝、脾(胃)、肾经的腧穴,如太冲、行间、足三里、中脘、肾俞、太溪、涌泉等穴。

十一、妊娠呕吐(2例)

1. 健胃和中,调气降逆治疗脾胃虚弱,胃气不降型妊娠呕吐。

梁某,女,31岁,已婚,湖南省长沙市某单位干部。门诊病例。

主诉:妊娠2月,脘腹胀闷,恶心呕吐。

初诊(2009年5月9日):患者自述妊娠已2月,感脘腹胀闷,恶心呕吐,不思饮食,食入即吐,四肢无力,精神倦怠,头晕嗜睡,小便清长,大便正常,舌质淡红,舌苔薄白,脉虚弱无力。

辨证:脾胃虚弱,胃气不降。

治法:健胃和中,调气降逆。

主方:香砂六君子汤加减。

处方:西洋参(另煎)3g,白术6g,茯苓10g,法半夏6g,陈皮5g,生姜6g,木香3g,大枣6g,砂仁5g,石斛8g,甘草3g。3剂,水煎服,每日1剂,分2次服。

二诊(2009年5月12日):患者服药后症状已明显好转,脘腹胀闷、恶心呕吐均明显减轻,能进食稀粥,食入较安,精神好转。中气渐复,胃气始降。有效守方,原方3剂,煎服法同前。

三诊(2009年5月16日):患者服药后症状进一步减轻,脘腹胀闷及恶心呕吐已基本消失,食纳增加,精神较好,舌质淡红,舌苔薄白,脉沉缓较有力。中气渐充,胃气渐降。处方:西洋参(另煎)3g,白术6g,茯苓10g,法半夏6g,陈皮5g,生姜6g,木香3g,大枣6g,砂仁5g,甘草3g。5剂,煎服法同前。

四诊（2009年5月21日）：患者服药后恶心呕吐已消失，食纳正常，精神较好，舌质淡红，舌苔薄白，脉沉缓较有力。中气已复，胃气和降。处方：西洋参（另煎）3g，白术6g，茯苓6g，法半夏3g，陈皮3g，生姜3g，大枣5g，砂仁3g，甘草6g。5剂，煎服法同前。

五诊（2009年6月5日）：患者食香纳佳，精力充沛，舌质淡红，舌苔薄白，脉缓有力。已获临床痊愈。于7个月后生一男婴，母子健康。

按：孕妇在早孕时出现择食、食欲不振、轻度恶心呕吐、头晕、倦怠等症状，称为早孕反应。因恶心呕吐多在清晨空腹时较严重，故称"晨吐"。若孕妇早孕反应严重，恶心呕吐频繁，不能进食，影响身体健康，甚至威胁孕妇生命，则称为"妊娠剧吐"。本病中医称为"恶阻""子病""病儿""食病"及"阻病"等。

本例患者妊娠已2月，感脘腹胀闷，恶心呕吐已数日，是脾胃虚弱，胃气不降所为。由于胃气素虚，平时食欲不振，怀孕以后，血盛于下，冲脉之气上逆，胃气不降，反随逆气上冲，故恶心呕吐，不思饮食，食入即吐。脾胃虚弱，中气不足，故四肢无力，精神倦怠，头晕嗜睡。又中阳不振，浊气不降，故脘腹胀闷。舌质淡红，舌苔薄白，脉虚弱无力亦为脾胃气虚之征。治疗当健胃和中，调气降逆。方用香砂六君子汤加减。方中西洋参补中养胃；白术、大枣、茯苓健脾补中；法半夏、生姜、甘草健脾化湿；陈皮、木香、砂仁温脾行气利湿；石斛滋阴养胃。诸药配伍，共成健胃和中，调气降逆之功。

2. 疏肝解郁，和胃降逆治疗肝郁气滞，木火上炎型妊娠呕吐。

向某某，女，27岁，已婚，湖南省浏阳市某单位职工。门诊病例。

主诉：孕2个月伴反酸、嗳气。

初诊（2006年3月7日）：患者自述妊娠已2个月余，感胸闷胁痛，恶心呕吐，吐出苦水或酸水，嗳气叹息，头胀头晕，精神抑郁，面色苍黄，小便较黄，大便稍干，舌边鲜红，舌苔薄黄，脉弦而滑。

辨证：肝郁气滞，木火上炎。

治法：疏肝解郁，和胃降逆。

主方：苏叶黄连汤加减。

处方：紫苏3g，黄连2g，法半夏3g，竹茹5g，陈皮5g，砂仁3g，菊花3g，甘草3g。2剂，水煎服，每日1剂，分2次服。

二诊（2009年3月9日）：患者服药后症状已明显好转，胸闷胁痛、恶心呕吐均明显减轻。有效守方，原方2剂，煎服法同前。

三诊（2009年3月11日）：患者服药后胸闷胁痛、恶心呕吐等症已基本消除，舌质淡红，舌苔薄白，脉沉稍弦。肝气渐舒，木火渐消。处方：麦冬5g，黄连

2g, 法半夏 3g, 竹茹 5g, 陈皮 5g, 砂仁 3g, 菊花 3g, 甘草 3g。2 剂, 煎服法同前。

四诊 (2009 年 3 月 13 日)：患者服药后胸闷胁痛、恶心呕吐等症已消除, 舌质淡红, 舌苔薄白, 脉沉缓。肝气已舒, 木火平息。处方：麦冬 5g, 党参 6g, 竹茹 5g, 陈皮 5g, 砂仁 3g, 菊花 3g, 甘草 3g。3 剂, 煎服法同前。

五诊 (2009 年 3 月 16 日)：患者食香纳佳, 精神饱满, 舌质淡红, 舌苔薄白, 脉沉而缓。已获临床痊愈。于 7 个月后生一女婴, 母女平安。

按：本例患者妊娠已 2 月余, 感胸闷胁痛, 恶心呕吐已数日, 是肝郁气滞, 木火上炎, 逆而犯胃所致。《灵枢·经脉》曰："肝所生病者, 胸满呕逆。"因为肝脉挟胃贯膈, 肝气上逆犯胃, 故胸满呕逆。肝与胆相表里, 肝气既逆, 胆火亦随之而升, 故呕吐苦水或酸水, 胸闷胁痛。肝气郁结, 而气机欲得疏达, 故时有嗳气叹息。木火上炎, 逆走清窍, 故头胀头晕。舌边鲜红、舌苔薄黄、脉弦而滑亦为肝郁气滞, 木火上炎之象。治疗当疏肝解郁, 和胃降逆。方用苏叶黄连汤加减。方中紫苏和胃止呕；黄连、竹茹清热降逆；法半夏降逆止呕；陈皮、砂仁行气止呕；菊花疏肝清热；甘草补中和胃。诸药配伍, 共奏疏肝解郁, 和胃降逆之功。

十二、乳腺小叶增生（4 例）

1. 疏肝解郁, 通经活络治疗肝郁气滞, 脉络不通型乳腺小叶增生。

罗某, 女, 44 岁, 已婚, 湖南省株洲市某单位职工。门诊病例。

主诉：双侧乳房胀痛 2 年。

患者 2 年前起感月经前及月经期双侧乳房胀痛, 在当地医院就诊, 查体：双侧乳晕周围有硬结, 边界较清, 质地中等, 与表皮及胸壁无粘连, 有明显触痛。钼靶 X 线摄影示：左侧乳房可见囊性改变及小叶增生；右侧乳房可见小叶增生。诊断为"右侧乳房小叶增生""左侧乳房囊肿伴小叶增生"。患者惧怕手术而来寻求中医治疗。

西医诊断：双乳腺小叶增生。

初诊 (2011 年 4 月 22 日)：患者经期双侧乳房胀痛, 伴有胸胁胀满, 口干口苦, 烦躁易怒, 失眠多梦, 食纳一般, 小便较黄, 大便偏干, 舌质较红, 舌边有瘀点, 舌苔黄厚, 脉沉弦而滑。

辨证：肝郁气滞, 脉络不通。

治法：疏肝解郁, 通经活络。

主方：消结通乳饮加减。

处方：郁金 10g, 香附 10g, 法半夏 10g, 浙贝母 15g, 牡蛎 20g, 夏枯球 10g, 当归 10g, 黄芪 20g, 赤芍 15g, 茯苓 15g, 川芎 10g, 甘草 5g。7 剂, 水煎服, 每

日1剂，分2次服。

二诊（2011年4月29日）：患者服药后双侧乳房胀痛已明显减轻，小便转清，大便正常，舌质较红，舌边有瘀点，舌苔稍黄腻，脉沉弦微滑。肝气始舒，脉络渐通。有效守方，原方14剂，煎服法同前。

三诊（2011年5月14日）：患者服药后双侧乳房胀痛进一步减轻，二便自调，舌质稍红，舌苔薄白，脉沉弦微数。肝气渐舒，脉络较通。处方：郁金10g，香附10g，法半夏10g，浙贝母15g，牡蛎20g，夏枯球10g，当归10g，黄芪20g，茯苓15g，川芎10g，甘草5g。30剂，煎服法同前。

四诊（2011年6月20日）：患者服药后双侧乳房胀痛已基本消失，二便自调，舌质淡红，舌苔薄白，脉沉弦微数。肝气通达，脉络已通。处方：郁金10g，香附10g，法半夏10g，浙贝母15g，牡蛎20g，夏枯球10g，当归10g，黄芪20g，白芍15g，海藻15g，三七片6g，丹参15g，土茯苓30g，大枣10g。30剂，煎服法同前。

五诊（2011年8月2日）：患者复查钼靶X线摄影示：左侧乳房囊性改变及小叶增生较前明显缩小；右侧乳房小叶增生亦有明显缩小。患者服药后已无不适，舌质淡红，舌苔薄白，脉沉缓。以前方随证加减做丸药服用3个月而获临床痊愈。随访3年未见复发。

按：乳腺增生病亦称乳腺纤维囊性病，患者临床症状与月经周期密切相关。本病常见于20～50岁之间的女性，约2%～3%的患者可能发生恶变。本病属中医"乳中结核""乳核""乳癖"范畴。

本例患者双侧乳房胀痛已2年，是肝郁气滞，脉络不通所为。由于肝气郁滞，故患者双侧乳房胀痛，伴有胸胁胀满，脉沉弦。肝气郁久化热，故口干口苦，烦躁失眠，小便较黄，大便偏干，舌质较红，舌苔黄厚，脉弦而滑。治疗当疏肝解郁，通经活络。方用消结通乳饮加减。方中郁金、香附疏肝解郁，理气散结；赤芍、川芎活血祛瘀，通络止痛；当归养血活血，柔肝止痛；茯苓、浙贝、夏枯球化痰散结，通络消瘀；法半夏、牡蛎化痰软坚，消瘤散结；黄芪、甘草补气和中，解毒健脾。诸药配伍，合而建功。

2. 疏肝化痰，活血散结治疗气滞血瘀，痰瘀胶结型乳腺小叶增生。
杨某某，女，32岁，已婚，湖南省张家界市某单位干部。门诊病例。
主诉：右侧乳房痛3年。
患者自述3年前开始反复发作右侧乳房胀痛，多在月经前或月经期加重，因工作忙，未予重视。近半年来乳房疼痛发作频繁，曾在当地医院就诊，查体：右乳晕周围有硬结，边界较清，质地中等偏硬，与表皮及胸壁无粘连，有明显触痛。B超检查示：右侧乳房可见小叶增生。诊断为"右侧乳腺小叶增生"。服中药30余剂效果欠佳，遂来院门诊。

西医诊断：右乳腺小叶增生。

初诊（2009年9月9日）：患者感右侧乳房痛，呈刺痛或胀痛，伴有胸胁闷胀，口干口苦，心烦失眠，食纳一般，小便较黄，大便稍干，舌质红绛，舌边紫黯有瘀斑，舌苔灰黄，脉沉弦而滑。

辨证：气滞血瘀，痰瘀胶结。

治法：疏肝化痰，活血散结。

主方：消结通乳饮合桃红四物汤加减。

处方：柴胡10g，香附10g，郁金10g，川芎10g，白芍12g，当归12g，桃仁10g，牡丹皮10g，浙贝母15g，鳖甲10g，法半夏10g，牡蛎20g，夏枯球10g，大枣10g。7剂，水煎服，每日1剂，分2次服。

二诊（2009年9月16日）：患者服药后症状明显改善，乳房痛减轻，口干口苦、心烦失眠明显好转。肝气渐顺，痰瘀渐消。有效守方，原方10剂，煎服法同前。

三诊（2009年9月26日）：患者症状已进一步减轻，舌质稍红，舌边稍紫黯，舌苔薄白，脉沉弦稍滑。肝气较顺，痰瘀渐消。处方：柴胡10g，枳壳10g，黄芪20g，香附10g，川芎10g，白芍12g，当归12g，桃仁10g，茯苓15g，浙贝母15g，海藻10g，生山楂15g，大枣10g。30剂，煎服法同前。

四诊（2009年10月27日）：患者症状已基本消失，舌质淡红，舌边稍紫，舌苔薄白，脉沉缓。肝气舒达，痰瘀已消。以前方做丸药继服2个月而获临床痊愈。随访3年未见复发。

按：本例患者反复发作乳房胀痛已3年，是气滞血瘀，痰瘀胶结所为。由于肝气抑郁，气机不畅，久之导致气滞血瘀，痰瘀胶结，故患者反复发作右侧乳房痛，呈刺痛或胀痛，多在月经前或月经期加重，舌苔灰黄，脉沉弦而滑。因为血瘀，血流不畅，脉络不通，故舌边紫黯有瘀斑。气郁过久而化热，故口干口苦，心烦失眠，小便较黄，大便偏干，舌质红绛，舌苔黄。治疗当疏肝化痰，活血散结。方用消结通乳饮合桃红四物汤加减。方中柴胡、郁金疏肝解郁；香附理气散结；桃仁、牡丹皮凉血活血化瘀；川芎消瘀止痛；白芍、当归柔肝养血；法半夏、浙贝母化痰软坚；牡蛎、夏枯球、鳖甲消瘤散结；大枣补气和中。诸药配伍，以成疏肝化痰，活血散结之功。

3. 疏肝解郁，通经散结治疗肝郁气滞，气血互结型乳腺小叶增生。

奚某某，女，28岁，已婚，湖南省永州市某单位职工。门诊病例。

主诉：双侧乳房胀痛 2 年。

患者自述 2 年前起感月经前及月经期双侧乳房胀痛，在当地医院就诊，查体：双侧乳晕周围有硬结，边界较清，质地中等偏硬，与表皮及胸壁无粘连，有明显触痛。钼靶 X 线摄影示：左侧乳房可见囊性改变及小叶增生；右侧乳房可见小叶增生。诊断为"右侧乳房小叶增生""左侧乳房囊肿伴小叶增生"，患者遂来我院寻求中医诊治。

西医诊断：双乳腺小叶增生。

初诊（2010 年 1 月 22 日）：患者双侧乳房胀痛，伴胸胁胀满，口干口苦，烦躁失眠，食纳一般，小便较黄，大便偏干，舌质较红，舌苔薄黄，脉沉弦而数。

辨证：肝郁气滞，气血互结。

治法：疏肝解郁，通经散结。

主方：柴胡疏肝散加减。

处方：柴胡 10g，枳壳 10g，浙贝母 10g，白芍 12g，香附 10g，橘核 10g，海藻 10g，延胡索 10g，三七片 5g，川芎 10g，大枣 10g。5 剂，水煎服，每日 1 剂，分 2 次服。

二诊（2010 年 1 月 27 日）：患者服药后双侧乳房胀痛已明显减轻，小便转清，大便正常，舌质较红，舌苔稍黄，脉沉弦微数。肝气始舒，脉络渐通。有效守方，原方 7 剂，煎服法同前。

三诊（2010 年 2 月 8 日）：患者服药后双侧乳房胀痛进一步减轻，二便自调，舌质稍红，舌苔薄白，脉沉弦微数。肝气渐舒，脉络较通。处方：柴胡 10g，枳壳 10g，浙贝母 10g，白芍 12g，香附 10g，橘核 10g，海藻 10g，当归 10g，三七片 5g，丹参 15g，大枣 10g。10 剂，煎服法同前。

四诊（2010 年 2 月 19 日）：患者服药后双侧乳房胀痛已基本消失，二便自调，舌质淡红，舌苔薄白，脉沉弦微数。肝气通达，脉络已通。处方：柴胡 10g，枳壳 10g，浙贝母 15g，白芍 12g，香附 10g，土茯苓 30g，海藻 10g，当归 10g，三七片 5g，丹参 15g，大枣 10g。10 剂，煎服法同前。

五诊（2010 年 3 月 2 日）：患者服药后双侧乳房胀痛已消失，舌质淡红，舌苔薄白，脉沉缓。已获临床痊愈。随访 3 年未见复发。

按：本例患者双侧乳房胀痛已 2 年，是肝郁气滞，气血互结所为。由于肝气郁滞，故患者双侧乳房胀痛，伴有胸胁胀满，脉沉弦。肝气郁久化热，故口干口苦，烦躁失眠，小便较黄，大便偏干，舌质较红，舌苔薄黄，脉弦而数。治疗当疏肝解郁，通经散结。方用柴胡疏肝散加减。方中柴胡、枳壳疏肝解郁；香附、橘核理气散结；三七、川芎活血止痛；白芍、延胡索柔肝止痛；浙贝母化痰软坚；海藻消结散瘤；大枣补气和中。诸药配伍，合而建功。

4. 疏肝解郁, 活血散结治疗肝郁血瘀, 脉络不通型乳腺小叶增生。

吴某某, 女, 45 岁, 已婚, 湖南省湘西自治州某单位干部。门诊病例。

主诉: 右侧乳房胀痛 3 年。

患者自述 3 年前开始反复发作右侧乳房胀痛, 多在月经前或月经期加重, 因工作忙, 未予重视。近半年来乳房疼痛发作频繁, 曾在当地医院就诊, 查体: 右乳晕周围有硬结, 边界较清, 质地中等偏硬, 与表皮及胸壁无粘连, 有明显触痛。B 超检查示: 右侧乳房可见小叶增生。诊断为"右侧乳腺小叶增生"。服中药 30 余剂效果欠佳, 遂来院门诊。

西医诊断: 右乳腺小叶增生。

初诊 (2009 年 9 月 9 日): 患者感右侧乳房胀痛, 伴有胸胁闷胀, 口干口苦, 心烦失眠, 食纳一般, 小便较黄, 大便稍干, 舌质较红, 舌边稍紫黯, 舌苔薄黄, 脉沉弦而涩。

辨证: 肝郁血瘀, 脉络不通。

治法: 疏肝解郁, 活血散结。

主方: 柴胡疏肝散合桃红四物汤加减。

处方: 柴胡 10g, 枳壳 10g, 橘核 10g, 香附 10g, 川芎 10g, 白芍 12g, 当归 12g, 桃仁 10g, 红花 8g, 浙贝母 15g, 海藻 10g, 生山楂 15g, 大枣 10g。7 剂, 水煎服, 每日 1 剂, 分 2 次服。

二诊 (2009 年 9 月 16 日): 患者服药后症状明显改善, 乳房胀痛减轻, 口干口苦、心烦失眠明显好转。肝气渐顺, 脉络欠通。有效守方, 原方 10 剂, 煎服法同前。

三诊 (2009 年 9 月 26 日): 患者症状已进一步减轻, 舌质稍红, 舌边稍紫黯, 舌苔薄白, 脉沉弦稍涩。肝气较顺, 脉络渐通。处方: 柴胡 10g, 枳壳 10g, 黄芪 20g, 香附 10g, 川芎 10g, 白芍 12g, 当归 12g, 桃仁 10g, 茯苓 15g, 浙贝母 15g, 海藻 10g, 生山楂 15g, 大枣 10g。10 剂, 煎服法同前。

四诊 (2009 年 10 月 7 日): 患者症状已基本消失, 舌质淡红, 舌边稍紫, 舌苔薄白, 脉沉缓。肝气舒达, 脉络已通。以前方做丸药继服 1 个月而获临床痊愈。随访 3 年未见复发。

按: 本例患者反复发作右侧乳房胀痛已 3 年, 是肝郁血瘀, 脉络不通所为。由于肝气抑郁, 气机不畅, 故患者反复发作右侧乳房胀痛, 多在月经前或月经期加重, 伴有胸胁闷胀, 脉沉弦。因为血瘀, 血流不畅, 脉络不通, 故舌边紫黯, 脉涩。气郁久化热, 故口干口苦, 心烦失眠, 小便较黄, 大便稍干, 舌质红, 舌苔黄。治疗当疏肝解郁, 活血散结。方用柴胡疏肝散合桃红四物汤加减。方中柴胡、枳壳疏肝解郁; 香附、橘核理气散结; 桃仁、红花活血化瘀; 山楂、川芎消瘀止痛；白芍、当归柔肝养血；浙贝母化痰软坚；海藻消瘤散结；大枣补气和中。诸药配伍，以成疏肝解郁，活血散结之功。

十三、乳腺炎（4例）

1. 清热解毒，祛湿散结治疗湿热阻络，热毒互结型乳腺炎。

叶某某，女，26岁，已婚，湖南省长沙市某厂工人。门诊病例。

主诉：右乳红肿胀痛2天。

患者因右侧乳房胀痛2天，伴有恶寒、发热，在当地医院就诊，诊断为"急性乳腺炎"。经用消炎、止痛药物后效果不佳而来院。

西医诊断：右乳急性乳腺炎。

初诊（1998年4月6日）：患者感发热，体温39.5℃，右侧乳房胀痛，时有刺痛，周身不适，口干舌燥，食纳无味，大便干结，小便黄赤，舌质鲜红，舌苔黄腻，脉弦滑而数。查体：右乳房内下方局部皮肤红肿，触之灼热，可扪及一大小约2cm×2.5cm的包块，质地中等，有明显触痛。右腋下可扪及2个约蚕豆大小之淋巴结，质地中等，有明显触痛。

辨证：湿热阻络，热毒互结。

治法：清热解毒，祛湿散结。

主方：银英解结饮加减。

处方：金银花15g，赤芍30g，蒲公英15g，香附10g，连翘10g，甘草20g。2剂，水煎服，每日1剂，分2次服。玄明粉适量，以醋调成糊状外敷患处。

二诊（1998年4月8日）：患者体温降至正常，余症均消失，食纳增进，舌质稍红，舌苔薄白，脉沉弦。湿热渐祛，热毒渐消。处方：赤芍15g，金银花15g，甘草8g，陈皮8g，生地黄15g，黄芪15g，沙参15g。服2剂而获临床痊愈。

按：急性乳腺炎是乳腺急性化脓性感染，以初产妇为多见，多发生在产后3～4周。该病属中医"乳痈"范畴。究其病因，或因乳汁积滞，不能外泄；或因暴怒忧郁，肝失条达；或因饮食不节，脾胃运化失司；或因产后血虚，外感风热之邪所致。

本例乃因外感风热之邪，阻于经络，致乳汁不能外泄，郁阻化热而形成乳痈。由于湿热阻络，故临床症见高热，口干舌燥，食纳无味，大便干结，小便黄赤；又乳汁与热邪结聚，故右乳房局部皮肤红肿，触之灼热，可扪及包块，按之则痛，右腋下可扪及蚕豆大小之淋巴结，舌质鲜红，舌苔黄腻，脉弦滑而数。治疗当清热解毒，祛湿散结。方用银英解结饮加减。方中金银花、蒲公英清热泻火，解毒通络；连翘、赤芍凉血活血，消痈散结；香附行气通络，软坚散结；甘草清热解毒，配赤芍缓急止痛。再配玄明粉醋调外敷加强清热解毒，活血消痛,通络止痛的作用。两法合用,以建清热解毒,祛湿散结之功。

2. 行气活血,解毒散结治疗气滞血瘀,瘀热互结型乳腺炎。

覃某某,女,25 岁,已婚,湖南省长沙市某单位干部。门诊病例。

主诉:左乳肿痛 10 天。

患者于 10 天前因上班挤车,左乳房受到挤压,当日下午即感左乳房胀痛,继则恶寒、发热,在当地医院就诊,诊断为"急性乳腺炎"。经用消炎、止痛药物(药名不详)治疗效果不佳而来医院。

西医诊断:左乳急性乳腺炎。

初诊(1999 年 9 月 6 日):患者发热,体温 39.8℃,左乳房呈刺痛和胀痛,口干舌燥,食纳无味,夜寐不安,大便干结,小便色黄,舌质红绛,舌边有瘀斑,舌苔黄厚,脉弦滑而数。查体:急性痛苦病容,左乳房外下方局部皮肤红肿,触之灼热,可扪及 2 个大小分别约 2cm×1.5cm 及 1cm×1.5cm 的包块,有明显触痛。左腋下可扪及 1 个约蚕豆大小之淋巴结,质软,有触痛。

辨证:气滞血瘀,瘀热互结。

治法:行气活血,解毒散结。

主方:解毒通乳饮加减。

处方:赤芍 30g,蒲公英 20g,紫花地丁 15g,当归 10g,生地黄 15g,川芎 10g,黄芩 10g,桃仁 10g,柴胡 10g,香附 10g,甘草 10g。2 剂,水煎服,每日 1 剂,分 2 次服。玄明粉适量,以醋调成糊状外敷患处。

二诊(1999 年 9 月 8 日):患者服药后症状明显改善,体温下降至 37.8℃,乳房疼痛减轻,食纳好转。肝气始舒,瘀血渐祛,湿热渐消。有效守方,原方 2 剂,煎服法同前。

三诊(1999 年 9 月 11 日):患者体温降至正常,感左乳房稍胀,余症均消失,食纳增进,舌质稍红,舌苔薄白,脉沉而弦。肝气较舒,瘀血渐祛,湿热已消。处方:赤芍 15g,蒲公英 15g,金银花 15g,薏苡仁 15g,红花 8g,桃仁 6g,香附 8g,生地黄 15g,黄芪 15g,甘草 6g。3 剂善后而愈。

按:本例患者因上班挤车,左侧乳房受挤压后发病,此乃气滞血瘀,阻于脉络,使乳汁不能正常外泄,郁久化热形成乳痈。临床见症有左乳房呈刺痛和胀痛,伴有发热,口干舌燥,食纳无味,大便干结,小便色黄;左乳局部皮肤红肿,触之灼热,可扪及包块,有明显触痛,左腋下可扪及淋巴结;舌质红绛,舌边有瘀斑,舌苔黄厚,脉弦滑而数。治疗当行气活血,解毒散结。方用解毒通乳饮加减。方中蒲公英、黄芩、紫花地丁清热泻火,解毒消瘀;柴胡、香附疏肝理气,散结止痛;桃仁、川芎、赤芍活血化瘀,散结止痛;当归、生地黄清热凉血,养阴柔肝;薏苡仁清热利湿,疏通乳汁;甘草清热解毒,配赤芍缓急止痛。再配玄明粉醋调外敷,加强清热解毒,活血消瘀的作用。两法合用,以建行气活血,解毒散结之功。

3. 清热解毒,导滞解结治疗湿热阻络,气血结聚型乳腺炎。

顾某某,女,24岁,已婚,湖南省长沙县某厂工人。门诊病例。

主诉:右乳胀痛5天,加重3天。

患者5天前起右乳胀痛,伴有恶寒、发热,在当地医院就诊,诊断为"急性乳腺炎",经用消炎、止痛药物而效果欠佳。近3天来发热加重,体温39.5℃,右乳房疼痛加重,遂来院就诊。

既往史:身体健康,无乳腺小叶增生病史,否认肝炎、结核等传染病史。

查体:T 39.5℃,急性痛苦病容,精神较软弱;右乳房内下方局部皮肤色红,触之灼热,可扪及一大小约2cm×2.5cm的包块,质地中等,有明显触痛;右腋下可扪及2个约蚕豆大小之淋巴结,质地中等,有明显触痛。

西医诊断:右乳急性乳腺炎。

初诊(2020年5月16日):患者右乳胀痛,伴有恶寒、发热,感周身不适,口干舌燥,食纳无味,大便干结,小便黄赤,舌质鲜红,舌苔黄腻,脉弦滑而数。

辨证:湿热阻络,气血结聚。

治法:清热解毒,导滞解结。

主方:银英解结饮加减。

处方:赤芍30g,蒲公英20g,金银花20g,连翘10g,甘草10g。2剂,水煎服,每日1剂,分2次服。玄明粉适量,以醋调成糊状外敷患处。

二诊(2020年5月19日):患者经治疗后症状明显减轻,体温下降至38.1℃,右乳房疼痛减轻,能进食稀饭,大便已解。有效守方,原方2剂,煎服法同前。

三诊(2020年5月22日):患者体温降至正常,余症均消失,食纳增进,舌质稍红,舌苔薄白,脉沉弦。湿热渐祛,脉络渐通。处方:赤芍20g,蒲公英15g,金银花15g,甘草6g,陈皮8g,生地黄15g,黄芪10g,沙参15g。2剂,煎服法同前。

四诊(2020年5月24日):患者诸症消除,食纳增进,舌质淡红,舌苔薄白,脉沉缓。获临床痊愈。

按:本例乃因外感风热之邪,阻于经络,致乳汁不能外泄,郁阻化热而形成乳痈。由于郁热,故临床见症有高热,口干舌燥,食纳无味,大便干结,小便黄赤;又乳汁与热邪结聚,故右乳房局部皮肤色红,触之灼热,可扪及包块,按之则痛,右腋下可扪及蚕豆大小之淋巴结,舌质鲜红,舌苔黄腻,脉弦滑而数。

治疗当清热解毒,导滞解结。方用银英解结饮加减。方中蒲公英、金银花、连翘清热泻火解毒;赤芍凉血活血以化瘀;甘草清热解毒,配赤芍缓急止痛。再配玄明粉醋调外敷加强清热解毒,活血消瘀,通络止痛的作用。两法合用,以建清热解毒,导滞解结之功。

4. 行气活血,清热散结治疗气滞血瘀,湿热互结型乳腺炎。

柯某某,女,25岁,已婚,湖南省湘潭市某单位干部。门诊病例。

主诉:左乳肿痛4天,加重2天。

患者于4天前因上班挤车,左乳房受到挤压,当日下午即感左乳房胀痛,继则恶寒、发热,在当地医院就诊,诊断为"急性乳腺炎"。经用消炎、止痛药物(药名不详)治疗效果欠佳。近2天来症状加重,遂来院就诊。

西医诊断:左乳急性乳腺炎。

初诊(2020年11月6日):患者左乳房胀痛,发热,感周身不适,口干舌燥,食纳无味,大便干结,小便色黄,舌质鲜红,舌苔黄腻,脉弦滑而数。查体:T 39.8℃,急性痛苦病容;左腋下可扪及2个约蚕豆大小之淋巴结,质软有触痛。左乳房外下方局部皮肤色红,触之灼热,可扪及2个大小分别约2cm×1.5cm及1cm×1.5cm的包块,有明显触痛。

辨证:气滞血瘀,湿热互结。

治法:行气活血,清热散结。

主方:银英解结饮加减。

处方:赤芍20g,蒲公英20g,金银花20g,当归10g,生地黄15g,川芎10g,薏苡仁15g,柴胡10g,枳实10g,甘草10g。2剂,水煎服,每日1剂,分2次服。玄明粉适量,以醋调成糊状外敷患处。

二诊(2020年11月9日):患者服药后症状明显减轻,体温下降至37.8℃,乳房疼痛减轻,食纳好转。肝气始舒,瘀血渐祛,湿热渐消。有效守方,原方3剂,煎服法同前。

三诊(2020年11月14日):患者诸症消除,食纳增进,舌质淡红,舌苔薄白,脉沉而缓。获临床痊愈。

按:本例患者因上班挤车,左侧乳房受挤压后发病,此乃气滞血瘀,阻于脉络,使乳汁不能正常外泄,郁久化热形成乳痈。临床见症有左乳房胀痛,伴有发热,周身不适,口干舌燥,食纳无味,大便干结,小便色黄;左乳局部皮肤色红,触之灼热,可扪及包块,有明显触痛,左腋下可扪及淋巴结;舌质鲜红,舌苔黄腻,脉弦滑而数。治当行气活血,清热散结。方用银英解结饮加减。方中蒲公英、金银花清热泻火解毒;柴胡、枳实疏肝理气止痛;川芎、赤芍活血化瘀止痛；当归、生地黄清热凉血养阴；薏苡仁清热利湿，疏通乳汁；甘草清热解毒，配赤芍缓急止痛。再配玄明粉醋调外敷，加强清热解毒，活血消瘀的作用。两法合用，以建行气活血，清热散结之功。

十四、乳腺癌（2例）

1. 疏肝健脾，活血化痰，解毒消结治疗肝郁脾虚，痰瘀结聚，癌毒胶结型乳腺癌。

朱某某，女，48岁，已婚，湖南省长沙县某镇人。门诊病例。

主诉：左侧胸胀痛3月。

患者3个月前起感左胸胀痛，未予重视。1个月前发现左乳头流出白色和血性液体，在某三甲医院检查诊断为"左乳腺浸润性导管癌并左腋下淋巴转移"，行左侧乳腺切除并左腋下淋巴清扫手术。患者术后因不能耐受化疗而来我科门诊就诊。

西医诊断：左乳腺浸润性导管癌并左腋下淋巴转移术后。

初诊（1997年5月16日）：患者感左侧胸痛，呈胀痛或刺痛，伴有头晕头痛，疲乏无力，夜寐不安，全身多汗，心烦口干，不思饮食，小便短赤，大便较干，舌质红绛，舌边有瘀点，舌苔灰腻，脉左沉弦，右细涩。

辨证：肝郁脾虚，痰瘀结聚，癌毒胶结。

治法：疏肝健脾，活血化痰，解毒消结。

主方：消结通乳饮加减。

处方：郁金10g，党参20g，黄芪30g，牡蛎30g，白术15g，茯神15g，当归15g，白芍15g，天冬15g，牡丹皮10g，香附10g，桃仁10g，浙贝母15g，生山楂10g，山慈菇10g，白花蛇舌草20g，藤梨根20g，甘草6g。7剂，水煎服，每日1剂，分2次服。就病情给患者做了疏导、解释及鼓励工作，使患者增强了战胜疾病的信心。

二诊（1997年5月24日）：患者服药后胸部胀痛及头晕头痛等症状减轻，食纳好转。有效守方，原方15剂，煎服法同前。

三诊（1997年6月10日）：患者服药后症状明显减轻，食纳增进，舌质红绛，舌边有瘀点，舌苔白腻，脉左沉弦，右细涩。肝气始舒，瘀血渐消，气阴两虚。处方：党参20g，黄芪15g，茯苓15g，当归10g，白芍15g，牡蛎30g，浙贝母15g，香附10g，桃仁6g，生山楂10g，白花蛇舌草15g，藤梨根20g，甘草6g。30剂，煎服法同前。

四诊（1997年7月12日）：患者服药后偶有胸部刺痛，食纳正常，舌质红绛，舌边瘀斑减少，舌苔薄白，脉沉细。肝气渐舒，瘀血渐消，气阴不足。处方：党参 20g，黄芪 20g，茯神 15g，当归 10g，白芍 15g，天冬 15g，天花粉 15g，丹参 15g，荔枝核 10g，三七 5g，生山楂 10g，白花蛇舌草 20g，藤梨根 20g，甘草 6g。30 剂，煎服法同前。

五诊（1997 年 8 月 15 日）：复查 B 超及 CT 未发现异常，患者偶有胸部不适，食纳正常，舌质稍红，舌边瘀斑进一步减少，舌苔薄白，脉沉细。肝气渐舒，瘀血渐消，气阴稍虚。处方：党参 20g，黄芪 20g，白术 10g，核桃 15g，天冬 15g，天花粉 15g，浙贝母 15g，藤梨根 20g，三七 5g，橘核 10g，荔枝核 15g，生山楂 10g，甘草 6g。30 剂，煎服法同前。

六诊（1997 年 9 月 18 日）：患者偶有胸部不适，舌质红绛，舌边有少量瘀斑，脉沉细。肝气舒畅，瘀血渐消，气阴稍虚。前述处方：30 剂，煎服法同前。此后以上方随证加减继服 100 余剂，再次复查 B 超及 CT 未发现异常而停药。随访至今无恙。

按：乳腺癌是女性最常见的恶性肿瘤之一，在我国占全身各种恶性肿瘤的 7%～10%，呈逐年上升趋势。本病属中医"乳岩"范畴，究其病因，或由于患怒忧思，肝脾两伤，致气郁与痰浊相互胶凝，结滞乳中而成；或冲任失调，气血运行不畅，则气滞血凝，阻于乳中而成本病。

本例患者因发现左乳头流白色和血性液体后就诊，经医院检查诊断为"左乳腺浸润性导管癌并左腋下淋巴转移"而行左侧乳腺切除并左腋下淋巴清扫手术。术后患者因不能耐受化疗而来本科就诊。患者左侧胸部胀痛，头晕头痛，心烦口干，脉沉弦，是肝气郁滞所致；又胸部时有刺痛，夜寐不安，舌质红绛，舌边有瘀点，脉细涩，乃血瘀所为。治疗当疏肝健脾，活血化痰，解毒消结。方用消结通乳饮加减。方中党参、黄芪健脾补气；茯苓、白术健脾化湿；当归、白芍、天冬养阴益肺；牡丹皮、桃仁、生山楂活血化瘀；山慈菇、白花蛇舌草、藤梨根清热解毒消瘤；牡蛎、郁金、浙贝母、香附理气化痰散结；甘草调和诸药。并配合思想工作，两法合用以疏肝健脾，活血化痰，解毒消结而获好的治疗效果。

2. 健脾益肾，化痰活血，解毒散结治疗脾肾亏虚，痰瘀凝聚，癌毒胶结型乳腺癌。

常某某，女，58 岁，已婚，湖南省岳阳市某单位职工。门诊病例。

主诉：发现右乳房无痛性肿块 4 月。

患者于 2006 年 1 月在洗澡时发现右乳房肿块，触痛，经 B 超诊断为右乳肿瘤。1 月 10 日在当地医院全麻下行右侧乳腺改良根治术。术中病理：右乳腺浸润性导管癌，癌组织侵及脂肪，内伴多灶性钙化，肿瘤大小约 3cm×2.8cm×3.1cm，癌周乳腺呈纤维腺病，伴钙化。腋下淋巴结转移 8/16。免疫组化染色显示：ER（+++），PR（++），Her-1（－），Her-2（++），P170（－），Cyclin D1（++），Ki-67（+，>75%）。2006 年 2 月开始行化疗，方案为 AC-T，并行局部放疗。患者因不能耐受放化疗而来寻求中医治疗。

西医诊断：右乳腺浸润性导管癌。

初诊（2006 年 5 月 11 日）：患者胸胁胀痛，头晕目眩，疲乏无力，腰酸腿软，自汗盗汗，耳鸣耳闭，入睡困难，咽干口渴，纳食无味，大便溏薄，舌质黯红，舌边有齿印及瘀斑，舌苔白腻，脉左沉细滑，右沉弦而涩。

辨证：脾肾亏虚，痰瘀凝聚，癌毒胶结。

治法：健脾益肾，化痰活血，解毒散结。

主方：消结通乳饮加减。

处方：郁金 10g，香附 10g，枳实 10g，法半夏 10g，浙贝母 15g，牡蛎 30g，夏枯球 10g，白芍 15g，太子参 30g，茯苓 15g，炒白术 20g，甘草 5g，黄芪 30g，补骨脂 15g，怀山药 20g，山茱萸 20g，炒薏苡仁 15g，女贞子 15g，龙葵 15g，白英 20g，三七 6g。7 剂，水煎服，每日 1 剂，分 2 次服。

二诊（2006 年 5 月 19 日）：患者胸胁胀痛、头晕目眩、疲乏无力等症状均有好转，纳食增加，仍有烘热汗出，入睡困难，口苦咽干，大便稍溏。处方：太子参 30g，茯苓 15g，炒白术 20g，陈皮 10g，法半夏 10g，甘草 10g，黄芪 30g，补骨脂 15g，怀山药 20g，山茱萸 20g，煅牡蛎 30g，炒薏苡仁 15g，女贞子 15g，龙葵 15g，白英 20g，海藻 30g，夏枯草 10g，三七 6g。10 剂，煎服法同前。

三诊（2006 年 5 月 30 日）：患者胸胁胀痛、头晕目眩、疲乏无力等症状进一步好转，时有心悸胸闷，双手关节胀痛，纳食正常，睡眠可，二便自调，舌质黯，舌苔薄白，脉弦细。处方：玫瑰花 10g，白芍 20g，炒知母 10g，炒黄柏 10g，熟地黄 20g，桑寄生 20g，山茱萸 10g，焦栀子 10g，牡丹皮 10g，柴胡 10g，山慈菇 10g，枳壳 10g，络石藤 20g，首乌藤 20g，薏苡仁 20g，莪术 10g，当归 10g。30 剂，煎服法同前。此后，以此方随证加减间断服用 2 年余。多次复查均未见异常。

按：本例患者因洗澡时发现右乳房无痛性肿块后就诊，经医院检查诊断为右乳肿瘤而行右侧乳腺改良根治术，术中病理诊断为"右乳腺浸润性导管癌并右腋下淋巴结转移"，术后患者因不能耐受放化疗而来寻求中医治疗。患者头晕目眩，疲乏无力，自汗盗汗，耳鸣耳闭，纳食无味，大便溏薄，左脉沉细，是脾肾亏虚所致；咽干口渴，胸胁胀痛，入睡困难，是肝气郁滞所致；舌质黯红，舌边有瘀斑，脉涩，乃血瘀所为。治疗当健脾益肾，化痰活血，解毒散结。方用消结通乳饮加减。方中太子参、炒白术、黄芪、茯苓健脾补气；炒白术、茯苓、怀山药、炒薏苡仁健脾补肾祛湿；补骨脂、怀山药、山茱萸、白芍、女贞子补肾养肝；郁金、香附、枳实理气化痰；法半夏、浙贝母、牡蛎、夏枯球化痰消瘤；龙葵、白英、甘草清热解毒消瘤；三七活血祛瘀，甘草调和诸药。诸药配伍，以健脾益肾，化痰活血，解毒散结而建功。

十五、子宫肌瘤（2例）

1. 疏肝健脾，补气和血，化痰散结治疗肝郁脾虚，气滞血瘀，痰瘀互结型子宫肌瘤。

王某，女，38岁，已婚，湖南省株洲市某单位职工。门诊病例。

主诉：月经量增加2年余。

患者2年前起月经提前，量多且伴有下腹部胀痛及腰背酸痛。2003年体检时，B超检查发现有子宫肌瘤，曾用丙酸睾酮治疗2个多月，用药时经量减少，停药如故。妇科检查：外阴、阴道、宫颈、附件未见异常，宫体前位，子宫如50天妊娠大，质偏硬，活动度好，无压痛。2004年10月20日B超复查：子宫8.8cm×6.0cm×6.6cm，前壁可见2个大小分别为2.4cm×1.5cm×1.5cm和2.0cm×1.0cm×1.5cm的团状低回声包块。

西医诊断：子宫肌瘤。

初诊（2004年10月20日）：患者月经提前，量多有块，伴有下腹胀痛、腰背酸痛，平时小腹有下坠感，稍有疲乏，烦躁易怒，失眠多梦，食纳正常，小便短赤，大便干结，舌质黯红，舌边有瘀斑，舌苔薄黄，脉沉弦细涩。

辨证：肝郁脾虚，气滞血瘀，痰瘀互结。

治法：疏肝健脾，补气和血，化痰散结。

主方：安宫消结汤加减。

处方：郁金10g，白术15g，莪术15g，当归15g，黄芪20g，浙贝母15g，香附15g，牡丹皮15g，炒栀子10g，茯苓15g，山慈菇10g，石见穿10g。10剂，水煎服，每日1剂，分2次服。

二诊（2004年11月2日）：患者诉10月28日月经来潮，量多有块，6天经净，腹痛及腰背痛有所减轻。有效守方，原方30剂，煎服法同前。

三诊（2004年12月4日）：患者诉经量较前明显减少，色红，无血块，腹痛及腰背痛明显减轻，小腹下坠感缓解，舌质淡红，舌边瘀斑明显减少，舌苔薄白，脉沉缓。处方：郁金10g，白术15g，莪术10g，当归15g，黄芪20g，浙贝母15g，香附10g，牡丹皮15g，炒栀子6g，茯苓15g，山慈菇10g，石见穿10g，鸡血藤15g。30剂，煎服法同前。

四诊（2005年1月6日）：患者诸症消失，复查B超提示：前壁肌瘤变薄变小。前方去山慈菇,加党参 20g、白芍 15g,嘱其再服 30 剂。半年后来医院复查,月经规律,诸症悉除;复查 B 超,子宫正常,肌瘤消失。

按:中医无"子宫肌瘤"病名,本病属中医"癥瘕"范畴。本病为气滞血瘀,导致瘀血阻于胞脉与胞络所致。王清任《医林改错》云:"结块者,必有形之血也。血受寒则凝结成块,血受热则煎熬成块。"而妇女的胞宫为奇恒之腑,是贮藏与排出经血、孕育并娩出胎儿的器官,且一源三歧,汇聚冲、任、督三脉,与全身气血关系密切,所以胞脉与胞络的气血运行易受阻而发为子宫肌瘤。其症多由经期、产后内食生冷,外感寒邪,邪气乘虚入侵,使气血郁结;或郁怒伤肝,气逆血留;或忧思伤脾,血虚气滞等皆可使瘀血留滞,积劳积瘀,渐积成癥。病程日久,正气渐虚,气、血、痰、湿等互相影响,寒热错杂,症情复杂,相兼相杂,各有偏重。《素问·至真要大论》曰"结者散之""坚者削之""留者攻之"。临床要审证求机论治,以行气破血,软坚散结为主,衰其大半而止的治疗原则,切勿使过之,伤其正也。要依据正气盛衰和兼夹之症,可攻补兼施,寓攻于补。应时佐以扶脾、补肾、调肝、除湿、化痰、清热等,从而达到消癥散结,免伤正气、留余患之功效。本病应早发现、早治疗,肿瘤小者疗效较好。本方活血之功较甚,如遇经前、经期,应视其病情停药或减量,否则,经量增加,经期延长,伤及正气。本病疗程较长,医患均要树立信心,守方用药,应持之以恒,否则会延误疾病治疗。

该患者月经提前,量多有块,伴有下腹胀痛、腰背酸痛,平时小腹有下坠感,稍有疲乏,烦躁易怒,失眠多梦,小便短赤,大便干结,舌质黯红,舌边有瘀斑,舌苔薄黄,脉沉弦细涩。证属肝郁脾虚,气滞血瘀,痰瘀互结。治疗当疏肝健脾,补气和血,化痰散结。方用安宫消结汤加减。方中黄芪、白术温中补虚,健脾祛湿;香附、郁金疏肝理气,消积散结;浙贝母、茯苓利湿化痰,软坚散结;炒栀子、山慈菇清热解毒,消肿散结;当归、牡丹皮活血养血,导滞消瘀;石见穿、莪术活血破瘀,导滞消结。诸药配伍,共奏疏肝健脾,补气和血,化痰散结之效。

2. 益肾健脾,清热利湿,化痰消结治疗脾肾两虚,湿热内蕴,痰瘀互结型子宫肌瘤。

曹某,女,45 岁,已婚,湖南省长沙市某单位职工。门诊病例。

主诉:月经量多半年余。

患者半年前因月经量多就诊,B 超示:子宫肌壁间肌瘤大小约 3.0cm×2.8cm,盆腔炎。末次月经时间为 2013 年 2 月 18 日,量多,有血块,用卫生巾 25 片,经期 8 天。无痛经史,白带多,色黄,有异味。

西医诊断:子宫肌瘤;盆腔炎。

患者为寻求中医治疗来医院就诊。

初诊(2013年3月12日):患者月经提前,量多,有血块,色暗红,伴有下腹坠胀,腰背疼痛,平时小腹有坠胀感,疲乏无力,饮食量少,睡眠较差,大便正常,舌质红绛,舌边有齿印及瘀点,舌苔黄腻,脉弦细而滑涩。

辨证:脾肾两虚,湿热内蕴,痰瘀互结。

治法:益肾健脾,清热利湿,化痰消结。

主方:安宫消结汤加减。

处方:黄芪30g,黄柏10g,怀山药15g,半夏10g,茯苓15g,蒲公英15g,石见穿10g,浙贝母12g,厚朴10g,香附10g,生牡蛎(先煎)30g,莪术15g,炒白术20g。7剂,水煎服,每日1剂,分2次服。

二诊(2013年3月20日):患者服药后疲乏无力减轻,饮食增加,睡眠好转,小腹微胀。处方:黄芪30g,黄柏6g,怀山药15g,茯苓15g,蒲公英15g,浙贝母12g,厚朴10g,香附10g,生牡蛎(先煎)20g,莪术15g,白术20g,甘草5g。15剂,煎服法同前。

三诊(2013年4月9日):患者服药后疲乏无力消失,饮食正常,睡眠较好,小腹坠胀感缓解,白带减少,色白,有异味,舌质较红,舌边齿印及瘀点减少,舌苔稍黄,脉弦细稍涩。处方:黄芪20g,薏苡仁15g,怀山药15g,茯苓15g,蒲公英10g,浙贝母12g,芡实15g,香附10g,生牡蛎(先煎)20g,莪术15g,白术20g,甘草5g。30剂,煎服法同前。

四诊(2013年5月11日):患者服药后精力较充沛,饮食正常,睡眠好,白带正常,舌质淡红,舌边齿印及瘀点进一步减少,舌苔薄白,脉弦缓。处方:黄芪20g,薏苡仁15g,怀山药15g,茯苓15g,蒲公英10g,浙贝母12g,芡实15g,香附6g,生牡蛎(先煎)20g,莪术10g,白术20g,甘草5g。30剂,煎服法同前。

五诊(2013年6月15日):患者精力充沛,饮食正常,睡眠好,舌质淡红,舌边瘀点淡薄,舌苔薄白,脉弦缓。复查B超示:子宫、附件、盆腔未见异常。

按:患者半年前因月经量多就诊,B超示:子宫肌壁间肌瘤大小约3.0cm×2.8cm。西医诊断为"子宫肌瘤""盆腔炎"。患者月经提前,量多,有血块,色暗红,伴有下腹坠胀,腰背疼痛,平时小腹有坠胀感,疲乏无力,饮食量少,睡眠较差,大便正常,舌质红绛,舌边有齿印及瘀点,舌苔黄腻,脉弦细而滑涩。证属脾肾两虚,湿热内蕴,痰瘀互结。治疗当益肾健脾,清热利湿,化痰消结。方用安宫消结汤加减。方中黄芪、白术、怀山药益肾健脾;半夏、浙贝母、茯苓利湿化痰散结;蒲公英、石见穿、黄柏清热解毒散结;厚朴、香附理气散结;生牡蛎、石见穿、莪术活血化瘀消结。诸药配伍,以益肾健脾,清热利湿,化痰消结而建功。

十六、子宫颈癌（2例）

1. 益气养阴，化痰消瘀，抗癌消结治疗气阴两虚，痰瘀内聚，癌毒互结型子宫颈癌。

吴某，女，43岁，已婚，湖南省湘潭市某单位职工。门诊病例。

主诉：下腹坠胀、阴道不规则出血半年。

患者因下腹坠胀、阴道"接触性出血"半年，在某三甲医院妇科进行检查，病理确诊为"宫颈鳞癌"，2009年5月26日行宫颈癌根治术，术后病理示：低分化鳞状细胞癌，浸润深度为0.3cm，切缘未查见癌。术后行顺铂＋紫杉醇（TP方案）化疗1个周期，化疗期间全身酸痛、食纳不佳、脱发，患者遂来寻求中医治疗。

西医诊断：宫颈癌。

初诊（2009年6月18日）：患者消瘦乏力，头晕脑鸣，口干不欲饮，呃逆不止，食纳不佳，入睡困难，眠差多梦，小便清长，大便溏软，舌质黯红，舌边有齿印及瘀点，舌苔白而干，脉弦细而弱。

辨证：气阴两虚，痰瘀内聚，癌毒互结。

治法：益气养阴，化痰消瘀，抗癌消结。

主方：安宫消结汤加减。

处方：郁金10g，白术15g，莪术15g，当归15g，浙贝母15g，香附15g，牡丹皮15g，茯苓15g，山慈菇10g，石见穿10g，白花蛇舌草15g，白芍15g，生地黄10g，女贞子15g，怀山药24g，合欢皮20g，甘草5g，太子参15g，黄芪30g，土鳖虫10g，麦冬10g。10剂，水煎服，每日1剂，分2次服。

二诊（2009年6月30日）：患者服药后乏力、头晕脑鸣、睡眠、呃逆均明显好转，食纳增加，大便正常。处方：郁金10g，白术15g，莪术15g，当归15g，浙贝母15g，香附15g，牡丹皮15g，茯苓15g，山慈菇10g，石见穿10g，白芍15g，怀山药24g，女贞子15g，麦冬24g，合欢皮20g，甘草5g，太子参15g，黄芪30g。30剂，煎服法同前。

三诊（2009年8月2日）：患者症状基本消失，食纳正常，睡眠良好。定期复诊，以前方随证加减治疗3年余。多次复查B超未见异常。

按：宫颈癌是女性常见的恶性肿瘤之一，在女性恶性肿瘤中位居第二位，仅次于乳腺癌，占所有女性肿瘤的13%。现代医学认为其与高危型人乳头状瘤病毒（HPV）的持续感染相关。中医学认为其发病是一个正虚邪实的过程，先有内虚，加之外邪侵袭，邪正相搏而成积聚。该患者久病体虚，外邪乘虚入侵，聚为癥瘕。"妇人以血为基本"，该患者术后体虚，加之低分化恶性肿瘤耗伤津液,致脾失健运,气血生化不足,冲任亏虚而表现为消瘦、贫血;肝藏血,癌灶耗伤阴血,致肝血不足,机体失于濡养而表现为消瘦、脉弦、眠差。故以当归、白芍、女贞子、麦冬养血柔肝;肝体阴而用阳,以郁金、香附条达肝气;生地黄滋养肝肾;太子参、黄芪补脾益气;怀山药、白术、茯苓健脾利湿;香附、合欢皮理气和胃,使其补而不滞;加石见穿、山慈菇、浙贝母、白花蛇舌草清热解毒消癌;以土鳖虫、莪术、牡丹皮活血化瘀,软坚散结;甘草调和诸药。全方补血补气而不壅滞,养肝柔肝而顺应肝气的条达之性,加软坚散结之品以抗癌散结,不仅能够恢复患者体能,保证患者的生活质量,还能软坚散结,预防肿瘤复发,起到一箭双雕的作用。

2. 补益脾肾,化痰消瘀,抗癌祛结治疗脾肾两虚,痰瘀凝聚,癌毒胶结型子宫颈癌。

盛某,女,47岁,已婚,湖南省永州市某单位干部。门诊病例。

主诉:阴道不规则出血8个月。

患者因阴道不规则出血8个月,在某三甲医院妇科进行检查,病理确诊为"宫颈癌",2009年5月3日行宫颈癌手术,术后病理示:低分化鳞状细胞癌,浸润深度为0.25cm,切缘未查见癌。术后行化疗,其间见恶心呕吐、疲乏无力、全身疼痛不适,遂来寻求中医治疗。

西医诊断:宫颈癌。

初诊(2009年6月12日):患者消瘦,疲乏无力,全身疼痛,恶心欲呕,入睡困难,多梦易醒,胃脘冷痛,呃逆不止,小便清长,大便稀溏,舌质黯红,舌边有齿印及瘀点,舌苔白腻,脉弦细而滑涩。

辨证:脾肾两虚,痰瘀凝聚,癌毒胶结。

治法:补益脾肾,化痰消瘀,抗癌祛结。

主方:安宫消结汤加减。

处方:太子参15g,黄芪30g,桂枝15g,附片15g,郁金10g,炒白术15g,莪术15g,当归15g,香附15g,茯神15g,山慈菇10g,石见穿10g,土鳖虫10g,白芍15g,合欢皮20g,甘草5g。10剂,水煎服,每日1剂,分2次服。

二诊(2009年6月22日):前方服10剂后,患者胃脘冷痛减轻,纳可,白带正常,舌质紫黯,舌苔薄白,脉弦濡而弱。处方:太子参15g,黄芪30g,桂枝10g,附片6g,补骨脂15g,肉豆蔻10g,郁金10g,炒白术15g,莪术15g,当归15g,香附15g,茯神15g,山慈菇10g,石见穿10g,土鳖虫10g,白芍15g,合欢皮20g,灵芝10g,红景天15g。30剂,煎服法同前。

三诊(2009年7月26日):患者胃脘冷痛明显减轻,食纳较好,白带正常,舌质黯红,舌苔薄白,脉沉细。处方:枸杞子 10g,黄精 10g,杜仲 10g,桑寄生 20g,菟丝子 10g,泽兰 10g,续断 10g,白花蛇舌草 20g,白扁豆 10g,仙鹤草 10g,川牛膝 10g,天花粉 15g,浙贝母 10g,灵芝 10g,鸡血藤 15g。30 剂,煎服法同前。

四诊(2009 年 8 月 28 日):患者胃脘冷痛消失,食纳正常,舌质淡红,舌苔薄白,脉沉细缓。此后以前方随证加减治疗半年,湿滞加藿香、佩兰、白豆蔻,脾虚加党参、白术、山药,肝郁加柴胡、川楝子、香附,血瘀加丹参、桃仁、红花、三棱,血虚加当归、白芍。复查未见局部复发和全身转移迹象,肿瘤四项检查阴性。再以前方加减调治 1 年余,经多次复查,身体未见异常变化而停药。随访 6 年无恙。

按:中医药在宫颈癌的治疗中占据一席之地,随着人们对中医中药的应用,发现其不仅仅可以减轻放化疗后的毒副反应,其抗肿瘤的作用,以及与放化疗同用增强疗效的作用也广泛地被人们接受和认同,中医药治疗必然会成为宫颈癌治疗中不可缺少的一部分。该患者久病体虚,外邪乘袭入侵而聚为癥瘕。"妇人以血为基本",该患者阴道不规则出血 8 个月,导致血虚,加之术后体虚,又因低分化恶性肿瘤耗伤气血,致脾失健运,气血生化不足,表现为消瘦、疲乏无力、胃脘冷痛、呃逆不止、小便清长、大便稀溏。证属脾肾两虚,痰瘀凝聚,癌毒胶结。治疗当补益脾肾,化痰消瘀,抗癌祛结。方用安宫消结汤加减。方中太子参、黄芪补脾益气;炒白术健脾补中;当归、白芍养血柔肝;桂枝、附片温阳补气;肝体阴而用阳,以香附、郁金条达肝气;香附、合欢皮、茯神理气和胃,使其补而不滞;加石见穿、山慈菇祛毒消瘤;土鳖虫、莪术活血化瘀,软坚散结;甘草调和诸药。诸药配伍,以补益脾肾,化痰消瘀,抗癌祛结而建功。

十七、子宫内膜癌(1 例)

舒肝和胃,化痰消瘀,抗癌消结治疗肝胃不和,痰瘀互聚,癌毒胶结型子宫内膜癌。

董某某,女,56 岁,已婚,湖南省永州市某单位职工。门诊病例。

主诉:阴道不规则流血 3 个月。

患者于 2010 年 8 月因"绝经后阴道不规则流血"在某三甲医院行妇科检查时发现宫体肿物,病理检查示:子宫内膜低分化腺癌。于 2010 年 9 月 22 日行全子宫切除 + 双附件切除 + 双侧盆腔淋巴结清扫 + 腹主动脉旁淋巴结活检手术,术后病理示:子宫内膜低分化腺癌,考虑为低分化子宫内膜样腺癌侵及深肌层,侵犯宫颈管,广泛脉管内癌栓。2010 年 9 月 30 日开始给予 CAP 化疗方案 2 个周期 + 放疗 28 次,患者放化疗后感疲乏无力、全身疼痛、恶心欲呕、胃脘疼痛,遂来寻求中医治疗。

西医诊断:子宫内膜癌。

初诊(2010 年 11 月 21 日):患者疲乏无力,全身疼痛,失眠多梦,恶心欲呕,胃部疼痛不适,有烧灼感,呃逆,晨起口干口苦,小便清长,大便正常,舌质黯红,舌边有瘀斑,舌苔薄白,脉弦细而弱。

辨证:肝胃不和,痰瘀互聚,癌毒胶结。

治法:舒肝和胃,化痰消瘀,抗癌消结。

主方:益宫祛结汤加减。

处方:柴胡 15g,旋覆花(布包)10g,枳壳 10g,白术 20g,姜半夏 15g,黄芪 30g,太子参 20g,茯苓 15g,焦三仙各 10g,鸡内金 10g,莪莪 15g,沙参 15g,薏苡仁 15g,浙贝母 15g,丁香 9g,柿蒂 20g,山药 30g,合欢皮 20g,延胡索 10g,紫苏梗 9g。10 剂,水煎服,每日 1 剂,分 2 次服。

二诊(2010 年 12 月 3 日):患者阴道有血水流出,伴有黄色臭秽分泌物,持续不断,TCT 检查显示中度炎症。酌加牡丹皮 15g、小蓟 20g、仙鹤草 30g。20 剂,煎服法同前。

三诊(2010 年 12 月 25 日):患者症状减轻,未再有阴道分泌物。处方:柴胡 15g,枳壳 10g,白术 20g,姜半夏 15g,黄芪 30g,太子参 20g,茯苓 15g,焦三仙各 10g,鸡内金 10g,莪莪 15g,沙参 15g,薏苡仁 15g,浙贝母 15g,山药 30g,合欢皮 20g,延胡索 10g,牡丹皮 15g,仙鹤草 30g。30 剂,煎服法同前。

四诊(2011 年 1 月 28 日):患者症状基本消失,治疗效果较好。以前方随证加减治疗 3 年,患者无明显不适,体力好,精神佳。多次复查无异常,随访 7 年无恙。

按:子宫内膜癌因其阴道不规则流血等症状早期容易被发现,加之子宫内膜外有较厚的肌层包裹,因而不易扩散,预后较好。但该患者存在病理分化低、有脉管内癌栓等高危因素,因此治疗不容懈怠。肝主藏血,主疏泄,患者平日肝气郁结,气机紊乱,肝郁乘脾,脾失健运,湿从内生,湿郁化热,湿热之邪下注任带,使任脉不固,带脉失约,则带下黄稠、量多;湿热之邪上逆则口干口苦,胃部有烧灼感,呃逆,舌苔白;肝郁化火,热伤冲任,迫血妄行,则阴道不规则流血,舌质黯红。治疗当舒肝和胃,化痰消瘀,抗癌消结。方用益宫祛结汤加减。方中黄芪、太子参温中益气,健脾补虚;白术、茯苓健脾祛湿,和中温阳;薏苡仁、沙参、山药健脾益肾,温肾利湿;鸡内金、莪莪、浙贝母软坚散结,消瘤抗癌;姜半夏、丁香、柿蒂、紫苏梗降逆和中,通经消结;柴胡、焦三仙行气消食,软坚散结;旋覆花、枳壳降气化痰,行气宽宫;合欢皮、延胡索理气散瘀,调畅情志。诸药配伍而获得良效。

十八、卵巢囊肿（2例）

1. 疏肝健脾，清热化湿，祛痰消结治疗肝郁脾虚，湿热内蕴，痰瘀互结型卵巢囊肿。

姚某，女，27岁，已婚，湖南省岳阳市平江县人。门诊病例。

主诉：月经量多、右下腹疼痛2年余。

患者2年前发现月经量多，右下腹疼痛，自用药物流产后阴道流血不止，到当地医院清宫后，仍有少量出血，且伴有右下腹部痛。B超检查：右侧卵巢囊肿5.5cm×4.5cm×4.6cm。用头孢唑林钠、庆大霉素治疗半月，腹部仍胀痛。检查：右下腹压痛；复查B超：右侧卵巢囊肿大小如前。患者遂求治于中医。

西医诊断：右侧卵巢囊肿。

初诊（2007年6月27日）：患者经前乳房胀痛，口干口苦，烦躁易怒，经期小腹痛甚，呈胀痛或刺痛，月经量多，淋漓不止，色暗红，有血块，稍感疲乏，食纳正常，睡眠尚可，大便秘结，小便短黄，舌质黯红，舌边有瘀点，舌苔黄厚，脉沉滑而涩。

辨证：肝郁脾虚，湿热内蕴，痰瘀互结。

治法：疏肝健脾，清热化湿，祛痰消结。

主方：舒巢散结汤加减。

处方：黄芪15g，当归10g，茯苓15g，黄芩10g，莪术10g，土鳖虫10g，地榆炭15g，煅牡蛎30g，香附10g，法半夏10g，八月札15g。10剂，水煎服，每日1剂，分2次服。

二诊（2007年7月8日）：患者服药后症状明显好转，月经已干净，口干口苦、烦躁易怒、小腹痛基本消失。有效守方，原方去地榆炭，加牡丹皮10g。20剂，煎服法同前。

三诊（2007年7月29日）：患者服药后症状消失，舌质淡红，瘀点变淡，舌苔薄白，脉沉弦而细。处方：黄芪15g，当归10g，茯苓15g，莪术10g，土鳖虫10g，牡丹皮10g，牡蛎20g，香附10g，法半夏10g，八月札15g，桂枝3g。30剂，煎服法同前。

四诊（2007年8月30日）：患者服药后精力充沛，舌质淡红，舌边瘀点基本消失，舌苔薄白，脉沉缓。再复查B超示：囊肿已经完全消失。随诊4个月后，因停经2个月来院复查，妊娠试验：（+）。

按：卵巢囊肿是妇科常见的良性肿瘤之一，从症状上看属中医"癥瘕"范畴。《三因极一病证方论》曰："多因经脉失于将理，产褥不善调护，内伤七情，外感六淫，阴阳劳逸，饮食生冷，遂致营卫不输，新陈不忭，随经败浊，淋露凝滞，为癥为瘕。"其形成的原因主要是五脏功能失调所致，而情绪激动、易怒、易忧虑、过劳，以及人流术是卵巢囊肿形成的诱因，其临床表现各有其特点。肝病则气滞血瘀，留滞日久，渐以成聚；脾病则湿盛，积聚为痰，痰瘀交阻，而成囊肿。其形成在气血失调的基础上，脾肾不足是病变之本，肝郁瘀阻是病变之标，彼此互为影响，层层相应，凝聚为块。自拟舒巢散结汤治疗卵巢囊肿效果良好，临床应注意证型变化，久病体虚的患者，不宜攻伐太过，可攻补兼施，用补气之药扶护正气，以性味平和的药物为主，辅以峻猛破瘀之品。西医在治疗卵巢囊肿时，只能采取手术切除的方法，而手术对人体而言毕竟是创伤，治标不治本，容易复发。中药治疗卵巢囊肿则无上述缺点，患者只需连续服药，疗程也不会太长，而且无痛苦，标本兼治，疗效可靠。治愈后的患者不再复发，仍能正常生育。

　　本例患者月经量多，淋漓不止，色暗红，有血块，经期小腹痛甚，呈胀痛或刺痛，经前乳房胀痛，口干口苦，烦躁易怒，稍感疲乏，大便秘结，小便短黄，舌质黯红，舌边有瘀点，舌苔黄厚，脉沉滑而涩。此为肝郁脾虚，湿热内蕴，痰瘀互结之象，治疗当疏肝健脾，清热化湿，祛痰消结。方用舒巢散结汤加减。方中黄芪温中补气，健脾祛湿；香附、八月札疏肝理气，活血止痛；当归、莪术养血活血，散结消瘤；地榆炭、黄芩清热燥湿，凉血止血；土鳖虫活血化瘀，消肿散结；煅牡蛎化痰软坚，散结消瘤；法半夏、茯苓健脾利湿，消瘀破结。诸药配伍，共建疏肝健脾，清热化湿，祛痰消结之功。

2. 温补脾肾，祛寒化湿，消瘀散结治疗脾肾阳虚，寒湿内凝，痰瘀结聚型卵巢囊肿。

　　易某，女，32岁，已婚，湖南省益阳市某单位职工。门诊病例。

　　主诉：月经量多、下腹疼痛3年余。

　　患者自述3年前起月经量多、下腹疼痛，患者未在意。1月前下腹疼痛加重，在当地医院行B超检查示：右侧卵巢囊肿7.5cm×6.5cm×5.0cm。患者惧怕手术，遂来医院求治于中医。

　　西医诊断：右侧卵巢囊肿。

　　初诊（2007年6月27日）：患者经前乳房胀痛，行经量多，色暗红，有血块，淋漓不止，小腹冷痛，疲乏无力，腰膝酸痛，白带增多，色灰白，食纳正常，睡眠尚可，大便溏软，小便清长，舌质黯红，舌边有瘀斑，舌苔白厚，脉沉弦而涩。

　　辨证：脾肾阳虚，寒湿内凝，痰瘀结聚。

　　治法：温补脾肾，祛寒化湿，消瘀散结。

主方：舒巢散结汤加减。

处方：黄芪 20g，炒白术 20g，莪术 10g，当归 10g，法半夏 10g，川芎 10g，桂枝 10g，茯苓 20g，土鳖虫 10g，炮姜 10g，土茯苓 30g，苍术 10g，小茴香 10g。10 剂，水煎服，每日 1 剂，分 2 次服。

二诊（2007 年 7 月 9 日）：患者症状明显好转，疲乏无力、腰膝酸痛减轻，大便正常。有效守方。原方 15 剂，煎服法同前。

三诊（2007 年 7 月 26 日）：患者症状已消失，舌质稍红，瘀斑变薄，舌苔薄白，脉沉弦而细。处方：黄芪 20g，炒白术 20g，莪术 10g，当归 10g，川芎 10g，法半夏 10g，桂枝 6g，茯苓 15g，土鳖虫 5g，怀山药 15g，土茯苓 20g，苍术 6g，小茴香 6g。15 剂，煎服法同前。

四诊（2007 年 8 月 12 日）：患者精力充沛，复查 B 超，囊肿已完全消失。以参苓白术丸善后治疗 3 月而愈。

按：卵巢囊肿是妇科常见病之一。它属中医"癥瘕"范畴。临床症状多以月经量多、淋漓不尽，下腹部坠胀疼痛，不孕为特征。其主要病机为气滞血瘀，痰湿内阻。《校注妇人良方》云："妇人腹中瘀血者，由月经闭积或产后余血未尽，或风寒滞瘀，久而不消，则为积聚癥瘕矣。"

本例患者经前乳房胀痛，经行小腹冷痛，疲乏无力，腰膝酸痛，行经量多，淋漓不止，色暗红，有血块，白带增多，色灰白，大便溏软，小便清长，舌质黯红，舌边有瘀斑，舌苔白厚，脉沉弦而涩，是脾肾阳虚，寒湿内凝，痰瘀结聚所为。治疗当温补脾肾，祛寒化湿，消瘀散结。方用舒巢散结汤加减。方中黄芪、炒白术温补脾肾；当归、川芎补血活血；桂枝、炮姜温补脾肾；莪术、土鳖虫、土茯苓破血散结；法半夏、茯苓、苍术健脾利湿消结；小茴香行气温肾。诸药配伍而建功。

十九、卵巢癌（2 例）

1. 疏肝健脾，活血化痰，解毒消瘤治疗肝郁脾虚，痰瘀互聚，癌毒胶结型卵巢癌。

季某某，女，43 岁，已婚，湖南省常德市某单位职工。门诊病例。

主诉：阴道流血性黄色液体 2 月余。

患者因"阴道流血性黄色液体 10 天"于 2011 年 5 月 6 日在某三甲医院妇科经 B 超检查示：多发性子宫肌瘤；左侧附件区囊性包块，大小约 9.6cm×5.3cm×4.8cm。遂于 2011 年 6 月 7 日行卵巢肿瘤细胞减灭术。术后病理示：双侧卵巢低分化腺癌（左侧 2 处切面积分别为 5cm×4cm 和 3cm×3cm；右侧 2 处切面积均为 3cm×3cm）；双侧输卵管、大网膜组织、阑尾及右侧附件、子宫浆膜面均未查见癌；多发性子宫平滑肌瘤，共 9 枚，直径 0.1～1.8cm；增殖期样子宫内膜；慢性宫颈炎；左侧盆腔淋巴结 8 枚，右侧盆腔淋巴结 7 枚，均未查见癌。2011 年 6 月 15 日行多西他赛＋顺铂化疗 1 个周期，于 2011 年 6 月 18 日结束。因化疗反应强烈，患者遂来医院求治于中医。

西医诊断：卵巢癌。

初诊（2011 年 6 月 18 日）：患者消瘦，体重较前减轻 5kg 左右，疲乏无力，腰膝酸软，脱发，自汗，下腹部隐痛，食纳欠佳，睡眠较差，大便溏软，小便清长，舌质黯红，舌边有齿印及瘀斑，舌苔白厚，脉沉弦而细涩。

辨证：肝郁脾虚，痰瘀互聚，癌毒胶结。

治法：疏肝健脾，活血化痰，解毒消瘤。

主方：舒巢散结汤加减。

处方：生黄芪 30g，党参 15g，当归 10g，枸杞子 10g，莪术 10g，土鳖虫 10g，炒枣仁 20g，茯神 10g，白术 20g，郁金 15g，柴胡 10g，八月札 15g，龙葵 20g，白花蛇舌草 30g，清半夏 15g，焦三仙各 10g，鸡内金 10g。10 剂，水煎服，每日 1 剂，分 2 次服。就病情给患者做了疏导、解释及鼓励工作，使患者增强了战胜疾病的信心。

二诊（2011 年 6 月 30 日）：患者服药后精神好转，顺利完成了第 2 周期化疗，其间大便稍干，恶心呕吐不明显。处方：前方加陈皮 10g、紫苏梗 10g、白芍 15g。20 剂，煎服法同前。继续给患者做疏导、鼓励工作。

三诊（2011 年 7 月 21 日）：患者服药后病情稳定，体力良好，无不适症状。处方：黄芪 30g，党参 20g，当归 10g，枸杞子 10g，莪术 10g，炒枣仁 20g，茯神 10g，白术 20g，郁金 15g，柴胡 10g，八月札 15g，龙葵 20g，白花蛇舌草 30g，焦三仙各 10g，鸡内金 10g。30 剂，煎服法同前。

四诊（2011 年 8 月 23 日）：患者病情稳定，体力良好，食纳正常，睡眠良好，无不适症状。以前方随证加减，改 2 日服 1 剂，治疗 3 年余，多次复查 B 超无异常，遂停药。观察 5 年无恙。

按：卵巢癌因起病隐匿、早期不易发现、易转移、预后差等特点而成为当今女性重要的死亡原因，尤其是对年轻女性的生命造成了严重的威胁。其病因与外感六淫、内伤七情密切相关。该患者平素性格内向，闷气隐忍不发，常致腹痛，观其舌质黯红，舌苔白厚，脉沉弦而细涩，可见情志是其发病的重要原因。常年心情抑郁，肝气郁结，导致肝失疏泄，气机不畅，横逆犯脾，致脾失健运，无力运化水谷精微，故湿浊内生；气滞无力推动血行，致瘀血内生。气滞痰浊与内生瘀血结聚而发为癥瘕。患者长年脾胃亏虚，气虚无力抵御外邪，尤其在化疗期间，全身乏力，自汗，脱发，体重减轻。由此看出，该患者病位在肝，气滞痰凝血瘀是其主要病理特点，因此以疏肝健脾、活血化痰、解毒消瘤为治则。方用舒巢散结汤加减。方中柴胡、郁金、八月札疏肝理气，活血止痛；黄芪、党参、白术大补元气，健脾益胃；清半夏燥湿化痰，降逆止呕；焦三仙、鸡内金消积化滞；炒枣仁、茯神养心安神；枸杞子滋养肝肾；当归、莪术活血补血；土鳖虫活血散结；龙葵、白花蛇舌草清热解毒散结。诸药配伍，共建疏肝健脾，活血化痰，解毒消瘤之功。

2. 补气养血，化痰消瘀，解毒散结治疗气血两虚，痰瘀凝聚，癌毒互结型卵巢癌。

程某某，女，67岁，已婚，湖南省郴州市某单位退休职工。门诊病例。

主诉：小腹胀痛不适6月余。

患者于2010年12月初因小腹胀痛不适在当地医院就诊，行阴道B超检查，发现盆腔内有一肿块，后行腹部CT检查提示：宫体上方见一大小约6.2cm×5.3cm×6cm类圆形实性肿块。患者遂于2010年12月在某三甲医院行盆腔肿块切除术，术后病理示：卵巢浆液性腺癌Ⅲc期。术后予TP方案化疗8次，化疗期间曾出现Ⅲ度血液毒性，末次化疗时间为2011年6月18日。因化疗副作用大，患者急求中医治疗。

西医诊断：卵巢癌。

初诊（2011年6月29日）：患者神疲乏力明显，头晕耳鸣，胃纳欠佳，夜寐不安，腰膝酸软，大便溏软，小便正常，舌质黯红，舌边有齿印及瘀斑，舌苔白滑，脉沉细而涩。

辨证：气血两虚，痰瘀凝聚，癌毒互结。

治法：补气养血，化痰消瘀，解毒散结。

主方：舒巢散结汤加减。

处方：黄芪30g，党参20g，白术15g，当归10g，白芍15g，枸杞子10g，炒枣仁20g，茯神10g，莪术10g，土鳖虫10g，香附15g，柴胡10g，八月札15g，龙葵20g，白花蛇舌草30g，焦三仙各10g，鸡内金10g，煅牡蛎30g。10剂，水煎服，每日1剂，分2次服。

二诊（2011年7月10日）：患者服药后乏力不适较前改善，夜寐好转，胃纳增加。有效守方，原方20剂，煎服法同前。

三诊（2011年7月30日）：患者诉服用上方后夜寐改善，乏力不适症状消失，胃纳可，大便日行2次，质稀不成形。处方：前方去白花蛇舌草，加山药30g、补骨脂20g。20剂，煎服法同前。

四诊（2011年8月21日）：患者诉大便成形，夜寐无特殊，舌质较红，舌边齿印及瘀斑减少,舌苔薄白,脉沉细而弱。处方:黄芪 30g,党参 20g,白术 15g,当归 10g,白芍 15g,枸杞子 10g,炒枣仁 20g,茯神 10g,莪术 10g,土鳖虫 10g,香附 15g,山药 30g,补骨脂 20g,龙葵 20g,焦三仙各 10g,鸡内金 10g,煅牡蛎 30g。30 剂,煎服法同前。

五诊(2011 年 9 月 25 日):患者诸症较前明显改善,胃纳正常。以前方随证加减再服 2 年,多次复查 B 超无异常,遂停药。观察 5 年无恙。

按:卵巢癌的治疗通常以手术为主,辅以放疗、化疗、生物治疗及中医药治疗等综合性治疗。手术本身会对人体造成一定的创伤,放疗、化疗在抑制和杀伤肿瘤细胞的同时,也破坏人体正常细胞。有些患者因身体条件差而不能耐受手术,而放化疗对患者本身的抵抗力(正气)也有损害,从而影响治疗进程及治疗效果,导致卵巢癌患者的生存率进一步降低。在上述治疗过程中,采用中药扶正之法治疗癌症,则具有防止肿瘤细胞的聚集、抑制肿瘤细胞的增生、预防恶性肿瘤的复发与转移、调节机体的免疫功能、减轻放化疗毒性反应、提高和改善患者物质代谢等显著功效,从而提高患者生存质量、延长生存期。临证应倡导中西医互补、辨证与辨病相结合的治疗原则,在"扶正祛邪"治疗大法的指导下,调理人体阴阳平衡,增强抵抗力(正气),同时还可直接杀伤癌细胞,真正做到"祛邪扶正"以提高患者生存质量、达到带瘤生存的目的。

本例患者为卵巢癌晚期,手术后完成了 8 次化疗,化疗后感毒作用大,正气受损,故出现明显神疲乏力,头晕耳鸣,胃纳欠佳,夜寐不安,腰膝酸软,大便溏软,舌质黯红,舌边有齿印及瘀斑,舌苔白滑,脉沉细而涩。辨证为气血两虚,痰瘀凝聚,癌毒互结。治疗当补气养血,化痰消瘀,解毒散结。方用舒巢散结汤加减。方中柴胡、八月札疏肝理气,活血止痛;黄芪、党参、白术大补元气,健脾益胃;焦三仙、鸡内金消积化滞;炒枣仁、茯神养心安神;枸杞子滋养肝肾;白芍养血柔肝;当归、莪术活血补血;土鳖虫活血散结;龙葵、白花蛇舌草清热解毒散结;煅牡蛎软坚散结;诸药配伍而建功。

下篇

经 验 方

一、益脑祛结汤

组成：黄芪、太子参、白术、当归、赤芍、天冬、浙贝母、桃仁、红花、莪术、白花蛇舌草、全蝎、僵蚕、延胡索、路路通、甘草。

功用：益气养血，化痰祛瘀，解毒消癌。

主治：各种良性脑瘤、恶性脑瘤及外伤后头疼。症见面色黯晦，头部胀痛或刺痛，肢体麻木偏瘫，夜寐不安，视物模糊，食纳呆滞，疲乏无力，舌质紫黯，舌边有瘀斑，脉沉弦涩。

方解：方中黄芪、太子参、白术补气生津，健脾温中；当归、红花、赤芍活血养血，行血祛瘀；桃仁、莪术破血祛瘀，软坚散结；全蝎、僵蚕、浙贝母通络化痰，软坚散结；白花蛇舌草清热解毒，消痈散结；路路通祛风活络，消痈止痛；天冬养阴生津，润肠通便；延胡索理气散结，活络止痛。

二、利脑通窍饮

组成：当归、鸡血藤、川芎、赤芍、黄芪、僵蚕、茯苓、生山楂、香附、血竭、甘草。

功用：活血祛瘀，化痰散结。

主治：脑梗死、颈动脉斑块、脑出血中后期、外伤后头疼等病症。症见面色晦黯，头部胀痛或刺痛，肢体麻木或偏瘫，夜寐不安，视力模糊，语言不清，心烦易怒，口干口苦，食纳呆滞，舌质紫黯，舌边有瘀点，脉弦涩。

方解：方中川芎、赤芍行血活血，通络化瘀；当归、鸡血藤养血活血，通络祛瘀；黄芪补气升阳，解毒消瘀；生山楂健脾消食，化积导滞；僵蚕化痰祛湿，软坚散结；香附疏肝理气，通络止痛；血竭破血化瘀，通络消结；甘草温中补气，调和诸药。

三、凉血醒脑饮

组成：水牛角、仙鹤草、浙贝母、地榆炭、石决明、生地黄、钩藤、白芍、菊花、小蓟、茯神、甘草。

功用：滋阴潜阳，清热化痰，开窍通络。

主治：脑出血早期。症见头晕目眩，视物运转，半身不遂，言语不清，喉间痰鸣，目不能睁，口干口苦，喜喝冷饮，时有汗出，舌质红绛，舌边有瘀点，脉弦滑而数。

方解：方中水牛角清热凉血，散瘀解毒；白芍、石决明养血柔肝，平肝潜阳；仙鹤草、小蓟、地榆炭凉血清热，收敛止血；钩藤泄热定惊，舒筋活络；浙贝母清热化痰,软坚散结;菊花清热解毒,疏风止惊;生地黄、白芍清热养阴,养血柔肝;茯神健脾祛湿,安神定志;甘草温中补气,调和诸药。

四、健鼻通窍饮

组成:生黄芪、党参、白术、茯苓、桂枝、鹅不食草、蝉蜕、当归、乌梅、辛夷、荜茇、甘草。

功用:温补脾肺,祛湿化痰,通络开窍。

主治:慢性鼻炎、鼻窦炎。症见鼻痒,鼻塞,打喷嚏,流清涕,或张口呼吸,嗅觉较差,畏寒怕冷,头晕难寐,形体消瘦,饮食无味,舌质淡红,舌苔白腻,脉细而弱。

方解:方中黄芪、党参补益脾肺,益气固表;白术、茯苓健脾益气,利水祛湿;桂枝、荜茇温阳散寒,调和营卫;鹅不食草、蝉蜕祛风通窍,清热解痉;当归补血活血,助黄芪及桂枝温阳益气;乌梅味酸涩,性平,归肺、脾、肝、大肠经,《本草求真》曰:"乌梅酸涩而温……入肺则收。"起敛肺止涕之功,寓敛于散,防止肺气宣散太过;辛夷为鼻病要药,引诸药上行;甘草益气补中,调和药性。

五、利鼻祛结汤

组成:党参、沙参、白术、茯神、黄芪、白芍、清半夏、黄精、百合、牡蛎、浙贝母、僵蚕、郁金、路路通、藤梨根、半枝莲、瓜蒌、甘草。

功用:益气养阴,化痰祛瘀,解毒消癌。

主治:鼻咽癌、恶性脑瘤等。症见精神萎靡,面色晦黯,自觉耳鸣,听力下降,心悸气短,痰涕均多,口干,精神欠佳,食欲较差,失眠多梦,舌质红绛,舌苔灰腻,脉沉细而滑。

方解:方中黄芪、党参、白术补气益肺,健脾祛湿;白芍、沙参、黄精滋阴养肺,补益脾肾;藤梨根、瓜蒌、半枝莲清热解毒,散结消癌;浙贝母、牡蛎软坚散结,化痰消癌;郁金疏肝解郁,活血祛瘀;清半夏、僵蚕化痰祛湿,散结消癌;路路通祛风通络,软坚散结;百合、茯神补肺健脾,养心安神;甘草清热解毒,调和诸药。

六、金术熄痫饮

组成:郁金、白术、胆南星、法半夏、陈皮、怀山药、茯苓、石菖蒲、僵蚕、琥珀(冲兑)。

功用:健脾益气,化痰祛湿。

主治:癫痫。症见突发晕厥,颜面及四肢抽搐,神志不清,口吐涎沫,醒后自觉头晕，疲乏无力，腰膝酸软，食纳较差，舌质淡红，舌苔白腻，脉弦细滑。

方解：方中白术、怀山药、茯苓健脾补中，祛湿化痰；胆南星、法半夏宽中下气，燥湿化痰；僵蚕化痰散结，息风止痉；郁金、陈皮疏肝解郁，健脾化痰；石菖蒲、琥珀平肝息风，和中辟浊。

七、舒脑定痛饮

组成：当归、川芎、柴胡、白芍、白芷、茯苓、蔓荆子、黄芪、僵蚕、甘草。

功用：活血化瘀，行气止痛。

主治：各种头痛，如偏头痛、各种瘀血或痰瘀互结所致的头痛。症见头胀痛或刺痛，舌质红绛，舌边有瘀点及瘀斑，舌苔薄白或薄黄，脉弦细而涩。

方解：方中当归、川芎活血化瘀，行气止痛；蔓荆子、白芷疏风通络，解痉止痛；黄芪、茯苓、甘草补中益气，养心安神；白芍柔肝补血，养血止痛；僵蚕祛风止痉，通络散结；柴胡理气解郁，疏风止痛。

八、畅脑祛痛饮

组成：吴茱萸、白参、大枣、生姜、柴胡、白术、茯苓、白芍。

功用：温中散寒，降逆通窍。

主治：各种头痛。症见头顶痛，伴恶心呕吐，吐出清水或涎痰，胃脘闷胀，不思饮食，手足欠温，疲乏无力，头晕目眩，失眠多梦，小便稍黄，大便稀溏，舌质淡红，舌苔白腻，脉沉弦而滑。

方解：方中吴茱萸入通于肝，使肝木条达，气机通畅；白参、大枣补虚益胃，助胃气回复；生姜温中散寒，降逆止呕；白术、茯苓温中健脾，祛湿利尿，使痰涎得以消散；柴胡疏肝，配白芍柔肝，两者配合使肝气更加平和通达。

九、定眩解结饮

组成：旋覆花、竹茹、枳实、石菖蒲、党参、大枣、法半夏、茯苓、陈皮、白芍、珍珠母、甘草。

功用：疏风清肝，除湿化痰。

主治：眩晕。症见头晕目眩，耳鸣耳闭，记忆力下降，恶心欲呕，咯痰灰腻黏稠，口苦，大便先干后溏，舌质淡红，舌苔灰腻或黄腻，脉沉弦或滑。

方解：方中枳实、陈皮疏肝解郁，祛风定眩；旋覆花、法半夏降气化痰，宽中止呃；竹茹清热宽胸，降逆化痰；党参、大枣补中益气，温中升阳；茯苓、石菖蒲健脾和中，开窍化痰；白芍柔肝养阴，宁心定志；珍珠母平肝潜阳，清热息风；甘草温中补气，调和诸药。

十、除晕解结饮

组成：法半夏、天麻、钩藤、炒白术、白芍、黄芪、茯苓、代赭石、陈皮、甘草。

功用：健脾和胃，燥湿化痰。

主治：头晕。症见头晕目眩，恶心欲呕，吐白泡沫痰，胸部闷胀，脸色苍白，双目紧闭，不能转动头部，口干不欲饮，四肢乏力，食纳较差，大便稍溏，小便正常，舌质较淡，舌苔白腻，脉弦而滑。

方解：方中天麻、钩藤清热平肝，镇痉息风；炒白术、茯苓健脾燥湿，补气和中；陈皮、法半夏燥湿化痰，理气降逆；白芍养血柔肝，疏风定眩；黄芪、炒白术、甘草补中益气，健脾安神；代赭石平肝降逆，增强祛痰化瘀之力。

十一、柴桂解结饮

组成：柴胡、桂枝、茯神、党参、大枣、陈皮、法半夏、白芍、酸枣仁、石菖蒲、远志、甘草。

功用：散寒祛湿，调畅气机，解郁散结。

主治：抑郁症。症见头疼头晕，时有耳鸣，疲乏无力，胸口不适，颈项拘紧，食纳呆滞，难以入眠，腰膝酸软，小便清长，大便溏软，舌质较淡，舌边有齿印，舌苔灰腻，脉沉弦而滑。

方解：方中柴胡、陈皮疏肝解郁，行气化痰；党参、大枣健脾补气，温中祛湿；桂枝温阳散寒，祛湿通络；茯神、酸枣仁、白芍养血安神，宁心定志；石菖蒲、远志祛湿开窍，宁心醒脑；法半夏清热降气，化痰醒脑；甘草和中补气，调和诸药。

十二、祛忧解郁饮

组成：柴胡、当归、龙骨、白芍、茯神、香附、黄栀子、合欢皮、牡丹皮、酸枣仁、石菖蒲、甘草。

功用：平肝潜阳，清热化湿，活血散结。

主治：抑郁症。症见情绪不宁，夜寐不安，或彻夜不眠，多梦易惊，口干口苦，烦躁易怒，月经量少，经期小腹胀痛，食纳正常，舌质黯红，舌边紫黯有瘀斑，舌苔黄燥，脉沉弦而涩。

方解：方中柴胡、香附疏肝解郁，理气升阳；白芍、当归养血柔肝，益心宁神；清热化痰，降气祛湿；茯神、酸枣仁健脾利湿，养心宁神；黄栀子、石菖蒲清热利湿，开窍辟浊；合欢皮、牡丹皮清热凉血，活血化瘀；龙骨、茯神镇惊安神，宁心定志；甘草补中益气，调和诸药。

十三、健脾畅志饮

组成：白参、白芍、炒白术、法半夏、茯神、莲肉、白梅花、柴胡、肉豆蔻、酸枣仁、石菖蒲、甘草。

功用：温中补气，升清降浊，化痰解结。

主治：抑郁症。症见胸中痞满，咽部堵闷不适，面色苍白，气短懒言，头晕失眠，四肢冰凉，不思饮食，大便溏泄，小便清长，舌质较淡，舌边有齿印，舌苔薄白，脉沉细而虚。

方解：方中白参温中补气，宁心定志；酸枣仁、甘草补中补虚，健脾益气；茯神、炒白术健脾利湿，宁心安神；莲肉、肉豆蔻醒脾利湿，宁心益志；白梅花、柴胡理气解郁，宁心安神；法半夏、石菖蒲祛湿化痰，和中宁心；白芍、酸枣仁养血柔肝，宁心安神；甘草补中益气，调和诸药。

十四、祛斑化结饮

组成：白参（另煎）、黄芪、白芍、炒白术、法半夏、茯神、莲肉、白鲜皮、柴胡、肉豆蔻、补骨脂、甘草。

功用：温中补气，升清降浊，化痰解结。

主治：口腔白斑。症见口腔灰白色斑块，触之不痛，有麻木感，伴胸腹痞满，咽部堵闷不适，气短懒言，头晕失眠，四肢冰凉，不思饮食，大便溏薄，小便清长，舌质较淡，舌边有齿印，舌苔白滑，脉沉细而虚。

方解：方中白参、黄芪补中益气，健脾祛湿，配柴胡健脾升阳；炒白术、茯神、法半夏健脾利水，化湿降浊；莲肉、肉豆蔻、补骨脂健脾温肾，化湿祛浊；白芍、白鲜皮养肝疏风，祛风除湿；甘草补中益气，调和诸药。

十五、消斑祛结饮

组成：紫草、金银花、当归、西洋参、茯苓、白果、牡丹皮、白鲜皮、地肤子、柴胡、甘草。

功用：健脾养胃，清热化湿，消瘀祛结。

主治：口腔白斑。症见口腔乳白色斑块，感口腔不适，时有刺痛，伴有头晕、胃脘胀痛，口腔斑块擦之不去，触之局部稍硬，舌体胖，舌质较红，舌边有齿印及瘀斑，舌苔黄腻，脉沉弦而细。

方解：方中紫草、金银花清热解毒，凉血消斑；西洋参、茯苓、白果健脾补中，祛湿化痰；当归、牡丹皮凉血养血，活血消结；白鲜皮、地肤子清热解毒，利湿祛斑；柴胡疏肝清热，解郁升阳；甘草和中解毒，调和诸药。

十六、消瘀散核饮

组成：生牡蛎、牡丹皮、黄连、柴胡、郁李仁、茯苓、当归、白芍、法半夏、浙贝母、瓜蒌、甘草。

功用：疏肝解郁，清热泻火，化痰消结。

主治：梅核气（咽异感症）。症见面红目赤，形体较胖，胸胁胀闷，偶有咽痛，口苦口干，喜喝冷饮，心烦易怒，咽中如有异物梗阻，时吐黄痰，痰黏不爽，食纳尚可，小便短赤，大便较干，舌质较红，舌苔黄腻，脉弦而滑。

方解：方中柴胡、郁李仁疏肝解郁，下气利咽；当归、白芍、牡丹皮凉血清热，养阴活血；茯苓、甘草健脾补气，利湿和中；黄连、瓜蒌清热除烦，宽中祛湿；法半夏、浙贝母下气化痰，软坚散结；生牡蛎能清能降，平肝降逆，消坚散结。

十七、祛瘿散结饮

组成：黄芪、赤芍、当归、茯苓、白术、浙贝母、郁金、香附、牡蛎、鳖甲、夏枯草、甘草。

功用：疏肝健脾，活血化痰，软坚散结。

主治：甲状腺结节、甲状腺瘤。症见口干口苦，头部胀痛，咽部有痰，偶感吞咽费力，疲乏无力，腰酸腿软，食纳不佳，不喜冷食，大便溏软，小便清长，舌质淡红，舌边有齿印和瘀点，舌苔灰腻，脉沉弦而细。

方解：方中黄芪益元补气，祛湿解毒；白术益气补虚，健脾燥湿；当归补血养肝，活血化瘀；上述三种药物合用可益气养血扶正，是化瘀祛痰作用的前提条件和原始动力。香附疏肝理气；赤芍活血柔肝，以复行血之根；茯苓健脾利湿，以断生痰之源。赤芍活血行气，擅治血瘀气滞诸证；郁金行气活血，为治疗积聚诸症之要药；夏枯草清热燥湿，化痰消结；牡蛎、浙贝母化痰祛湿，软坚散结；鳖甲养阴潜阳，散结消瘿；甘草补中益气，调和诸药。

十八、益心散结饮

组成：白参、当归、茯神、生姜、法半夏、炒白术、血竭、川芎、枳壳、薤白、炙甘草。

功用：健脾养心，温阳化湿，祛痰散结。

主治：心肌梗死后心绞痛、冠心病。症见胸部闷痛，心悸气短，头目眩晕，失眠健忘，多梦易惊，疲乏无力，不思饮食，四肢冰凉，大便溏软，小便清长，舌体胖，舌质黯红，舌边有齿印，舌苔灰腻，脉沉细而弱。

方解：方中白参大补元气，温阳益中；炒白术温中补虚，健脾利湿；生姜、薤白、法半夏温阳化湿，祛痰清心；当归补血活血，通络祛瘀；枳壳理气宽胸，化瘀止痛；茯神健脾养心，宁心安神；血竭、川芎活血化瘀，通络散结；炙甘草补中益气，调和诸药。

十九、温心解结饮

组成：红参、附片、桂枝、黄芪、炒白术、茯神、枳壳、水蛭、薤白、川芎、红花、甘草。

功用：补脾温肾，散寒化湿，消瘀解结。

主治：心肌梗死后心绞痛。症见频发胸闷背痛、喘息咳唾，吐白稠痰，肢冷汗出，头晕乏力，气短懒言，夜寐不安，食纳无味，双下肢浮肿，夜尿频作，大便稀溏，舌体稍胖，舌质红绛，舌边有齿印及瘀斑，舌底静脉紫黯，舌苔灰腻，脉沉紧而涩或弦细而滑。

方解：方中红参、黄芪大补元气，使心肾阳气回复；附片、桂枝温经壮阳通脉，使脾肾阳气回复，再配合炒白术健脾利湿，导水下行；水蛭、川芎、红花活血化瘀，通络止痛；枳壳、薤白理气宽胸，疏肝解郁；茯神温补脾肾，养心安神；甘草配白芍和营止痛。

二十、通脉益心饮

组成：党参、白术、瓜蒌、法半夏、血竭、枳壳、桃仁、当归、赤芍、甘草。

功用：补益心脾，活血化痰。

主治：冠心病。症见胸闷痛，活动后心悸气促，头晕不适，四肢无力，食纳较差，大便干结，小便正常，舌质红绛，舌边有齿印及瘀斑瘀点，舌底静脉较粗、色紫黯，舌苔灰腻，脉弦滑而数。

方解：方中党参、白术补中益气，健脾化湿；当归养血补血，活血化瘀；赤芍、血竭、桃仁活血化瘀，通络止痛；法半夏、枳壳、瓜蒌宽中理气，燥湿祛痰；甘草补中益气，解毒宁心。

二十一、温脉益心饮

组成：麻黄、附子（先煎）、桂枝、细辛、白芍、红参（另煎）、川芎、当归、黄芪、红花、白芥子、甘草。

功用：温补心肾，祛寒活血。

主治：冠心病。症见频发胸痛胸闷，伴有气短，头晕不适，疲乏无力，四肢冰凉，腰膝冷痛，食纳较差，小便清长，大便溏薄，舌质淡红，舌边有瘀斑，舌底静脉粗胀，舌苔白滑，脉沉弦而细或沉细而弱。

方解：方中红参、黄芪大补元气，温心益肾；附子、桂枝温阳补气，助心肾阳复；麻黄、细辛疏风温阳，通经止痛；白芍、当归养血补血，养阴柔肝；川芎、红花活血化瘀，通络止痛；白芥子宽胸理气，化痰通络；甘草补中益气，解毒宁心。

二十二、祛痹益心饮

组成：全瓜蒌、薤白、莲肉、三七片、西洋参（另煎）、丹参、黄芪、白芥子、葛根、白术、茯苓、大枣。

功用：温通心阳，祛痰活血。

主治：冠心病。症见胸闷、心悸，伴有头晕，疲乏无力，气短懒言，时有左上臂胀痛，食纳较差，小便频数，大便正常，舌质淡红，舌边有瘀点，舌苔薄白，脉沉弦而细。

方解：方中西洋参、黄芪大补元气，强心补肾；白术、茯苓健脾利水，益心通络；大枣、莲肉健脾补中，益心宁神；全瓜蒌、薤白温阳宽中，益心通络；三七片、葛根、丹参活血化瘀，通络止痛；白芥子化湿祛痰，通络消瘀。

二十三、清心益营饮

组成：水牛角（先煎）、生地黄、金银花、连翘、玄参、淡竹叶、麦冬、黄连、丹参、郁金、藿香、甘草。

功用：疏风解结，清热凉营。

主治：心肌炎。症见发热，偶有咳嗽，吐白色泡沫痰，神志模糊，言语欠清，食纳较差，大便较干，小便稍黄，舌质红，舌苔黄厚，脉弦滑而数。

方解：方中金银花、连翘清热解毒，疏风安神；淡竹叶、黄连清热泻火，宁心安神；水牛角、玄参清热凉血，宁心定志；生地黄、麦冬养阴凉营，宁心安神；丹参凉血化瘀，活血通络；郁金行气解郁，凉血破瘀；藿香清热化湿，芳香辟浊；甘草清热解毒，调和诸药。

二十四、利肺消结饮

组成：黄芪、郁金、香附、法半夏、浙贝母、浮海石、牡蛎、鳖甲、炒白术、川芎、茯苓、沙参。

功用：补益脾肺，活血祛湿，消瘀散结。

主治：肺结节、肺部良性肿瘤等。症见咳嗽吐白色稠痰，咽痒，心慌偶作，胸部不适，疲乏无力，口干口苦，食纳不香，舌质淡紫红，舌边有齿印及瘀点，舌苔灰厚，脉沉滑而弱。

方解：方中黄芪补益肺脾，培土生金；炒白术、茯苓扶正补肺，健脾化痰；沙参养阴滋肺，化痰止咳；郁金、香附、川芎理气消瘀，化痰祛结；牡蛎、鳖甲、浮海石软坚化痰，活血散结；法半夏、浙贝母宽胸化痰，消肿散结。

二十五、清肺涤痰饮

组成：芦根、冬瓜子、薏苡仁、浙贝母、金银花、蒲公英、黄芪、南沙参、牡丹皮、甘草。

功用：祛痰化瘀，解毒散结。

主治：肺脓肿。患者持续高热、咳嗽胸痛，吐少量黄痰，精神极差，萎靡不振，呻吟不止，颜面红赤，汗出如雨，大便干结，小便较黄，舌质红而少津，舌苔薄黄，脉细数。

方解：方中芦根、金银花、蒲公英清热解毒，养阴宣肺；薏苡仁、浙贝母、冬瓜子清热解毒，祛瘀化痰；牡丹皮活血祛瘀，凉血通络；黄芪、甘草补气益肺，清热解毒；南沙参养阴滋肺，化痰宣肺。

二十六、消结通乳饮

组成：郁金、香附、法半夏、浙贝母、牡蛎、夏枯球、当归、黄芪、赤芍、茯苓、川芎、甘草。

功用：疏肝解郁，通经活络。

主治：乳腺小叶增生、乳腺结节、乳腺囊肿等。症见乳房胀痛，伴有胸胁胀满，口干口苦，烦躁易怒，失眠多梦，食纳一般，小便较黄，大便偏干，舌质较红，舌边有瘀点，舌苔灰厚，脉沉弦而滑。

方解：方中郁金、香附疏肝解郁，理气散结；赤芍、川芎活血祛瘀，通络止痛；当归养血活血，柔肝止痛；茯苓、浙贝母、夏枯球化痰散结，通络消瘀；法半夏、牡蛎化痰软坚，消瘤散结；黄芪、甘草补气和中，解毒健脾。

二十七、银英解结饮

组成：金银花、赤芍、蒲公英、香附、连翘、甘草。

功用：清热解毒，祛湿散结。

主治：乳腺炎。症见发热，乳房胀痛，时有刺痛，乳房局部有明显触痛，周身不适，口干舌燥，食纳无味，大便干结，小便黄赤，舌质鲜红，舌苔黄腻，脉弦滑而数。

方解：方中金银花、蒲公英清热泻火，解毒通络；连翘、赤芍凉血活血，消痈散结；香附行气通络，软坚散结；甘草清热解毒，配赤芍缓急止痛。

二十八、解毒通乳饮

组成：赤芍、蒲公英、紫花地丁、当归、生地黄、川芎、黄芩、桃仁、柴胡、香附、甘草。

功用：行气活血，解毒散结。

主治：乳腺炎。症见发热，乳房呈刺痛和胀痛，乳房局部皮肤红肿，触之灼热，可扪及包块，有明显触痛，口干舌燥，食纳无味，夜寐不安，大便干结，小便色黄，舌质红绛，舌边有瘀斑，舌苔黄厚，脉弦滑而数。

方解：方中蒲公英、黄芩、紫花地丁清热泻火，解毒消瘀；柴胡、香附疏肝理气，散结止痛；桃仁、川芎、赤芍活血化瘀，散结止痛；当归、生地黄清热凉血，养阴柔肝；甘草清热解毒，配赤芍缓急止痛。

二十九、畅食祛结汤

组成：芦根、冬瓜子、薏苡仁、夏枯球、郁金、八月札、九香虫、莪术、地龙、太子参、白术、茯苓、黄芪、藤梨根、石见穿、山慈菇、大枣。

功用：益气健脾，活血化痰，解毒散结。

主治：食管癌。症见吞咽不畅，尚可进食软食，疲乏无力，咽干不适，睡眠较差，小便正常，大便稍干，舌质黯红，舌边有瘀斑，舌苔黄厚，脉弦细而涩。

方解：方中太子参、黄芪补中益气，健脾利湿；白术、大枣温中补虚，健脾利水；茯苓、薏苡仁健脾利湿，补中化痰；地龙、九香虫理气通络，化痰解结；郁金、八月札理气化痰，消瘤止痛；冬瓜子、山慈菇、夏枯球化痰散结，消瘤止痛；芦根、石见穿、藤梨根清热解毒，通络消瘤；莪术活血破瘀，消肿抗癌。

三十、益胃散结饮

组成：党参、白芍、茯苓、炒白术、桂枝、高良姜、香附、陈皮、大枣、生姜、饴糖（冲兑）、炙甘草。

功用：温补脾胃，散寒和中，祛湿散结。

主治：慢性浅表性胃炎。症见胃脘疼痛，呈胀痛或隐痛，形寒肢冷，腹痛喜按，食纳较差，疲乏无力，形体消瘦，小便正常，大便溏薄，舌质淡白，舌苔薄白，脉沉细弱。

方解：方中桂枝、高良姜合饴糖甘温相得，能温中补虚；饴糖、炙甘草合白芍甘苦相须，能和里缓急；又以生姜之辛温，大枣之甘温，辛甘相合，能健脾胃而和营卫；再加党参、炒白术、茯苓健脾补气，温中祛湿；香附、陈皮健脾和中，理气化痰。

三十一、和胃散结饮

组成：党参、茵陈、白术、茯苓、陈皮、莱菔子、神曲、山楂、法半夏、白豆蔻、白芍。

功用：消食导滞，健脾利湿，清热散结。

主治：慢性浅表性胃炎。症见胃脘胀痛，嗳气频作，不思饮食，口中无味，睡眠不佳，时有矢气，大便呈渣状，小便较黄，舌质较红，舌苔黄腻，脉弦滑。

方解：方中茵陈清热化湿，疏肝和胃；党参、白术健脾补中，益气化湿；茯苓、陈皮益气和中，健脾利湿；莱菔子、神曲、山楂消积导滞，健脾化食；法半夏、白豆蔻理气化湿，温胃消结；白芍柔肝养血，健脾止痛。

三十二、舒胃愈疡饮

组成：柴胡、陈皮、白芍、牡丹皮、栀子、浙贝母、白及、黄连、吴茱萸、瓜蒌、甘草。

功用：清热平肝，解郁和胃。

主治：胃溃疡、十二指肠溃疡。症见胃脘胀痛，胃中嘈杂，饭后腹满，时有反酸，嗳气频作，口干口苦，喜进冷饮，烦躁易怒，小便正常，大便较干，舌边较红，舌苔黄燥，脉沉弦而数。

方解：方中柴胡、陈皮疏肝理气，和中健胃；白及、白芍敛肝和胃，消肿生肌；牡丹皮、吴茱萸理气活血，和中止痛；栀子、黄连清肝泄热，调和肝胃；浙贝母、瓜蒌清热宽中，化湿醒脾；甘草解毒和中，调和诸药。

三十三、温脾愈疡饮

组成：黄芪、白芍、桂枝、大枣、生姜、饴糖（冲兑）、炙甘草、党参、延胡索、陈皮。

功用：脾胃虚弱，寒湿阻滞。

主治：胃溃疡。症见胃脘冷痛，泛吐清水，喜温喜按，时有反酸，食纳较差，四肢欠温，疲乏无力，小便正常，大便溏薄，舌质淡白，舌苔灰腻，左脉弦紧，右脉虚弱。

方解：方中饴糖合桂枝甘温相得，能温中补虚；饴糖、炙甘草合白芍甘苦相须，能和里缓急；又以生姜之辛温，大枣之甘温，辛甘相合，既能健脾胃，又能和营卫；再加党参、黄芪健脾温中，调和脾胃；陈皮理气和中，宽中健脾；延胡索疏肝行气，消痞止痛。

三十四、益脾散结饮

组成：党参、白术、黄连、黄芩、柴胡、白芍、枳壳、海螵蛸、瓦楞子、甘草。

功用：健脾补气，行气化瘀，化痰散结。

主治：胃息肉。症见形体偏瘦，面色晦黄少华，感胃脘胀痛或灼痛，时有反酸，口干口苦，口中黏腻，偶有恶心、呃逆，食纳欠佳，夜寐不安，大便秘结，小便正常，舌质黯红，舌边有瘀点，舌苔黄厚腻，脉沉细稍滑。

方解：方中党参、白术健脾益气，温中祛湿；黄连、黄芩清热泻火，燥湿解毒；柴胡、枳壳疏肝解郁，宽中散结；白芍养血柔肝，缓逆止痛；海螵蛸、瓦楞子化痰软坚，消积散结；甘草调和诸药。

三十五、健胃散结饮

组成：黄芪、党参、白术、丹参、瓦楞子、法半夏、鸡内金、醋莪术、枳壳、紫苏梗、甘草。

功用：益气健脾，疏肝活血，化痰散结。

主治：胃息肉。症见形体偏胖，面色晦黄少华，腹胀呃逆，口中异味，偶有反酸，神疲乏力，失眠多梦，时烦躁易怒，大便黏滞不畅，小便正常，舌体胖大，舌质黯红，舌边有齿痕及瘀点，舌苔灰腻，脉弦滑，重按无力。

方解：方中黄芪、党参、白术温中补气，健脾利湿；枳壳、紫苏梗疏肝理气，宽中解郁；丹参、醋莪术活血祛瘀，行气消积；鸡内金、瓦楞子消积导滞，软坚化结；法半夏宽中消痞，祛湿散结；甘草调和诸药。

三十六、舒肝散结汤

组成：黄芪、党参、炒白术、茯苓、泽兰、当归、鳖甲、土鳖虫、鸡内金、泽泻、炒苍术、炮姜、车前草。

功用：健脾益气，活血化瘀，佐以利水。

主治：肝硬化、肝癌。患者极度疲乏，形体消瘦，语声低微，面色晦黯，双下肢浮肿，纳呆食少，腹胀，大便稀溏，小便短少，舌质淡，舌边有齿痕及瘀斑，舌苔厚腻，脉沉细濡。

方解：方中黄芪、党参补气健脾，和中祛湿；炒白术、茯苓健脾补中，祛湿利水；当归、鳖甲补血养阴，软坚散结；泽兰、鸡内金、土鳖虫活血化瘀，散结消瘤；泽泻、车前草利尿消肿，通络散结；炒苍术、炮姜温补脾肾，通经祛湿。

三十七、扶正降糖饮

组成：党参、黄芪、麦冬、天花粉、黄芩、知母、熟地黄、山茱萸、山药、苦杏仁、南沙参、牡丹皮。

功用：益气养阴，祛湿化痰。

主治：糖尿病。症见发热，咽痛咳嗽，吐白稠痰，口干不喜饮，头晕耳鸣，疲乏无力，食纳减少，腰膝酸软，五心发热，小便清长，大便较干，舌质红绛，脉沉弦，舌苔黄腻。

方解：方中党参、黄芪补益元气，强身健体；熟地黄、山茱萸补益肝肾，养阴摄津；麦冬、知母、山药补益肺肾，养阴固精；天花粉、南沙参清热养肺，益肾摄精；牡丹皮、黄芩、苦杏仁清热化痰，凉血活血。

三十八、益胃降糖饮

组成：生地黄、麦冬、知母、山茱萸、天花粉、黄连、石膏（布包）、白参（另煎）、玉竹、覆盆子。

功用：滋养胃肾，活血化痰，清热解结。

主治：糖尿病。症见形体消瘦，全身乏力，五心发热，头晕脑涨，腰膝酸软，自汗盗汗，失眠多梦，食纳减少，口干多饮，小便频数，尿色较黄，大便干燥，舌质红绛，舌苔灰黄，根部稍腻，脉濡细而数。

方解：方中生地黄、麦冬滋胃养肾，育阴摄精；玉竹、天花粉滋肺养胃，宣肺和中；覆盆子、山茱萸滋肾敛阴，摄泉止遗；白参大补元气，益肾摄精；黄连、知母、石膏清热除烦，养阴摄精。

三十九、益脾消斑饮

组成：白参（另煎）、黄芪、白术、茯神、龙眼肉、酸枣仁、当归、仙鹤草、阿胶（烊化）、地榆炭、陈皮、大枣。

功用：补中益气，健脾摄血。

主治：血小板减少性紫癜。症见头晕不适，四肢乏力，失眠多梦，腹胀纳差，全身皮肤可见散在大小不等的瘀斑或瘀点，小便清长，大便溏薄，舌质淡红，舌边有齿印及瘀点，舌苔薄白，脉沉细弦或沉细弱。

方解：方中白参、黄芪大补元气，固本摄精；白术、大枣补中益气，温肾养血；茯神、酸枣仁益气养血，宁心安神；龙眼肉、当归养血补心，宁心安神；陈皮理气醒脾，使补而不滞；阿胶补血养血，配仙鹤草、地榆炭加强止血。

四十、茜紫祛斑饮

组成:紫草、茜草、牡丹皮、黄芩、生地黄、侧柏叶、薏苡仁、白芍、白茅根。

功用:清热化湿,凉血消瘀。

主治:再生障碍性贫血、血小板减少性紫癜。症见头晕不适,四肢乏力,失眠多梦,腹胀纳差,全身皮肤可见散在大小不等的瘀斑和瘀点,小便清长,大便溏薄,舌质淡红,舌边有齿印,舌苔薄白,脉左沉细弦,右沉细弱。

方解:方中茜草、紫草、牡丹皮凉血活血,化瘀止血;侧柏叶、白茅根清热凉血,活血止血;白芍、生地黄凉血养阴,柔肝补血;黄芩、薏苡仁清热解毒,活血祛湿。

四十一、祛瘀生血饮

组成:西洋参(另煎)、黄芪、土大黄、女贞子、生地黄、山茱萸、山药、牡丹皮、茯苓、桂枝、墨旱莲、枸杞子、仙鹤草、当归。

功用:补气养阴,凉血消瘀,解毒散结。

主治:再生障碍性贫血。症见皮肤紫斑,伴齿衄,鼻衄,头晕乏力,面色苍白,手足心热,食纳较差,夜寐不安,大便稍干,舌质淡白,舌边有齿印,舌苔薄白,脉沉细数。

方解:方中西洋参、黄芪大补元气,益中补肾;生地黄、山茱萸、山药补肾滋阴,充津生血;女贞子、墨旱莲滋阴益肾,生津补血;枸杞子、当归养血滋阴,补肾益精;土大黄、牡丹皮、仙鹤草凉血活血,清热化瘀;茯苓健脾利水,宁心安神;桂枝温阳通脉,使滋补而不滞。

四十二、补肾解结饮

组成:黄芪、党参、白术、茯苓、桃仁、泽兰、马鞭草、山茱萸、菟丝子、薏苡仁、砂仁(后下)。

功用:补脾益肾,利湿化浊。

主治:慢性肾炎、慢性肾功能衰竭(代偿期)。症见疲倦乏力,腰膝酸软,常有咽部不适,纳呆食少,夜寐欠安,面目肢体轻度浮肿,小便多泡沫,大便较干,舌质淡红,舌边有齿痕及瘀点,舌苔白腻,脉弦细滑,双尺略涩。

方解:方中黄芪、党参补益元气,使脾肾功能得以恢复;白术、茯苓健脾化湿,温中益气;山茱萸、菟丝子补精养肾,强肾益精;桃仁、泽兰、马鞭草活血化瘀,改善肾之微循环;薏苡仁健脾和中,利尿祛湿;砂仁温胃化湿,和中理气,祛除诸补药之滋腻。

四十三、温肾降浊饮

组成：党参、黄芪、附片、姜半夏、茯苓、陈皮、当归、薏苡仁、牛膝、砂仁（后下）、佩兰、沉香、肉桂、紫苏梗。

功用：温补脾肾，利湿化浊，解毒消结。

主治：慢性肾炎、慢性肾衰竭失代偿期甚至尿毒症。症见浮肿，颜面及下肢较甚，头晕嗜睡，疲乏无力，恶心欲呕，食纳较差，尿少色黄，大便较干。舌苔灰腻，舌质淡红，舌体胖大，边有齿印，脉弦细而滑。

方解：方中党参、黄芪补脾温中，益肾壮腰；附片、肉桂温肾助阳，祛寒利浊；茯苓、薏苡仁健脾益肾，利尿降浊；当归、牛膝养阴补血，活血通络；姜半夏、砂仁、佩兰温中和胃，降逆止呕；陈皮、紫苏梗、沉香理气温中，和胃降浊。

四十四、益肾消结饮

组成：太子参、黄芪、制附子、白芍、茯苓、白术、薏苡仁、败酱草、山慈菇、白花蛇舌草、枸杞子、炮姜、杜仲、山药、山茱萸、菟丝子、赤芍、甘草。

功用：补益脾肾，利水渗湿，解毒抗癌。

主治：肾囊肿、肾癌等。症见疲乏无力，时有头晕，腰部酸胀不适，食纳欠佳，睡眠较差，小便不利，舌质淡，舌边有齿痕及瘀点，舌苔白腻，脉沉细弱。

方解：方中枸杞子、白芍、山药、山茱萸滋阴养肝，益肾敛阴；杜仲、菟丝子温肾助阳，阴阳并补，则阳得阴助而生化无穷，阴得阳升而泉源不竭；太子参、黄芪补脾益气；以后天而滋先天，使人体正气充盛。薏苡仁、制附子、败酱草配茯苓、白术健脾利湿消癥；败酱草清热解毒，利湿消结；山慈菇、白花蛇舌草解毒抗癌，改善肿瘤生长的微环境；炮姜既可温补脾阳，又可制约解毒抗癌诸药之寒性；赤芍清热凉血，活血化瘀；甘草调和诸药。

四十五、畅肠解结饮

组成：生大黄（后下）、牡丹皮、桃仁、天葵子、蒲公英、红藤、金银花、厚朴、黄连、玄明粉（冲服）、甘草。

功用：清热解毒，导滞通瘀。

主治：急性阑尾炎。症见右下腹疼痛，恶寒发热，恶心呕吐，呻吟不止，口中无味，口渴喜冷饮，腹部稍隆起，腹皮微急，腹痛拒按，右腿蜷曲，精神软弱，口干舌燥，大便干结，小便短赤，舌质鲜红，舌苔黄腻，脉弦滑而数。

方解：方中金银花、红藤、蒲公英清热泻火，解毒散结；生大黄、玄明粉清热泻火，导滞散结；黄连清热泻火，燥湿解毒；厚朴行气解郁，宽中理气；桃仁、天葵子行气活血，祛瘀通经；牡丹皮清热凉血，化瘀通络；甘草清热解毒，缓急止痛。

四十六、舒肠祛结饮

组成：薏苡仁、瓜蒌、桃仁、赤芍、红藤、虎杖、金银花、枳实、白参（另煎）、生地黄、玄明粉（冲服）、甘草。

功用：清热解毒，活血散结，益气养阴。

主治：阑尾周围脓肿。症见右中下腹疼痛，恶寒发热，恶心呕吐，不思饮食，形体消瘦，精神软弱，腹部饱满，右下腹可见包块，疼痛拒按，右腿蜷曲，口干舌燥，大便干结，舌质较红，舌边有齿印，舌苔黄燥，脉弦细而数。

方解：方中红藤、虎杖、金银花清热解毒，祛瘀散痈；玄明粉泄热导滞，软坚散结；桃仁、赤芍活血破瘀，软坚散结；薏苡仁、瓜蒌清热祛湿，排脓散结；生地黄、养阴凉血，活血化瘀；枳实行气通络，消积导滞；白参、生地黄补气健脾，益阴生血；甘草清热解毒，调和诸药。

四十七、润肠解结饮

组成：白参（另煎）、知母、当归、赤芍、生地黄、生大黄（后下）、白术、玄参、枳实、厚朴、甘草。

功用：补脾养胃，化湿导滞，清热解毒。

主治：肠梗阻。症见形体稍瘦，精神软弱，面色㿠白，呻吟不止，感左下腹疼痛，呈阵发性绞痛，伴有恶心呕吐，腹胀嗳气，唇舌干燥，口渴喜饮，小便色黄，大便干结，舌质红绛，舌苔灰腻，脉弦细而濡。

方解：方中生大黄清热泻火，导滞通腑；枳实、厚朴理气宽中，通经止痛；赤芍凉血活血，行气止痛；当归、生地黄凉血养血，滋阴生津；知母、玄参清热凉血，养阴润肠；白参、白术补中益气，健脾生津；甘草清热解毒，调和诸药。

四十八、益肠散结饮

组成：延胡索、厚朴、党参、当归、赤芍、生地黄、麦冬、生大黄（后下）、没药（布包）、川芎、蒲黄（布包）、甘草。

功用：行气活血，导滞通腑。

主治：肠梗阻。症见形体稍胖，精神较软弱，右下腹疼痛，呈阵发性绞痛或刺痛，伴有腹胀，腹部稍隆起，右下腹压痛、拒按，恶心呕吐，不思饮食，烦躁易怒，唇舌干燥，口渴喜冷饮，小便短赤，大便秘结，舌质红绛，舌边有瘀斑，舌苔黄腻，脉弦滑而涩。

方解：方中延胡索、厚朴疏肝理气，宽中止痛；没药、蒲黄活血化瘀，通络止痛；川芎、赤芍活血化瘀，凉血止痛；当归、生地黄、麦冬清热凉血，养阴生津；生大黄清热泻火，导滞通腑；党参、甘草补中益气，健脾祛湿。

四十九、益肠消结汤

组成：补骨脂、生姜、肉豆蔻、五味子、川楝子、延胡索、太子参、大枣、吴茱萸、小茴香、白术、茯苓、黄芪、苍术、蒲公英。

功用：健脾益肾，祛寒化湿。

主治：慢性肠炎。症见反复左下腹隐痛，呈间歇性发作，腹痛时大便稀，呈水状或溏便，偶有黏液，大便日行数次，腹部畏寒，头晕乏力，食纳较差，小便正常，舌质红绛，舌苔白腻，脉沉弦而滑。

方解：方中补骨脂辛燥入肾以制水；肉豆蔻辛温入脾以暖土；配五味子固肠止泻；太子参、黄芪、大枣健脾益气，补肾升阳；白术、茯苓温中补气，健脾利湿；生姜配苍术温中健脾，利湿化饮；川楝子、延胡索疏肝理气，宽中止痛；吴茱萸、小茴香温中散寒，通经止痛；蒲公英清热解毒，消痈散结。

五十、利胆排石汤

组成：柴胡、枳实、金钱草、茵陈、赤芍、当归、炮甲珠、黄芪、白术、王不留行、生大黄（后下）、甘草。

功用：健脾祛湿，清肝利胆，化瘀散结。

主治：胆结石。症见右上腹疼痛，呈胀痛或刺痛，烦躁易怒，唇舌干燥，口干口苦，食纳较差，失眠多梦，小便色黄，大便干结，舌质鲜红，舌边有齿印及瘀点，舌苔黄腻，脉弦沉而细。

方解：方中柴胡、枳实疏肝解郁，行气宽中；茵陈清热利胆，通络祛湿；黄芪、白术健脾利湿，补气宽中；当归柔肝养血，活血消积；赤芍凉血活血，化瘀通经；王不留行、生大黄下气通经，化瘀消结；炮甲珠活血祛瘀，软坚散结；金钱草清热通络，利湿通淋；甘草清热解毒，调和诸药。

五十一、利胆散结饮

组成：柴胡、金钱草、枳壳、厚朴、莪术、皂角刺、薏苡仁、白术、茯苓、山楂、黄芩。

功用：疏肝健脾，化湿解郁，利胆散结。

主治：胆囊息肉。症见右胁疼痛不适，伴有脘腹胀满，口苦口黏，纳食不香，嗜睡多眠，舌质较红，舌苔黄厚腻，脉弦滑，重按无力。

方解：方中柴胡、枳壳、厚朴疏肝解郁，行气利胆；金钱草、黄芩清热解毒，利湿导滞；薏苡仁、白术、茯苓健脾补中，益气祛湿；莪术、山楂消积化滞，软坚散结；皂角刺、山楂化瘀散结，通剔络脉。

五十二、消结利胆饮

组成：黄芩、金钱草、柴胡、槟榔、枳壳、山楂、法半夏、白术、茯苓、赤芍、川芎、甘草。

功用：疏肝健脾，化湿解郁，利胆散结。

主治：胆囊息肉。症见右上腹胀痛，伴有肩背不适，食纳减少，口苦口干，脘腹胀满，烦躁易怒，睡眠差，难入睡，大便干结，舌质红绛，舌苔黄厚，脉弦数。

方解：方中黄芩、金钱草、柴胡清热泻火，祛湿解毒；槟榔、枳壳疏肝理气，宽中利胆；山楂、法半夏祛瘀消积，软坚散结；白术、茯苓健脾补气，燥湿利水；赤芍、川芎活血行气，消瘀止痛；甘草清热解毒，调和诸药。

五十三、利尿排石汤

组成：黄芪、枳壳、滑石（布包）、川牛膝、赤芍、金钱草、王不留行、海金沙、琥珀（冲兑）、车前子、甘草。

功用：清利湿热，下气通淋，消瘀散结。

主治：尿路结石。症见腹部疼痛，面色苍白，强迫体位，全身蜷缩如虾，并伴恶心呕吐，口干喜冷饮，小便短赤，时有灼痛，大便干结，舌质红绛，舌边有瘀点，舌苔黄腻，脉沉弦而滑。

方解：方中金钱草、海金沙、车前子清热泻火，利水通淋；琥珀、滑石清热利湿，散结通淋；王不留行、川牛膝、赤芍活血消瘀，通经下石；黄芪、甘草补中益气，清热解毒；枳壳宽中理气，通经消积。

五十四、畅尿解结汤

组成：黄芪、生牡蛎、当归、生地黄、莪术、茯苓、王不留行、川木通、土鳖虫、车前子、琥珀（冲兑）、甘草。

功用：益气养阴，清热利湿，通瘀散结。

主治：前列腺增生。症见尿道涩痛，时有刺痛，小便短赤，精神疲乏，四肢无力，食纳不佳，腰膝酸软，夜间少寐，大便干燥，舌质红绛，舌边有瘀点，舌底静脉紫黯，舌苔灰黄，脉弦细而涩。

方解：方中黄芪补中益肾，祛湿解毒，助正气回复；茯苓、甘草益气健脾，利水通淋；当归、生地黄滋阴养血，益肾健腰；生牡蛎、琥珀软坚散结，通络消积；川木通、车前子清热利湿，消结通淋；王不留行活血化瘀，通络止痛，配甘草清热解毒，缓急止痛；莪术、土鳖虫破血消瘀，软坚散结。

五十五、利尿祛结汤

组成：党参、茯苓、车前子、金钱草、金银花、紫花地丁、生山楂、鸡内金、牛膝、莪术、白术、山茱萸、覆盆子、夏枯草、半枝莲、山慈菇、浙贝母。

功用：滋阴补肾，清热解毒，散瘀消癌。

主治：泌尿系统肿瘤。症见小便时涩痛，精神疲乏，睡眠较差，腰背酸痛，纳食无味，口干口苦，小便短赤，大便干结，舌质红绛，舌边有瘀斑，舌苔黄腻，脉沉弦滑涩。

方解：方中党参、茯苓、白术补气益肾，健脾利湿；牛膝、覆盆子、山茱萸益肾养阴，壮腰固精；紫花地丁、车前子、金钱草、金银花清热解毒，消瘤抗癌；半枝莲、夏枯草、山慈菇、浙贝母清热解毒，软坚散结；生山楂、鸡内金、莪术活血化瘀，化积消癌。

五十六、安宫消结汤

组成：郁金、白术、莪术、当归、黄芪、浙贝母、香附、牡丹皮、炒栀子、茯苓、山慈菇、石见穿。

功用：疏肝健脾，补气和血，化痰散结。

主治：子宫肌瘤。症见月经提前，量多有块，伴有下腹胀痛，腰背酸痛，平时小腹有下坠感，稍有疲乏，食纳正常，烦躁易怒，失眠多梦，小便短赤，大便干结，舌质黯红，舌边有瘀斑，舌苔薄黄，脉沉弦细涩。

方解：方中黄芪、白术温中补虚，健脾祛湿；香附、郁金疏肝理气，消积散结；浙贝母、茯苓利湿化痰，软坚散结；炒栀子、山慈菇清热解毒，消肿散结；当归、牡丹皮活血养血，导滞消瘀；石见穿、莪术活血破瘀，导滞消结。

五十七、益宫祛结汤

组成：柴胡、旋覆花（布包）、枳壳、白术、半夏、黄芪、太子参、茯苓、焦三仙、鸡内金、菝葜、沙参、薏苡仁、浙贝母、丁香、柿蒂、山药、合欢皮、延胡索、紫苏梗。

功用：舒肝和胃，化痰消瘀，抗癌消结。

主治：子宫内膜癌。症见疲乏无力，全身疼痛，恶心欲呕，胃部疼痛不适，有烧灼感，呃逆，晨起口干口苦，失眠多梦，小便清长，大便正常，舌质黯红，舌边有瘀斑，舌苔薄白，脉弦细而弱。

方解：方中黄芪、太子参温中益气，健脾补虚；白术、茯苓健脾祛湿，和中温阳；薏苡仁、沙参、山药健脾益肾，温肾利湿；鸡内金、菝葜、浙贝母软坚散结，消瘤抗癌；半夏、丁香、柿蒂、紫苏梗降逆和中，通经消结；柴胡、焦三仙行气消食，软坚散结；旋覆花、枳壳降气化痰，行气宽宫；合欢皮、延胡索理气散瘀，调畅情志。

五十八、舒巢散结汤

组成：黄芪、当归、茯苓、黄芩、莪术、土鳖虫、地榆炭、牡蛎、香附、法半夏、八月札。

功用：疏肝健脾，清热祛湿，祛痰消结。

主治：卵巢囊肿。症见经前乳房胀痛，口干口苦，烦躁易怒，经期小腹痛甚，呈胀痛或刺痛，月经量多，淋漓不止，色暗红，有血块，稍感疲乏，食纳正常，睡眠尚可，大便秘结，小便短黄，舌质黯红，舌边有瘀点，舌苔黄厚，脉沉滑而涩。

方解：方中黄芪温中补气，健脾祛湿；香附、八月札疏肝理气，活血止痛；当归、莪术养血活血，散结消瘤；地榆炭、黄芩清热燥湿，凉血止血；土鳖虫活血化瘀，消肿散结；牡蛎化痰软坚，散结消瘤；法半夏、茯苓健脾利湿，消瘀破结。

五十九、祛风解结饮

组成：苦杏仁、白豆蔻、独活、青风藤、厚朴、薏苡仁、茯苓、法半夏、黄芩、防己、土鳖虫、延胡索。

功用：清热化湿，活络止痛。

主治：风湿性关节炎。症见发热，全身关节疼痛，四肢多关节红肿，有明显压痛，头晕脑涨，心烦不适，食纳减少，口干舌燥，喜进冷饮，腰膝酸痛，小便短赤，大便较干，舌质较红，舌苔黄腻，脉弦而数。

方解：方中苦杏仁苦温，善开上焦，宣通肺气；白豆蔻芳香苦辛，配黄芩能宣中焦，和畅肠胃；薏苡仁甘淡，配茯苓益脾渗湿，疏导下焦，配法半夏、厚朴苦温燥湿，配防己辛寒除湿；独活、青风藤疏风通络，祛湿止痛；土鳖虫破血散结，配延胡索理气止痛。

六十、舒筋祛结饮

组成：独活、桑寄生、僵蚕、青风藤、当归、白芍、黄芪、茯苓、杜仲、延胡索、川乌（先煎）、桂枝。

功用：温阳补虚，散寒化湿，活血散结。

主治：类风湿关节炎。症见四肢关节冷痛，身软嗜睡，疲乏无力，精神软弱，经休息不能缓解，腹痛不适，口中黏腻不爽，食欲减退，小便清长，大便黏滞，舌质淡白，舌边有瘀点，舌苔白腻，脉沉细。

方解：方中黄芪、茯苓补中益气，健脾祛湿；当归、白芍养血柔肝，活血通络；桑寄生、杜仲养血柔肝，祛风止痛；独活、僵蚕、青风藤通经祛湿，散寒止痛；川乌、桂枝、延胡索温通经络，化湿止痛。

六十一、畅督祛结饮

组成：独活、川乌（先煎）、姜黄、蕲蛇、厚朴、川芎、黄芪、当归、薏苡仁、炒白术、川牛膝、青风藤、白芍。

功用：温阳化湿，散结止痛。

主治：强直性脊柱炎。症见腰骶部疼痛，隐痛绵绵，畏寒喜暖，夜间加重，筋骨乏力，翻身困难，俯仰不利，伴有晨僵，行走不利，食纳不佳，大便溏薄，小便清长，舌质淡红，舌边有瘀点瘀斑，舌苔灰腻，脉弦沉而涩。

方解：方中独活、川乌温阳祛湿，通络止痛；川芎、当归、白芍补血养血，活血止痛；姜黄温筋散寒，通络止痛；川牛膝补益肝肾，强筋壮骨；黄芪、炒白术温中益气，健脾祛湿；薏苡仁补肾健脾，利湿消肿；蕲蛇、青风藤祛湿通经，通络止痛；厚朴行气导滞，健脾祛湿。

六十二、舒督散结饮

组成：知母、络石藤、薏苡仁、水蛭、蜈蚣、黄连、杜仲、银柴胡、山茱萸、女贞子、秦艽、厚朴、甘草。

功用：滋养肝肾，清热祛湿，活血散结。

主治：强直性脊柱炎。症见腰骶及两髋疼痛，呈灼痛或刺痛，腰膝酸软，五心烦热，夜间加重，筋骨乏力，翻身困难，俯仰不利，伴晨僵，行走不利，头晕目眩，口干口苦，食纳不佳，大便干结，小便稍黄，舌质红绛少津，苔黄腻，舌边有瘀点，脉沉细而涩。

方解：方中杜仲、山茱萸、女贞子滋养肝肾，强筋健骨；秦艽、黄连、知母清热除湿，通络止痛；薏苡仁、银柴胡健脾利湿，清热除烦；水蛭、蜈蚣破血逐瘀，通经止痛；络石藤通经活络，除湿止痛；厚朴健脾祛湿，下气消积；甘草补中益气，调和诸药。

六十三、舒筋解结饮

组成：独活、桑寄生、秦艽、防风、葛根、羌活、当归、白芍、白术、细辛、桂枝、炙甘草。

功用：散寒化湿，活血散结。

主治：颈背肌筋膜炎。症见背部及肩关节疼痛，抬肩、平举双手时背部疼痛加重，穿脱衣服困难，翻身受限，俯仰不利，夜寐不佳，食纳无味，大便溏软，小便清长，舌质淡，舌边有齿印并夹瘀点，舌苔白腻，脉弦紧。

方解：方中独活祛下身之湿，羌活祛上身之湿；秦艽、防风、细辛舒筋活络，祛风除湿；桑寄生、白术补气养肝，强筋健骨；当归、白芍补血活血，柔肝强筋；葛根、桂枝引药入经，通经活络；炙甘草健脾祛湿，调和诸药。

六十四、消肿解结饮

组成：金银花、蒲公英、菊花、牡蛎、牛蒡子、香附、姜厚朴、当归、生地黄、牡丹皮、甘草。

功用：疏肝健脾，清热解毒，化痰散结。

主治：淋巴结炎。症见局部包块肿痛，压痛明显，发热，口干口苦，食纳较差，睡眠尚可，大便偏干，小便色黄，舌质较红，舌苔黄腻，脉滑数。

方解：方中金银花、蒲公英清热解毒，祛湿消肿；菊花、牛蒡子软坚散结，解毒消肿；香附疏风柔肝，行气解郁；姜厚朴调和脾胃，理气化湿；生地黄、当归养阴清热，凉血活血；牡丹皮、牡蛎活血化瘀，软坚散结；甘草清热解毒，调和诸药。

六十五、舒颈散结饮

组成：当归、桂枝、川乌（先煎）、白芍、羌活、厚朴、延胡索、黄芪、葛根、伸筋草、甘草。

功用：散寒祛湿，益气养血。

主治：颈椎病、颈椎间盘突出症。症见肩颈疼痛，呈牵扯性痛，颈项肌肉较紧张，颈部有明显压痛，颈部活动受限，四肢不温，活动迟缓，身疲体乏，食纳较差，大便溏薄，小便清长，舌质淡红，舌苔白滑，脉弦紧而滑。

方解：桂枝、川乌、羌活散表里之寒湿，温通经脉；当归、白芍补血养血，和营止痛；黄芪、甘草补气温中，健脾祛湿；葛根、伸筋草活血通脉，祛风止痛；厚朴、延胡索行气祛湿，通脉止痛；甘草清热解毒，调和诸药。

六十六、利颈解结饮

组成：当归、生地黄、生石决明、桃仁、红花、柴胡、赤芍、枳壳、全蝎、钩藤、瓜蒌、甘草。

功用：平肝潜阳，活血化瘀。

主治：颈椎病、颈椎间盘突出症。症见头痛头晕，颈项疼痛，伴有心悸心慌，耳鸣眼花，眼睑乏力，视物模糊，时有恶心干呕，口干舌燥，烦躁易怒，食纳减少，大便秘结，小便短赤，舌质红绛，舌边有瘀点，舌苔黄腻，脉弦而数。

方解：方中生地黄、当归养阴生津，补脑充髓；生石决明、全蝎平肝潜阳，舒筋通络；桃仁、红花、赤芍活血祛瘀，通络止痛；柴胡、枳壳疏肝行气，通络解痉；瓜蒌、枳壳化痰宽胸，通经止痛；钩藤、全蝎疏肝舒筋，活络止痛；甘草温中补气，调和诸药。

六十七、畅腰解结饮

组成：当归、乳香（布包）、川牛膝、厚朴、川芎、独活、浙贝母、白芍、伸筋草、黄芪、延胡索。

功用：散寒解表，导痰通瘀。

主治：腰部肌筋膜炎、腰椎间盘突出症。症见腰腿疼痛，呈胀痛或牵扯样痛，伴有腿麻，恶寒肢凉，活动受限，腰椎棘突下有压痛，直腿抬高试验及加强试验均阳性，大便溏泄，小便清长，舌质淡红，舌苔灰白，脉弦紧。

方解：方中乳香、川芎活血化瘀，通络止痛；当归、白芍养血柔肝，活血止痛；伸筋草散寒祛湿，化瘀止痛；厚朴、独活燥湿利水，通络止痛；浙贝母、延胡索化痰祛湿，行气通络；川牛膝、黄芪补气养肾，壮腰伸筋。

六十八、柔肤散结饮

组成：桃仁、薏苡仁、黄芪、夏枯球、郁金、生地黄、赤芍、瓜蒌壳、黄芩、生牡蛎、土茯苓、皂角刺、鬼箭羽。

功用：滋养肝肾，活血化痰，通痹散结。

主治：硬皮病、硬肿病。症见局部皮肤变硬，色淡红，周围呈淡紫色晕，表面干燥，形态不规则，稍高出皮肤，表皮有蜡样光泽，触之坚实，皮肤之毳毛脱落，皮损四周稍见毛细血管扩张，失眠多梦，烦躁易怒，口干口苦，大便干结，小便短赤，舌质黯红，舌边有瘀斑，舌苔黄腻，脉沉弦而滑。

方解：方中生地黄滋阴养血，凉血和营；桃仁、赤芍、鬼箭羽凉血祛瘀，通络止痛；薏苡仁、黄芪补气和中，健脾化湿；瓜蒌壳、黄芩清热解毒，宽中化湿；夏枯球、郁金疏肝解郁，软坚散结；生牡蛎、土茯苓、皂角刺解毒化痰，消积散结。

六十九、清燥解结饮

组成：蒲公英、山慈菇、玄参、麦冬、生地黄、当归、红景天、甘草、青葙子、鬼箭羽、紫草、五味子、夜交藤。

功用：滋补肝肾，消瘀止痛，化痰散结。

主治：干燥综合征。症见口干，吃固体食物需用水送，易出汗，双目干涩无泪，四肢关节疼痛，手指皮肤发红，散在红斑，时隐时现，睡眠欠佳，大便干结，小便正常，舌质干红，舌无苔少津，脉沉细弦。

方解：方中蒲公英、山慈菇、青葙子清热解毒，消肿散结；鬼箭羽、紫草清热凉血，通经散结；玄参、当归养阴生津，活血解毒；麦冬、生地黄凉血养阴，滋养肝肾；红景天补气益血，祛湿通痹；夜交藤、五味子养心益气，安神定志；甘草缓急止痛，调和诸药。

七十、化斑散结饮

组成：金银花、玄参、生地黄、赤芍、紫草、薏苡仁、半夏、络石藤、川牛膝、陈皮、连翘、甘草。

功用：清热解毒，利湿化斑，凉血散结。

主治：结节性红斑。症见发热，伴有咽喉痛，小腿肌肉及双膝关节疼痛，小腿伸侧红斑，高出皮肤，灼热疼痛，口干口苦，大便干结，小便色黄，舌质红，舌苔黄腻，脉弦滑而数。

方解：方中金银花、连翘清热解毒，散结止痛；玄参、生地黄清热养阴，凉血止痛；赤芍、川牛膝、紫草清热凉血，活血止痛；薏苡仁、半夏祛湿化痰，软坚散结；络石藤、陈皮清热除湿，通络散结；甘草清热解毒，调和诸药。

七十一、煦肤解结饮

组成：地骨皮、桑白皮、五加皮、姜皮、当归、陈皮、大腹皮、黄芪、茯苓皮、甘草。

功用：温补脾肺，调和营卫，通络散结。

主治：荨麻疹。症见反复发作全身风团，色晦黯，瘙痒不适，伴有咽痛咳嗽，头晕乏力，食纳欠佳，大便溏软，小便清长，舌质较淡，舌苔灰腻，脉沉弦而细。

方解：方中黄芪、姜皮、五加皮补肺温脾，益气疏风；当归、大腹皮、陈皮养血行气,宽中和营;地骨皮、桑白皮、茯苓皮健脾宣肺,祛湿止痒;甘草健脾和中,调和诸药。

七十二、凉血解结饮

组成:紫草、虎杖、赤芍、生地黄、当归、陈皮、赤茯苓、牡丹皮、甘草。

功用:滋阴养血,疏风清热,通络散结。

主治:荨麻疹。症见全身风团,颜色潮红,局部发热,皮肤奇痒,遇热后痒甚,颜面潮红,口干喜饮,失眠盗汗,头昏乏力,五心发热,食纳较差,小便稍黄,大便较干,舌质红绛,舌干少苔,脉沉细稍数。

方解:方中生地黄、当归滋阴养血,柔肝息风;陈皮、赤茯苓、甘草疏肝和胃,补气健脾;紫草、虎杖清热凉血,通络解痉;牡丹皮、赤芍凉血疏风,活血化瘀。

七十三、化湿散结饮

组成:白鲜皮、龙胆草、黄芩、茜草、秦艽、紫草、厚朴、猪苓、茯苓、苍术、甘草。

功用:清热解毒,凉血化湿,散结通络。

主治:亚急性湿疹。症见全身皮肤丘疹,伴瘙痒,抓破后流出黄水,然后结痂,烦躁易怒,口苦咽干,口渴喜冷饮,食纳减少,小便短赤,大便稍干,舌边尖红,舌苔黄燥,脉沉弦而滑。

方解:方中龙胆草、黄芩清热泻火,疏肝燥湿;紫草、茜草滋阴凉血,清热止痒;秦艽、白鲜皮清热疏风,祛湿止痒;猪苓、茯苓健脾和中,祛湿消肿;厚朴、苍术化湿健脾,祛风导滞;甘草清热解毒,调和诸药。

七十四、凉血祛结饮

组成:龙胆草、黄芩、秦艽、茵陈、紫草、地肤子、生地黄、当归、川芎、赤芍、甘草。

功用:疏风清热,凉血化瘀,通络散结。

主治:湿疹。症见全身皮肤丘疹,瘙痒难耐,夹杂有小水疱,部分丘疹抓破后有少量渗出及结痂,尤以下腹部为甚,烦躁易怒,口苦咽干,口渴喜冷饮,食纳减少,小便短赤,大便稍干,舌边尖红,有瘀点瘀斑,舌苔黄燥,脉沉弦而涩。

方解:方中龙胆草、黄芩、茵陈清热泻火,疏肝止痒;紫草、秦艽清热胜湿,祛风止痒;生地黄、当归滋阴养血,凉血疏风;川芎、赤芍活血化瘀,凉血祛风;地肤子清热疏风,祛湿止痒;甘草清热解毒,健脾利湿。

七十五、愈疡祛结饮

组成：茵陈、茯苓、炒白术、薏苡仁、白芍、土茯苓、当归、女贞子、车前子、黄柏、苍术、厚朴、陈皮。

功用：健脾养肾，清热解毒，祛湿散结。

主治：白塞病。症见反复口腔及会阴部溃疡，饮水进食均疼痛，口渴喜饮，全身乏力，午后低热，食欲减退，夜寐不安，咽稍红，小便短赤，大便干燥，舌质淡红，舌苔白腻，脉沉弦而细。

方解：方中当归、女贞子、白芍滋肝补肾，育阴除烦；茯苓、炒白术、薏苡仁健脾补中，清热利湿；苍术、厚朴燥湿健脾，行气消积；茵陈、黄柏清热解毒，燥湿利水；土茯苓、车前子清热解毒，利尿下浊；陈皮健脾和胃，行气燥湿。

七十六、敛疡除结饮

组成：紫花地丁、金银花、生地黄、北沙参、当归、牡丹皮、山茱萸、天花粉、黄芪、瓦楞子。

功用：滋养肝肾，凉血解毒，化痰散结。

主治：白塞病。症见反复口腔及会阴部溃疡，伴口、舌、牙龈糜烂，饮水进食均疼痛，口渴喜饮，双眼视物不清，全身乏力，午后低热，食欲减退，夜寐不安，阴茎、龟头蚀烂溃疡，阴囊肿大，小便短赤，大便干燥，舌红而稍绛，舌苔薄白，脉沉细稍数。

方解：方中山茱萸、生地黄、当归滋养肝肾，育阴除烦；北沙参、天花粉宣肺滋阴，益气养胃；瓦楞子配天花粉软坚化痰，消肿散结；黄芪健脾利湿，补气解毒；紫花地丁、金银花清热解毒，利湿消肿；牡丹皮清热凉血，活血散瘀；瓦楞子配山茱萸益肾养肝，消肿敛疮。

七十七、解毒敛疮饮

组成：北沙参、麦冬、生地黄、黄芪、牡丹皮、枸杞子、金银花、秦艽、鹿衔草、当归、虎杖、甘草。

功用：养肝益肾，清热解毒，通络散结。

主治：系统性红斑狼疮。症见长期低热，面部红斑，唇舌起泡，头晕乏力，耳鸣脱发，腰酸膝软，口干目涩，手足心热，全身关节疼痛，食纳减少，大便干燥，小便短赤，舌质红绛，舌苔黄燥，脉弦细数。

方解：方中金银花、虎杖清热解毒，消痰散瘀；北沙参、麦冬、生地黄、枸杞子滋养肝肾，益阴生津；秦艽、鹿衔草清热利湿，缓急止痛；当归、牡丹皮养血生津,活血化瘀;黄芪、甘草补气和中,清热解毒。

七十八、消斑愈疮饮

组成:金银花、玄参、生地黄、当归、丹参、川芎、赤芍、鸡血藤、秦艽、乌梢蛇、土茯苓、甘草。

功用:清热解毒,活血养阴,通络散结。

主治:系统性红斑狼疮。症见低热缠绵,全身关节疼痛,面部红斑,手足瘀点及暗红斑,双手时白时紫,口糜口疮,头晕目眩,耳鸣耳闭,疲乏无力,腰酸膝软,食纳减少,月经色黯,经量较少,小便短赤,大便稍干,舌质黯红,有瘀斑瘀点,舌苔灰腻,脉弦细而数。

方解:方中玄参、生地黄清热解毒,凉血养阴;当归、鸡血藤活血通络,凉血养阴;丹参、川芎、赤芍活血化瘀,通络止痛;金银花、土茯苓清热解毒,祛湿消肿;秦艽、乌梢蛇祛风通络,清热止痛;甘草补气和中,调和诸药。

七十九、畅腮解结饮

组成:石膏、龙胆草、板蓝根、黄芩、金银花、紫花地丁、柴胡、浙贝母、枳实、牡丹皮、甘草。

功用:清热解毒,平肝消结。

主治:腮腺炎。症见发热,面赤唇红,腮部胀痛,质硬有压痛,咀嚼困难,恶心呕吐,头痛心烦,口渴喜冷饮,食纳减少,小便短赤,大便较干,舌边尖红,舌苔黄燥,脉弦数或滑数。

方解:方中石膏、黄芩、龙胆草清热泻火,凉血解毒;板蓝根、紫花地丁、金银花清热解毒,消肿止痛;柴胡、枳实清热疏风,解郁止痛;牡丹皮凉血活血,化瘀消肿;浙贝母化瘀消痰,软坚散结;甘草清热解毒,补气和中。

八十、营腮解结饮

组成:水牛角(先煎)、板蓝根、生石膏(布包)、金银花、连翘、紫花地丁、黄连、淡竹叶、生地黄、玄参、紫雪散(冲兑)、甘草。

功用:清热凉营,解毒散结。

主治:腮腺炎。症见高热,神志欠清,面赤唇红,腮部隆起、肿痛,质硬有压痛,咀嚼困难,烦躁不安,口渴喜冷饮,不思饮食,小便短赤,大便干结,舌质红绛,舌苔黄燥,脉弦滑而数。

方解:方中生石膏、黄连清心泻火,祛湿消肿;板蓝根、紫花地丁清热解毒,通络止痛;金银花、连翘疏风活络,清热解毒;淡竹叶清热泻火,除烦止渴；水牛角清热凉营，散瘀解毒；生地黄、玄参滋阴养血，清热凉营；紫雪散清热解毒，镇痉开窍；甘草清热解毒，调和诸药。

八十一、凉营解结饮

组成：水牛角（先煎）、生地黄、赤芍、牡丹皮、生石决明、全蝎、淡竹叶、金银花、连翘、葛根、甘草、紫雪散（冲兑）。

功用：清热解毒，凉营息风。

主治：脑脊髓膜炎。症见高热寒战，头痛头昏，恶心呕吐，面目红赤，神志昏迷，精神萎靡，烦躁不安，时有谵语，四肢抽搐，双眼结膜均有出血点，全身皮肤出血点明显，并有散在瘀斑，口渴喜饮，不能进食，大便未解，小便短赤，舌质红绛，舌苔黄，脉细欲绝。

方解：方中金银花、连翘清热解毒，疏风活络；水牛角、生地黄清热凉营，散瘀解毒；生石决明、全蝎清热凉血，息风止痉；赤芍、牡丹皮凉血活血，通络消瘀；淡竹叶、葛根清热泻火，凉营清心；紫雪散清热解毒，镇痉开窍；甘草清热解毒，调和诸药。

八十二、祛螺解毒饮

组成：石膏（布包）、知母、金银花、连翘、黄芩、仙鹤草、生地黄、麦冬、侧柏叶、白茅根、苦杏仁、浙贝母、甘草。

功用：清热解暑，凉血养阴。

主治：钩端螺旋体病。症见高热，神志模糊，精神软弱，呻吟不止，烦躁不安，上胸部潮红，呼吸急促，伴有头痛，咳嗽，吐白泡沫夹黄痰，痰中带血丝或血块，全身酸痛，以双小腿疼痛明显，日轻夜重，不思饮食，口干口苦，喜进冷饮，小便短赤，大便数日未解，舌质鲜红，舌苔黄燥，脉洪数。

方解：方中石膏、黄芩清热泻火，祛湿消肿；金银花、连翘清热解毒，疏风通络；侧柏叶、仙鹤草、白茅根清热消肿，凉血止血；麦冬、生地黄、知母凉血养阴，清热止血；苦杏仁、浙贝母清热化痰，化湿消肿；甘草清热解毒，调和诸药。

八十三、清营解结饮

组成：水牛角（先煎）、黄连、生地黄、玄参、麦冬、小蓟、白茅根、金银花、连翘、茯苓、车前草、猪苓、甘草。

功用：清热解毒，凉血养阴。

主治：流行性出血热。症见高热，面红目赤，神志模糊，唇舌干燥，颈及上胸部潮红，胸部及双腋下可见瘀点，全身酸楚，以眼眶及腰部为甚，时有鼻衄，不能进食,小便量少,呈浓茶色,大便呈糊状,颜色较黑,舌质红绛,舌苔黄燥,脉洪而数,重按无力。

方解:方中水牛角、生地黄清热凉营,化瘀解毒;玄参、生地黄、麦冬养阴凉血,清热止血;黄连、金银花、连翘清热解毒,祛湿消肿;小蓟、白茅根清热凉血,通络止血;茯苓、猪苓健脾利湿,泄热消肿;车前草、甘草清热解毒,凉血利尿。

八十四、桑野解表饮

组成:桑叶、野菊花、桔梗、苦杏仁、连翘、浙贝母、大青叶、葛根、荆芥、金银花、南沙参、甘草。

功用:清热解表,疏风宣肺,祛痰解结。

主治:流行性感冒。症见高热,咽喉疼痛,疲乏无力,咳嗽,吐白泡沫夹黄稠痰,口干喜冷饮,食纳无味,睡眠不佳,小便较黄,大便正常,舌质较红,舌苔薄黄,脉浮而数。

方解:方中桑叶、荆芥、野菊花疏风解表,宣散风热;桔梗、苦杏仁、浙贝母清咽利膈,止咳化痰;连翘、大青叶、金银花清热解毒,疏风解表;葛根、南沙参清热解表,生津止渴;甘草清热解毒,调和诸药。

八十五、解暑散湿饮

组成:柴胡、葛根、黄连、藿香、法半夏、苦杏仁、薏苡仁、茯苓、厚朴、薄荷、甘草。

功用:清热燥湿,理气化浊,宣肺解表。

主治:流行性感冒。症见高热,头痛肢楚,恶寒较轻,疲乏无力,咽喉疼痛,心烦不眠,恶心欲呕,食纳较差,小便黄赤,大便较干,舌尖较红,舌苔黄腻,脉弦而数。

方解:方中葛根、柴胡清热解肌,疏风解表;藿香、薄荷疏风通络,祛湿解表;黄连清热泻火,燥湿除烦;薏苡仁、茯苓健脾益气,利湿通淋;法半夏、苦杏仁清热宣肺,化痰止咳;厚朴、甘草降气和中,祛湿解毒。

八十六、排毒护肤饮

组成:菊花、连翘、柴胡、黄芩、黄连、赤芍、生地黄、延胡索、车前草、芦根、甘草。

功用:清热泻火,疏肝利胆,解毒散结。

主治:带状疱疹。症见局部烧灼样痛,时呈针刺样或牵扯样痛,局部可见小颗粒或疱疹,口干喜冷饮,食纳无味,烦躁易怒,小便黄赤,大便干结,舌边尖红,舌苔黄腻,脉弦滑而数。

方解:方中黄芩、黄连清热泻火,疏肝通络;柴胡、连翘、菊花疏肝通络,清热解毒;延胡索、柴胡疏肝理气,通络止痛;赤芍、生地黄活血凉血,化瘀止痛;芦根凉血生津,清热除烦;车前草、甘草清热解毒,凉血利尿。

八十七、举元摄血饮

组成:人参、黄芪、甘草、升麻、白术、山药、阿胶(烊化)、海螵蛸、地榆炭、煅牡蛎。

功用:补中益气,健脾摄血。

主治:气虚下陷之衄血、吐血、咳血、呕血、便血、尿血;脾不摄血的月经过多或崩漏等。出血色呈鲜红或暗红色,伴有四肢软弱,头晕眼花,疲乏无力,气短懒言,面色㿠白,食少纳呆,小腹空坠,小便清长,大便量少,舌质淡红,舌苔薄白,脉虚而弱。

方解:方中人参、黄芪大补元气,配合白术、山药补中益气而摄血;升麻助中气上提;阿胶补血养血,安神润燥;海螵蛸、地榆炭、煅牡蛎凉血,止血,摄血;甘草健脾,调和诸药。

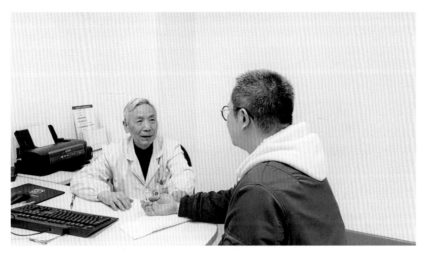

图 1　李炜教授出诊中

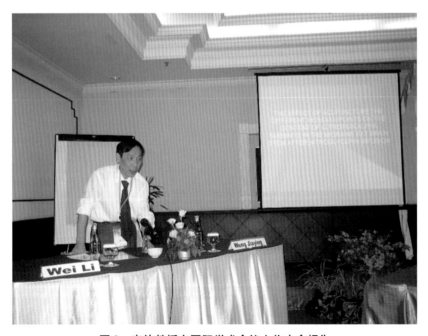

图 2　李炜教授在国际学术会议上作大会报告